安徽省高等学校"十二五"省级规划教材
高职高专规划教材·护理系列
总主编 王维利

护理药理学

第2版

HULI YAOLIXUE

主　编　方士英
副主编　邢燕春　徐茂红　操电群
编　者　（以姓氏笔画为序）
　　　　方士英（皖西卫生职业学院）
　　　　文继月（合肥职业技术学院）
　　　　冯正平（皖北卫生职业学院）
　　　　邢燕春（黄山职业技术学院）
　　　　杜先春（淮南职业技术学院）
　　　　陈晓芳（皖西卫生职业学院）
　　　　张会爱（淮北卫生学校）
　　　　徐茂红（皖西卫生职业学院）
　　　　崔海鞠（宣城职业技术学院）
　　　　蒋会慧（亳州职业技术学院）
　　　　操电群（安庆医药高等专科学校）

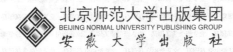

图书在版编目(CIP)数据

护理药理学/方士英主编.—2版.—合肥:安徽大学出版社,2014.8(2020.1重印)
高职高专规划教材.护理系列
ISBN 978-7-5664-0807-5

Ⅰ.①护… Ⅱ.①方… Ⅲ.①护理学－药理学－高等职业教育－教材 Ⅳ.①R96

中国版本图书馆CIP数据核字(2014)第173046号

护理药理学（第2版）

方士英 主编

出版发行：	北京师范大学出版集团
	安 徽 大 学 出 版 社
	(安徽省合肥市肥西路3号 邮编230039)
	www.bnupg.com.cn
	www.ahupress.com.cn
印　　刷：	安徽省人民印刷有限公司
经　　销：	全国新华书店
开　　本：	184mm×260mm
印　　张：	23
字　　数：	572千字
版　　次：	2014年8月第2版
印　　次：	2020年1月第4次印刷
定　　价：	41.00元

ISBN 978-7-5664-0807-5

策划统筹：李　梅　钟　蕾		装帧设计：李　军　金伶智	
责任编辑：武溪溪　黄河胜		责任印制：赵明炎	

版权所有　侵权必究

反盗版、侵权举报电话：0551－65106311
外埠邮购电话：0551－65107716
本书如有印装质量问题，请与印制管理部联系调换。
印制管理部电话：0551－65106311

编写说明

受安徽大学出版社之邀,安徽医科大学护理学院携手全省高校护理学院(系)、医学专科院校护理系的教师和部分医院临床高级护理人员,共同编写了这套护理学专科专业教材。编写这套教材的目的很明确:一是为安徽省护理专业的教材建设打下基础;二是为安徽省护理专业教师提供一个教学交流的平台;三是为安徽省护理学科"十二五"规划的完成与发展做出贡献。编写全程都做了精心的设计。本套教材的编写思路和要求如下:

● **态度知识技能并重** 学做人——是教育的基本要求,也是职业教育的重点;尊重他人与自己、认知社会与职业,提高学生的情商反映在教学的每一个环节;教师有责任以课堂教学为平台、以教材为媒介,帮助学生提高情商,帮助学生认知护理专业的职业价值;这在每册教材的每一章学习目标和内容中都有所体现。学知识——是学生的主要任务;能提高学生获取知识的积极性是优秀教材的特性之一;本套教材期望通过新颖活泼的编写方式来予以体现。学技能——是学生应用知识从事护理职业的关键。技能按其性质和表现特点,可区分为动(操)作技能和智力技能(如归纳、演绎、分析、写作之类)两种。护理专业学生的操作技能培养与教材中操作原则、流程的编写密切相关,而智力技能涉及教材内容编写的方方面面,我们强调在教材编写中,注意各种技能之间的相互影响,努力以学生已形成的技能来促进其新技能的形成,即技能正迁移;在教材内容编写中做到明确、准确、精确、有意义、有逻辑、有系统,前后呼应,融会贯通,避免学生已形成的技能阻碍了新技能的形成,即技能负迁移,这是本教材努力追求的。

● **编写体例新颖活泼** 学习和借鉴优秀教材特别是国外精品教材的写作思路、写作方法以及章节安排;摒弃传统护理专业教材中知识点表述按部就班、理论讲解抽象和枯燥无味的弊端;学习和借鉴优秀人文学科教材的写作模式,风格清新活泼。抓住学生的兴趣点,让教材为学生所用,便于学生自学,尤其是避免学生面对教材、面对专业课程产生畏难情绪。

● **注重人文知识与专业知识的结合**　教材中适当穿插一些有趣的历史和现实事例;注重教材的可读性,改变专业教材艰深古板的固有面貌,以利于学生在学习护理专业知识的同时,提高其人文素质素养,起到教书育人的作用。

● **以学生及职业特征为本**　现代教育观和职业教育规范要求我们教师在编写这套教材时,努力做到以学生为中心,以学生未来从事的护理职业特征为本,并且考虑到医疗卫生改革的现状和临床护理发展变化的趋势。在教材编写中多设置提问、回答等互动环节,为学生参与教学提供必要条件;教材发挥的作用是在学生听教师授课的同时,还要自己动手、动脑;强调锻炼学生的思维能力以及运用知识解决问题的能力。

● **与时俱进更新教材内容**　将最新的知识吸收到教材中。教材中用到的示意图、实物图、实景图、流程图、表格、思考题等都要注重其前沿性,让学生开拓知识视野。

目前,我国护理学已由原来医学一级学科下设的二级学科增列为国家一级学科,这为我国护理专业的发展提供了很好的契机。在这套教材出版后,我们期望全体参加编写教师仍然能保持团队合作的精神,安徽医科大学护理学院愿意继续携手安徽省医学院校护理专业各学科教师,以校际学科教研组的形式开展学科学术研究和教学合作与交流,共同讨论使用本套教材时发现的问题与解决问题的方法,为这套教材再版做好准备。

王维利

2011 年于合肥

前　言

2010年，为配合安徽省高等教育"十二五"发展规划纲要，进一步推动我省护理教育事业健康积极地发展，在安徽医科大学护理学院、安徽大学出版社的大力支持下，我们组织了全省8所高职兄弟院校的专家编写了《护理药理学》一书。该书出版后，兄弟院校的同仁给予大力支持，提出了许多宝贵意见。

由于本书在编写形式上，每章以案例开头，导入教学，并以案例结束，前后呼应，重点突出，有利于教师的"教"和学生的"学"。同时，在内容上涉及全面、叙述简明、举例清晰、图文并茂，因此，在2013年的安徽省高校教学质量工程科研项目评审中，本教材被评为"安徽省高等学校'十二五'省级规划教材"。

根据相关要求，我们组织专家对本教材进行了修订。修订过程中我们注重教材的思想性、科学性、启发性、实用性和先进性。更正了错别字及语句叙述不清者，删除已经少用或不用的药物，酌予介绍临床应用广泛且安全有效的新药，注重药学知识的更新，密切结合临床用药实践，满足护理专业对药物学知识的需求。

教材中药物名称、制剂和质量要求均以《中华人民共和国药典》(2010年版)和人民卫生出版社出版的《新编药物学》(第17版)为依据。在修订过程中，皖西卫生职业学院药学系、护理系同仁给予大力支持，协助主编对案例及教材内容进行了审核、修改，对提高和保证教材质量起到了重要作用，在此我们表示诚挚的感谢。

我们希望能提供一本教师易教、学生易学、与护理专业紧密结合、富用启发性的药理学教材，但由于我们能力与水平有限，教材中缺点和不足在所难免，恳请各院校同仁批评指正，以便不断总结经验，修正提高。

方士英

2014 年 5 月

目录

1　第一章　绪　论

第一节　药理学的性质和任务 …………………………… 1

第二节　药物和药理学发展简史 ………………………… 2

　一、古代本草学发展阶段 ………………………………… 2

　二、近代药理学发展阶段 ………………………………… 2

　三、现代药理学发展阶段 ………………………………… 3

第三节　药理学在护理工作中的作用 …………………… 3

5　第二章　药物效应动力学

第一节　药物作用的基本规律 …………………………… 5

　一、药物的基本作用 ……………………………………… 5

　二、药物作用的类型 ……………………………………… 6

　三、药物作用的两重性 …………………………………… 6

第二节　药物的量-效关系 ………………………………… 9

　一、药物剂量 ……………………………………………… 9

　二、量-效曲线 ……………………………………………… 10

第三节　药物的作用机制 ………………………………… 11

　一、药物-受体作用机制 ………………………………… 11

　二、药物作用的其他机制 ……………………………… 12

14　第三章　药物代谢动力学

第一节　药物的跨膜转运 ………………………………… 15

　一、被动转运 ……………………………………………… 15

二、主动转运 ………………………………………………… 15
　第二节　药物的体内过程 ……………………………………… 16
　　一、药物的吸收 ………………………………………………… 16
　　二、药物的分布 ………………………………………………… 17
　　三、药物的生物转化 …………………………………………… 18
　　四、药物的排泄 ………………………………………………… 20
　第三节　药物的速率过程 ……………………………………… 21
　　一、时-量关系和时-效关系 …………………………………… 21
　　二、药物的消除过程 …………………………………………… 22
　　三、药动学基本参数 …………………………………………… 22

26　第四章　影响药物作用的因素

　第一节　机体方面的因素 ……………………………………… 26
　　一、年龄 ………………………………………………………… 26
　　二、性别 ………………………………………………………… 27
　　三、遗传因素 …………………………………………………… 28
　　四、病理状态 …………………………………………………… 28
　　五、心理因素 …………………………………………………… 28
　第二节　药物方面的因素 ……………………………………… 29
　　一、药物的化学结构 …………………………………………… 29
　　二、药物的剂量 ………………………………………………… 29
　　三、药物的剂型 ………………………………………………… 29
　第三节　给药方面的因素 ……………………………………… 29
　　一、给药途径 …………………………………………………… 29
　　二、给药时间 …………………………………………………… 29
　　三、给药次数 …………………………………………………… 30
　　四、药物的相互作用 …………………………………………… 30

32　第五章　传出神经系统药理概论

　第一节　传出神经的分类及化学传递 ………………………… 32
　　一、传出神经按解剖学分类 …………………………………… 32
　　二、传出神经按递质分类 ……………………………………… 33
　第二节　传出神经系统的递质 ………………………………… 34

一、乙酰胆碱 34
　　二、去甲肾上腺素 34
　第三节　传出神经系统受体和效应 35
　　一、胆碱受体和效应 35
　　二、肾上腺素受体和效应 35
　　三、多巴胺受体和效应 36
　第四节　传出神经系统药物的作用方式和分类 37
　　一、传出神经系统药物的作用方式 37
　　二、传出神经系统药物的分类 37

第六章　胆碱受体激动药和胆碱酯酶抑制药

　第一节　胆碱受体激动药 39
　　一、M、N受体激动药 39
　　二、M受体激动药 40
　第二节　胆碱酯酶抑制药 42

第七章　胆碱受体阻断药

　第一节　M受体阻断药 44
　　一、阿托品类生物碱 44
　　二、阿托品的合成代用品 47
　第二节　N受体阻断药 48
　　一、N_N受体阻断药 48
　　二、N_M受体阻断药 48

第八章　肾上腺素受体激动药

　第一节　α、β受体激动药 53
　第二节　α受体激动药 56
　第三节　β受体激动药 57

第九章　肾上腺素受体阻断药

　第一节　α受体阻断药 60

一、短效类α受体阻断药 ………………………………………… 61
　　二、长效类α受体阻断药 ………………………………………… 62
　第二节　β受体阻断药 ……………………………………………… 62
　　一、β受体阻断药 ………………………………………………… 64
　　二、α、β受体阻断药 …………………………………………… 64

66　第十章　麻醉药

　第一节　局部麻醉药 ………………………………………………… 66
　　一、局麻药的作用 ………………………………………………… 66
　　二、局麻药的给药方法 …………………………………………… 67
　　三、常用局麻药 …………………………………………………… 68
　第二节　全身麻醉药 ………………………………………………… 68
　　一、吸入麻醉药 …………………………………………………… 68
　　二、静脉麻醉药 …………………………………………………… 69
　　三、复合麻醉 ……………………………………………………… 69

72　第十一章　镇静催眠药和抗惊厥药

　第一节　镇静催眠药 ………………………………………………… 72
　　一、苯二氮䓬类 …………………………………………………… 73
　　二、巴比妥类 ……………………………………………………… 74
　　三、其他类 ………………………………………………………… 76
　第二节　抗惊厥药 …………………………………………………… 76

78　第十二章　抗癫痫药

　第一节　常用抗癫痫药 ……………………………………………… 78
　第二节　临床用药原则 ……………………………………………… 81

83　第十三章　抗帕金森病药和治疗阿尔茨海默病药

　第一节　抗帕金森病药 ……………………………………………… 83
　　一、中枢拟多巴胺药 ……………………………………………… 84
　　二、中枢抗胆碱药 ………………………………………………… 86

第二节　治疗阿尔茨海默病药 ················ 86
　　一、胆碱酯酶抑制药 ························· 86
　　二、M 受体激动药 ··························· 87
　　三、其他类药 ································· 87

第十四章　抗精神失常药　89

第一节　抗精神病药 ····························· 90
　　一、吩噻嗪类 ································· 90
　　二、丁酰苯类、硫杂蒽类及其他类 ······· 92
第二节　抗抑郁症药 ····························· 93
　　一、三环类抗抑郁症药 ····················· 93
　　二、NA 和 5-HT 再摄取抑制药 ············ 94
第三节　抗躁狂症药 ····························· 94

第十五章　镇痛药　97

第一节　阿片生物碱类药 ······················· 97
第二节　人工合成镇痛药 ······················· 99
第三节　其他镇痛药 ··························· 101
第四节　阿片受体阻断药 ····················· 102

第十六章　解热镇痛抗炎药　105

第一节　概述 ···································· 105
第二节　常用解热镇痛抗炎药 ··············· 107
　　一、非选择性环氧酶抑制药 ············· 107
　　二、选择性环氧酶抑制药 ················ 110
第三节　解热镇痛药的复方制剂 ············ 111
第四节　治疗痛风药 ··························· 111

第十七章　中枢兴奋药和促大脑功能恢复药　115

第一节　中枢兴奋药 ··························· 115
　　一、主要兴奋大脑皮层的药 ············· 115

二、主要兴奋延脑呼吸中枢的药 ……………………………………… 116
　第二节　促大脑功能恢复药 ………………………………………………… 117

第十八章　利尿药和脱水药　120

　第一节　利尿药 ……………………………………………………………… 120
　　一、利尿药作用的生理基础 ……………………………………………… 120
　　二、常用利尿药 …………………………………………………………… 122
　第二节　脱水药 ……………………………………………………………… 124

第十九章　抗高血压药　127

　第一节　抗高血压药的分类 ………………………………………………… 127
　第二节　常用抗高血压药 …………………………………………………… 128
　　一、利尿药 ………………………………………………………………… 128
　　二、β受体阻断药 ………………………………………………………… 128
　　三、血管紧张素转化酶抑制药 …………………………………………… 129
　　四、血管紧张素Ⅱ受体阻断药 …………………………………………… 130
　　五、钙通道阻滞药 ………………………………………………………… 130
　第三节　其他抗高血压药 …………………………………………………… 131
　　一、中枢性降压药 ………………………………………………………… 131
　　二、血管扩张药 …………………………………………………………… 131
　　三、α受体阻断药 ………………………………………………………… 132
　　四、去甲肾上腺素能神经末梢阻滞药 …………………………………… 132

第二十章　抗充血性心力衰竭药　135

　第一节　正性肌力作用药 …………………………………………………… 136
　　一、强心苷类 ……………………………………………………………… 136
　　二、非强心苷类 …………………………………………………………… 138
　第二节　减轻心脏负荷药 …………………………………………………… 138
　　一、利尿药 ………………………………………………………………… 138
　　二、肾素-血管紧张素系统抑制药 ……………………………………… 139
　　三、血管扩张药 …………………………………………………………… 139
　第三节　β受体阻断药 ……………………………………………………… 139

142 第二十一章 抗心绞痛药

- 第一节 硝酸酯类药 …… 143
- 第二节 β受体阻断药 …… 144
- 第三节 钙通道阻滞药 …… 145

147 第二十二章 抗心律失常药

- 第一节 心律失常的心肌电生理学基础 …… 148
  - 一、正常心肌电生理 …… 148
  - 二、心律失常发生的机制 …… 149
  - 三、抗心律失常药物的分类 …… 150
- 第二节 常用抗心律失常药 …… 150
  - 一、Ⅰ类——钠通道阻滞药 …… 150
  - 二、Ⅱ类——β受体阻断药 …… 152
  - 三、Ⅲ类——延长动作电位时程药 …… 153
  - 四、Ⅳ类——钙通道阻滞药 …… 153

156 第二十三章 调血脂药

- 第一节 概述 …… 156
- 第二节 常用调血脂药 …… 157
  - 一、HMG-CoA 还原酶抑制药 …… 157
  - 二、胆汁酸螯合剂 …… 158
  - 三、苯氧酸类药 …… 159
  - 四、烟酸类药 …… 159

162 第二十四章 作用于血液系统药

- 第一节 促凝血药 …… 162
  - 一、促进凝血因子生成药 …… 163
  - 二、抗纤维蛋白溶解药 …… 164
  - 三、收缩血管药 …… 164
- 第二节 抗凝血药 …… 165
  - 一、抗凝血因子药 …… 165

二、促纤维蛋白溶解药 …………………………………… 166
三、抗血小板药 …………………………………… 167
第三节 抗贫血药 …………………………………… 167
第四节 促白细胞增生药 …………………………………… 170
第五节 血容量扩充药 …………………………………… 171

175 第二十五章 组胺和抗组胺药

第一节 组胺 …………………………………… 175
第二节 抗组胺药 …………………………………… 176
一、H_1受体阻断药 …………………………………… 176
二、H_2受体阻断药 …………………………………… 177

179 第二十六章 作用于消化系统的药

第一节 抗消化性溃疡药 …………………………………… 179
一、抗酸药 …………………………………… 180
二、胃酸分泌抑制药 …………………………………… 181
三、胃黏膜保护药 …………………………………… 184
四、抗幽门螺杆菌药 …………………………………… 184
第二节 助消化药 …………………………………… 185
第三节 胃肠运动功能调节药 …………………………………… 185
一、促胃肠动力药 …………………………………… 185
二、胃肠解痉药 …………………………………… 186
第四节 止吐药 …………………………………… 186
第五节 泻药和止泻药 …………………………………… 187
一、泻药 …………………………………… 187
二、止泻药 …………………………………… 188
第六节 利胆药 …………………………………… 189

193 第二十七章 作用于呼吸系统的药

第一节 镇咳药 …………………………………… 193
一、中枢性镇咳药 …………………………………… 194
二、外周性镇咳药 …………………………………… 194

第二节 祛痰药 195
　一、痰液稀释药 195
　二、黏痰溶解药 195
第三节 平喘药 196
　一、肾上腺素受体激动药 196
　二、茶碱类药 197
　三、M 受体阻断药 198
　四、过敏介质阻释药 198
　五、糖皮质激素类药 198

201 第二十八章 作用于子宫的药

第一节 子宫兴奋药 201
　一、垂体后叶素类 201
　二、前列腺素类 202
　三、麦角生物碱类 202
第二节 子宫抑制药 203

205 第二十九章 肾上腺皮质激素类药

第一节 糖皮质激素类药 206
第二节 盐皮质激素类药 209
第三节 促皮质素与皮质激素抑制药 210
　一、促皮质素 210
　二、皮质激素抑制药 210

212 第三十章 甲状腺激素和抗甲状腺药

第一节 甲状腺激素 212
第二节 抗甲状腺药 214
　一、硫脲类 214
　二、碘与碘化物 215
　三、放射性碘 216
　四、β受体阻断药 216

218 第三十一章 胰岛素和口服降血糖药

- 第一节 胰岛素 …………………………………………… 218
- 第二节 口服降血糖药 …………………………………… 220
  - 一、磺酰脲类药 ………………………………………… 220
  - 二、双胍类药 …………………………………………… 221
  - 三、α-葡萄糖苷酶抑制药 ……………………………… 222
  - 四、胰岛素增敏药 ……………………………………… 222
  - 五、餐时血糖调节药 …………………………………… 222

225 第三十二章 性激素类药和抗生育药

- 第一节 雌激素类和抗雌激素类药 ……………………… 226
  - 一、雌激素类药 ………………………………………… 226
  - 二、抗雌激素类药 ……………………………………… 227
- 第二节 孕激素类和抗孕激素类药 ……………………… 227
  - 一、孕激素类药 ………………………………………… 227
  - 二、抗孕激素类药 ……………………………………… 228
- 第三节 雄激素类和抗雄激素类药 ……………………… 228
  - 一、雄激素类药 ………………………………………… 228
  - 二、抗雄激素类药 ……………………………………… 229
- 第四节 促性腺激素类药 ………………………………… 229
- 第五节 抗生育药 ………………………………………… 229
  - 一、主要抑制排卵的避孕药 …………………………… 230
  - 二、主要阻碍受精的避孕药 …………………………… 230
  - 三、主要干扰孕卵着床的避孕药 ……………………… 231
  - 四、主要影响精子的避孕药 …………………………… 231

233 第三十三章 抗微生物药概述

- 第一节 基本概念和常用术语 …………………………… 234
- 第二节 抗菌药作用机制 ………………………………… 235
  - 一、抑制细菌细胞壁的合成 …………………………… 235
  - 二、影响胞浆膜的通透性 ……………………………… 235
  - 三、抑制蛋白质合成 …………………………………… 235

四、抑制叶酸及核酸代谢 ………………………………………………… 236
　第三节　病原菌的耐药性 …………………………………………………… 236
　　一、耐药性产生的机制 …………………………………………………… 236
　　二、控制细菌耐药的措施 ………………………………………………… 236
　第四节　抗菌药的合理应用 ………………………………………………… 236
　　一、严格按照适应证选药 ………………………………………………… 237
　　二、选用适当的剂量和疗程 ……………………………………………… 237
　　三、抗菌药的预防性应用 ………………………………………………… 237
　　四、抗菌药的联合应用 …………………………………………………… 237

239　第三十四章　β-内酰胺类抗生素

　第一节　青霉素类 …………………………………………………………… 239
　　一、天然青霉素 …………………………………………………………… 240
　　二、半合成青霉素 ………………………………………………………… 241
　第二节　头孢菌素类 ………………………………………………………… 242
　第三节　非典型 β-内酰胺类 ……………………………………………… 243
　　一、头霉素类 ……………………………………………………………… 243
　　二、氧头孢烯类 …………………………………………………………… 243
　　三、碳青霉烯类 …………………………………………………………… 243
　　四、单环 β-内酰胺类 …………………………………………………… 244
　　五、β-内酰胺酶抑制剂 ………………………………………………… 244

248　第三十五章　大环内酯类、林可霉素类和万古霉素类

　第一节　大环内酯类 ………………………………………………………… 248
　　一、大环内酯类的共性 …………………………………………………… 248
　　二、常用大环内酯类药 …………………………………………………… 249
　第二节　林可霉素类 ………………………………………………………… 250
　第三节　万古霉素类 ………………………………………………………… 251

254　第三十六章　氨基苷类和多黏菌素类

　第一节　氨基苷类 …………………………………………………………… 254
　　一、氨基苷类的共性 ……………………………………………………… 254

二、常用氨基苷类药 ………………………………………… 255
第二节 多黏菌素类 …………………………………………… 257

260 第三十七章 四环素类和氯霉素

第一节 四环素类 …………………………………………… 260
一、天然四环素类 …………………………………………… 260
二、半合成四环素类 ………………………………………… 261
第二节 氯霉素 ………………………………………………… 262

265 第三十八章 人工合成抗菌药

第一节 喹诺酮类药 …………………………………………… 265
一、喹诺酮类药物的共性 …………………………………… 265
二、常用喹诺酮类药 ………………………………………… 267
第二节 磺胺类药与甲氧苄啶 ………………………………… 268
一、磺胺类药 ………………………………………………… 268
二、甲氧苄啶 ………………………………………………… 270

273 第三十九章 抗结核病药

第一节 常用抗结核病药 ……………………………………… 273
第二节 临床用药原则 ………………………………………… 276

279 第四十章 抗真菌药和抗病毒药

第一节 抗真菌药 ……………………………………………… 279
一、抗浅部真菌药 …………………………………………… 280
二、抗深部真菌药 …………………………………………… 280
三、抗浅部、深部真菌药 …………………………………… 281
第二节 抗病毒药 ……………………………………………… 282
一、抗一般病毒药 …………………………………………… 282
二、抗人类免疫缺陷病毒药 ………………………………… 284

287 第四十一章 消毒防腐药

第一节 概述 ………………………………………… 287
第二节 常用消毒防腐药 …………………………… 287

292 第四十二章 抗寄生虫药

第一节 抗疟药 ……………………………………… 292
　一、疟原虫生活史及抗疟药作用环节 …………… 292
　二、常用抗疟药 …………………………………… 294
第二节 抗阿米巴病药和抗滴虫病药 ……………… 297
　一、抗阿米巴病药 ………………………………… 297
　二、抗滴虫病药 …………………………………… 299
第三节 抗血吸虫病药和抗丝虫病药 ……………… 299
　一、抗血吸虫病药 ………………………………… 299
　二、抗丝虫病药 …………………………………… 300
第四节 抗肠蠕虫药 ………………………………… 300
　一、抗肠线虫药 …………………………………… 300
　二、抗绦虫药 ……………………………………… 301

304 第四十三章 抗恶性肿瘤药

第一节 抗恶性肿瘤药的分类 ……………………… 304
　一、细胞增殖周期 ………………………………… 304
　二、抗恶性肿瘤药的分类 ………………………… 305
第二节 抗恶性肿瘤药常见不良反应和用药护理 … 306
第三节 常用抗恶性肿瘤药 ………………………… 307
　一、干扰核酸合成的药 …………………………… 307
　二、干扰蛋白质合成的药 ………………………… 308
　三、破坏 DNA 结构与功能的药 …………………… 309
　四、嵌入 DNA 阻止 RNA 合成的药 ………………… 311
　五、影响体内激素平衡的药 ……………………… 311

314　第四十四章　调节免疫功能药

第一节　免疫抑制药 … 315
第二节　免疫增强药 … 316

319　第四十五章　解毒药

第一节　有机磷酸酯类中毒及解毒药 … 319
　一、有机磷酸酯类中毒机制和临床表现 … 320
　二、常用解毒药 … 320
第二节　金属、类金属中毒解毒药 … 321
　一、含巯基解毒药 … 321
　二、金属络合物 … 322
第三节　氰化物中毒解毒药 … 323
　一、氰化物中毒和解毒机制 … 323
　二、常用解毒药 … 323
第四节　蛇毒中毒解毒药 … 323
第五节　有机氟灭鼠药中毒解毒药 … 324

327　参考文献

329　中英文名词对照索引

第一章 绪　论

导言

生老病死是人类的自然规律。生病需要治疗,而现代医学通常将药物作为治疗的最重要的工具。护士工作在临床第一线,是药物治疗的直接实施者和用药前后的监护者,其对药理学知识的掌握将直接影响到药物的治疗效果。

问题:
1. 药理学是一门研究什么内容的科学?
2. 药物和药理学是如何发展起来的?
3. 护理人员为什么要学好药理学?

本章学习目标

1. 掌握药理学、药物的概念。
2. 熟悉我国药物发展简史。
3. 了解药理学在护理工作中的作用。
4. 树立合理用药、全心全意为人类健康服务的理念。

第一节　药理学的性质和任务

药物(drug)是指作用于机体,临床用于预防、治疗、诊断疾病或用于计划生育的化学物质。根据药物的来源可将其分三类:①天然药物,即动物、植物和矿物药物或从中提取的有效成分,如奎宁、阿托品和血液制品等;②合成药物,即人工合成的化学药物,如磺胺类药和喹诺酮类药等;③基因工程药物,即利用DNA重组技术生产的药物,如人胰岛素、人粒细胞集落刺激因子。

药理学(pharmacology)是研究药物与机体(包括病原体)之间相互作用规律及其机制的科学。其主要研究内容包括:①药物效应动力学(pharmacodynamics,简称药效学):即研究药物对机体的作用及作用机制;②药物代谢动力学(pharmacokinetics,简称药动学):即研究机体对药物的影响,以及血药浓度随时间的变化规律。

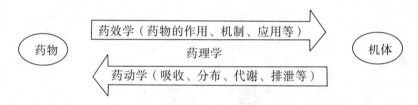

图 1-1　药效学与药动学示意图

护理药理学(pharmacology in nursing)属于药理学的分支学科,它是将药理学与现代护理理论相结合,以整体护理(holistic nursing care)为基础,阐述药物的作用、临床应用、不良反应和用药护理,指导合理用药的一门科学。

药理学既是基础医学与临床医学之间的桥梁学科,也是医学与药学之间的桥梁学科。它一方面以生理学、病理学、生物化学、免疫学和分子生物学等医学基础知识为基础,为临床各学科如内科、外科、妇产科、儿科等疾病的选择性用药提供依据;另一方面又与药学专业课程,如药剂学、药物化学、生药学等知识紧密联系,所以,药理学对医学及药学的发展都具有十分重要的作用。

第二节　药物和药理学发展简史

一、古代本草学发展阶段

知识来源于实践,药物知识也不例外,它是人类在长期生产劳动实践中逐步探索和积累起来的,我国古代就有"伏羲尝百草而制九针"、"神农尝百草之滋味,水泉之甘苦,令百姓避就,一日而遇七十毒"的记载。我国古代采用天然的植物、动物和矿物产品治疗疾病并记载成书籍,称为本草学。公元1世纪前后问世的《神农本草经》是世界上最早的一部药物学著作,共收载药物365种,对汉代以前的药物知识进行了总结,其中大黄导泻、麻黄止喘、海藻治瘿、楝实祛虫等理论沿用至今。到了宋代,本草学有一段辉煌的发展历史,《开宝本草》、《图经本草》、《嘉祐注本草》等在当时都是我国名著。公元659年,唐朝政府正式颁布了《新修本草》,又名《唐本草》,收载药物884种,这是我国也是世界上最早一部由政府颁布的药典。明代杰出的医药学家李时珍使本草学的发展达到了巅峰,他历尽艰辛万苦,耗时30年,于1596年写出了闻名世界的药物学巨著《本草纲目》,全书共52卷,约190万字,收载药物1892种,药方11000余条,插图1160幅,内容丰富,是16世纪的世界性科学巨著。它不但促进了我国医药学的发展,还被译成英、日、法、俄、德、朝、拉丁文等7种文本传播到国外,一直沿用到今天。

二、近代药理学发展阶段

19世纪初,随着化学、实验生理学等现代科学技术的发展,药理学作为一门科学开始发展起来。1804年,德国人 F. W. Sertürner 首先从鸦片中提取吗啡,并通过对狗的实验证明了其镇痛作用;1819年,法国人 F. Megendie 用青蛙实验,证明了士的宁的作用部位在脊髓;1878年,英国人 J. N. Langley 通过阿托品与毛果芸香碱对猫唾液分泌的拮抗作用研究,提出了受体(receptor)概念,为受体学说的建立奠定了基础。

三、现代药理学发展阶段

20世纪开始,合成化学的新风掀起了制药工业的革命,也使药理学研究进入了快速发展的新阶段。1909年,德国微生物学家 P. Ehrlich 从近千种有机砷化合物中筛选出有效治疗梅毒的新砷凡钠明(606),开创了化学药物治疗传染病的新纪元;1935年,德国人 G. Domagk 发现了治疗细菌感染的磺胺药;1940年,英国人 Florey 和 Chain 在 H. W. Fleming 研究的基础上,从青霉菌培养液中提取出青霉素,开创了抗生素治疗细菌感染的新时代。

进入21世纪,随着分子生物学、细胞生物学、生物技术的迅猛发展和高新技术在药理学研究中的应用,药理学的研究从器官和细胞水平逐渐深入到分子和量子水平,其深度和广度不断拓展,出现了遗传药理学、药物基因组学、药物流行病学和药物经济学等新的边缘学科。基因和细胞的治疗虽然处在初始阶段,但展望未来,它将把我们带入药物治疗学的新领域,使药理学研究进入新的发展阶段。

第三节 药理学在护理工作中的作用

药物治疗是临床治疗的基本措施。要想达到理想的药物治疗效果,除依靠医生制定合理的给药方案外,更要依赖于护士正确执行医嘱、科学使用药物和良好的用药护理。

护士是医院、社区和家庭护理中的实施者,在用药护理和指导正确用药方面起着重要作用。因此,护士需要通过对药理学知识的学习,掌握常用药物的作用、临床应用、不良反应、用药护理、用药注意事项和配伍禁忌等知识,达到药理学在护理工作中的如下要求:①在临床护理工作中,按照护理程序正确执行处方医嘱、观察药物的疗效、监护不良反应、协助医生制定和调整药物治疗方案;②对病人进行用药指导、提供药物知识咨询;③对临床急症,如心跳骤停、呼吸衰竭、休克、中毒等,能够正确进行初步应急药物处理;④对常用药物制剂能够进行外观质量检查,明确药物相互作用,准确换算药物剂量;⑤做到合理用药、安全用药,促进病人康复,达到最佳治疗效果。所以,药理学是护理专业的一门重要必修课程。

本章小结

药理学知识是人类在长期的生产实践中逐步探索发展起来的。药理学是研究药物与机体(包括病原体)之间相互作用规律及其机制的科学,包括药效学和药动学。药物是指作用于机体,临床用于预防、治疗、诊断疾病或用于计划生育的化学物质。来源包括天然药物、化学合成药物和基因工程药物。

我国古代药物学的发展具有辉煌的历史,历代著名的药物学著作有汉代《神农本草经》、唐代《新修本草》、宋代《开宝本草》和明代《本草纲目》等。

本章关键词:药物;药理学;药理学研究内容;发展简史;药理学作用。

课后思考

1. 解释药物、药理学的概念。
2. 阐述我国古代本草发展简史。
3. 谈谈学好药理学对护理工作有何重要作用。

(方士英)

第二章 药物效应动力学

案例

李某,男,63 岁。近日感到头痛、头晕、耳鸣、乏力、心悸等,到医院就诊。查:BP 165/110mmHg①,HR 95 次/分钟。连续 3 日测量血压均高于正常值。诊断:高血压。医生给予普萘洛尔口服,每次 10mg,1 日 3 次。

问题:
1. 普萘洛尔的基本作用是什么?
2. 解释普萘洛尔的选择性作用。
3. 普萘洛尔是如何通过受体产生作用的?

本章学习目标

1. 掌握药物的选择性作用、药物作用的两重性、不良反应、副作用、受体及其激动剂、拮抗剂的概念。
2. 熟悉药物的基本作用、变态反应、依赖性、常用量等概念。
3. 了解其他药物作用的类型、不良反应、受体的调节等相关知识。
4. 理解药物作用的两个方面,充分发挥药物的疗效,减少药物的不良反应。

第一节 药物作用的基本规律

一、药物的基本作用

(一)药物作用和药物效应

药物作用(drug action)是指药物与机体之间的相互作用,是药物引起效应的初始反应;

---

① 1mmHg=133.3224Pa。

药物效应(drug effect)是指继发于药物作用之后的机体生理、生化功能或形态的变化,是机体对药物的反应。如阿托品的作用是阻断胃肠平滑肌上的 M 受体,而引起的胃肠平滑肌松弛是药物效应。药物作用是动因,效应是结果,两者意义相近,常相互通用。

(二)药物的基本作用

药物的基本作用是指药物对机体原有功能活动的影响,包括兴奋作用和抑制作用。

1. 兴奋作用(excitation)　药物使机体原有功能活动增强的作用称为兴奋作用,如肾上腺素加强心肌收缩力、呋塞米增加尿量、尼可刹米使呼吸加快加深等作用。

2. 抑制作用(inhibition)　药物使机体原有功能活动减弱的作用称为抑制作用,如阿托品抑制腺体分泌、地西泮引起镇静催眠、普萘洛尔减慢心率等作用。

药物对机体功能活动产生的兴奋和抑制作用在一定条件下可相互转化,如大量或快速应用中枢兴奋药,可引起全身肌肉强直,出现惊厥。长时间的惊厥又会转为衰竭性抑制,甚至死亡。

二、药物作用的类型

(一)局部作用和吸收作用

局部作用(local action)是指药物被吸收入血液之前,在用药局部所产生的作用,如碘酊的皮肤消毒作用、口服氢氧化铝中和胃酸作用、局麻药的局部麻醉作用等。吸收作用(absorption action)是指药物从给药部位吸收入血液后,随血流分布到全身各组织器官所呈现的作用,如口服卡托普利的降低血压作用、阿司匹林的解热镇痛作用等。

(二)直接作用和间接作用

直接作用于组织或器官引起的效应称为直接作用(direct action);由直接作用引发的其他效应称为间接作用(indirect action)。如酚妥拉明具有舒张血管和加快心率两种作用,前者是由于其直接阻断血管平滑肌上 α 受体所致,属于直接作用;后者是由于舒张血管、血压降低引发反射的结果,属于间接作用。

(三)选择性作用

多数药物在一定剂量下,对某些组织或器官产生特别明显的作用,而对其他组织或器官的作用不明显或无作用,称为药物选择性作用(selective action)。如缩宫素对子宫平滑肌的兴奋作用、青霉素 G 对革兰阳性菌具有明显的抗菌作用等。

药物作用的选择性是相对的,与用药剂量有关,当剂量增大时,其作用范围也随之扩大。如尼可刹米在治疗剂量时,可选择性地兴奋延髓呼吸中枢,过量则可广泛兴奋中枢神经系统,甚至兴奋脊髓而引起惊厥。所以,临床用药时应注意掌握药物的剂量。大多数药物都具有各自不同的选择性作用,这成为药物分类的基础和临床选择用药的依据。

三、药物作用的两重性

用药后,药物既可呈现对机体有利的防治作用,又可产生对机体不利的不良反应,两者常同时存在,这就是药物作用的两重性。

(一)防治作用

能够达到防治疾病的作用称为防治作用,分为预防作用和治疗作用。

1.预防作用(prophylaxis action)　提前用药以防止疾病或症状发生的作用称为预防作用,如注射卡介苗预防结核病、应用维生素D预防佝偻病等。

2.治疗作用(therapeutic action)　凡符合用药目的或能达到治疗疾病效果的作用称为治疗作用。根据治疗目的不同,分为对因治疗和对症治疗。① 对因治疗(etiological treatment):用药目的在于消除原发致病因子,彻底治愈疾病,称为对因治疗,又称治本。如肺结核病人应用异烟肼杀灭致病菌——结核分枝杆菌。② 对症治疗(symptomatic treatment):用药目的在于改善疾病症状,称为对症治疗,又称治标。如发热病人给予阿司匹林退热、失眠病人服用镇静催眠药等。临床医疗实践中,二者是辩证统一的,不可偏废,应根据具体情况灵活应用,祖国传统医学"急则治标,缓则治本,标本兼治"的原则,具有重要的指导意义。在休克、惊厥等情况下,需立即进行对症治疗,以防病情继续恶化,为对因治疗争得时间,此谓"急则治标"。肺结核病人在早期无临床急症发生,但病程较长,必须服用异烟肼等药物杀灭结核分枝杆菌,此谓"缓则治本"。

(二)不良反应

凡不符合用药目的并给病人带来不适或痛苦的反应称为药物不良反应(adverse drug reaction,ADR)。多数药物的不良反应在一般情况下是可以预知的,但不一定能完全避免。少数较严重的、较难恢复的药物不良反应,称为药源性疾病(drug-induced diseases),如庆大霉素引起的耳聋。

1.副作用(side reaction)　指药物在治疗量时,与治疗作用同时出现的、与用药目的无关的作用。可给病人带来不适或痛苦,但一般危害不大。产生副作用的原因是药物作用的选择性差、作用范围广泛,当某一效应作为治疗作用时,其他效应就成了副作用。副作用与治疗作用可随用药目的的不同而相互转化,如阿托品用于麻醉前给药时,其抑制腺体分泌的作用为治疗作用,而松弛胃肠平滑肌引起腹气胀则为副作用;当阿托品用于治疗胃肠绞痛时,松弛胃肠道平滑肌的作用为治疗作用,抑制腺体分泌引起口干则成为副作用。副作用是药物固有的作用,是可以预知的,有些副作用是可以减轻的,如麻黄素治疗支气管哮喘时,兴奋中枢可引起失眠,睡前服用催眠药可减轻此副作用。

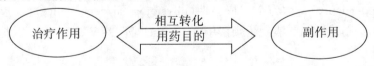

图 2-1　治疗作用与副作用相互转化

2.毒性反应(toxic reaction)　主要是由于用药剂量过大、用药时间过长或机体敏感性过高而引起的、对机体有明显损害的反应。毒性反应在用药后立即发生称为急性毒性反应,其多损害循环、呼吸及神经系统功能,如过量服用镇静催眠药导致呼吸抑制、昏睡等。长期用药时,药物在体内逐渐蓄积后产生的毒性称为慢性毒性反应,其多损害肝、肾、骨髓、内分泌等功能,如长期应用对乙酰氨基酚可致肝、肾损害。

3.变态反应(allergic reaction) 又称过敏反应(hypersensitive reaction),是指少数已被致敏的机体再次用药时,对某些药物产生的一种病理性的免疫反应。过敏反应的发生与用药剂量无关,不易预知。过敏反应常表现为药物热、皮疹、血管神经性水肿、哮喘等,严重者可发生过敏性休克,如不及时抢救,可导致死亡,如青霉素引起的过敏性休克。护士在给病人用药前应详细询问病人的药物过敏史,对过敏反应发生率较高的药物要按照要求做皮肤过敏试验,对该药有过敏史或过敏试验阳性者应禁用。须做皮试的常用药物见表2-1。

表2-1 注射前须做皮试的药物

药物类别	药物名称	皮试液浓度(ml)
抗生素	青霉素	200~500U
	头孢唑啉	60μg
	链霉素	2500U
抗毒素	破伤风抗毒素	150U
局麻药	普鲁卡因	2500mg
碘造影剂	泛影葡胺	300mg
生物制剂	细胞色素C	0.75mg

4.后遗效应(residual effect) 又称后遗作用(residual action),是指停药后血药浓度降至最低有效浓度以下时残存的生物效应。如睡前服用某些催眠药,次日清晨出现为嗜睡、萎靡不振等现象;长期应用糖皮质激素后,突然停药可出现肾上腺皮质功能不全的症状,数月内难以恢复,后遗效应时间较长。

5.继发反应(secondary reaction) 又称治疗矛盾(therapeutic contradiction),是指药物发挥治疗作用所引起的不良后果。如长期应用广谱抗生素后,体内敏感菌被抑制或杀灭,非敏感菌则大量繁殖生长,导致菌群失调引起新的感染(二重感染),即属于继发反应。

6.药物依赖性(drug dependence) 是指某些药物连续应用后,药物与机体相互作用产生的一种精神状态,有时也包括身体状态,表现为强迫性用药或定期用药的行为,目的是体验其欣快感或避免出现戒断症状。药物依赖性可分为精神依赖性和身体依赖性:①精神依赖性(psychic dependence)又称为心理依赖性(psychological dependence):是指连续用药后突然停药,病人产生继续用药的强烈欲望,并产生强迫性用药行为,以求获得满足或避免不适。易产生精神依赖性的药物称为"精神药品",如镇静催眠药、中枢兴奋药等。②身体依赖性(physical dependence)又称为生理依赖性(physiological dependence):是指反复用药后,一旦停药就会出现戒断症状,表现为烦躁不安、流泪、出汗、疼痛、恶心、呕吐、惊厥等,甚至危及生命。

7."三致"作用 致癌作用(carcinogenesis)、致畸胎作用(teratogenesis)和致突变作用(mutagenesis)是药物引起的三种特殊毒性,为药物和遗传物质相互作用的结果。这些特殊作用的发生过程迟缓,在早期不易发现,很难将它与引起的药物联系起来,因此应特别注意。具有"三致"作用的常用药物见表2-2。

表 2-2 具有"三致"作用的药物

药物名称	毒性作用		
	致癌作用	致畸胎作用	致突变作用
抗癌药烷化剂	√	√	√
环磷酰胺	√	√	
己烯雌酚	√	√	
苯妥英钠	√	√	
阿霉素	√		
丝裂霉素	√		
氯霉素	√		
甲硝唑	√		
呋喃西林	√		
呋喃妥因	√		
秋水仙碱		√	
丙戊酸钠		√	
甲氨喋呤		√	
雄激素类		√	
孕酮类		√	
沙立度胺		√	
咖啡因			√

第二节 药物的量-效关系

药物剂量与药物效应之间的关系称为量-效关系(dose-effect relationship)。在一定剂量范围内,随着药物剂量或血药浓度的增加,药物的效应也相应增强。剂量超过一定限度可引起质的变化,产生中毒反应(图 2-2)。

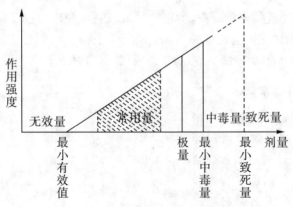

图 2-2 药物剂量与作用关系示意图

一、药物剂量

剂量(dose)是指每次用药的分量或多少。在一定范围内,剂量越大,血药浓度越高,药物作用也越强;超过一定范围,则会引起中毒反应,甚至导致死亡。因此,临床用药应严格掌握用药的剂量。

无效量：指由于用药剂量过小，在体内达不到有效浓度，不出现任何作用的剂量。

最小有效量：随着用药剂量的增加，开始出现治疗作用的最小剂量。

最大治疗量（极量）：指产生最大治疗作用，但尚未引起中毒反应的量，是治疗量增大到最大限度的量。

最小中毒量：指超过极量，引起中毒的最小剂量。

常用量：临床为了使药物的疗效安全可靠，常采用比最小有效量大，比极量小的量，称为常用量。

二、量-效曲线

以纵坐标表示药物效应，横坐标表示剂量作图，得到的曲线称为量-效关系曲线（dose-effect curve），呈长尾S型；若改用对数剂量，则曲线呈对称S型（图2-3）。

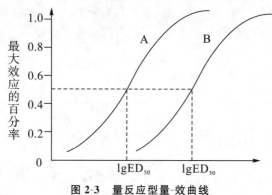

图2-3 量反应型量-效曲线

（一）量反应和质反应

药物效应的强弱呈连续性的量变，能用数量增减表示者称为量反应（graded response），如心率、血压等。药物效应不呈连续性量的变化，而用全或无、阳性或阴性等表示反应性质的变化称为质反应（quantal response），如存活或死亡、惊厥或不惊厥等。

（二）效价强度和效能

效价强度（potency）也称等效剂量，表示药物达到相同效应时所需要的剂量。效能（efficacy）表示增加药物剂量而其效应不再增加时的药理效应极限，也称为最大效应。能引起相同药理效应的药物，其最大效应和效价并不一定相同。例如，利尿药以每日排钠量为效应指标进行比较，氢氯噻嗪的效价强度大于呋塞米，但呋塞米的效能则远远大于氢氯噻嗪（图2-4）。

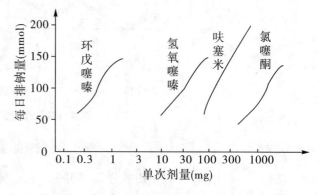

图2-4 利尿药的效价强度和效能比较

第三节　药物的作用机制

药物作用机制是研究药物如何与机体细胞结合并发挥作用的。明确药物作用机制,有助于理解药物的作用和不良反应产生的本质,从而为提高药物疗效,防止不良反应的发生和安全合理用药奠定理论基础。

一、药物-受体作用机制

药物以一种高度特异性与机体内的靶点结合,从而影响其生理或生化功能。绝大多数药物作用的靶蛋白是:受体、酶、载体和离子通道。

(一)受体与配体

受体(receptor)是指能识别和结合周围环境中特异的化学物质,通过信息传递引起生物效应的一类蛋白质。能与受体特异性结合的化学物质称为配体(ligand),如神经递质、激素、自体活性物质等。如肾上腺素作为配体可与β受体结合,并引起心率加快等生物效应。

受体具有以下特性:①灵敏性(sensitivity):很低浓度的配体与受体结合后,就能产生显著的效应;②特异性(specificity):一种受体只与特异的配体结合,产生特异的生物效应;③饱和性(saturability):受体数目有限,当配体量足够时,即可出现饱和现象,且作用于同一种受体的配体之间存在竞争性现象;④可逆性(reversibility):即受体和配体结合形成的复合物可以解离,也可被其他特异性配体置换下来;⑤多样性(multipl-variation):同一种受体可广泛分布到机体不同的组织或细胞而产生不同的生物效应。

(二)药物与受体结合

药物与受体结合引起生物效应,需具备两个条件:即亲和力和内在活性。亲和力(affinity)是指药物与受体结合的能力,亲和力大则药物与受体结合的多,亲和力小则药物与受体结合的少。内在活性(intrinsic activity)是指药物与受体结合后使受体产生兴奋的能力,药物只有具有内在活性才能激动受体产生效应。据此将作用于受体的药物分为三类。

1. 受体激动药(agonist)　是指与受体既具有较强亲和力又具有较强内在活性的药物,它们能与受体结合并产生明显效应。如肾上腺素能与β受体结合,并激动β受体呈现心脏兴奋作用,则称肾上腺素为β受体激动药。

2. 受体拮抗药(antagonist)　又称受体阻断药,是指药物对受体只有亲和力,而没有内在活性,即能与受体结合,而不产生效应,因其占据受体而拮抗激动药的效应。如普萘洛尔为β受体拮抗药,可与肾上腺素竞争与β受体的结合,呈现对抗肾上腺素的作用。

3. 受体部分激动药(partial agonist)　指与受体具有较强亲和力和较弱内在活性的药物。单独应用时可产生较弱的激动受体效应,当与激动药合用时,因部分激动药已占据受体而能对抗激动药的作用,因此,部分受体激动药具有激动药与拮抗药的双重特性。如喷他佐辛单独使用有较弱的镇痛作用,但与吗啡合用时,可减弱吗啡的镇痛作用。

(三)受体的调节

在生理、病理、药物等因素的影响下,受体的数量、亲和力和内在活性等发生的改变,称受体的调节。受体的调节是实现机体内环境稳定的重要因素。

1. 向上调节(up-regulation) 受体数目增多、亲和力增加或内在活性增强,称为向上调节。向上调节的受体对再次用药非常敏感,药物效应增强,此现象称为受体增敏(receptor hypersensitization)。受体增敏可由受体激动药水平降低或长期应用受体阻断药所致。如长期应用β受体阻断药普萘洛尔,突然停药,因β受体对体内递质去甲肾上腺素产生增敏现象,引起心动过速、心律失常等,故向上调节也是造成某些药物停药后出现反跳现象的原因,临床给药时应予注意。

2. 向下调节(down-regulation) 受体数目减少、亲和力降低或内在活性减弱,称为向下调节。向下调节的受体对再次用药非常迟钝,药物效应减弱,此现象称为受体脱敏(receptor desensitization)。受体脱敏主要是由于使用受体激动药而引起,是产生耐受性的原因之一。如麻黄碱短期内反复给药,作用逐渐减弱,产生快速耐受性,即受体脱敏。

二、药物作用的其他机制

(一)改变某些酶的活性

有些药物通过对酶产生激活、诱导、抑制或复活作用,产生生物效应。如新斯的明可抑制胆碱酯酶,用于治疗重症肌无力。

(二)参与或干扰机体的代谢过程

药物可以补充生命代谢物质,治疗相应缺乏症,如铁制剂参与血红蛋白的形成,治疗缺铁性贫血。有些药物化学结构与体内代谢物质相似,在体内通过干扰正常物质参与生化代谢过程而发挥作用,如氟尿嘧啶与尿嘧啶结构相似,而无尿嘧啶的生理作用,氟尿嘧啶掺入到癌细胞 DNA 及 RNA 中干扰蛋白质合成,可发挥抗癌作用。

(三)影响细胞膜上离子通道

药物可通过作用于细胞膜上离子通道而影响 Na^+、Ca^{2+}、K^+、Cl^- 等离子的跨膜转运,从而影响细胞功能。如硝苯地平阻滞血管平滑肌的 Ca^{2+} 通道,使细胞外 Ca^{2+} 内流减少,降低细胞内的 Ca^{2+} 浓度从而产生作用。

(四)改变理化环境

药物通过改变细胞周围环境的理化性质而呈现作用。如碳酸氢钠可碱化血液,提高血液 pH,纠正代谢性酸中毒。

(五)影响自体活性物质、激素、神经递质

激素、神经递质和自体活性物质如前列腺素、组胺等,在维持和调整机体生理功能方面

发挥着重要作用。如大剂量碘可抑制甲状腺素的释放,用于治疗甲状腺危象。

(六)影响免疫功能

药物可通过增强或抑制免疫功能而产生作用。如白细胞介素-2能诱导B细胞、T辅助细胞和杀伤性T细胞的增殖与分化,具有增强免疫的作用。免疫抑制药环孢素能抑制T细胞的增殖与分化,用于抑制器官移植后的排斥反应、自身免疫性疾病等。

本章小结

药物效应动力学是研究药物对机体作用规律的科学,内容包括药物作用的基本规律、药物的量-效关系和药物的作用机制。药物作用的类型分为局部作用和吸收作用、直接作用和间接作用、选择性作用、防治作用和不良反应。不良反应包括副作用、毒性反应、变态反应、后遗作用、继发反应、依赖性和"三致"作用等。

药物的量-效关系是指在一定剂量范围内,随着药物剂量或血药浓度的增加,药物的效应也相应增强。当剂量超过一定限度时可引起质的变化,产生中毒反应。效价强度和效能概念不同,前者表示药物达到相同效应时所需要的剂量;后者表示增加药物剂量而其效应不再增时的药理效应极限,也称为最大效应。

药物-受体作用机制在药物作用中占有重要位置,主要概念如受体、亲和力、内在活性、受体激动药、受体拮抗药和受体的调节等。受体的数量、亲和力和内在活性等发生的改变,称受体的调节,包括向上调节和向下调节。

本章关键词:药物的基本作用;药物作用的两重性;药物的不良反应及类型;药物的量-效关系;受体;激动药;拮抗药;受体的调节。

课后思考

1. 解释选择性作用、不良反应、受体、受体激动药和拮抗药的概念。
2. 阐述药物不良反应的类型。
3. 一位心动过速的病人长期应用β受体阻断药普萘洛尔,突然停药后,出现了较为严重心律失常;一位服用麻黄碱治疗支气管哮喘的病人,服用5天后效果显著降低。请你从受体调节角度分析其原因。

(方士英)

第三章

药物代谢动力学

案例

孙某,男,66岁。30余年的吸烟史。一天在劳动时,突然感到胸闷,胸骨后压榨性疼痛,并出现窒息感。呼叫120后,救护车将其送到急救室。诊断:前壁心肌梗死。医生立即给予硝酸甘油0.3mg舌下含化,症状很快得到缓解。住院1周后出院,医生又嘱其加服阿司匹林,每次100mg,1日1次。

问题:
1. 为什么硝酸甘油不是口服给药而要舌下含化?
2. 阐述阿司匹林经肾排泄的过程。
3. 阿司匹林的消除过程有何特点?

本章学习目标

1. 掌握药物的首关消除、药物生物转化及意义、肝药酶、半衰期和生物利用度的概念。
2. 熟悉稳态血药浓度、药物经肾排泄和消除。
3. 了解药物的跨膜转运、时量关系和时效关系。
4. 理解药物的ADME过程,为合理用药、充分发挥药物的疗效奠定基础。

药物代谢动力学(pharmacokinetics)是研究药物的体内过程即药物的吸收、分布、生物转化和排泄的过程,并研究血药浓度随时间的变化规律的一门科学(图3-1)。

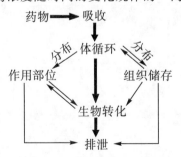

图3-1 药物在体内过程示意图

第一节 药物的跨膜转运

药物在吸收、分布、排泄时通过体内各种生物膜的过程称为药物的跨膜转运(pass-membrane transport)。广义的生物膜包括胃肠黏膜、肾小管壁、毛细血管壁、细胞膜、细胞器膜(核膜、线粒体膜、内质网膜)等。根据液态镶嵌模型,细胞膜是以液态脂质双分子层为基本骨架,其中镶嵌着具有不同生理功能的蛋白质,如酶、受体、离子通道及载体等,在膜上还存在着贯穿膜内外的亲水孔道(图3-2)。

药物的跨膜转运主要有被动转运和主动转运两种方式。

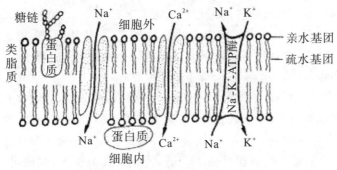

图 3-2 细胞膜结构示意图

一、被动转运

被动转运(passive transport)是指药物由高浓度侧向低浓度侧的转运。转运的动力来源于膜两侧浓度差,浓度差越大转运动力越大,药物转运的速度越快。被动转运是一种不耗能的顺浓度差转运,包括以下类型:

1. 滤过(filtration) 是指小分子(分子量小于200Da)水溶性药物,借助两侧的浓度差,通过细胞膜亲水孔道的转运。如水、乙醇、乳酸等水溶性物质,O_2、CO_2等气体分子可通过膜孔滤过扩散。

2. 简单扩散(simple diffusion) 是指药物以其脂溶性溶于细胞膜的脂质层而通过细胞膜的扩散,又称脂溶性扩散(lipid diffusion)。简单扩散受药物的解离度影响很大,非解离型药物,脂溶性大,易通过细胞膜进行扩散;而解离型药物极性大,脂溶性低,难以通过细胞膜。如口服弱酸性药物阿司匹林在胃液(pH=1.4)中解离约1%,部分药物可经胃壁吸收。多数药物以简单扩散方式转运。

3. 易化扩散(facilitated diffusion) 包括不耗能的载体转运和离子通道转运。葡萄糖、氨基酸、核苷酸等不溶于脂质的药物,依靠细胞膜上的特定载体进行不耗能的顺浓度差转运。Na^+、K^+、Ca^{2+}等离子经细胞膜上特定的蛋白质通道由高浓度侧向低浓度侧转运,也属于易化扩散。

二、主动转运

主动转运是(active transport)一种消耗能量、逆浓度差的载体转运。其特点是有载体参与、消耗能量。如甲状腺细胞膜上的碘泵,可主动转运碘进入细胞内。

第二节 药物的体内过程

药物从给药部位进入机体到药物从机体消除的全过程称为药物的体内过程(process of drug in the body),包括药物的吸收(absorption)、分布(distribution)、生物转化(metabolism)和排泄(excretion)四个环节,又称 ADME 过程。

一、药物的吸收

药物从给药部位进入血液循环的过程称为吸收。药物吸收的快慢和多少,直接影响药物呈现作用的快慢和强弱。吸收快而完全的药物显效快、作用强,反之则显效慢、作用弱。除静脉给药外,其他给药途径均需通过吸收才能进入血液循环。不同的给药途径具有不同的药物吸收过程和特点(图 3-3)。临床给药途径主要有:

1. 口服给药 口服给药是临床最常用的给药方法,给药方便,且大多数药物能够充分吸收。由于胃的吸收面积较小,排空较快,所以药物在胃内的吸收较少,除少部分弱酸性药物如阿司匹林等,可在胃内少量吸收外,绝大多数弱酸和弱碱性药物主要在肠道吸收。小肠长 5~7m,直径 4cm,肠黏膜吸收面积可达 100m²,具有吸收面积大、血流丰富、具有 pH 梯度(pH 为 4.8~8.2)等特点,是药物吸收的主要部位。

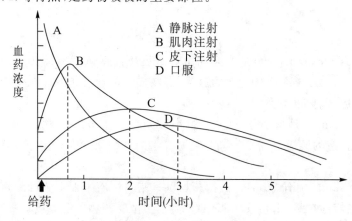

图 3-3 不同给药途径的药时曲线

由胃肠道吸收的药物,首先经门静脉进入肝脏,有些药物首次通过肝时即被代谢一部分,使进入体循环的药量减少,药效降低,这种现象称为首关消除,又称首关代谢或首过消除。首关消除较多的药物,机体可利用的有效药物量减少,必须加大药物剂量,才能达到有效治疗浓度。首关消除较多的药物一般不宜口服给药,如硝酸甘油口服后约 90% 被首关消除,通常采用舌下给药。为避免产生首关消除,可采取舌下给药和直肠给药的方法(图 3-4)。

2. 舌下给药 舌下黏膜血流丰富,但吸收面积较小,适用于脂溶性较高、用量较小的药物。此法吸收迅速,给药方便,药物吸收后,经颈静脉、上腔静脉入右心房进入全身血液循环,从而避免首关消除。

3. 直肠给药 药物经肛门灌肠或使用栓剂置入直肠或结肠,由直肠或结肠黏膜吸收。

直肠中、下段的毛细血管血液流入下痔静脉和中痔静脉,然后进入下腔静脉,此过程不经过肝脏,可避开首关消除。若以栓剂塞入直肠上段,则药物被吸收后经上痔静脉进入门静脉系统,而且上痔静脉和中痔静脉间有广泛的侧支循环,因此,直肠给药的剂量仅约50%可以绕过肝脏。

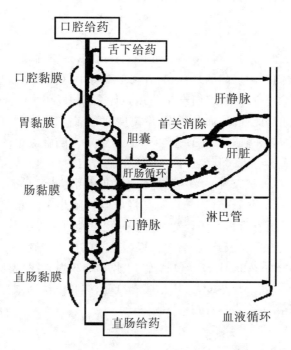

图 3-4　经消化道给药吸收途径示意图

二、药物的分布

药物吸收进入血液循环后,通过各种细胞隔膜到达靶器官或靶组织而产生作用的过程称为药物的分布。药物在体内的分布是不均匀的,血流丰富的组织,药物分布的快而多。

影响药物分布的因素主要有:

(一)药物-血浆蛋白结合

药物进入血液后,可不同程度地与血浆蛋白(主要是白蛋白)呈疏松而可逆性结合,与血浆蛋白结合的药物称为结合型药物,未结合的药物称为游离型药物。

药物与血浆蛋白的结合率是影响药物在体内分布的重要因素,药物与血浆蛋白结合具有以下特点:①结合型药暂时失去药理活性;②结合是可逆的,结合型药与游离型药以一定的比例处于动态平衡之中,当游离型药物被转化或排泄,结合型药物可自血浆蛋白上解离呈游离型;③结合型药物分子体积增大,不易透出毛细血管壁、血-脑屏障和肾小球等生物膜,限制了其转运与分布,如磺胺嘧啶和磺胺对甲氧嘧啶,前者血浆蛋白结合率为25%,易透过血-脑屏障在脑脊液中达到有效浓度,对流脑效果较好,后者与血浆蛋白结合率为80%,难以透过血-脑屏障,在脑脊液中浓度低,治疗流脑效果差;④两种药物同时使用可竞争与同一蛋白结合而发生置换现象,如抗凝血药华法林和解热镇痛药双氯芬酸与血浆蛋白的结合率都比较高,分别为99%和98%,若两药同时应用,前者被后者置换,血浆蛋白结合率下降1%,血浆中游离型华法林将明显增多,导致抗凝血作用增强,甚至出血;⑤药物不同,其血浆蛋白结合率也不同,结合率高的药物,起效慢而作用的时间长。

(二)体内屏障

1. 血-脑脊液屏障(血-脑屏障,blood-brain barrier) 是指血液与脑细胞、血液与脑脊液、脑脊液与脑细胞之间三种屏障的总称,它有利于维持中枢神经系统内环境的稳定。药物只有透过血-脑屏障才能进入脑组织而产生作用。许多分子量大、解离度高、蛋白结合率高的非脂溶性药物难以通过此屏障;而分子小、解离度低、蛋白结合率低、脂溶性大的药物易通过该屏障。脑膜炎症时,血-脑屏障的通透性增加,药物进入脑脊液中的量增多,如青霉素在正常人体内不能透过血-脑屏障,但在脑膜炎病人的脑脊液中可达有效浓度。新生儿血-脑脊液屏障发育不完善,中枢神经系统易受药物的影响,应慎用药物。

2. 胎盘屏障(placental-barrier) 是指胎盘将母体与胎儿血液隔开的屏障,其通透性与一般细胞膜相似。几乎所有母体所用药物都可不同程度地进入胎儿体内,因此,应注意药物进入胎儿循环引起的毒性反应或致畸胎作用,妊娠期间应慎用药物。

3. 血-眼屏障(blood-eye barrier) 包括血-房水屏障和血-视网膜屏障。采用全身给药方法,很难在眼内达到有效治疗浓度,采用结膜囊给药、结膜下给药或球后注射给药,既能提高眼内药物浓度,又能减少全身不良反应。

(三)其他因素

如药物与组织的亲和力、药物的理化性质和体液的pH、组织和器官血流量等也可影响药物的分布。

三、药物的生物转化

(一)生物转化的概念

药物在体内发生的化学变化称为生物转化(biotransformation)或代谢(metabolism)。肝脏是药物生物转化的主要器官,其次是肠、肾、脑等。

(二)药物生物转化的意义

药物在体内经过代谢后其药理活性发生改变。多数药物经生物转化后失去药理活性,故称为灭活(inactivation);有些药物经生物转化后作用由弱变强,或没有活性药物在体内经生物转化后才具有药理活性,称为活化(activation)。如环磷酰胺只有经过生物转化才具有抗癌活性。这种需要经过活化才能产生药理作用的药物称为前药(pro-drug)。有些药物经过生物转化后其代谢物毒性增加,如异烟肼的代谢物乙酰异烟肼对肝脏有较强的毒性。

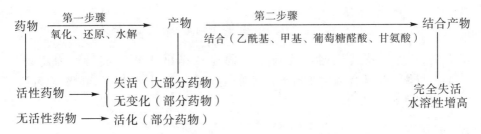

图 3-5 药物生物转化后活性和脂溶性变化

(三)药物生物转化酶

药物的生物转化必须在酶的催化下才能进行,这些酶称之为药酶(drug metabolizing enzyme)。

1. 非特异性酶 主要是指存在于肝细胞的内质网,能促进许多药物进行生物转化的肝脏微粒体混合功能酶系(主要是氧化酶系细胞色素 P_{450}、多种水解酶和结合酶等),称为肝药酶或肝微粒体酶(microsomal enzymes)。肝药酶的活性和含量是不稳定的,且个体差异性较大,易受某些药物的影响。凡能使肝药酶活性增强或合成增多的药物称为药酶诱导剂(表3-1),它可加速某些药物和自身的转化,是药物产生耐受性的原因之一。凡能使肝药酶活性减弱或合成减少的药物称为药酶抑制剂,它能减慢其他药物的生物转化,使药效增强(表3-2)。

2. 特异性酶 主要指存在于血浆、细胞浆和线粒体中催化特定底物的多种酶系,如乙酰胆碱酯酶选择性水解乙酰胆碱,单胺氧化酶选择性降解肾上腺素等单胺类化合物。

表 3-1 药酶诱导剂和抑制剂

诱导剂	苯巴比妥	水合氯醛	尼可刹米	苯妥英钠	保泰松	利福平	扑痫酮
	安体舒通	灰黄霉素					
抑制剂	氯霉素	双香豆素	西咪替丁	阿司匹林	异烟肼	华法林	对氨基水杨酸
	甲苯磺丁脲						

表 3-2 药酶诱导剂和抑制剂对药物作用的影响

		受影响的药物	影响后果
诱导剂		巴比妥类	多西环素	抗菌作用减弱
			肾上腺皮质激素	药效减弱
			奎尼丁	药效减弱
		苯妥英钠	华法林	血栓形成
		酒精	口服降糖药	高血糖症
		利福平	口服避孕药	避孕失败
抑制剂		氯霉素	苯妥英钠	苯妥英钠中毒
		别嘌呤醇	口服抗凝药	出血
		保泰松	口服降糖药	出现低血糖
		西咪替丁	口服抗凝药	出血
			普萘洛尔	心脏抑制

四、药物的排泄

体内的原型药物及其代谢产物通过不同途径排出体外的过程称为药物的排泄(excretion)。机体排泄药物的主要器官是肾脏,也可通过胆汁、胃肠道、呼吸道、乳腺、汗腺、唾液腺等途径排泄部分药物。

(一)肾脏排泄

肾脏是排泄药物的主要器官。药物通过肾脏排泄包括肾小球的滤过、肾小管的分泌和肾小管的重吸收三个过程。

1. 肾小球滤过 肾小球毛细血管膜孔较大,除与血浆蛋白结合的结合型药物外,大多数药物及其代谢产物能通过肾小球滤过而排泄。

2. 肾小管的分泌 少数药物从近球小管主动分泌到肾小管而排泄。两种由肾小管主动分泌而排泄的药物同时应用,可竞争肾小管细胞膜上的有机酸载体转运系统,产生竞争性抑制现象,如青霉素与丙磺舒同时服用,则青霉素的排泄减少。

3. 肾小管的重吸收 有些药物经肾小球滤过后,部分药物又被肾小管重吸收,重吸收量的多少,与下列因素有关:①药物的脂溶性,脂溶性药物重吸收较多,水溶性药物重吸收较少;②尿量,尿量增多,尿液中药物浓度降低,重吸收减少;③尿液pH,尿液pH能影响药物的解离度和脂溶性,从而影响药物在远曲小管的重吸收。弱酸性药物在碱性尿液中解离增多,脂溶性降低,重吸收减少;在酸性尿液中解离减少,脂溶性增高,重吸收增多。弱碱性药物与之相反。利用这一规律可改变药物的排泄速度,如正常尿液pH为4.0~7.0,偏酸性。弱酸性药物巴比妥类、阿司匹林等中毒时,静脉滴注碳酸氢钠碱化尿液,促进药物解离,降低其脂溶性,减少重吸收,加快排泄,达到解救中毒的目的。阿司匹林在酸性尿液中仅排出5%,而在碱性的尿液中可排出85%。

药物在肾小管内随尿液的浓缩其浓度逐渐升高,某些抗菌药物,在肾小管内浓度可比血中浓度高几十倍,有利于泌尿道感染的治疗,同时,也增加了对肾脏的毒性作用,如链霉素;有的药物在肾小管的浓度超过了其溶解度,可在肾小管内析出结晶,引起肾损害,如磺胺药。故肾功能不全时,应禁用或慎用对肾脏有损害的药物。当肾功能不全时,药物排泄速度减慢。主要通过肾脏排泄的药物应注意调整药物的剂量,防止药物中毒,如庆大霉素。

某些药物服用后,可使病人尿液颜色产生变化,其原因多数是由于药物本身或其代谢产物的颜色所致,少数则是药物不良反应的表现。护理人员应向病人作好护理教育工作,以免误解。

表 3-3 引起尿液颜色改变的药物

药物	尿液颜色改变的特征	药物	尿液颜色改变的特征
维生素 B_2	黄色	氯喹	锈黄色或棕色
四环素	黄色	伯氨喹	暗红色褐色
黄连素	黄色	呋喃唑酮	绿色
利福平	橙红色	呋喃妥英	棕色或橙棕色
华法林	橙色	吩噻嗪类	粉红色、红色或红棕色
氨苯蝶啶	淡蓝色	消炎痛	粉红色、红色或红棕色
阿米替林	蓝绿色	酚酞	粉红色、红棕色

(二)胆汁排泄

有些药物及其代谢产物可经胆汁排泄进入肠腔,然后随粪便排泄出去。随胆汁排泄的抗菌药物如利福平、多西环素等,因在胆汁中的浓度较高,故有利于胆道感染的治疗。经胆汁排入肠腔的部分药物可经小肠再吸收进入肝脏形成循环,这种现象称为肝肠循环(enterohepatic circulation)(图3-4)。肝肠循环可使药物排泄缓慢,作用时间延长,如地高辛。

(三)其他排泄途径

如肺、汗腺、唾液腺等也可排泄药物。

第三节　药物的速率过程

药物在不同组织、器官和体液间的浓度随时间变化的动态过程,称之为速率过程(rate process)或动力学过程(kinetic process)。

一、时-量关系和时-效关系

药物在体内的吸收、分布、生物转化和排泄的过程中,始终伴随着血药浓度随着时间变化而变化的过程,称为血药浓度的动态变化。

血浆药物浓度随时间变化的动态过程为时-量关系(time-concentration relationship)。药物作用强度随时间变化的动态过程为时-效关系(time-effect relationship)。时-量(效)关系曲线的升段表明药物的吸收速度大于消除速度;曲线峰值表示分布过程达到动态平衡浓度,表明吸收速度等于消除速度;曲线降段表明消除速度大于吸收速度(图3-6)。

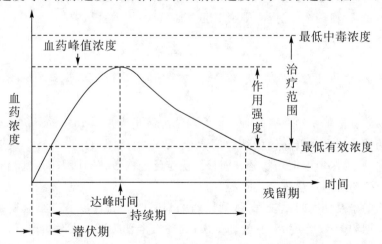

图3-6　单次非静脉给药的时-量(效)关系曲线

1.潜伏期　指从用药后到开始出现治疗作用的时间。主要反映药物的吸收、分布过程以及药物效应出现的快慢。静脉注射无明显潜伏期。

2.持续期　指药物维持有效浓度的时间。此期与药物的吸收和消除速度有关。血药峰值浓度是给药后达到的最高浓度,与药物剂量成正比。

3. 残留期 指药物浓度降低到最低有效浓度以下,尚未从体内完全消除的时间。主要反映药物的消除情况,残留期较长说明药物排泄缓慢。反复用药应注意发生蓄积中毒的可能。

二、药物的消除过程

药物在体内经生物转化和排泄使药物活性消失的过程,称为药物的消除(elimination)。药物在体内的消除有恒比消除和恒量消除两种类型,而当药物进入体内的速度大于消除的速度时,又会发生蓄积作用。

(一)恒比消除

指单位时间内药物按恒定的百分比(恒定比例)进行消除,又称一级动力学消除(first-order elimination)。大多数药物的消除属于恒比消除,如青霉素G,大约每30分钟消除体内药量的50%。

(二)恒量消除

指单位时间内药物按恒定的数量进行消除,即每单位时间内消除的药量相等,又称零级动力学消除(zero-order elimination)。当用药量过大,超过机体以恒比消除能力的极限时,机体只能以恒定的最大量消除,待血药浓度下降到较低浓度时可转化为恒比消除。如口服阿司匹林1g以下时按恒比消除,当剂量≥1g时由恒比消除转变为恒量消除。

(三)蓄积

由于反复多次用药,体内药物不能及时消除,血药浓度逐渐升高的过程称为药物的蓄积作用。只要药物进入体内的速度大于消除的速度,就可发生蓄积作用(accumulation)。药物在体内过度蓄积,使血药浓度过高,则会引起毒性反应,称为蓄积中毒。

三、药动学基本参数

(一)药物血浆半衰期

血浆药物浓度下降一半所需的时间称为药物血浆半衰期(half-time of life, $t_{1/2}$),它反映药物在体内的消除速度。消除快的药物,其半衰期短;消除慢的药物,其半衰期长。药物的半衰期是固定的,临床可根据药物半衰期长短决定给药次数,预计用药达到相对稳定血药浓度的时间以及停药后药物从体内消除的时间。

如果药物的半衰期时间比较合适,则用药的间隔时间通常以一个半衰期为宜。如磺胺甲噁唑的半衰期约为12小时,每日给药2次;四环素半衰期为8小时,每日给药3次。如果每隔一个$t_{1/2}$给药一次,则体内药量逐渐累积,经过5个$t_{1/2}$,体内药物的累积量达到96.9%,血药浓度基本达到稳定水平,称稳态血药浓度(Css)又称坪浓度或坪值。此时,药物的吸收量与消除量达到平衡(表3-4)。

按恒比消除的药物停药一个半衰期后,体内药量被消除50%,以此类推,经过5个$t_{1/2}$,血中药物浓度下降96.9%,可认为药物已基本消除。

表 3-4 药物按半衰期给药的消除量和累积量关系表

半衰期数	一次用药		反复用药机体内累积量(%)
	累积消除量(%)	体内剩余量(%)	
1	50	50	50
2	75	25	75
3	87.5	12.5	87.5
4	93.75	6.25	93.75
5	96.87	3.13	96.87
6	98.44	1.56	98.44
7	99.22	0.78	99.22
8	99.7	0.3	99.9

(二)生物利用度

药物有效成分吸收进入体循环的相对数量和速度,称为生物利用度(bioavailability,BA或F)。药物的吸收速度可通过测定给药后的最大血药浓度(C_{max})和达峰时间(T_{peak})来评价。一般来说,吸收越快,曲线上升越陡,C_{max}越大,T_{peak}越短。生物利用度还反映吸收速度对药效的影响,同一药物相同剂量的 3 种制剂,在口服后测得的 3 条药时曲线 A、B、C,其 AUC 相同,但达峰时间(a、b、c)及最大血药浓度不相等,吸收快的最大血药浓度已超过最小中毒浓度,而吸收慢的最大血药浓度达不到最小有效浓度(图 3-7)。因此,生物利用度是评价药物制剂质量的一个重要指标。

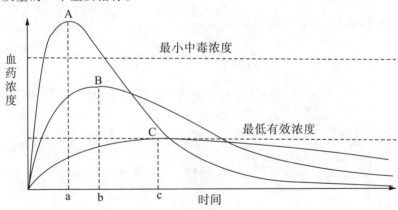

图 3-7 药物吸收速度对药物作用的影响

药物的吸收程度用给药后的时量曲线下面积(area under curve,AUC)来计算。AUC 不同则药物吸收进入体内的药量不同,AUC 越大表示吸收进入体内的药物量越多(图 3-8)。生物利用度计算公式为:

$$绝对生物利用度 = \frac{口服制剂\ AUC}{静脉注射制剂\ AUC} \times 100\%$$

相对生物利用度 = $\dfrac{\text{被试制剂 AUC}}{\text{标准制剂 AUC}} \times 100\%$

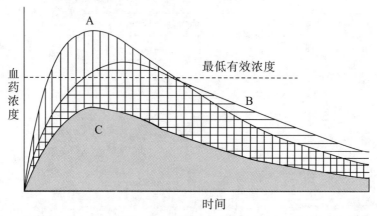

图 3-8 三种不同的生物利用度

(三)血药稳态浓度

按恒比消除给药,以 $t_{1/2}$ 为给药间隔时间,经过 4~5 个 $t_{1/2}$ 时间血药浓度达到相对稳定的状态,称为稳态血药浓度(steady-state concentration, Css),又称坪值(plateau)。由于达到稳态血药浓度越早,药物的疗效出现越快,临床上为了使血药浓度迅速达到坪值,用药时首先给予负荷量(loading dose),药物的负荷剂量一般为维持量的 2 倍。在第一个 $t_{1/2}$ 内达到稳态血药浓度,以后每次给维持量(maintenance dose),维持血药浓度在坪值上下波动(图 3-9)。此方案的特点是趋坪值时间短,可迅速达到有效血药浓度,产生较好的疗效。

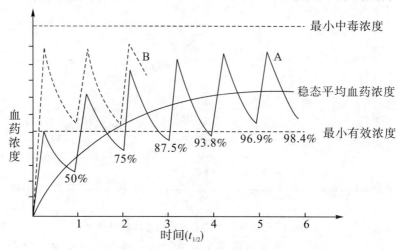

图 3-9 按半衰期给药的血药浓度变化示意图
A:剂量 D,间隔 $t_{1/2}$　B:首次剂量 2D,后用 D,间隔 $t_{1/2}$

第三章　药物代谢动力学

本章小结

药物代谢动力学是研究药物的体内过程（ADME）及血药浓度动态变化规律的科学。ADME 过程包括药物的吸收、分布、生物转化和排泄过程。大多数药物通过被动转运的方式通过生物膜，体液的 pH、药物分子的大小、脂溶性和解离度等影响药物的转运。吸收是指药物从给药部分进入体循环的过程；首关效应是影响药物口服吸收的重要因素之一。分布是指药物随血液循环到达机体各组织器官的过程；影响药物分布的因素有药物与血浆蛋白的结合率、体内屏障、药物与组织的亲和力等。生物转化是指药物在体内发生的化学变化，必须在药酶的催化下完成，主要器官是肝脏。排泄是指体内的原型药物及其代谢物通过不同途径排出体外的过程，主要器官是肾脏。改变尿液 pH，可促进或减慢药物的排泄速度。时量关系是指血浆药物浓度随时间变化的动态过程。消除是指药物在体内生物转化和排泄使药物活性消失的过程，包括恒比消除和恒量消除。重要的药动学基本参数有药物血浆半衰期、生物利用度、血药稳态浓度等。

本章关键词：药物的体内过程（吸收、分布、生物转化和排泄）；首关效应；影响分布的因素（血浆蛋白结合率）；生物转化；药物排泄；药物消除；药物血浆半衰期；生物利用度；血药稳态浓度；负荷量和维持量。

课后思考

1. 解释首关消除、生物转化、肝药酶、半衰期和生物利用度的概念。
2. 简述影响药物分布的因素有哪些？
3. 解热镇痛抗炎药阿司匹林（乙酰水杨酸）呈酸性，口服后在酸性的尿液中排出仅为 5%，服用碳酸氢钠碱化尿液后，其排出可增加到 85%。试分析服用碳酸氢钠碱化尿液进行解救阿司匹林中毒的机制。

（方士英）

第四章

影响药物作用的因素

案例

胡某,男,70岁。有高血压病史20年。近日出现全身乏力、下肢水肿,心率120次/分钟。诊断:充血性心力衰竭。医生给予口服地高辛片,0.25mg,1日1次。1周后,病人出现食欲不振、恶心、呕吐等症状。查血清地高辛浓度为3.2ng/ml(其正常治疗血药浓度约为1ng/ml)。为地高辛中毒引起。

问题:
1. 地高辛中毒是否与年龄有关?
2. 说明个体差异在本例中的表现。
3. 如果该病人在治疗过程中发生过敏反应,是否可以用钙剂治疗?

本章学习目标

1. 掌握个体差异、高敏性、耐受性、药物相互作用等概念。
2. 了解其他影响药物作用的因素。
3. 树立全面评估病人基本生理、病理和用药史的意识,避免不利因素,充分发挥药物的治疗效果。

药物固有的化学结构和理化性质决定了药物特有的作用,大多数病人在相同的给药条件下,可产生预期的、相似的治疗效果。影响药物作用的因素有很多,它们会使药物的作用强度、持续时间、甚至性质发生改变。

影响药物作用的因素除前述外,主要还包括以下几个主要方面。

第一节 机体方面的因素

一、年 龄

年龄对药物作用的影响在小儿和老年人方面表现得尤为突出。一般所说的剂量是指14~60周岁人群的药物平均剂量。

(一)儿童

儿童正处于生长发育期,其肝肾等功能尚未发育完善,对药物的代谢和排泄能力较差。因此,儿童用药应根据具体情况,对用药剂量进行计算。儿童用药量计算方法有:

1. 按体重计算法　简单易行,是最常用、最基本的计算方法。

每日或每次剂量＝体重(kg)×每日(次)每千克体重所需药量。

小儿体重可根据年龄按下列公式推算(正常儿童出生时体重平均为 3kg):

1～6 个月:体重(kg)＝出生体重(kg)＋月龄×0.7(kg)

7～12 个月:体重(kg)＝出生体重(kg)＋月龄×0.4＋1.8(kg)

2～10 岁:体重(kg)＝年龄×2＋8(kg)

2. 按体表面积计算法　此法比按体重计算更为准确,小儿体表面积计算公式如下:

<30kg 小儿体表面积(m^2)＝体重(kg)×0.035＋0.1

>30kg 小儿体表面积(m^2)＝[体重(kg)－30]×0.02＋1.05

每日剂量＝体表面积(m^2)×每平方米体表面积每日需要量

3. 按成人折算法　此法多用于未提供小儿剂量的药物。可按小儿体重或根据小儿年龄进行折算(表 4-1)。

$$小儿剂量 = \frac{成人剂量 \times 小儿体重(kg)}{50}$$

表 4-1　小儿用药剂量折算表

小儿年龄	相当于成人剂量的比例	小儿年龄	相当于成人剂量的比例
0～1 个月	1/24	2～4 岁	1/4
1～6 个月	1/12	4～7 岁	1/3
6 个月～1 岁	1/8	7～11 岁	1/2
1～2 岁	1/6	11～14 岁	2/3

(二)老人

由于各种器官功能逐渐减退,特别是肝、肾功能的减退,老人对药物的代谢和排泄能力降低,对药物的耐受性较差,如 65 岁老年人肝血流量减少 40％～50％,肾小球滤过率下降 35％。因此,老年人用药应适当减量,用药剂量一般为青年人的 1/2～2/3。在敏感性方面,老年人与成年人也有不同。老年人对中枢抑制药、心血管系统药、抗胆碱药等药物的反应特别敏感,易致严重不良反应,应用时注意用药护理。

二、性　别

性别不同对药物反应的差别不显著,但女性在"四期"即月经期(menstrual phase)、妊娠期(gestational period)、分娩期(labor stage)和哺乳期(lactation period)等特殊时期,用药应特别注意。月经期应避免使用作用强烈的泻药和抗凝药,以免经过多。妊娠期特别在妊娠早期,避免使用可能引起胎儿畸形或流产的药物。哺乳期妇女应注意药物是否进入乳汁,对乳儿产生影响。

三、遗传因素

(一)个体差异

在年龄、性别、体重相同的情况下,大多数人对药物的反应是相似的,但少数人对药物的反应表现出质和量的差异,称为个体差异(individual variation)。

1. 量的差异　表现为高敏性和低敏性。少数人对某些药物特别敏感,应用较小剂量即可产生较强的药理作用,称为高敏性(hypersensitivity);有些人对药物的敏感性较低,必须应用较大剂量才可产生应有的作用,称为低敏性(hyposensitivity),也称耐受性(tolerance)。如治疗心衰药物地高辛,大多数人血清中治疗浓度为0.76~1.4ng/ml,中毒浓度为2.3~3.7ng/ml。个别人血清地高辛浓度到1ng/ml即出现中毒症状,但有人血清浓度高达6ng/ml却无中毒表现,前者为高敏性,后者为低敏性。临床上正常人群占绝大部分,高敏性和低敏性人群只占少部分(图4-1)。

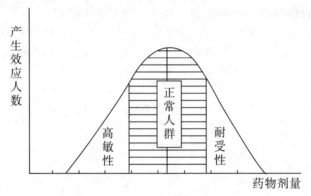

图4-1　对药物反应的个体差异示意图

2. 质的差异　表现为变态反应(allergy),即某些过敏体质的人使用药物后发生变态反应。

(二)特异质反应

某些人使用药物后出现与常人不同的异常反应,称为特异质反应(idiosyncrasy),多与遗传缺陷有关,如先天性葡萄糖-6-磷酸脱氢酶缺乏者,服用磺胺药、伯氨喹易引起溶血反应。

四、病理状态

疾病可使机体的机能状态发生改变,因而影响机体对药物的反应性。如抗结核病药早期应用效果较好,晚期用药则效果较差;阿司匹林能使升高的体温降至正常,但对正常体温无影响;肝、肾功能不全者,药物半衰期延长等。

五、心理因素

病人的心理和精神状态与药物疗效密切相关,焦虑、恐惧和悲观失望的消极情绪,可加重病情,药物也难以发挥治疗作用;与之相反,开朗、活泼和积极向上的乐观情绪,可使药物的治疗更好地发挥作用。安慰剂(placebo)对一些与精神活动有关的疾病可产生一定疗效。因此,临床护理工作者应给予病人积极的心理治疗,减轻病人心理压力,恢复心理平衡,树立战胜疾病的信心,更好地发挥药物的疗效。

第二节 药物方面的因素

一、药物的化学结构

药物的化学结构是决定药物特异性的物质基础,一般来说,化学结构相似的药物具有相似的药物作用,称为构效关系。如苯二氮䓬类药物具有相似的化学结构,它们的作用也相似,都具有镇静、催眠和抗焦虑作用。化学结构相似的药物,也可表现出相反或拮抗的作用。如吗啡与纳洛酮具有相似的化学结构,但他们的作用却完全相反。化学结构完全相同的光学异构体,多数药物的左旋体比右旋体作用强。如临床使用的左旋体药物有左旋氧氟沙星、左旋咪唑等。

二、药物的剂量

剂量是指每次用药的分量或多少。在一定范围内,剂量越大,血药浓度越高,药物作用也越强,且可产生质的变化。如镇静催眠药苯巴比妥,在小剂量时产生镇静作用,随着剂量的增加,依次出现镇静、催眠、抗惊厥、麻醉,甚至致死。

三、药物的剂型

同一种药物的不同剂型,在吸收和消除方面表现不同。如同属固体制剂口服后,吸收速度顺序为:胶囊剂＞片剂＞丸剂;肌内注射时,吸收速度顺序为:水溶液＞混悬液＞油剂。

第三节 给药方面的因素

一、给药途径

给药途径不同直接影响药物作用的快慢和强弱,甚至影响药物作用性质。如硫酸镁口服产生导泻和利胆作用,肌内注射则产生降低血压和抗惊厥作用,外用则可产生清热止痛作用。

临床常用口服给药,简便安全,但起效慢。注射给药用量准确,显效较快,但要求严格,适用于危急的病人或不能口服的药物。气体或易挥发的药物可经呼吸道吸入给药,迅速产生作用。舌下和直肠给药可避免首关效应。皮肤给药吸收较差,但安全性高。

二、给药时间

给药的时间可影响药物疗效。临床用药时,需视具体药物和病情确定给药时间。如催眠药应在晚上睡前服用;助消化药需在饭前或饭时服用;驱肠虫药宜空腹或半空腹服用;有的药物如利福平等,因食物影响其吸收而要在清晨空腹服用;对胃肠道有刺激性的药物宜饭后服用等。受生物节律影响明显的药物应按其节律用药,如肾上腺糖皮质激素类药物。

三、给药次数

每日用药的次数,除根据病情需要外,药物半衰期($t_{1/2}$)是给药间隔的基本参考依据。一般来说,$t_{1/2}$较短的药物,每日给药次数相应增多;$t_{1/2}$较长的药物,每日给药次数相应减少,避免导致蓄积中毒。肝、肾功能不全时,某些药物的$t_{1/2}$延长,需调整用药次数。

四、药物的相互作用

药物相互作用(drug interaction)是指两种或两种以上药物同时或先后应用时,由于药物之间或药物与机体之间相互影响,使药物的作用或毒性发生变化。使药物效应增强称为协同作用(synergism),如青霉素和链霉素合用,可使抗菌谱扩大,抗菌作用增强;使药物效应减弱称为拮抗作用(antagonism),如普萘洛尔和胰岛素合用,可使后者降血糖作用减弱。

(一)药物在体外(in vitro)的相互作用

药物在体外配伍时所发生的物理性或化学性的相互作用,如出现浑浊、沉淀、变色等,使疗效降低或毒性增大的现象称为药物配伍禁忌(incompatibility)。如氢化可的松注射液(乙醇溶液)与氯化钾注射液(水溶性)混合时,由于溶剂性质的改变,可析出氢化可的松沉淀。向输液中加入药物是临床常用的给药方法,护理人员在进行注射剂配制前要认真查对配伍禁忌表。

(二)药物在体内(in vivo)的相互作用

机体内药物在 ADME 过程和药效学方面的相互作用称为药物在体内的相互作用。

1. **影响吸收** 抗酸药可使胃肠道 pH 升高,若与弱酸性药物阿司匹林合用,则可增加后者的解离而减少吸收;四环素与含 Al^{3+}、Fe^{2+}、Ca^{2+}、Mg^{2+} 的药物合用,可形成不溶性络合物而影响吸收;促进胃排空的药物如甲氧氯普胺可加速药物吸收,而抑制胃排空和减慢肠蠕动的抗胆碱药则减慢药物的吸收。

2. **与血浆蛋白竞争结合** 血浆蛋白结合率不同的药物联合应用时,结合力强的药物可将结合力弱的药物从血浆蛋白上置换下来,使后者作用和毒性增强。如阿司匹林可从血浆蛋白结合部位置换格列齐特,使后者降糖作用增强,引起低血糖反应。

3. **影响药物生物转化** 药酶诱导剂如苯巴比妥、利福平、苯妥英钠及烟、酒等能使药酶活性增强,加快药物在肝的生物转化,使药物疗效降低。药酶抑制剂如氯霉素、异烟肼、西咪替丁等作用则相反。

4. **影响排泄** ①改变尿液 pH:不但影响药物排泄,而且可改变药物效应。如碱化尿液可促进酸性药物经肾排泄,也可增强氨基苷类抗生素在泌尿系统的抗菌效果;②肾小管对药物分泌的影响:联合应用两种经肾小管分泌的药物如青霉素和丙磺舒时,两药可发生竞争性抑制,使青霉素的排泄减慢,作用增强。

5. **药效学方面的影响** 作用性质相似的两类药物合用,往往出现协同作用,如一种中枢抑制药(如镇痛药)与另一种中枢抑制药(如氯丙嗪)合用,可使中枢抑制作用加强;作用性质相反的药物合用,往往出现拮抗作用,如中枢兴奋药尼可刹米可对抗中枢抑制药吗啡的呼吸抑制作用。作用于同一靶细胞的受体、酶的活性部位或代谢过程的相同环节的两种药物可发生相互作用而引起药效改变,如阿托品和毛果芸香碱有 M 受体竞争性拮抗作用,故阿托品中毒可用毛果芸香碱解救。吗啡和纳洛酮作用于共同的阿片受体而产生拮抗作用,故吗啡中毒可用纳洛酮解救;联合应用作用于同一代谢过程的不同环节的药物,可使药物作用增强或减弱。如磺胺类药物可阻断二氢叶酸合成酶,甲氧苄啶阻断二氢叶酸还原酶,二者合用,可在叶酸代谢过程的不同环节起到双重阻断作用,抗菌作用增强数倍至数十倍。

本章小结

影响药物作用的因素很多,主要有机体方面、药物方面和给药方面的因素等。机体方面的影响因素有年龄、性别、遗传因素、病理状态和心理状态等。药物方面的影响因素有药物的化学结构、药物的剂量和药物的剂型等。给药方面的影响因素有给药途径、给药时间、给药次数和药物的相互作用等。

本章关键词:影响药物作用因素;机体方面因素;药物方面因素;给药方面因素;药物相互作用。

课后思考

1. 解释个体差异、高敏性、耐受性、药物相互作用等概念。
2. 影响药物作用的因素有哪些?
3. 65 岁老年人大脑重量较一般正常人减轻 20%~25%,肝血流量减少 40%~50%,肾小球滤过率下降 35%。试阐述老年人用药的特点。

(方士英)

第五章

传出神经系统药理概论

案例

异丙肾上腺素能激动心脏上的 β_1 受体，临床用于治疗窦性心动过缓、房室传导阻滞等疾病；阿托品通过阻断心脏上的 M 受体，也可用于治疗窦性心动过缓、房室传导阻滞等疾病。

问题：
1. 支配心脏的神经有哪些？各释放什么递质？
2. 心脏上有哪些受体分布？兴奋各产生什么样的效应？
2. 异丙肾上腺素和阿托品是如何通过受体对心脏产生作用的？

本章学习目标

1. 掌握传出神经系统受体的类型、分布及生理效应。
2. 熟悉传出神经系统按递质的分类。
3. 了解传出神经系统药物的作用方式及分类。
4. 分析、理解传出神经系统概论知识，为学习后面章节奠定基础。

第一节 传出神经的分类及化学传递

传出神经主要是指将中枢神经系统发出的冲动传至效应器，以支配效应器功能活动的一类神经。当中枢神经系统的冲动到达神经末梢时，通过神经末梢释放的神经递质，作用于相应组织器官上的受体而发挥生理作用。传出神经系统药物是指直接或间接影响传出神经末梢的递质水平或其受体活性，以改变效应器功能活动的药物。

一、传出神经按解剖学分类

传出神经按解剖学分类，可分为自主神经和运动神经。

1. **自主神经** 包括交感神经和副交感神经（也称迷走神经）。其共同的特点是自中枢发出后，中途均要在神经节更换神经元，然后到达所支配的效应器，有节前纤维和节后纤维之分。肾上腺髓质直接受交感神经节前纤维支配。自主神经主要支配心肌、平滑肌和腺体等效应器,其活动是非随意性的,不受人的意识所控制,如心脏搏动、血液分配和食物消化等。

2. 运动神经 自中枢发出后,中途不交换神经元,直接到达骨骼肌,无节前纤维和节后纤维之分。运动神经支配骨骼肌,其活动是随意性的,可受人的意识所控制,如肌肉的运动和呼吸等。

二、传出神经按递质分类

传出神经末梢与次一级神经元或效应器的连接处称为突触。电子显微镜下显示,连接处有一宽15~1000nm的间隙,称为突触间隙,传出神经末梢邻近突触间隙的细胞膜称为突触前膜,次一级神经元或效应器邻近突触间隙的细胞膜称为突触后膜。

递质(transmitter)是神经末梢兴奋时释放的传递信息的化学物质。当神经冲动到达神经末梢时,突触前膜释放递质穿过突触间隙,与次一级神经元或效应器突触后膜上的特异性受体结合,产生各种生理效应。

传出神经系统的递质主要有乙酰胆碱(ACh)和去甲肾上腺素(NA)。根据神经末梢释放的递质不同,主要将传出神经分为胆碱能神经和去甲肾上腺素能神经两大类(图5-1)。

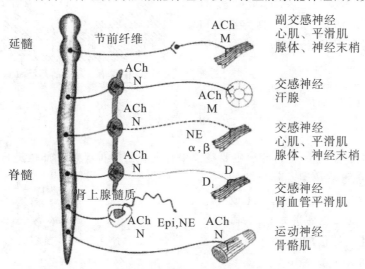

图 5-1 传出神经解剖和神经递质

ACh:乙酰胆碱;D:多巴胺;Epi:肾上腺素;ME:去甲肾上腺素;
N:烟碱受体;M:毒蕈碱受体;D1:多巴胺受体

1. 胆碱能神经 兴奋时其末梢能释放出乙酰胆碱的神经,主要包括:①交感神经和副交感神经的节前纤维和支配肾上腺髓质的交感神经纤维;②副交感神经的节后纤维;③极少数交感神经的节后纤维,如支配汗腺分泌和骨骼肌血管舒张的神经;④运动神经。

2. 去甲肾上腺素能神经 兴奋时其末梢能释放出去甲肾上腺素的神经。绝大部分的交感神经节后纤维属于此类神经。

此外,某些效应器中尚存在其他神经的分布,如肾脏中有多巴胺能神经、胃肠道平滑肌有嘌呤能神经、结肠有肽能神经等。

第二节 传出神经系统的递质

一、乙酰胆碱

乙酰胆碱（ACh）的生物合成主要在胆碱能神经末梢部位进行。以胆碱和乙酰辅酶A为原料，在胆碱乙酰化酶的催化下，合成乙酰胆碱，然后转移到囊泡中。当神经冲动传到神经末梢时，神经末梢膜去极化，Ca^{2+}内流，促进囊泡向突触前膜移动，囊泡膜与突触前膜融合并形成裂孔，ACh通过胞裂外排的方式释放，激动突触后膜上的M、N受体产生效应。ACh释放后，在一至数毫秒内即被突触间隙中的胆碱酯酶（AChE）水解而失活，其水解产物为乙酸和胆碱，部分胆碱可被摄入神经末梢再利用（图5-2）。

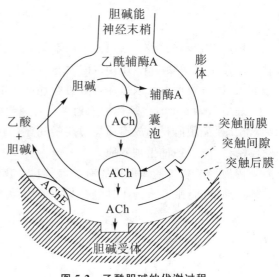

图5-2 乙酰胆碱的代谢过程

二、去甲肾上腺素

去甲肾上腺素（NA）的生物合成主要在去甲肾上腺素能神经末梢部位进行。其合成的原料为酪氨酸，酪氨酸在胞浆经羟化酶催化生成多巴，再经多巴脱羧酶催化生成多巴胺（DA），之后多巴胺进入囊泡，再经多巴胺β-羟化酶催化，生成去甲肾上腺素。当神经冲动到达去甲肾上腺素能神经末梢时，囊泡内的递质以胞裂外排的方式释放至突触间隙，激动突触后膜上的α或β受体产生生理效应。

释放入突触间隙的NA有75%～90%被突触前膜再摄取进入神经末梢内，其中大部分在囊泡内贮存起来以供下次释放，小部分被线粒体膜上的单胺氧化酶（MAO）破坏；其余部分NA被非神经组织如心肌、平滑肌等摄取后，被细胞内的儿茶酚氧位甲基转移酶（COMT）和单胺氧化酶（MAO）破坏；此外，尚有少

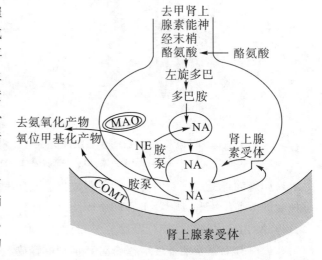

图5-3 去甲肾上腺素的代谢过程

量NA从突触间隙扩散到血液中,最后被肝、肾等组织中的COMT和MAO破坏(图5-3)。

第三节 传出神经系统受体和效应

在传出神经系统突触的后膜与前膜上,均分布有能与递质结合的受体。根据能与之选择性结合的递质来命名,将传出神经系统受体分为胆碱受体和肾上腺素受体。

一、胆碱受体和效应

胆碱受体是指能选择性地与乙酰胆碱结合的受体,又可分为毒蕈碱型胆碱受体和烟碱型胆碱受体两类。

1. 毒蕈碱型胆碱受体及效应　毒蕈碱型胆碱受体(简称M受体)能选择性地与毒蕈碱结合,主要位于副交感神经节后纤维所支配的效应器细胞膜上,如心脏、血管、支气管及胃肠道平滑肌、瞳孔括约肌和腺体等。M受体激动时,表现为心脏抑制(心肌收缩力减弱、心率减慢、传导减慢、心输出量减少、耗氧量降低)、血管舒张、支气管及胃肠道平滑肌收缩、瞳孔缩小、腺体分泌(唾液腺、汗腺、泪腺)等效应。M受体激动时所产生的效应常被称为M样作用。

M受体又可分为M_1、M_2和M_3受体三种亚型。M_1受体主要分布于自主神经节、胃壁细胞、中枢神经系统等处;M_2受体主要分布于心脏;M_3受体主要分布于胃肠壁、膀胱壁、支气管平滑肌、胃肠及膀胱括约肌、瞳孔括约肌、血管内皮和腺体等处。

2. 烟碱型胆碱受体及效应　烟碱型胆碱受体(简称N受体)能选择性地与烟碱结合,可分为N_n受体和N_m受体两种亚型。N_n受体分布于自主神经节和肾上腺髓质,激动时可引起神经节兴奋和肾上腺髓质分泌增加;N_m受体分布于骨骼肌,激动时可引起骨骼肌收缩。N受体激动时所产生的效应常被称为N样作用。

二、肾上腺素受体和效应

肾上腺素受体能选择性地与去甲肾上腺素(NA)或肾上腺素(AD)结合,可分为α肾上腺素受体和β肾上腺素受体两类。

1. α肾上腺素受体及效应　α肾上腺素受体(简称α受体)可分为$α_1$受体和$α_2$受体两种亚型。$α_1$受体主要分布于血管平滑肌、瞳孔开大肌、胃肠和膀胱括约肌等处,激动时可引起血管(皮肤、黏膜、内脏)收缩、瞳孔扩大、胃肠和膀胱括约肌收缩等效应;$α_2$受体主要分布于去甲肾上腺素能神经末梢突触前膜、胰岛B细胞、血小板、血管平滑肌等处,激动时可引起NA分泌减少、胰岛素分泌减少、血小板聚集、血管舒张等效应。α受体激动时所产生的效应常被称为α型效应。

2. β肾上腺素受体及效应　β肾上腺素受体(简称β受体)分为$β_1$、$β_2$和$β_3$受体三种亚型。$β_1$受体主要分布于心脏,激动时可引起心肌收缩力增强、心率加快、传导加快、心输出量增加、耗氧量增加等效应;$β_2$受体主要分布于支气管和骨骼肌血管平滑肌、肝脏等处,激动时可引起支气管扩张、骨骼肌血管舒张、糖原分解、血糖升高等效应,突触前膜的$β_2$受体激动可使NA分泌增多;$β_3$受体分布于脂肪组织,激动时可引起脂肪分解。β受体激动时所产生的效应通常被称为β型效应。

三、多巴胺受体和效应

多巴胺受体(简称 DA 受体)能选择性地与多巴胺(DA)结合。中枢和外周神经系统均有 DA 受体存在,外周 DA 受体又分为 D_1 和 D_2 受体两种亚型。D_1 受体主要分布于肾血管、肠系膜血管、冠状血管及脑血管等处,激动时可引起肾血管、肠系膜血管、冠状血管及脑血管扩张;D_2 受体主要分布在去甲肾上腺素能神经末梢和胃肠平滑肌细胞上,激动时可引起 NA 分泌减少、胃肠平滑肌舒张。

传出神经系统的受体分布与效应见表 5-1。

机体的多数组织器官均受胆碱能神经和去甲肾上腺素能神经双重支配。在同一器官上,两类神经兴奋时所产生的效应大多是相反的,如心脏,当胆碱能神经兴奋时,可激动心脏的 M_2 受体,引起心脏抑制;当去甲肾上腺素能神经兴奋时,可激动心脏的 $β_1$ 受体,引起心脏兴奋。在中枢神经系统的调节下,他们的功能既是对立的,又是统一的,共同维持机体各种功能的协调。当两类神经同时兴奋时,则占优势神经的效应通常会显现出来。一般情况下,心血管系统以去甲肾上腺素能神经支配为主,而胃肠、膀胱平滑肌、腺体等组织以胆碱能神经支配为主。

表 5-1 传出神经系统的受体分布与效应

分布	效应器	胆碱能神经元兴奋		去甲肾上腺素能神经元兴奋	
		受体类型	效应	受体类型	效应
心脏	窦房结	M_2	心率减慢	$β_1$	心率加快
	传导系统	M_2	传导减慢	$β_1$	传导加快
	心肌	M_2	收缩力减弱	$β_1$	收缩力增强
血管	皮肤、黏膜血管			$α$	收缩
	内脏血管			$α$	收缩
	骨骼肌血管			$β_2$、$α$	舒张、收缩(弱势反应)
	冠状动脉			$β_2$	舒张
内脏平滑肌	支气管	M_3	收缩	$β_2$	舒张
	胃肠壁	M_3	收缩	$α_2$、$β_2$	舒张
	膀胱壁	M_3	收缩	$β_2$	舒张
	胃肠括约肌	M_3	舒张	$α_1$	收缩
	膀胱括约肌	M_3	舒张	$α_1$	收缩
	子宫	M_3	收缩	$β_2$、$α$	舒张、收缩
眼内肌	瞳孔开大肌			$α_1$	收缩
	瞳孔括约肌	M_3	收缩		
	睫状肌	M_3	收缩	$β$	舒张(弱势反应)
代谢	肝脏			$β_2$、$α$	肝糖原分解及异生
	骨骼肌			$β_2$	肌糖原分解
	脂肪			$β_3$	脂肪分解
其他	汗腺	M_3	分泌增加	$α$	分泌增加
	神经节	N_1	兴奋		
	肾上腺髓质	N_1	分泌		
	骨骼肌	N_2	收缩		

第四节 传出神经系统药物的作用方式和分类

一、传出神经系统药物的作用方式

1. **直接作用于受体** 许多传出神经系统药物能直接与胆碱受体或肾上腺素受体结合而产生效应。结合后,如果产生与递质相似的作用,则称拟似药或激动药;结合后,如果不产生或较少产生拟似递质的作用,相反,却妨碍递质或激动药与受体的结合,从而阻断冲动的传递,产生与递质相反的作用,则称为阻断药或拮抗药。

2. **影响递质** 主要通过影响递质的生物过程而产生以下作用:①影响递质的生物转化,如胆碱酯酶抑制药新斯的明,通过抑制胆碱酯酶而阻碍 ACh 水解,使突触间隙的 ACh 含量增加,激动胆碱受体而发挥拟胆碱作用;②影响递质的转运、贮存,如利血平通过抑制突触前膜对递质 NA 的再摄取,影响囊泡内递质的贮存而产生作用;③影响递质的释放,如麻黄碱和间羟胺,除了直接激动肾上腺素受体外,还能促进 NA 释放而发挥效应。

二、传出神经系统药物的分类

传出神经系统药物可按其作用性质及对受体的选择性不同进行分类,见表 5-2。

表 5-2 传出神经系统药物的分类及其代表药

拟似药		拮抗药	
一、胆碱受体激动药		一、胆碱受体阻断药	
1. M、N 受体激动药	卡巴胆碱	1. M 受体阻断药	
2. M 受体激动药	毛果芸香碱	(1)非选择性 M 受体阻断药	阿托品
		(2)M_n 受体阻断药	哌仑西平
3. N 受体激动药	烟碱	2. N 受体阻断药	
		(1)N_n 受体阻断药	美加明
		(2)N_m 受体阻断药	筒箭毒碱
二、胆碱酯酶抑制药	新斯的明	二、胆碱酯酶复活药	碘解磷定
三、肾上腺素受体激动药		三、肾上腺素受体阻断药	
1. α、β 受体激动药	肾上腺素	1. α 受体阻断药	
2. α 受体激动药		(1)$α_1$、$α_2$ 受体阻断药	酚妥拉明
(1)$α_1$、$α_2$ 受体激动药	去甲肾上腺素	(2)$α_1$ 受体阻断药	哌唑嗪
(2)$α_1$ 受体激动药	去氧肾上腺素	(3)$α_2$ 受体阻断药	育亨宾
(3)$α_2$ 受体激动药	可乐定	2. β 受体阻断药	
3. β 受体激动药		(1)$β_1$、$β_2$ 受体阻断药	普萘洛尔
(1)$β_1$、$β_2$ 受体激动药	异丙肾上腺素	(2)$β_1$ 受体阻断药	阿替洛尔
(2)$β_1$ 受体激动药	多巴酚丁胺	(3)α、β 受体阻断药	拉贝洛尔
(3)$β_2$ 受体激动药	沙丁胺醇		

本章小结

传出神经系统按解剖学分类可分为自主神经系统和运动神经系统。自主神经包括交感神经和副交感神经,共同构成了对心脏、血管、腺体、内脏器官和平滑肌的神经支配;运动神经则支配骨骼肌。传出神经系统通过递质完成神经冲动在神经元之间或神经与效应器之间的传递。主要递质有 ACh 和 NA,相应的受体是胆碱受体和肾上腺素受体。胆碱受体又分为 M 受体和 N 受体,激动时产生 M 样作用和 N 样作用。肾上腺素受体又可分为 α 受体和 β 受体,激动时产生 α 型效应和 β 型效应。传出神经系统药物可直接作用于受体,也可影响递质的生物过程而发挥作用。根据药物对受体的选择性作用,传出神经系统药物分为四大类:胆碱受体激动药、胆碱受体阻断药、肾上腺素受体激动药、肾上腺素受体阻断药。

本章关键词:传出神经系统分类;递质;胆碱受体;肾上腺素受体;M 样作用;N 样作用;α 型效应;β 型效应;传出神经系统药物。

课后思考

1. 传出神经按递质可分为哪几类?
2. 传出神经的递质有哪些?简述其生物过程。
3. 阐述传出神经系统受体的分类和效应。
4. 传出神经递质 ACh 生理活性消失的主要原因是 ACh 在突触间隙被 AChE 水解。有机磷农药通过皮肤或黏膜进入体内后,能够与 AChE 结合,使其失去水解 ACh 的作用。请问:①有机磷农药进入体内后,使机体的 ACh 增多还是减少?②ACh 可激动哪些受体?③从受体的角度说明,有机磷农药中毒病人会出现哪些症状?

(邢燕春)

第六章

胆碱受体激动药和胆碱酯酶抑制药

案例

王某,男,34岁。近日出现头痛、眼痛、畏光、流泪和视力减退等症状。查:前房角狭窄,眼内压(正常值:10~20mmHg):右眼28mmHg,左眼30mmHg,视野不全。诊断:闭角性青光眼。

问题:
1. 该病人可使用哪些药物治疗?
2. 用药护理应注意什么?

本章学习目标

1. 熟悉毛果芸香碱、新斯的明的作用、临床应用、不良反应和用药护理。
2. 了解卡巴胆碱、贝胆碱、毒扁豆碱的作用特点、临床应用及用药护理。
3. 培养认真、仔细的工作态度,做好临床用药护理工作。

第一节 胆碱受体激动药

胆碱受体激动药是一类能与胆碱受体结合并激动该受体,产生与胆碱能神经递质乙酰胆碱作用类似的药物。

一、M、N受体激动药

M、N受体激动药对M、N受体均有激动作用,但以M受体为主。

乙酰胆碱

乙酰胆碱(acetylcholine,ACh)是内源性胆碱能神经递质,释放部位主要在神经突触和神经效应器接头处,对M和N受体均有激动作用,产生M样和N样作用。其作用广泛,选择性不高,且性质不稳定,在组织中迅速被胆碱酯酶破坏,故无临床药用价值。常作为药理学工具药。

卡巴胆碱

卡巴胆碱(carbachol)为合成的拟胆碱药,作用与 ACh 相似,但不易被胆碱酯酶水解,故作用时间较长。主要用于局部滴眼治疗青光眼,皮下注射用于术后腹气胀、尿潴留。但仅皮下注射给药,但选择性差,副作用较多,且阿托品对它的解毒效果差,现已少用。

贝胆碱

贝胆碱(bethanechol)化学性质稳定,不易被胆碱酯酶水解,口服和注射均有效。对胃肠道和膀胱平滑肌的选择性较高,主要用于手术后腹气胀、尿潴留以及其他原因所致的胃肠道或膀胱功能异常。

二、M 受体激动药

M 受体激动药是一类能选择性地与 M 受体结合并激动该受体,产生 M 样作用的药物。

毛果芸香碱

毛果芸香碱(pilocarpine),又名匹罗卡品,是从毛果芸香属植物中提取的生物碱,现已能人工合成,常用其硝酸盐。

【作用】 直接激动 M 受体,产生 M 样作用,对眼和腺体的作用最为明显。

1. 对眼的作用 滴眼后易透过角膜,作用迅速、温和,产生缩瞳、降低眼内压和调节痉挛等作用。

(1)缩瞳 虹膜由瞳孔括约肌和瞳孔开大肌组成(图6-1)。瞳孔括约肌受动眼神经的副交感纤维(胆碱能神经)支配,上有 M 受体分布,激动时瞳孔括约肌收缩,瞳孔缩小;瞳孔开大肌受去甲肾上腺素能神经支配,上有 α 受体分布,激动时瞳孔开大肌收缩,瞳孔扩大。毛果芸香碱能直接激动瞳孔括约肌上的 M 受体,使瞳孔括约肌收缩,瞳孔缩小。局部用药后作用可持续数小时至 1 天。

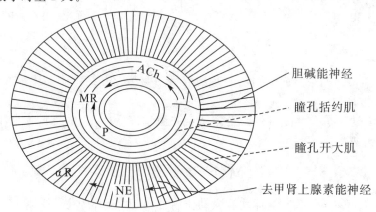

图 6-1 虹膜平滑肌与毛果芸香碱作用点
R:受体　　P:毛果芸香碱

(2)降低眼内压 房水是由睫状体上皮细胞分泌及血管渗出而产生,经瞳孔流入前房,到达前房角间隙,经滤帘流入巩膜静脉窦,最后进入血液循环(图6-2)。房水使眼球具有一定的压力,称为眼内压。各种原因造成房水回流障碍,可引起眼内压升高,出现头痛、眼胀等一系列临床症状。毛果芸香碱通过缩瞳作用,使虹膜向中心方向拉紧,虹膜根部变薄,前房角间隙扩大,房水易经滤帘进入巩膜静脉窦,流入血液循环,回流通畅,眼内压降低。

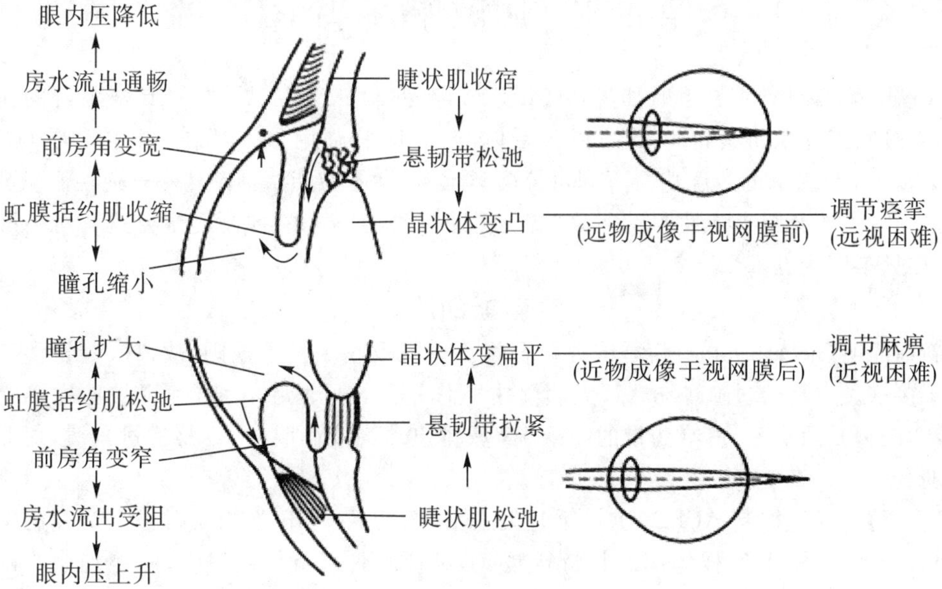

图 6-2 拟胆碱药和抗胆碱药对眼的作用
上:拟胆碱药作用;下:抗胆碱药作用

(3)调节痉挛 眼在视物时,通过晶状体聚焦,使物体能成像于视网膜上,从而看清物体,此为眼的调节作用。眼睛的调节主要依赖于晶状体曲度的变化,晶状体受到悬韧带的外向牵拉,悬韧带又受睫状肌控制,睫状肌由环状和辐射状两种平滑肌纤维组成。

毛果芸香碱能激动睫状肌环状纤维上的 M 受体,使睫状肌向瞳孔中心方向收缩,悬韧带松弛。晶状体因自身弹性而变凸,屈光度增加,此时,远处的物体不能成像在视网膜上,难以看清远物,仅视近物清楚(图 6-2),称为调节痉挛。

2.对腺体的作用 促进腺体的分泌,尤其是汗腺和唾液腺,分泌增加最为明显。

【临床应用】

1.治疗青光眼 青光眼为眼科常见疾病,因房水循环障碍导致眼内压增高,可引起头痛、眼胀、视力减退等症状,严重者可到失明。低浓度的毛果芸香碱(2%以下)用于治疗闭角型青光眼(充血性青光眼),滴眼后可缩小瞳孔,开大前房角间隙,降低眼内压。对开角型青光眼早期也有一定疗效。

常用1%~2%溶液滴眼,用药后数分钟即可见效,30~40 分钟缩瞳作用达到高峰,维持4~8 小时。

2.治疗虹膜炎 与扩瞳药交替应用,防止虹膜与晶状体粘连。

3.解救 M 受体阻断药中毒 全身给药,可用于对抗阿托品等 M 受体阻断药中毒引起的外周症状。

【不良反应和用药护理】 药物吸收过量可出现 M 受体兴奋症状,如流涎、多汗、腹痛、腹泻、支气管痉挛等 M 样症状,可用阿托品对抗缓解。滴眼时应压迫内眦,以免药液经鼻泪管流入鼻腔吸收而产生副作用。

第二节 胆碱酯酶抑制药

胆碱酯酶抑制药能与胆碱酯酶（AChE）结合，抑制其活性，导致 ACh 被水解的速度变慢，在突触间隙蓄积而激动 M 受体和 N 受体，产生 M 样作用和 N 样作用。按药物与 AChE 结合后，ACh 被水解的速度快慢不同可分两类：易逆性胆碱酯酶抑制药和难逆性胆碱酯酶抑制药。本节主要介绍易逆性胆碱酯酶抑制药，难逆性胆碱酯酶抑制药主要是有机磷酸酯类农药，详见第四十五章。

新斯的明

新斯的明（neostigmine）为季铵类化合物。口服吸收少且不规则，故口服剂量大于注射剂量十多倍。不易透过血-脑屏障，无明显中枢作用。在肝脏中代谢，也可被血中 AChE 水解，代谢产物及原形药（占给药量的 50%）经尿排出。溶液滴眼时，不易透过角膜，对眼的作用较弱。

【作用】 通过抑制 AChE，使其暂时失去活性，导致 ACh 不能及时被水解而在突触间隙蓄积，产生 M 样和 N 样作用。其特点是：①对骨骼肌兴奋作用最强，除能抑制胆碱酯酶外，还能直接激动骨骼肌运动终板上的 N_M 受体，并促进运动神经末梢释放 ACh；②对胃肠和膀胱平滑肌兴奋作用次之；③心血管系统作用主要表现为心率减慢、心输出量下降；④其他作用如缩瞳、眼压降低、腺体分泌增多等，但均较弱。

【临床应用】
1. 重症肌无力 重症肌无力是一种神经肌肉接头传递障碍所致的慢性自身免疫性疾病，主要特征是骨骼肌进行性肌无力，如眼睑下垂、肢体无力、咀嚼和吞咽困难，严重者可致呼吸困难。新斯的明可兴奋骨骼肌，明显改善肌无力症状。一般病例可采取口服给药，病情较重者可皮下或肌内注射。
2. 腹气胀和尿潴留 兴奋胃肠平滑肌和膀胱逼尿肌，用于治疗手术后及其他原因引起的腹气胀和尿潴留。
3. 阵发性室上性心动过速 新斯的明通过减慢心率，缓解阵发性室上性心动过速。
4. 阿托品和非除极化型肌松药（如筒箭毒碱）中毒的解救。

【不良反应和用药护理】 治疗量时不良反应较少，可引起恶心、呕吐、腹痛、心动过缓、呼吸困难、肌肉震颤等症状。过量可引起"胆碱能危象"，使骨骼肌持久性去极化，阻断神经肌肉接头的正常传导，加重肌无力症状，严重者可引起呼吸肌麻痹。用药过程中要注意鉴别疾病与药物过量引起的肌无力症状，用药后，若肌无力不仅没有缓解，反而加重，要警惕"胆碱能危象"出现。

机械性肠梗阻、尿路梗阻和支气管哮喘病人禁用。

毒扁豆碱

毒扁豆碱（physostigmine），又名依色林（eserine），是从毒扁豆种子中提取的生物碱，亦可人工合成。

【作用和临床应用】 可逆性抑制胆碱酯酶，产生 M 样和 N 样作用。口服及注射给药均易吸收,也易透过血-脑屏障,但因其选择性差,毒性大,一般不用于全身性治疗。

本药脂溶性高,0.25%溶液滴眼后易透过角膜,对眼的作用与毛果芸香碱相似,但较强且持久,产生缩瞳、降低眼内压、调节痉挛作用。临床主要用于治疗青光眼,起效快,但刺激性较大,长期给药病人不易耐受,可先用本药滴眼数次后,改用毛果芸香碱维持疗效。

【不良反应和用药护理】 滴眼后可致睫状肌收缩而引起调节痉挛,导致视物模糊,并出现头痛、眼痛等症状。滴眼时应压迫内眦,以避免药物流入鼻腔吸收中毒。

水溶液不稳定,滴眼剂应以 pH 为 4~5 的缓冲液配制,避光保存,可减轻其刺激性。若溶液被氧化成红色,则不能使用。

【制剂和用法】
卡巴胆碱 滴眼剂:0.5%~1.5%。注射剂:0.25mg/1ml。0.5%~1.5%的滴眼液滴眼,1日2~3次。皮下注射,一次0.25mg,必要时,间隔30分钟重复1次,共2次。

贝胆碱 片剂:10mg。注射剂:5mg/1ml。口服,一次10~30mg,1日3~4次。皮下注射,一次2.5~5mg,必要时每隔15~30分钟重复注射,最多4次。

毛果芸香碱 滴眼液或眼膏:1%~2%。一次1~2滴,滴药次数按需要决定,晚上或需要时涂眼膏。长效毛果芸香碱眼用缓释药膜:药膜放入眼结膜囊内后缓慢释放,1周1片。

溴化新斯的明 片剂:15mg。一次15mg,1日3次。极量:一次30mg,1日100mg。

甲硫酸新斯的明 注射剂:0.5mg/1ml,1mg/2ml。皮下或肌内注射,一次0.25~1.0mg,1日1~3次。极量:一次1mg,1日5mg。

毒扁豆碱 滴眼液或眼膏:0.25%~5%。每4小时1次,或按需要决定滴眼次数。

本章小结

毛果芸香碱选择性激动 M 受体,对眼和腺体的作用尤为明显,产生缩瞳、降低眼内压和调节痉挛等作用,局部滴眼常用于青光眼、虹膜炎。新斯的明通过抑制胆碱酯酶使 ACh 在突触间隙蓄积而产生 M 样作用和 N 样作用,对骨骼肌兴奋作用最强,对胃肠和膀胱平滑肌作用次之,对心脏抑制作用较弱,临床常用于治疗重症肌无力、腹气胀和尿潴留、阵发性室上性心动过速等疾病。

本章关键词:毛果芸香碱;新斯的明;作用;临床应用;不良反应;用药监护。

课后思考

1. 急性闭角性青光眼可选用哪些药物治疗?
2. 哪些药物可用于治疗重症肌无力?用药护理应注意什么?
3. 叶某,男,36岁。1个月前出现活动后疲劳、肌无力,清晨和上午较轻,下午较重,经休息后恢复或缓解。近日加重,出现上眼睑下垂、吞咽困难等症状,到医院就诊。肌电图检查显示:动作电位幅度减弱。诊断:重症肌无力。请问:①选择什么药物进行治疗?②该药物对骨骼肌作用有何特点?③用药护理应注意什么?

(邢燕春)

第七章

胆碱受体阻断药

案例

胡某,女,32岁。出现左腹部和腰部阵发性绞痛,每次持续约数分钟,伴恶心、呕吐。检查:左肾区叩击痛明显;实验室检查:尿常规显示每高倍镜视野红细胞20个(正常每高倍镜视野红细胞≤3个);B超提示:左输尿管结石。诊断:左输尿管结石、左肾绞痛。

问题:
1. 为缓解该病人左肾绞痛,可使用哪些药物解痉?
2. 用药护理应注意什么?

本章学习目标

1. 掌握阿托品的作用、临床应用、不良反应和用药护理。
2. 熟悉山莨菪碱、东莨菪碱的作用特点和临床应用。
3. 了解琥珀胆碱、筒箭毒碱、泮库溴铵的作用特点和临床应用。

胆碱受体阻断药是一类能与胆碱受体结合,不产生或极少产生拟胆碱作用,却能妨碍胆碱受体激动药与胆碱受体结合,从而拮抗拟胆碱作用的药物。根据其对胆碱受体选择性的不同,可分为M受体阻断药和N受体阻断药两大类。

第一节 M受体阻断药

一、阿托品类生物碱

本类生物碱主要有阿托品、山莨菪碱、东莨菪碱等,均可从植物中提取。

阿托品

阿托品(atropine)是从颠茄、莨菪或曼陀罗等植物中提取的生物碱,也可人工合成,常用其硫酸盐。

【体内过程】 口服吸收迅速,生物利用度为50%,1小时后血药浓度达峰值。$t_{1/2}$为2~

4小时,作用维持3～4小时,但对眼的作用可持续72小时或更久。肌内注射后15～20分钟血药浓度达峰值。吸收后广泛分布于全身组织,可通过血-脑屏障和胎盘屏障,约50%～60%的药物以原形经尿排泄。

【作用】 阿托品与胆碱受体结合后,阻断ACh或胆碱受体激动药与M受体结合,从而拮抗了它们的激动作用。阿托品作用广泛,不同器官M受体对其敏感性也不同。

1. 抑制腺体分泌　对不同腺体的抑制作用强度不同。对汗腺和唾液腺作用最强,小剂量(0.3～0.5mg)即可引起口干、皮肤干燥,大剂量时可因抑制出汗而导致体温升高;泪腺和呼吸道腺体分泌明显减少;较大剂量也能抑制胃液分泌,但对胃酸分泌影响较小,因胃酸的分泌还要受体液等因素的调节。

2. 对眼的作用

(1)扩瞳　阻断瞳孔括约肌上的M受体,使瞳孔括约肌松弛,而去甲肾上腺素能神经支配的瞳孔开大肌上的α受体占优势,导致瞳孔扩大。

(2)升高眼内压　由于瞳孔扩大,使虹膜退向边缘,前房角间隙变窄,阻碍房水进入巩膜静脉窦,造成眼内压升高。

(3)调节麻痹　阻断睫状肌上的M受体,使睫状肌松弛而退向外缘,悬韧带拉紧,晶状体变扁平,屈光度降低,导致远视状态,却不能将近物清晰地成像在视网膜上,即视远物清楚,而视近物模糊,这一作用称为调节麻痹。

3. 松弛内脏平滑肌　通过阻断M受体,松弛多种内脏平滑肌,但对正常活动的平滑肌影响较小,而对处于痉挛状态的平滑肌作用显著。其特点是:①对胃肠壁平滑肌松弛作用最强,可降低其蠕动的幅度和频率;②对尿道和膀胱壁平滑肌也有一定的松弛作用;③对胆管、输尿管和支气管平滑肌松弛作用较弱;④对子宫平滑肌影响较小。

4. 兴奋心脏

(1)加快心率　较大剂量阿托品(1～2mg)能阻断窦房结的M_2受体,解除迷走神经对心脏的抑制,使心率加快。心率加快的程度取决于迷走神经对心脏控制的张力高低,对迷走神经张力高的青壮年,加快心率的作用明显,对婴幼儿及老年人影响较小。

(2)加速房室传导　阿托品能拮抗迷走神经过度兴奋所致的窦房结与房室结传导阻滞,从而加速房室传导。

5. 扩张血管　一般治疗量阿托品对血管作用不明显,大剂量可引起外周及内脏血管扩张,特别对处于痉挛状态的微血管作用明显,可改善微循环,增加重要脏器的血液灌注,迅速缓解组织缺氧状态。其扩血管作用机制不明,与阻断M受体无关。

6. 兴奋中枢神经系统　阿托品可透过血-脑屏障,治疗量(0.5～1mg)对中枢作用不明显;较大剂量(1～2mg)可兴奋延髓呼吸中枢;大剂量(3～5mg)则兴奋作用明显增强,表现为头痛、焦虑不安等;中毒剂量(10mg以上)可产生幻觉、谵妄,严重时由兴奋转为抑制,表现为惊厥、昏迷、循环和呼吸衰竭。

【临床应用】

1. 抑制腺体分泌　全身麻醉前给药,可减少呼吸道腺体及唾液腺分泌,防止分泌物过多阻塞呼吸道及吸入性肺炎的发生。也可用于严重盗汗及流涎症。

2. 解除平滑肌痉挛　适用于缓解各种内脏绞痛:①对胃肠绞痛能迅速缓解症状,疗效较好；②对膀胱刺激症状（如尿急、尿频）及遗尿症等也有较好疗效；③对胆绞痛和肾绞痛疗效较差，常需配伍镇痛药如哌替啶，以增强疗效。

3. 眼科应用　①虹膜睫状体炎：阿托品能松弛瞳孔括约肌和睫状肌，使之充分休息，有助于炎症消退，同时与缩瞳药交替使用，可预防虹膜与晶状体的粘连。②检查眼底：利用阿托品的扩瞳作用检查眼底。但因其扩瞳作用可维持1～2周，调节麻痹作用维持2～3天，视力恢复较慢，现已被作用较短的后马托品等取代。③验光配镜：眼内滴入阿托品使睫状肌松弛，晶状体充分固定，可准确测定晶状体的屈光度。但阿托品仅用于儿童验光配眼镜，因儿童的睫状肌调节功能较强。

4. 治疗缓慢型心律失常　阿托品能解除迷走神经过度兴奋对心脏的抑制，提高窦房结自律性，加快心率，改善传导。可用于治疗窦性心动过缓、房室传导阻滞等缓慢型心律失常。

5. 抗休克　大剂量阿托品可用于多种感染性休克的抢救，如暴发性流脑、中毒性菌痢、中毒性肺炎等，能解除小血管痉挛，改善微循环。但对休克伴有高热或心率加快者不宜使用。因其抗休克剂量大，中枢兴奋等不良反应多，目前多用山莨菪碱取代。

6. 解救有机磷酸酯类中毒　可迅速解除有机磷酸酯类中毒的M样症状，也可部分解除中枢神经系统的中毒症状，常与胆碱酯酶复活药合用。

【不良反应和用药护理】　阿托品作用广泛，不良反应多。

1. 副作用　常见有口干、皮肤干燥、视近物模糊、畏光、面部发红、心悸、排尿困难、便秘和体温升高等，停药后可逐渐自行消失。

2. 毒性反应　过量使用除上述副作用加重外，还会出现中枢兴奋症状，表现为烦躁不安、言语不清、精神错乱、高热、谵妄，甚至惊厥，重者由兴奋转为抑制，出现昏迷及呼吸衰竭。呼吸麻痹是其死亡的主要原因。解救的主要措施是迅速消除毒物和对症治疗。外周症状可用胆碱受体激动药毛果芸香碱、毒扁豆碱或新斯的明等对抗；中枢兴奋症状可用巴比妥类或地西泮等治疗，但剂量不宜过大，以免与阿托品中毒所致的中枢抑制作用产生协同作用；如有呼吸抑制，可采用人工呼吸及吸氧等措施抢救；还可用冰袋及酒精擦浴，以降低病人体温。

老年人及心动过速者慎用，青光眼、前列腺肥大者禁用。

山莨菪碱

山莨菪碱（anisodamine）是我国学者从茄科植物唐古特莨菪中提取的生物碱。其天然品称为654-1，现已可人工合成，称为654-2。

山莨菪碱药理作用与阿托品相似，对血管和内脏平滑肌的解痉作用选择性高，而扩瞳及抑制腺体分泌作用仅为阿托品的1/20～1/10，且不易透过血-脑屏障，较少产生中枢兴奋作用，故副作用及毒性反应均较阿托品低。主要用于感染性休克和内脏平滑肌绞痛。

近年来发现本药有抗血栓形成作用，可抑制血栓素A_2（TXA_2）合成、血小板聚集。也可用于血栓性静脉炎、脑血管痉挛、血管神经性头痛等疾病的治疗。

脑出血急性期、青光眼病人禁用。

东莨菪碱

东莨菪碱（scopolamine）是从洋金花、颠茄或莨菪等植物中提取的生物碱。口服吸收，可透过血-脑屏障，产生中枢作用，主要在肝中代谢，少部分以原形经肾排泄。

【作用和临床应用】　外周抗胆碱作用与阿托品相似，抑制腺体分泌作用较强；扩瞳、调节麻痹作用稍弱；对心血管系统、胃肠道及支气管平滑肌的作用较弱。与阿托品不同，治疗量即可产生中枢抑制作用，表现为困倦、遗忘、疲乏等，大剂量可引起意识消失，进入浅麻醉状态，但对呼吸中枢有兴奋作用。

临床主要用于：①麻醉前给药：既能抑制腺体分泌、兴奋呼吸中枢，又有镇静作用，疗效较阿托品好；②防治晕动病：宜提前用药，也可用于妊娠及放射病所致的呕吐；③震颤麻痹：缓解帕金森病及抗精神病药等引起的肌肉震颤等症状，与其中枢性抗胆碱作用有关；④解救有机磷酸酯类中毒、治疗感染性休克，需大剂量给药。

【不良反应和用药护理】 有嗜睡等副作用，其他不良反应同阿托品相似。

禁用于青光眼和前列腺肥大病人。

二、阿托品的合成代用品

阿托品作用广泛，选择性差，用于内脏平滑肌解痉时，副作用较多；用于扩瞳时，维持时间过长，影响正常视力的恢复。为克服缺点，提高疗效，通过对其化学结构进行改造，现已合成了一些阿托品的代用品。

（一）人工合成的解痉药

溴丙胺太林

溴丙胺太林（propantheline bromide），又名普鲁本辛，为人工合成的季铵类解痉药。口服吸收不完全，不易透过血-脑屏障，很少产生中枢作用。对胃肠道 M 受体选择性高，解除胃肠道平滑肌痉挛作用强且持久，明显减少胃酸分泌。主要用于胃及十二指肠溃疡、胃肠绞痛和妊娠呕吐等。

贝那替嗪

贝那替嗪（benactyzine），又名胃复康，为人工合成的叔胺类解痉药。口服易吸收，易通过血-脑屏障，产生中枢作用。能缓解平滑肌痉挛、抑制胃酸分泌，并有安定作用。主要适用于伴焦虑症状的溃疡病人，以及胃酸过多、胃肠蠕动亢进、膀胱刺激等症状。主要不良反应有口干、头晕、嗜睡、视力模糊等。

（二）人工合成的扩瞳药

常用的药物有后马托品、托吡卡胺、尤卡托品等，均属短效扩瞳药。其优点是视力恢复较快，适用于检查眼底及验光，但因其调节麻痹作用较弱，故儿童验光仍须用阿托品（表 7-1）。

表 7-1 人工合成扩瞳药与阿托品对眼的作用比较

药物	浓度（%）	扩瞳作用		调节麻痹作用	
		达峰时间/分钟	消失时间/天	达峰时间/小时	消失时间/天
阿托品（atropine）	1.0	30～40	7～10	1～3	7～12
后马托品（homatropine）	1.0～2.0	40～60	1～2	0.5～1	1～2
托吡卡胺（tropicamide）	0.5～1.0	20～40	0.25	0.5	小于 0.5
尤卡托品（eucatropine）	2.0～5.0	30	1/12～1/4	无明显调节麻痹作用	

第二节 N受体阻断药

N受体阻断药又分为N_N受体阻断药和N_M受体阻断药两大类。

一、N_N受体阻断药

N_N受体阻断药又称神经节阻滞药,能竞争性地阻断神经节内乙酰胆碱对N_N受体的激动作用,从而阻断神经节冲动的传递。本类药物对交感神经节和副交感神经节均有阻断作用。阻断交感神经节,主要影响交感神经占优势的心血管系统,导致小动脉和静脉扩张,血压显著下降。阻断副交感神经节,主要影响副交感神经占优势的胃肠道、眼、膀胱等平滑肌和腺体功能,出现口干、便秘、扩瞳、尿潴留等。

本类药物现有美加明(mecamylamine)、咪噻吩(trimetaphan)等。N_N受体阻断药过去曾用于治疗高血压,因不良反应多且严重,现已少用。咪噻吩因其作用迅速而短暂,现可用于高血压危象,或麻醉时控制性降压,以减少手术区出血。

二、N_M受体阻断药

N_M受体阻断药又称骨骼肌松弛药(简称肌松药),能与神经肌肉接头后膜上的N_M受体结合,产生神经肌肉阻滞作用,导致骨骼肌松弛。临床上可作为全身麻醉的辅助用药,使肌肉松弛,减少麻醉药用量。按其作用机制的不同,可分为去极化型肌松药和非去极化型肌松药。

(一)去极化型肌松药

能与神经肌肉接头后膜的N_M受体结合,并激动受体,产生与乙酰胆碱相似但较持久的去极化作用,使接头后膜的N_M受体不能对乙酰胆碱产生反应,出现骨骼肌松弛。

本类药物具有以下特点:①用药后,常先出现短暂的肌束颤动,这是由不同部位的骨骼肌去极化出现的时间不同所致;②连续用药可产生快速耐受性;③胆碱酯酶抑制药可增强此类药物的骨骼肌松弛作用,故中毒时不能采用胆碱酯酶抑制药解救;④治疗量无神经节阻滞作用。

琥珀胆碱

琥珀胆碱(suxamethonium,succinylcholine),又名司可林(Scoline),由琥珀酸和两分子的胆碱组成,为目前临床唯一应用的去极化型肌松药。静脉注射琥珀胆碱后,90%被血浆假性胆碱酯酶迅速水解,8%在肝脏中水解,先被水解成琥珀酰单胆碱,肌松作用明显减弱,再被水解成琥珀酸和胆碱,作用完全消失。仅2%左右的琥珀胆碱以原形经肾脏排泄。新斯的明因抑制血浆假性胆碱酯酶,可加强和延长琥珀胆碱的作用。

【作用】 琥珀胆碱肌松作用快,持续时间短。静脉注射后,先出现短暂的肌束颤动,1分钟即转为肌肉松弛,2分钟作用最强,5分钟肌松作用消失。为了维持较长时间的肌松作用,常采用持续静脉滴注给药。肌肉松弛的顺序从头颈部开始,逐渐波及到肩胛、胸腹和四肢,最后累及呼吸肌,其中以颈部和四肢肌松作用最明显。本药个体差异较大,给药剂量和速度均需个体化,才能获得满意效果。连续用药可产生快速耐受性。

【临床应用】

1. 气管内插管术及气管镜检查　静脉注射作用快而短暂,对喉肌麻痹力强,可使插管操作顺利进行,也可用于食管镜及胃镜检查等短时间操作。

2. 较长时间的外科手术　作为全身麻醉的辅助用药,静脉滴注给药产生肌松作用,并能减少麻醉药用量。

【不良反应和用药护理】

1. 术后肌痛　由肌松前出现短暂的肌束颤动损伤肌梭所致,一般 3~5 天可自愈。

2. 眼内压升高　琥珀胆碱短暂收缩眼外肌,可使眼内压升高,故禁用于青光眼、白内障晶体摘除术病人。

3. 血钾升高　由于肌肉的持续去极化,大量钾离子从细胞内释放出来,使血钾升高。故禁用于大面积烧伤、广泛软组织损伤、偏瘫、脑血管意外、肝肾功能不全等伴有血钾升高病人,以免使血钾过高,导致心脏骤停。

4. 呼吸肌麻痹　给药过量、过快均可导致呼吸肌麻痹,用药时需备好人工呼吸机,以便及时抢救。禁用于遗传性胆碱酯酶活性低下者,因其对本药水解缓慢,尤易发生严重的呼吸肌麻痹,且恢复缓慢。本药与毒扁豆碱、氨基苷类抗生素、多肽类抗生素配伍也容易发生呼吸肌麻痹,均应避免合用。

(二) 非去极化型肌松药

又称竞争性肌松药,能与神经肌肉接头后膜上的 N_M 受体结合,不激动受体,但能竞争性阻断乙酰胆碱与 N_M 受体的结合,导致神经肌肉接头后膜不能去极化,导致骨骼肌松弛。

本类药物具有以下特点:①肌肉松弛前无肌束颤动;②胆碱酯酶抑制药可对抗其肌肉松弛作用,故药物过量中毒可用新斯的明解救;③具有一定的神经节阻断作用,引起血压下降。

筒箭毒碱

筒箭毒碱(tubocurarine)是从南美洲生长的植物浸膏箭毒中提取的生物碱,右旋体具有生物活性,是临床最早应用的典型非去极化型肌松药。口服难吸收,一般采用静脉注射给药。筒箭毒碱作用在体内的快速消失是由于再分布造成的,故重复用药剂量应比初次用量要小,以免蓄积中毒。大部分药物以原形经尿及胆汁排泄。

【作用和临床应用】　一次静脉注射筒箭毒碱后,3~4 分钟起效,5 分钟作用达高峰,维持 20~40 分钟。肌肉松弛作用依次产生为眼部、四肢、颈部、躯干和肋间,剂量过大,可累及膈肌导致呼吸麻痹。肌松作用恢复的顺序则相反。

作为麻醉辅助用药,用于胸腹部手术、气管插管等。但因来源有限,且有一定缺点,现已少用。

【不良反应和用药护理】　筒箭毒碱有阻断神经节和释放组胺作用,可导致血压下降、心率减慢、支气管收缩等。过量中毒引起呼吸肌麻痹,可采用人工呼吸及新斯的明解救。本药安全范围较小,使用时应密切观察病人血压、心率、呼吸等情况。

严重休克、重症肌无力、支气管哮喘、肺部疾患病人禁用,10 岁以下儿童禁用,因可引起高敏反应。

泮库溴铵

泮库溴铵(pancuronium bromide),又名本可松,为人工合成的长效非去极化型肌松药。其肌肉松弛作用较筒箭毒碱强5倍,静脉注射后起效快,1分钟出现肌松,2~3分钟达高峰,持续约20~40分钟。本药无神经节阻滞作用,不促进组胺释放。治疗剂量时对心血管系统影响较小,很少通过胎盘,对胎儿几无影响。较大剂量时可使心率加快,心收缩力减弱,外周阻力增加等。主要用作外科手术麻醉的辅助用药(气管插管和肌松)。

其他合成的非去极化型肌松药还有罗库溴铵(rocuronium bromide)、维库溴铵(vecuronium bromide)、阿库溴铵(alcuronium bromide)、哌库溴铵(pipecuronium bromide)和阿库氯铵(alcuronium chloride)等。

【制剂和用法】

阿托品　片剂:0.3mg。口服,一次0.3~0.6mg,1日3次。注射剂:0.5mg/1ml;1mg/2ml;5mg/1ml。皮下、肌内或静脉注射,一次0.5mg。滴眼液:0.5%;1%。眼膏:1%。极量:口服,一次1mg,1日3mg;皮下注射或静脉注射,一次2mg。

山莨菪碱　片剂:5mg,10mg。口服,一次5~10mg,1日3次。注射剂:5mg/1ml;10mg/1ml;20mg/1ml。肌内注射或静脉注射,一次5~10mg,1日1~2次。抢救感染性休克:静脉注射,每次10~40mg,必要时每隔10~30分钟重复给药。

东莨菪碱　片剂:0.2mg。口服,一次0.2~0.3mg,1日3次。注射剂:0.3mg/1ml;0.5mg/1ml。皮下或肌内注射,一次0.2~0.5mg。极量:口服,一次0.6mg,1日2mg;注射,一次0.5mg,1日1.5mg。

后马托品　滴眼液:1%~2%。滴眼,一次1~2滴。

托吡卡胺　滴眼液:0.5%,1%。滴眼,一次1~2滴,如需产生调节麻痹作用,可用1%浓度,1~2滴,5分钟后重复1次,20~30分钟后可再给药1次。

尤卡托品　滴眼液:2%~5%。滴眼,一次1~2滴。

溴丙胺太林　片剂:15mg。口服,一次15mg,1日3次。

贝那替嗪　片剂:10mg。口服,一次10~20mg,1日3次。

琥珀胆碱　注射剂:50mg/1ml;100mg/2ml。静脉注射,一次1~2mg/kg,也可溶于5%葡萄糖注射液中稀释至0.1%浓度,静脉滴注。极量:一次250mg。

筒箭毒碱　注射剂:10mg/1ml。静脉注射,首次6~9mg,重复时用量减半。

泮库溴铵　注射剂:2mg/2ml。静脉注射,首次0.1~0.15mg/kg,重复给药时剂量减半。

本章小结

胆碱受体阻断药包括M受体阻断药和N受体阻断药两大类。

M受体阻断药阿托品能竞争性地拮抗ACh对M受体的激动作用,产生抑制腺体分泌、对眼的作用(扩瞳、升高眼内压、调节麻痹)、兴奋心脏(加快心率、加速房室传导)、扩张血管、兴奋中枢等作用。临床常用于解除平滑肌痉挛、麻醉前给药、眼科用药(虹膜睫状体炎、验光配镜、检查眼底)、缓慢型心律失常、抗休克、解救有机磷酸酯类中毒等。由于其作用广泛,副作用多,常被山莨菪碱或东莨菪碱等取代。

N受体阻断药又分为N_N受体阻断药和N_M受体阻断药两类。N_N受体阻断药即神经节阻断药,咪噻吩用于麻醉时控制性降压;N_M受体阻断药即肌松药,常用药有琥珀胆碱、泮库溴铵等,作为外科手术麻醉的辅助用药,用于气管插管和肌肉松弛。

本章关键词: 阿托品;山莨菪碱;东莨菪碱;泮库溴铵;作用;临床应用;不良反应;用药护理。

课后思考

1. 阿托品与毛果芸香碱对眼睛的作用有何不同?
2. 阐述阿托品的作用、临床应用、不良反应和用药护理。
3. 郭某,男,29岁。患有肾结石已6年,某天下午剧烈运动后,出现阵发性腰腹部剧痛,恶心、呕吐,辗转不安,难以忍受,到医院就诊。经检查后诊断为:结石引起输尿管梗阻。请问:①治疗结石引起的输尿管梗阻性疼痛可选用哪些药物松弛平滑肌?②与何种镇痛药配伍使用效果更好?

(邢燕春)

第八章

肾上腺素受体激动药

案例

李某,女,30岁。因左肩下方红肿疼痛来院就诊,经检查后确诊为左肩下疖肿。病人以前无青霉素过敏史,皮试阴性,给予青霉素800万U静脉滴注,30分钟后,病人出现呼吸困难,面色苍白,手脚发凉,血压急剧下降。诊断:青霉素过敏性休克。

问题:
1. 抢救青霉素等引起的过敏性休克的首选药物是什么?请说明其对症治疗的作用机制。
2. 用药护理应注意什么?

本章学习目标

1. 掌握肾上腺素、多巴胺、去甲肾上腺素、异丙肾上腺素的作用、临床应用、不良反应和用药护理;掌握肾上腺素升压作用翻转的概念及临床意义。
2. 熟悉麻黄碱、去氧肾上腺素的作用特点及临床应用。
3. 了解间羟胺、多巴酚丁胺、甲氧明的作用特点与应用。
4. 学会急救用药的基本知识,具备初步急救用药的能力。

肾上腺素受体激动药是一类能与肾上腺素受体结合并激动受体,产生与肾上腺素相似的作用,故又称拟肾上腺素药。因其基本化学结构为β-苯乙胺,且作用与交感神经兴奋的效应相似,故也称拟交感胺类药。其中肾上腺素、去甲肾上腺素、异丙肾上腺素、多巴胺等含有儿茶酚的结构,又称儿茶酚胺类药。

根据对肾上腺素受体选择性的不同,肾上腺素受体激动药可分为以下三大类:①α、β受体激动药,常用药物有肾上腺素、多巴胺、麻黄碱等;②α受体激动药,常用药物有去甲肾上腺素、间羟胺等;③β受体激动药,常用药物有异丙肾上腺素、多巴酚丁胺等。

第一节 α、β受体激动药

肾上腺素

肾上腺素(adrenaline,epinephrine,AD)是肾上腺髓质嗜铬细胞分泌的主要激素,药用肾上腺素是从家畜肾上腺中提取或人工合成的。其化学性质不稳定,见光易分解,易氧化变红色、棕色而失去活性,应避光贮存于阴凉处。

【体内过程】 肾上腺素口服吸收很少,易在碱性肠液、肠黏膜和肝内被破坏,不能达到有效血药浓度。皮下注射因能收缩血管,吸收缓慢,故而作用时间较长,能维持1小时左右。肌内注射较皮下注射吸收快,能维持10～30分钟。静脉注射立即起效,作用仅维持数分钟。肾上腺素吸收后可被去甲肾上腺素能神经末梢摄取,或被组织中儿茶酚氧位甲基转移酶(COMT)及单胺氧化酶(MAO)破坏。具有起效快、作用强、持续时间短的特点。

【作用】 激动α和β受体,产生较强的α型和β型作用。

1. 兴奋心脏 激动心肌、传导系统和窦房结的$β_1$受体,使心肌收缩力加强,传导加速,心率加快,心输出量增加;激动$β_2$受体,舒张冠状血管,改善心肌的血液供应,且作用迅速,是一种强效的心脏兴奋药。

其不利的一面是提高心肌代谢,致使心肌耗氧量增加,加之心肌兴奋性提高,如剂量过大或静脉注射速度过快,易发心律失常,出现期前收缩、心动过速,甚至心室纤颤。

2. 舒缩血管 其作用取决于各器官血管平滑肌$α_1$及$β_2$受体的分布密度以及给药剂量的大小。激动血管平滑肌$α_1$受体,使$α_1$受体占优势的皮肤、黏膜和肾脏血管收缩;激动血管平滑肌$β_2$受体,使$β_2$受体占优势的骨骼肌和冠状血管舒张。冠状血管舒张也与其兴奋心脏、代谢产物腺苷(直接舒张冠状血管)的增加有关。对脑及肺血管影响微弱。

3. 影响血压 肾上腺素对血压的影响与剂量有关。①治疗量的肾上腺素可激动$β_1$受体,心脏兴奋,使心输出量增加,收缩压升高;激动$β_2$受体,骨骼肌血管的舒张作用抵消或超过了皮肤、黏膜血管的收缩作用,故舒张压不变或略下降,脉压增大。②静脉注射较大剂量的肾上腺素,除强烈兴奋心脏外,还可使血管平滑肌上的$α_1$受体兴奋占优势,外周阻力显著增高,使收缩压和舒张压均升高,血压曲线呈双相反应。

如先使用α受体阻断药如酚妥拉明,再使用原升压剂量的肾上腺素,则肾上腺素激动α受体的缩血管作用被取消,激动$β_2$受体的扩血管作用得以充分地表现出来,此时血压下降,这种现象称为"肾上腺素升压作用的翻转"(图8-1)。故α受体阻断药引起的低血压不能用肾上腺素治疗,否则会导致血压进一步下降,应选用主要激动α受体的药物去甲肾上腺素。

4. 扩张支气管 激动支气管平滑肌细胞上的$β_2$受体,发挥强大的舒张支气管作用,并能抑制肥大细胞释放过敏介质,如组胺、5-羟色胺等;激动支气管黏膜血管上的$α_1$受体,使血管收缩,降低毛细血管的通透性,有利于消除支气管黏膜水肿。

5. 促进代谢 在治疗量条件下,机体耗氧量增加20%～30%。激动α受体和$β_2$受体,促进糖原分解,降低外周组织对葡萄糖的摄取,使血糖升高;加速脂肪分解,使血液中游离脂肪酸升高。

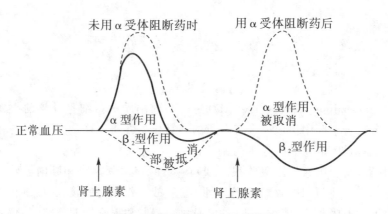

图 8-1 肾上腺素对血压的影响

【临床应用】

1. 心脏骤停 用于溺水、麻醉和手术意外、药物中毒、传染病和心脏传导阻滞等所致的心脏骤停,可静脉注射或心室内注射,同时进行有效的心脏按压、人工呼吸和纠正酸中毒等措施,以兴奋心脏,恢复心跳。对电击所致的心脏骤停也可使用肾上腺素,并配合心脏除颤器或利多卡因进行抢救。

抢救心脏骤停也可用心脏复苏三联针(肾上腺素、阿托品各 1mg 及利多卡因 50～100mg)心室内注射。其中肾上腺素直接作用 β_1 受体而兴奋心脏,阿托品阻断 M 受体而解除迷走神经对心脏的抑制,利多卡因产生膜稳定作用而抗室颤。

2. 过敏性休克 过敏性休克时,表现为小血管扩张和毛细血管通透性增加,有效循环血量减少,血压下降,同时伴有喉头水肿、支气管平滑肌痉挛,出现呼吸困难等症状。肾上腺素是抢救过敏性休克的首选药物,因其能激动 α_1 受体,收缩小动脉和毛细血管前括约肌,降低毛细血管的通透性;激动 β_1 受体,兴奋心脏,改善心功能;激动 β_2 受体,扩张冠状血管,缓解支气管痉挛,减少过敏介质释放,迅速缓解过敏性休克的临床症状,挽救病人的生命。

3. 支气管哮喘 激动支气管平滑肌上的 β_2 受体,可解除支气管痉挛,并抑制过敏介质的释放;激动 α_1 受体,使支气管黏膜血管收缩,消除黏膜水肿。控制支气管哮喘急性发作,皮下或肌内注射数分钟即可奏效。但由于其兴奋心脏,故禁用于心源性哮喘,以防出现严重的心律失常。

4. 与局麻药配伍 在局麻药中加入少量肾上腺素,可使局部血管收缩,延缓了局麻药的吸收,这样既减少了吸收中毒的可能性,又延长了局麻药的作用时间。一般浓度为 1∶250 000,一次用药量不超过 0.3mg。但肢体末端的手术,如手指、脚趾、阴茎等处,不宜加用肾上腺素,以免引起组织缺血坏死。

5. 局部止血 当鼻黏膜和齿龈出血时,可将浸有 0.1% 盐酸肾上腺素的纱布或棉花球填塞出血处,通过收缩血管而止血。

【不良反应和用药护理】 治疗量即可出现心悸、烦躁、失眠、头痛、出汗和血压升高等。剂量过大或静脉注射速度过快时,可使血压骤升,有发生脑出血的危险。兴奋心脏,增加心肌耗氧量,可引起心律失常,甚至心室纤颤,故应严格控制剂量。

高血压、脑动脉硬化、器质性心脏病、糖尿病及甲状腺功能亢进症者禁用。

多巴胺

多巴胺(Dopamine,DA)是去甲肾上腺素生物合成的前体,药用为人工合成品。口服易在肠和肝中被破坏而失效,不易透过血-脑屏障,故外源性多巴胺无中枢神经系统作用。一般采用静脉滴注给药,在体内迅速经 MAO 和 COMT 的代谢而失效,作用时间短暂。

【作用】 可直接激动 α 受体、$β_1$ 受体和外周多巴胺受体。

1.兴奋心脏 主要激动心脏 $β_1$ 受体,并可促进去甲肾上腺素释放,使心肌收缩力加强,心输出量增加。一般剂量对心率影响不明显,大剂量可加快心率。与肾上腺素比较,较少引起心悸和心律失常。

2.舒缩血管 多巴胺对血管的作用与剂量有关。治疗量时,能激动多巴胺受体(D_1 受体),使肾脏、肠系膜和冠状血管扩张;激动 $α_1$ 受体,使皮肤、黏膜血管收缩。对 $β_2$ 受体的影响十分微弱。大剂量时,则 $α_1$ 受体的兴奋作用占优势,主要表现为血管收缩。

3.升高血压 治疗量时,多巴胺能激动 $β_1$ 受体,兴奋心脏,增加心排血量,故收缩压升高,而舒张压却无明显变化,这可能是由于血管舒缩作用相抵消,总外周阻力变化不大所造成的。大剂量时,除激动心脏 $β_1$ 受体、增加心脏排血量外,$α_1$ 受体的兴奋作用占优势,引起血管收缩,总外周阻力增加,故收缩压和舒张压均升高。

4.改善肾功能 治疗量多巴胺能激动 D_1 受体,使肾血管舒张,肾血流量和肾小球滤过率均增加;还能直接抑制肾小管对 Na^+ 的重吸收,具有排钠利尿作用。但大剂量时,主要激动 $α_1$ 受体,使肾血管收缩,肾血流量减少。

【临床应用】

1.抗休克 是目前临床常用的抗休克药物,治疗量多巴胺对心脏有正性肌力作用,兼有扩张肾血管、利尿作用,在保持升压的同时并不增加外周阻力。临床用于治疗各种休克,如感染性休克、心源性休克、出血性休克等,对于伴有心收缩力减弱、尿量减少而血容量已补足的休克病人疗效较好。

2.急性肾衰竭 因能改善肾功能,增加尿量,常与利尿药合用,治疗急性肾衰竭。

【不良反应和用药护理】 一般剂量较轻,偶见恶心、呕吐,使用前应补足血容量及纠正酸中毒。剂量过大或静脉滴注速度过快时,可出现心动过速、心律失常、血压增高和因肾血管收缩而导致的肾功能下降等,应减慢滴速或停药。输注时不能外溢,以免引起局部组织缺血坏死。用药期间,应密切观察病人血压、心率、尿量和一般状况等。

麻黄碱

麻黄碱(ephedrine),又名麻黄素,是中草药麻黄的主要成分,现已人工合成。口服、注射均易吸收,可通过血-脑屏障,故中枢作用较强。吸收后小部分在体内氧化脱氨,大部分以原形经尿排泄,药物消除速度缓慢,一次给药作用可维持 3～6 小时。

【作用】 直接激动 α 受体和 β 受体,又能促进去甲肾上腺素能神经末梢释放去甲肾上腺素。具有下列特点:①性质稳定,口服有效;②中枢兴奋作用显著;③连续用药易产生快速耐受性;④兴奋心脏、收缩血管、升高血压和舒张支气管的作用缓慢、温和而持久。

【临床应用】

1.防治支气管哮喘 扩张支气管作用较肾上腺素弱,仅用于预防支气管哮喘发作和轻症的治疗。

2.缓解鼻黏膜充血 0.5%～1% 麻黄素溶液滴鼻,可缓解鼻黏膜充血、肿胀,消除鼻塞。

3.防治低血压 主要用于防治硬膜外麻醉和蛛网膜下腔麻醉所引起的低血压。

4. 缓解荨麻疹和血管神经性水肿所致的皮肤黏膜症状。

【不良反应和用药护理】 有中枢兴奋症状如不安、失眠等,晚间服用宜加用镇静催眠药。老年病人和前列腺肥大者易引起急性尿潴留,用药前应先排尿。

禁用于高血压、冠心病、甲状腺功能亢进病人。

伪麻黄碱

伪麻黄碱(pseudoephedrine)是麻黄碱的立体异构体,主要激动α受体,使血管收缩,用于缓解感冒、鼻炎引起的鼻咽部黏膜充血、肿胀,减轻鼻塞症状。对全身其他脏器的血管无明显收缩作用,对心率、心律、血压和中枢神经无明显影响。

第二节 α受体激动药

去甲肾上腺素

去甲肾上腺素(noradrenaline,NA;norepinephrine,NE)是去甲肾上腺素能神经末梢释放的主要递质,肾上腺髓质也可少量分泌。药用的是人工合成品,其化学性质不稳定,见光易分解,在中性尤其是碱性溶液中,可迅速氧化变成粉红色乃至棕色而失效。口服可使胃黏膜血管收缩而影响吸收,在肠内易被碱性肠液破坏。皮下或肌内注射时,因血管剧烈收缩,易发生局部组织坏死,故一般采用静脉滴注给药。

【作用】 去甲肾上腺素激动α受体作用强,对$β_1$受体作用较弱,对$β_2$受体几无作用。

1. 收缩血管 激动血管平滑肌的$α_1$受体,产生强大的血管收缩作用。小动脉、小静脉均收缩,皮肤、黏膜血管收缩最明显,其次是肾脏血管的收缩,脑、肝、肠系膜甚至骨骼肌的血管也都呈收缩反应。冠状血管舒张,是由于激动心脏$β_1$受体,心脏兴奋,心肌的代谢产物腺苷增加所致。同时血压升高,也提高了冠状血管的灌注压力,故冠脉血流量增加。

2. 兴奋心脏 对心脏$β_1$受体有较弱的激动作用,可使心肌收缩性加强。但在整体情况下,心率可由于血压升高而反射性地减慢。剂量过大时,也会引起心律失常,但较肾上腺素少见。

3. 升高血压 小剂量静脉滴注,血管收缩作用尚不十分剧烈时,兴奋心脏可使收缩压升高,而舒张压升高不明显,脉压增大。较大剂量时,因血管强烈收缩,外周阻力显著增高,收缩压和舒张压均升高,脉压变小。α受体阻断药可拮抗去甲肾上腺素的升压作用。

4. 影响代谢 治疗量对代谢影响不明显,大剂量可出现血糖增高。

【临床应用】

1. 休克和低血压 目前去甲肾上腺素等血管收缩药物在休克治疗中已不占主要地位,目前,本药仅用于早期神经源性休克或药物中毒(如氯丙嗪、酚妥拉明等)所引起的低血压,小剂量、短时间应用,使收缩压维持在12kPa(90mmHg)左右,以保证心、脑等重要器官的血液供应。

因其强烈的血管收缩作用,大剂量、长时间应用,反而加重微循环障碍,减少重要脏器的供血。现主张去甲肾上腺素与α受体阻断药酚妥拉明合用,以拮抗其缩血管作用,保留其激动心脏的作用。

2. 上消化道出血 激动α受体,使食管、胃黏膜血管收缩,达到止血效果。

【不良反应和用药护理】

1. 局部组织缺血坏死 静脉滴注时间过长、浓度过高或药液漏出血管,均可引起局部血管强烈收缩,导致局部组织缺血,甚至坏死。如发现外漏或注射部位皮肤苍白,应立即停止注射或更换注射部位,进行热敷,并用普鲁卡因或α受体阻断药如酚妥拉明作局部浸润注射,以扩张血管。

2.急性肾衰竭　静脉滴注时间过长或剂量过大,可使肾血管剧烈收缩,产生少尿、无尿和肾实质损伤,故用药期间尿量至少保持在25ml/小时以上。

高血压、动脉硬化、器质性心脏病、少尿、无尿及严重微循环障碍的病人禁用。

间羟胺

间羟胺(metaraminol),又名阿拉明(aramine),为人工合成品。主要作用于α受体,对$β_1$受体作用较弱。除直接激动肾上腺素受体外,还可促进去甲肾上腺素能神经末梢释放肾上腺素和去甲肾上腺素而发挥作用。

与去甲肾上腺素比较,具有以下特点:①收缩血管、升高血压作用较弱而持久;②对肾脏血管的收缩作用较弱,较少引起急性肾功能衰竭;③兴奋心脏作用较弱,可使休克病人的心输出量增加;④对心率的影响不明显,也可因血压升高反射性地减慢心率,较少引起心悸和心律失常;⑤化学性质稳定,既可静脉给药,也可肌内注射。

是去甲肾上腺素的良好代用品,用于治疗各种休克或其他低血压症状。

去氧肾上腺素和甲氧明

去氧肾上腺素(phenylephrine,又名苯肾上腺素、新福林)和甲氧明(methoxamine),均为人工合成品。主要激动$α_1$受体,作用较去甲肾上腺素弱而持久,其特点是:①收缩血管,升高血压,用于防治麻醉或药物所致的低血压;②减慢心率,由于血压升高,反射性兴奋迷走神经所致,用于治疗阵发性室上性心动过速;③激动瞳孔开大肌上的$α_1$受体,使瞳孔扩大,用其1%～2.5%溶液滴眼,可作为快速短效的扩瞳药用于眼底检查。与阿托品比较,其扩瞳作用弱而短暂,起效快,一般不引起眼内压升高和调节麻痹。

第三节　β受体激动药

异丙肾上腺素

异丙肾上腺素(isoprenaline),又名喘息定,为人工合成品。

【体内过程】　口服易被破坏;气雾吸入或舌下含服,吸收较快;也可静脉滴注。主要在肝脏及其他组织中被COMT所代谢,较少被MAO代谢,也不易被去甲肾上腺素能神经摄取,作用维持时间较肾上腺素略长。

【作用】　对$β_1$和$β_2$受体均有强大的激动作用,对α受体几无作用。

1.兴奋心脏　激动心脏$β_1$受体,表现为心肌收缩力加强、心率加快、传导加速、心输出量增加。与肾上腺素比较,异丙肾上腺素加快心率、加快传导的作用较强,耗氧量增加,对窦房结有显著兴奋作用,虽能引起心律失常,但较少引起心室颤动。

2.舒张血管　主要是激动$β_2$受体,使骨骼肌血管舒张,对肾血管和肠系膜血管舒张作用较弱,对冠状血管也有舒张作用。

3.影响血压　心脏兴奋使心排血量增加,血管扩张导致外周血管阻力降低,故收缩压升高而舒张压下降,脉压增大。

4.扩张支气管　激动支气管平滑肌上的$β_2$受体,使支气管平滑肌松弛,其作用比肾上腺素略强,也具有抑制肥大细胞释放组胺等过敏介质的作用。但因无α样作用,对支气管黏膜血管无收缩作用,故消除黏膜水肿的作用不如肾上腺素。

5.影响代谢　增加糖原分解,增加组织的耗氧量。升高血中游离脂肪酸的作用与肾上腺素相似,而升高血糖作用较弱。

【临床应用】

1.支气管哮喘　舌下含服或气雾吸入给药,用于控制支气管哮喘急性发作,疗效快而强。

2.房室传导阻滞　舌下含服或静脉滴注给药,用于治疗Ⅱ、Ⅲ度房室传导阻滞。

3.心脏骤停　用于抢救各种原因如溺水、手术意外、药物中毒、高度房室传导阻滞和窦房结功能衰竭所致的心脏骤停,常与去甲肾上腺素或间羟胺合用,作心室内注射。

【不良反应和用药护理】

1.一般反应　常见心悸、头晕、心动过速、头痛、面色潮红等。

2.心律失常　剂量过大易引起心律失常,甚至产生心室纤颤。用药过程中应注意控制病人心率。

3.耐受性　长期使用可产生耐受性,疗效下降,停药7~10天后,耐受性可消失。应避免擅自盲目加大剂量而发生意外。

冠心病、心绞痛、心肌炎和甲状腺功能亢进症等病人禁用。

多巴酚丁胺

多巴酚丁胺(dobutamine)为人工合成品,其化学结构和体内过程与多巴胺相似。口服无效,仅供静脉注射给药。选择性激动心脏 $β_1$ 受体,治疗量时即能加强心肌收缩力,增加心输出量,但对心率影响不明显。主要用于治疗心肌梗死后心功能不全、心脏手术后心输出量低的休克、对强心苷反应不佳的严重左心室功能不全等。

常见血压升高、心悸、头痛、气短等,偶致室性心律失常。因可增加心肌耗氧量,使心肌梗死病人梗死面积加大,故应引起重视。短期内连续用药,可产生快速耐受性。梗阻型肥厚性心肌病、心房纤颤者禁用。

沙丁胺醇和克仑特罗

沙丁胺醇(salbutamol)和克仑特罗(clenbuterol)均可选择性激动 $β_2$ 受体,舒张支气管平滑肌,对 $β_1$ 受体作用较弱,主要用于支气管哮喘的治疗(见第二十七章)。

【制剂和用法】

肾上腺素　注射剂:0.5mg/0.5ml,1mg/1ml。一次0.25~1.0mg,皮下或肌内注射。必要时可心室内注射,一次0.25~1.0mg,用0.9%氯化钠溶液稀释10倍。极量:皮下注射,一次1mg。

多巴胺　注射剂:20mg/2ml。一次20mg,加入5%葡萄糖注射液200~500ml内,静脉滴注,每分钟75~100μg。极量:静脉滴注,每分钟20μg/kg。

麻黄碱　片剂:15mg,30mg。注射剂:30mg/ml。口服,一次15~30mg,1日3次。皮下或肌内注射,一次15~30mg。极量:口服或注射,一次60mg,1日150mg。滴鼻剂:0.5%~1%。

伪麻黄碱　片剂:30mg,60mg。一次30~60mg,1日3次。

去甲肾上腺素　注射剂:2mg/1ml,10mg/2ml。一次2mg加入5%葡萄糖注射液500ml中静脉滴注,每分钟4~8μg。

间羟胺　注射剂:10mg/1ml;50mg/5ml。肌内注射,一次10mg;或10~20mg,用5%葡

萄糖注射液 100ml 稀释后静脉滴注。极量：静脉滴注，一次 100mg，每分钟 0.2～0.4mg。

去氧肾上腺素　注射剂：10mg/1ml。肌内注射，一次 2～5mg；或一次 10mg，用 5%葡萄糖注射液 100ml 稀释后缓慢静脉滴注。极量：肌内注射，一次 10mg，静脉滴注，每分钟 0.18mg。滴眼剂：2%～5%。

甲氧明　注射剂：20mg/1ml。肌内注射，一次 10～20mg。静脉注射，一次 5～10mg。静脉滴注，一次 20～60mg，根据病情调整滴速及用量。极量：肌内注射，一次 20mg，1 日 60mg；静脉注射，一次 10mg。

异丙肾上腺素　气雾剂：0.25%。一次 0.1～0.4mg，喷雾吸入，极量：一次 0.4mg，1 日 2.4mg。片剂：10mg。一次 10mg，1 日 3 次，舌下含化，极量：一次 20mg，1 日 60mg。注射剂：1mg/2ml。静脉滴注，一次 0.1～0.2mg，加入 5%葡萄糖注射液 100～200ml 中，每分钟滴入 0.5～2ml 或按需要而定。

多巴酚丁胺　注射剂：250mg/5ml。静脉滴注，一次 250mg，加入 5%葡萄糖注射液 250～500ml 中，停药时应注意逐渐减速。

本章小结

肾上腺素受体激动药根据选择性分为三类。α、β受体激动药肾上腺素作用强大，有兴奋心脏、舒缩血管、影响血压、扩张支气管、促进代谢等作用，临床常用于抢救心脏骤停、过敏性休克、支气管哮喘急性发作、与局麻药配伍、局部止血等。易引起心率失常。多巴胺既能激动 $β_1$ 受体兴奋心脏，又能激动 D_1 受体扩张肾血管、改善肾功能，是常用抗休克药物。麻黄碱兴奋心脏、收缩血管、升高血压和舒张支气管的作用弱而持久，中枢兴奋作用较显著，常用于防治支气管哮喘、低血压，缓解鼻黏膜充血等症状。

α受体激动药去甲肾上腺素收缩血管作用明显，易引起局部组织缺血坏死、急性肾衰竭等不良反应，其抗休克、升压作用已被间羟胺等取代。

β受体激动药异丙肾上腺素作用强大，主要有兴奋心脏、舒张血管、影响血压、扩张支气管、促进代谢等作用，临床用于控制支气管哮喘急性发作、房室传导阻滞、抢救心脏骤停、抗休克等。剂量过大易引起心律失常。

本章关键词：肾上腺素；多巴胺；麻黄碱；去甲肾上腺素；异丙肾上腺素；作用；临床应用；不良反应；用药护理。

课后思考

1. 比较肾上腺素、去甲肾上腺素、异丙肾上腺素的作用及临床应用的异同。
2. 心脏骤停的病人应选用何药进行立即抢救？
3. 胡某，男，46 岁。由于腹膜炎入院治疗，现出现寒战、高热、脉细数，烦躁不安，表情淡漠，皮肤发绀、湿冷。诊断：感染性休克。请问：①在控制感染、补充血容量的基础上，可选用哪些血管活性物质抗休克？②用药护理应注意什么？

（邢燕春）

第九章

肾上腺素受体阻断药

案例

张某,男,37岁。近日感到头痛、头晕、胸闷、心悸,并伴有间断腹痛,到医院就诊。查:血压165/110mmHg,心率100次/分钟。连续3日测量血压均高于正常值。CT检查:后腹膜肿块。诊断:肾上腺嗜铬细胞瘤。

问题:
1. 酚妥拉明治疗肾上腺嗜铬细胞瘤病的依据是什么?
2. 酚妥拉明有何其他临床用途?
3. 用药护理应注意什么?

本章学习目标

1. 掌握α受体阻断药(酚妥拉明)和β受体阻断药(普萘洛尔)的作用、临床应用、不良反应和用药护理。
2. 熟悉其他肾上腺素受体阻断药的作用特点和临床应用。
3. 了解肾上腺素受体阻断药的分类。
4. 培养高度责任心,具备为病人提供用药咨询服务的能力。

肾上腺素受体阻断药能选择性地与肾上腺素受体结合,阻断去甲肾上腺素能神经递质或肾上腺素受体激动药与受体结合,从而产生抗肾上腺素作用。此类药物根据对α和β肾上腺素受体选择性的不同分为α受体阻断药、β受体阻断药和α、β受体阻断药三类。

第一节 α受体阻断药

α受体阻断药是指能选择性地与α受体结合,阻断去甲肾上腺素能神经递质及肾上腺素受体激动药与α受体结合,从而产生抗肾上腺素作用的药物。

一、短效类α受体阻断药

酚妥拉明

酚妥拉明(phentolamine),又名苄胺唑啉、立其丁,为短效类α受体阻断药。

【作用】

1. 扩张血管 既能阻断α受体又能直接松弛血管平滑肌,故可明显使血管扩张,导致外周血管阻力降低、血压下降、组织血流灌注量增加,从而改善微循环。

2. 兴奋心脏 可兴奋心脏,使心肌收缩力增强,心率加快,心输出量增加。引起这种作用有以下两个原因:①由于血管扩张、血压下降,反射性使得交感神经兴奋所引起;②由于阻断神经末梢突触前膜$α_2$受体,促进去甲肾上腺素的释放,从而激动心脏$β_1$受体而产生兴奋心脏的作用。

3. 其他 酚妥拉明具有拟胆碱作用,使胃肠平滑肌兴奋;有组胺样作用,使胃酸分泌增加,皮肤潮红等。

【临床应用】

1. 治疗外周血管痉挛性疾病 利用其扩张血管的作用,治疗肢端动脉痉挛的雷诺综合征、血栓闭塞性脉管炎、冻伤后遗症等。

2. 治疗去甲肾上腺素滴注外漏 静脉滴注去甲肾上腺素外漏时,可导致皮肤缺血、苍白、剧烈疼痛,甚至组织坏死。可用酚妥拉明 10mg 溶于 20ml 生理盐水中做皮下浸润注射。

3. 肾上腺嗜铬细胞瘤诊断和治疗 肾上腺嗜铬细胞瘤发生于肾上腺髓质及交感神经节等嗜铬组织,由于该肿瘤组织持续性或间歇性释放大量的肾上腺素、去甲肾上腺素或多巴胺,故可引起血压升高及代谢紊乱。酚妥拉明不仅能够降低血压,而且能使体内肾上腺素的升压效应翻转为降压,从而使血压明显下降。故可用于嗜铬细胞瘤的鉴别诊断,也可用于嗜铬细胞瘤引起的高血压危象的治疗以及手术前的准备。做鉴别诊断试验时,可引起严重低血压,应特别注意。

4. 抗感染性休克 在补足血容量的基础上,利用本药舒张血管,降低外周阻力,增加心输出量,改善微循环,改善休克状态时的组织血液灌注,纠正缺氧状态,治疗感染性休克。

5. 治疗充血性心力衰竭和急性心肌梗死 心力衰竭时,由于心排血量不足,导致交感神经张力增加、外周阻力加大、肺充血以及肺动脉压力升高,易产生肺水肿。酚妥拉明能扩张血管、降低外周阻力、减少回心血量、减轻心脏前后负荷和左心室充盈度,使心排血量增加,缓解心力衰竭和肺水肿症状。

【不良反应和用药护理】

1. 胃肠反应 有拟胆碱作用和组胺样作用,可引起恶心、呕吐、腹痛、腹泻及胃酸分泌增多,故胃溃疡病病人慎用。

2. 心血管反应 可引起心动过速和直立性低血压。静脉给药应缓慢注射或滴注,以防止出现心率加快、心律失常和心绞痛;注射后应让病人静卧 30 分钟,以防止发生直立性低血压。一旦发生低血压反应,可用去甲肾上腺素升压,禁用肾上腺素。

二、长效类 α 受体阻断药

酚苄明

酚苄明（phenoxybenzamine），又名苯苄胺，为人工合成品，与 α 受体形成牢固的共价键，不易解离，阻断 α 受体作用强大而持久，为长效类 α 受体阻断药。

【作用和临床应用】 阻断 $α_1$、$α_2$ 受体，扩张血管，降低外周阻力，明显降低血压，起效慢，作用强而持久。对于静卧的正常人，酚苄明的血管扩张和降压作用往往不明显或表现为舒张压略下降，但对血容量减少或直立的病人，注射本药可使血管明显扩张、血压显著下降和心率加快。

临床主要用于：①治疗外周血管痉挛性疾病，常在酚妥拉明无效时使用；②抗休克；③用于嗜铬细胞瘤诊断、手术前治疗或高血压危象的治疗。

【不良反应和用药护理】 常见的不良反应为直立性低血压、心动过速、心律失常、鼻塞及恶心、呕吐等胃肠道症状。静脉滴注时必须缓慢，并注意补液和监护。

哌唑嗪

本药能选择性阻断 $α_1$ 受体，对动脉和静脉的 $α_1$ 受体有较高的选择性阻断作用，主要通过舒张小动脉和小静脉而发挥降压作用；对突触前膜的 $α_2$ 受体无明显作用，故在拮抗肾上腺素升压作用时，不会引起去甲肾上腺素的释放，不会引起心率加快。同类药物还有特拉唑嗪、多沙唑嗪等（详见降压药）。

育亨宾

育亨宾为选择性 $α_2$ 受体阻断药。$α_2$ 受体在介导交感神经反应中起着重要作用，其作用包括中枢作用和外周作用。育亨宾阻断 $α_2$ 受体，促进神经末梢释放去甲肾上腺素，使交感神经张力增加，使得血压升高，心率加快。主要用作实验科学研究的工具药，临床上也用于男性功能性阳痿的治疗。

第二节 β 受体阻断药

β 受体阻断药是选择性与 β 受体结合，竞争性阻断去甲肾上腺素能神经递质及肾上腺素受体激动药与 β 受体结合的一类药物。临床常用药物见表 9-1。

表 9-1 β 受体阻断药的分类和作用特点比较

药物名称	ISA	膜稳定作用	口服生物利用度（%）	血浆半衰期（小时）	首关消除（%）	主要消除器官
$β_1$、$β_2$ 受体阻断药						
普萘洛尔	−	+	～25	3～5	60～70	肝
噻吗洛尔	−	−	～50	3～5	25～30	肝
吲哚洛尔	++	+	～75	3～4	10～13	肝、肾
$β_1$ 受体阻断药						
美托洛尔	−	−	～40	3～5	50～60	肝
阿替洛尔	−	−	～50	5～8	0～10	肾
α、β 受体阻断药						
拉贝洛尔	−	−	～20	4～6	60	肝

第九章 肾上腺素受体阻断药

【作用】

1. β受体阻断作用

(1) 心血管系统 抑制心脏作用,主要是通过阻断心脏β$_1$受体,使心率减慢,心收缩力减弱,心肌耗氧量减少。阻断血管平滑肌的β$_2$受体,加之心功能受抑制,反射性兴奋交感神经,使血管收缩,外周阻力增加,肝、肾、骨骼肌及冠脉血流量减少。

(2) 支气管平滑肌 阻断支气管平滑肌β$_2$受体,使得支气管平滑肌收缩,增大呼吸道阻力。对支气管哮喘病人,可诱发或加重哮喘。

2. 内在拟交感活性(intrinsic sympathomimetic activity, ISA) 某些β受体阻断药(吲哚洛尔,阿替洛尔)与β受体结合后,在阻断β受体的同时,还具有微弱的β受体激动作用,称为"内在拟交感活性"。这种拟交感活性较弱,一般被其β受体阻断作用所掩盖。在临床选药时,具有ISA的β受体阻断药因为有微弱的兴奋β$_2$受体的作用,对支气管平滑肌收缩作用弱,对兼有哮喘的病人是有益的。但因为其隐含的β受体激动作用有诱发心绞痛的危险,故此类药物对心绞痛病人应慎用。

3. 影响代谢 对血糖和血脂正常者的脂肪和糖代谢影响较小,但可抑制交感神经兴奋引起的糖原和脂肪的分解;延缓使用胰岛素后血糖水平的恢复,胰岛素与β受体阻断药合用时,往往会掩盖低血糖时的心悸等症状,从而掩盖病情。

4. 膜稳定作用 某些β受体阻断药能降低神经或心肌细胞膜对钠离子的通透性,从而稳定神经细胞膜和心肌细胞膜,产生局麻样作用和奎尼丁样作用,称为"膜稳定作用"。此作用在高于临床有效浓度几十倍时才会出现,与临床治疗作用关系不大。

【临床应用】

1. 抗心律失常 β受体阻断药对多种原因引起的室上性和室性心律失常有效,特别对交感神经兴奋性过高、甲状腺功能亢进、情绪紧张激动所致的心律失常效果好。

2. 抗高血压 β受体阻断药是治疗高血压的基础药物,疗效稳定可靠,可单独使用也可与其他降压药配伍使用。

3. 抗心绞痛和心肌梗死 β受体阻断药对稳定型和不稳定型心绞痛均有良好的疗效,可使病人心绞痛的发作次数减少。早期应用可降低心肌梗死病人的复发和猝死率,改善心脏功能。

4. 抗甲亢 可用于甲状腺功能亢进和甲状腺危象的治疗。

【不良反应和用药护理】

1. 常见不良反应 常见恶心、呕吐、腹痛、腹泻等消化系统症状;偶见过敏性皮疹和血小板减少,一般停药后迅速消失。

2. 抑制心脏 因阻断心脏β$_1$受体,会引起心脏抑制、窦性心动过缓、房室传导阻滞等不良反应。心功能不全、房室传导阻滞的病人对药物敏感性增高,易加重病情,造成心脏停搏,在使用时更应密切监护,注意用量。

3. 诱发或加重支气管哮喘 有支气管哮喘的病人应禁用非选择性的β受体阻断药。

4. 反跳现象 由于长期用药,β受体上调对内源性儿茶酚胺的敏感性增加,如果突然停药,会使原来的病情加重,表现为血压上升、严重心律失常或心绞痛发作次数增加,甚至产生急性心肌梗死或猝死。故长期用药者不宜突然停药,可以逐渐减量停药。

一、β受体阻断药

普萘洛尔

普萘洛尔(propranolol),又名心得安,具有较强的β受体阻断作用,对$β_1$、$β_2$受体选择性低,无内在拟交感活性。用药后,可使心肌收缩力减弱、心率减慢、心输出量减少、冠脉血流量减少、心肌耗氧量减少、血压下降。临床单用或者与其他药配伍用于治疗高血压、心律失常、心绞痛、甲状腺功能亢进等疾病。

噻吗洛尔

噻吗洛尔(timolol),又名噻吗心安,是目前已知作用最强的β受体阻断药。没有内在拟交感活性,也没有膜稳定作用。通过阻断血管平滑肌的$β_2$受体,使得房水生成减少,眼内压降低。临床上广泛用于青光眼的治疗。

美托洛尔和阿替洛尔

美托洛尔(metoprolol)和阿替洛尔(atenolol)选择性地阻断$β_1$受体,对$β_2$受体作用较弱,无内在拟交感活性。临床主要用于治疗高血压和心律失常。

二、α、β受体阻断药

拉贝洛尔

拉贝洛尔(labetalol),又名柳胺苄心定。本药口服可吸收,生物利用度为20%~40%。

【作用和临床应用】 对α、β受体均有阻断作用。阻断β受体作用约为普萘洛尔的1/2.5,阻断α受体作用约为酚妥拉明的1/10~1/6,对β受体的阻断作用强于对α受体的阻断作用。

临床多用于中度和重度高血压、心绞痛的治疗;静脉注射或滴注用于高血压危象的治疗。

【不良反应和用药护理】 常见的不良反应有眩晕、乏力、恶心和体位性低血压。支气管哮喘和心功能不全者禁用。小儿、孕妇及脑出血的病人禁止静脉给药。

卡维地洛

卡维地洛(carvedilol),又名金络。口服吸收迅速,有较明显的首关效应,生物利用度约为30%。

【作用和临床应用】 可阻断α、β受体,无内在拟交感活性。在高浓度时尚有钙拮抗作用。其拮抗β受体的作用较强,是拉贝洛尔的33倍,普萘洛尔的3倍。产生扩张血管、减少外周阻力和降低血压作用,降压迅速,维持时间长。

临床主要用于治疗原发性高血压和心绞痛。

【不良反应和用药护理】 常见不良反应有头晕、头痛、乏力。可引起心动过缓。慢性梗阻性肺疾病病人、糖尿病病人和肝功能低下者,妊娠期和哺乳期妇女禁用。

【制剂和用法】

酚妥拉明 片剂:25mg。口服,1日3次,每次25~50mg。注射剂:5mg/ml,10mg/ml。每次5mg,肌内或静脉注射。

酚苄明 片剂:10mg。口服,初始计量每日2次,每次10mg;隔日增加到每次20mg;维持量每日2次,每次20~40mg。注射剂:10mg/ml。抗休克时一次用0.5~1mg/kg(体重),

用 5%葡萄糖注射液 250～500ml 稀释后静脉滴注。

普萘洛尔　胶囊剂:10mg。口服,1 日 2 次,每次 12～20mg。注射剂:5mg/5ml。每次用 5mg,以 5%葡萄糖注射液稀释后静脉滴注。

吲哚洛尔　片剂:5mg,10mg。1 日 3 次,每次 5～10mg。注射剂:0.2mg/2ml、0.4mg/2ml,0.2～1mg/次,静脉注射或滴注。

美托洛尔　片剂:50mg,100mg。口服,每次 50～100mg,1 日 2 次。注射剂:5mg/ml。

阿替洛尔　片剂:20mg,50mg,100mg。口服,每次 50～100mg,每天 1～2 次。

拉贝洛尔　片剂:100mg。口服,每次 100mg,1 日 2～3 次。注射剂:10mg/ml,每次 100～200mg,静脉注射。

卡维地洛　片剂:6.25mg,10mg,12.5mg,20mg。口服,初始剂量为 1 日 25mg,一次服用。根据需要可逐渐增加剂量至 1 日 50mg,分 1～2 次服用。最大日剂量不超过 100mg。

本章小结

肾上腺素受体阻断药分为 α 受体阻断药、β 受体阻断药和 α、β 受体阻断药三类。α 受体阻断药酚妥拉明等通过阻断 α 受体,产生扩张血管、反射性兴奋心脏作用,临床用于治疗外周血管痉挛性疾病、充血性心衰和抗休克。

β 受体阻断药普萘洛尔等具有减弱心肌收缩力、减慢心率、减少心脏排出量等作用,临床用于治疗高血压、心绞痛、心律失常和甲状腺功能亢进等。

α、β 受体阻断药对 α、β 受体均有阻断作用,临床主要用于治疗高血压和心绞痛。

本章关键词:α 受体阻断药;β 受体阻断药;α、β 受体阻断药;酚妥拉明;普萘洛尔;拉贝洛尔;作用;临床应用;不良反应;用药护理。

课后思考

1. β 受体阻断药的作用和临床应用是什么?
2. 具有 α、β 受体阻断作用的药物是否可以治疗高血压?说明其原因。
3. 孙某,女,50 岁。神经源性休克病人,早期给予去甲肾上腺素静脉滴注,但发现滴注部位皮肤苍白、温度下降。请问:①产生皮肤苍白等症状的主要原因是什么?②此时可换何种药物抗休克?③用药护理应注意什么?

(杜先春)

第十章

麻醉药

案例

胡某,男,60岁。为行腹股沟疝修补术,连续硬膜外麻醉,在硬膜外置管后连续给予1%利多卡因和0.2%丁卡因混合液(含肾上腺素)8ml。给药数分钟后病人心跳、呼吸骤停。

问题:
1. 心跳、呼吸骤停最可能的原因是什么?
2. 最有效的预防措施是什么?

本章学习目标

1. 掌握局部麻醉药的作用及其特点、临床应用;复合麻醉的概念及其类型。
2. 熟悉局部麻醉药的给药方法及不良反应。
3. 了解全身麻醉药的作用特点及应用。
4. 培养高度责任心,具备为病人提供用药咨询的能力。

麻醉(anesthesia)是指机体或机体的一部分暂时失去对外界刺激反应性的一种状态或指造成这种状态的方法,达到手术时无痛的目的。能够引起麻醉状态的药物称为麻醉药,可分为局部麻醉药和全身麻醉药两类。

第一节 局部麻醉药

局部麻醉药(local anesthetics),简称"局麻药",是一类能在用药局部暂时性阻断神经冲动的产生和传导,在意识清醒的条件下引起局部感觉(痛觉、压觉、温觉等)丧失的药物。

一、局麻药的作用

1. **局麻作用** 局麻药在低浓度时选择性阻断感觉神经冲动的产生和传导,随着浓度的升高,对自主神经和运动神经等均有阻断作用。感觉消失的顺序首先是痛觉,依次是冷觉、温觉、触觉和压觉。神经冲动传导的恢复则是按相反的顺序进行。

2.吸收作用　局麻药剂量过大、浓度过高,或误注入血管内,血中药物达到一定浓度而引起的全身作用,这实际上是局麻药的毒性反应。

(1)中枢神经系统　对中枢神经系统的作用是先兴奋后抑制,表现为眩晕、烦躁、肌肉震颤、焦虑等,进一步发展为神志错乱及全身性强直-阵挛性惊厥,最后转入昏迷,呼吸麻痹,可因呼吸衰竭而死亡。

(2)心血管系统　表现为心脏抑制如心肌兴奋性降低、传导减慢,甚至心脏搏动停止。还可使血管扩张、血压下降。

各种局麻药通过抑制交感神经或直接作用于血管产生血管扩张作用。因此,注射用局麻药时,除另有原因外(如指、趾端手术等),都应加入少量肾上腺素(1:100000 到 1:200000),以收缩血管,延缓局麻药的吸收,从而延长局麻药的作用时间和预防吸收中毒。

二、局麻药的给药方法

1.表面麻醉　又称黏膜麻醉,是将穿透性较强的局麻药直接滴、喷或涂于黏膜表面,使黏膜下神经末梢麻醉。适用于眼、鼻、咽喉、气管、尿道等黏膜部位的浅表手术或检查。常选用丁卡因、利多卡因等。

2.浸润麻醉　将局麻药注入皮下或手术切口部位,使局部神经麻醉。适用于浅表小手术。常选用利多卡因、普鲁卡因等。

3.传导麻醉　是将局麻药注射到外周神经干附近,阻断神经冲动传导,使该神经支配的区域麻醉。适用于四肢、面部、口腔等手术。常选用利多卡因、普鲁卡因等。

4.蛛网膜下腔麻醉　又称腰麻,是将局麻药经腰椎间隙注入蛛网膜下腔,麻醉该部位脊神经根。适用于下腹部及下肢手术。常选用利多卡因、普鲁卡因等。

5.硬脊膜外腔麻醉　是将局麻药注入硬脊膜外腔,使通过硬脊膜外腔穿出椎间孔的神经根麻醉。适用于胸腹部手术。常选用利多卡因、普鲁卡因等。

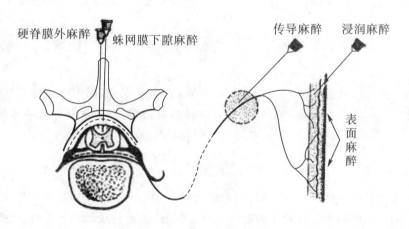

图 10-1　局部麻醉的用法

三、常用局麻药

普鲁卡因

普鲁卡因(procaine),又名奴佛卡因,属于酯类局麻药。对黏膜的穿透力弱,一般不用作表面麻醉。注射后1~3分钟起效,维持30~45分钟。本药毒性相对较小,主要用于浸润麻醉、传导麻醉、蛛网膜下腔麻醉、硬脊膜外麻醉及局部封闭疗法。少数人出现过敏反应,故用药前应皮试。

丁卡因

丁卡因(tetracaine),又名地卡因,属于酯类局麻药。起效迅速,1~3分钟显效,麻醉时间可维持2~3小时。局麻作用及毒性均比普鲁卡因强约10倍,穿透力强,最常用作表面麻醉,也可用于传导麻醉、腰麻及硬脊膜外腔麻醉。因毒性较大且易吸收入血,一般不用于浸润麻醉。

利多卡因

利多卡因(lidocaine),又名赛罗卡因,属于酰胺类局麻药。穿透力强,起效快,作用强而持久,可持续1~2小时。本药可用于各种局麻方法,有"全能局麻药"之称。由于扩散力强,用于腰麻时应慎重。还具有抗心律失常作用(见第二十二章)。

布比卡因

布比卡因(bupivacaine),又名麻卡因,属于酰胺类局麻药。是目前常用局麻药中作用时间较长的药物,约10小时。其局麻作用较利多卡因强3~4倍,对黏膜穿透力及扩散力较弱。主要用于浸润麻醉、传导麻醉和硬膜外麻醉,不适用于表面麻醉。

罗哌卡因

罗哌卡因(ropivacaine)长效酰胺类局麻药。脂溶性大于利多卡因,而小于布比卡因。其麻醉强度是普鲁卡因的8倍。主要用于传导麻醉和硬膜外麻醉,也用于急性疼痛的控制,如术后或分娩镇痛。

第二节 全身麻醉药

全身麻醉药(general anesthetics),简称"全麻药",是一类作用于中枢神经系统,能可逆性地引起意识、感觉(特别是痛觉)和反射消失,骨骼肌松弛,便于进行外科手术的药物。根据给药途径不同,全麻药分为吸入麻醉药和静脉麻醉药两类。

一、吸入麻醉药

吸入麻醉药是挥发性液体或气体,经呼吸道吸入,通过肺泡毛细血管弥散入血,到达脑组织而产生全身麻醉的药物。常用挥发性液体有乙醚、氟烷、异氟烷、恩氟烷等,气体麻醉药有氧化亚氮(表10-1)。

表 10-1　常用吸入麻醉药的特点

药物名称	作用特点	临床应用
乙醚(ether)	麻醉过程缓慢，分期指征明显；具有箭毒样作用，肌松作用较强；麻醉浓度的乙醚对呼吸功能和血压几无影响；局部刺激强，诱导期和苏醒期长，易发生意外。	现已少用。
氟烷(fluothane)	麻醉作用快而强，诱导期短，苏醒快，镇痛和肌松作用较弱；使脑血管扩张，升高颅内压；增加心肌对儿茶酚胺的敏感性，诱发心律失常等。	用于浅麻醉、诱导麻醉。
恩氟烷(enflurane)	麻醉诱导平稳、迅速和舒适，苏醒也快，肌肉松弛良好。不增加心肌对儿茶酚胺的敏感性。但对呼吸有抑制作用，术后出现恶心、呕吐症状。麻醉时脑电图可见癫痫样波，甚至引起癫痫。	目前较常用的吸入性麻醉药。用于复合麻醉，可与静脉麻醉药和全麻辅助药合用。
异氟烷(isoflurane)	是恩氟烷的同分异构体。麻醉诱导及苏醒较快，肌松作用较好。对呼吸有抑制作用，但不引起癫痫发作。	同恩氟烷。
氧化亚氮(nitrous oxide)	麻醉时病人感觉舒适愉快，诱导期短，镇痛作用强，停药后苏醒快。麻醉效能低，需与其他麻醉药配伍方可达到满意的麻醉效果。	用于诱导麻醉或其他全身麻醉药配伍使用。

二、静脉麻醉药

静脉麻醉药是指通过静脉给药后作用于中枢神经系统而产生全身麻醉的药物。常用的静脉麻醉药有硫喷妥钠(sodium pentothal)、氯胺酮(ketamine)和羟丁酸钠(sodium hydroxybutyrate)等(表 10-2)。

表 10-2　常用静脉麻醉药的特点

药物名称	作用特点	临床应用
硫喷妥钠	作用迅速，无兴奋期，维持时间短；镇痛作用差，肌肉松弛不完全；对呼吸、循环抑制作用强。	诱导麻醉、基础麻醉、短时手术。
氯胺酮	起效快，镇痛作用强，无肌松作用；维持时间短，对呼吸抑制轻微；可使心率加快，血压明显升高；苏醒期易产生精神激动和梦幻现象。	诱导麻醉、符合麻醉、短时手术。
羟丁酸钠	无明显镇痛、肌松作用；可使唾液和呼吸道分泌物增多，也可引起恶心、呕吐；对肝、肾无毒性作用；诱导和苏醒期可出现锥体外系症状。	复合麻醉。

三、复合麻醉

为克服全麻药的缺点，使麻醉安全有效，达到满意的外科手术条件，临床上常采取联合用药进行麻醉，称为复合麻醉(combined anesthesia)。

1. **麻醉前给药** 为了消除病人紧张情绪、增强麻醉效果、减少麻醉药用量或防止某些不良反应,于麻醉前应用的某些药物称为麻醉前给药。麻醉前常用药物有镇静催眠药(地西泮、苯巴比妥)、镇痛药(哌替啶)、抗胆碱药(阿托品、东莨菪碱)等。

2. **基础麻醉** 进入手术室前给予适量的催眠药或全麻药,使病人达浅麻醉或深睡状态,在此基础上进行麻醉,可使药量减少,麻醉平稳。主要适用于难以合作的小儿和精神过度紧张的病人。常用药物有硫喷妥钠、氯胺酮等。

3. **诱导麻醉** 应用诱导期短的全麻药使病人迅速进入外科手术麻醉期,避免诱导期的不良反应,然后改用其他药物维持麻醉。常用药物有硫喷妥钠、氧化亚氮等。

4. **合用肌松药** 在麻醉时注射琥珀胆碱、筒箭毒碱、泮库溴铵等肌松药,以满足手术时对肌肉松弛的要求。

5. **低温麻醉** 合用氯丙嗪,配合物理降温,使病人体温下降至较低水平(28～30℃),降低心、脑等生命器官的耗氧量,便于进行手术。

6. **神经安定镇痛术和神经安定麻醉** 神经安定镇痛术常用氟哌利多和芬太尼按50∶1制成的合剂作静脉注射,使病人产生意识朦胧、痛觉消失状态。在此基础上,配合全麻药(如氧化亚氮)及肌松药(如琥珀胆碱)进行复合麻醉的方法,称为神经安定麻醉。

【制剂和用法】

普鲁卡因 注射剂:25mg/10ml,50mg/10ml,40mg/2ml,150mg/支(粉针)。浸润麻醉用0.5%～1%等渗溶液。传导麻醉、腰麻及硬膜外麻醉均可用2%溶液。一次极量1000mg。腰麻不宜超过200mg。

丁卡因 注射剂:50mg/5ml。表面麻醉用0.25%～1%溶液,传导麻醉、腰麻及硬膜外麻醉可用0.2%溶液。腰麻不宜超过16mg。

利多卡因 注射剂:200mg/10ml,400mg/20ml。浸润麻醉用0.25%～0.5%溶液,表面麻醉、传导麻醉、硬膜外麻醉均可用1%～2%溶液。一次极量500mg。腰麻不宜超过100mg。

布比卡因 注射剂:12.5mg/5ml,25mg/5ml,37.5mg/5ml。浸润麻醉用0.25%溶液,传导麻醉用0.25%～0.5%溶液,硬膜外麻醉用0.5%～0.75%溶液。一次极量200mg,1日极量400mg。

麻醉乙醚 含3%乙醇的密封棕色小瓶制剂,100ml/瓶,150ml/瓶,250ml/瓶。吸入给药,吸气内药物浓度按蒸气计:全麻诱导,成人为10%～15%,小儿为4%～6%;全麻维持,成人以4%～6%,小儿为2%～4%。

氟烷 20ml/瓶,100ml/瓶。吸入给药,吸气内药物浓度按蒸气计:全麻诱导,成人为3%～4%为限,小儿以1%～2%为限;全麻维持,成人为1%,小儿为0.3%。

异氟烷 100ml/瓶。吸入给药,全麻诱导用,吸入气浓度为1.5%～3%,全麻维持用,吸入气浓度为1%～1.5%。

恩氟烷 20ml/瓶,250ml/瓶。吸入给药,全麻诱导用,吸入气浓度为2%～2.5%,全麻维持用,吸入气浓度为1.5%～2%。

氧化亚氮 钢瓶装,液化气体。与氧混合后吸入给药,全麻诱导用,吸入气体浓度为80%,全麻维持用,吸入气浓度为50%～70%。

硫喷妥钠　粉针剂:0.5g。用时配成2.5%溶液缓慢静脉注射,一次极量1g,静脉滴注1日极量2g。

神经安定镇痛合剂　2ml/瓶,5ml/瓶。每毫升含氟哌利多2.5mg,芬太尼0.05mg。剂量0.1ml/kg,静脉注射或肌内注射。

氯胺酮　注射剂:10mg/ml,50mg/ml。静脉诱导麻醉,1～2mg/kg,维持用量每次0.5mg/kg。小儿基础麻醉用时,可肌内注射,一次4～8mg/kg。静脉注射极量,每分钟4mg/kg;肌内注射极量,一次13mg/kg。

本章小结

麻醉药是外科手术必不可少的、能减轻病人痛苦的一类药物。根据其作用范围的不同,可分为局部麻醉药和全身麻醉药。常用的局麻药有普鲁卡因、利多卡因和丁卡因等,它们的起效快慢、持续时间长短、穿透力强弱、毒性大小等各不相同,分别适用于表面麻醉、浸润麻醉、阻滞麻醉、腰麻、硬脊膜外腔麻醉等。吸收后的不良反应主要表现在心血管系统和中枢神经系统。

全身麻醉药根据给药途径的不同可分为吸入麻醉药和静脉麻醉药。常用全身麻醉药各有其优缺点,为了克服全身麻醉药的缺点,临床多采用复合麻醉的方式来达到手术的要求。复合麻醉包括麻醉前给药、基础麻醉、诱导麻醉、合用肌松药、低温麻醉、神经安定镇痛术和神经安定麻醉等。

本章关键词:麻醉;局麻药给药方法;全麻药;复合麻醉;普鲁卡因;利多卡因;丁卡因;作用特点;临床应用。

课后思考

1. 普鲁卡因、利多卡因和丁卡因三药的作用和临床应用有何异同?
2. 简述复合麻醉的目的、类型和方法。
3. 张某,女,40岁。因阑尾炎手术用普鲁卡因麻醉,注射给药后病人出现烦躁不安、震颤、心率加快、血压升高等症状,继而出现呼吸困难、惊厥。请问:①出现以上症状的主要原因是什么?②如何进行抢救?③用药护理应注意什么?

(徐茂红)

第十一章

镇静催眠药和抗惊厥药

案例

王某,女,23岁。大学毕业生,因求职碰壁,生活压力大,心里悲观失意,欲结束年轻的生命。口服大量的苯巴比妥后,出现昏迷、呼吸抑制、血压骤降、多种反射减弱等症状。

问题:
1. 王某出现上述症状的原因是什么?
2. 如何对王某进行抢救?

本章学习目标

1. 掌握苯二氮䓬类药物的作用、临床应用、不良反应和用药护理。
2. 熟悉巴比妥类药的作用特点、临床应用、不良反应和中毒的解救措施;硫酸镁的作用、临床应用、给药途径、中毒症状及解救。
3. 了解其他镇静催眠药的作用特点和临床应用。
4. 树立高度责任感,具备为病人提供正确用药护理的能力。

第一节 镇静催眠药

镇静催眠药(sedatives and hypnotics)是一类抑制中枢神经系统,能引起镇静和近似生理性睡眠的药物。能使躁动不安、兴奋激动的病人恢复安静情绪的药物称为镇静药;能引起近似生理性睡眠的药物称为催眠药。镇静药与催眠药之间无本质的区别,与用药剂量有关,小剂量时呈现镇静作用,较大剂量则产生催眠作用,故统称为镇静催眠药。

镇静催眠药可以诱导入睡、减少觉醒次数和延长睡眠时间,使病人的精力、体力得到恢复,但药物性睡眠和生理性睡眠不完全相同。正常生理睡眠可分为非快动眼睡眠(non-rapid-eye movement sleep,NREMS)和快动眼睡眠(rapid-eye movement sleep,REMS)。非快动眼睡眠有利于机体的发育和疲劳的消除,快动眼睡眠有利于大脑发育和精力的恢复。药物对睡眠时相的影响各不相同。

常用的镇静催眠药包括苯二氮䓬类、巴比妥类及其他类。

一、苯二氮䓬类

苯二氮䓬类(benzodiazepines,BZ)是临床常用的一类具有抗焦虑、镇静、催眠等作用的药物,具有共同的基本结构(图11-1)。由于本类药物具有作用广泛、疗效可靠、安全范围大等特点,目前已作为镇静催眠的首选药物。根据药物半衰期的长短不同,将苯二氮䓬类药物分为长效、中效和短效三类(表11-1)。

地西泮

地西泮(diazepam),又名安定,为苯二氮䓬类的代表药物,是目前临床常用的镇静催眠及抗焦虑药。本药口服吸收良好,经0.5~1.5小时达峰浓度。肌内注射吸收慢且不规则。静脉注射可迅速分布至脑组织中。可透过胎盘屏障进入胎儿血液循环,也可从乳汁中分泌使乳儿嗜睡。代谢产物去甲地西泮和奥沙西泮仍具药理活性,最终与葡萄糖醛酸结合,经肾脏排泄。

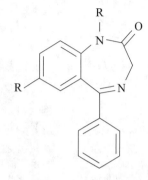

图11-1 苯二氮䓬类结构图

【作用和临床应用】

1.抗焦虑　小剂量即有良好的抗焦虑作用,能显著改善病人的紧张、忧虑、烦躁、激动和恐惧等焦虑症状。临床用于各种原因引起的焦虑症。

2.镇静催眠　常用剂量时产生镇静催眠作用,可缩短睡眠诱导时间,延长睡眠持续时间,减少觉醒次数,产生近似生理性睡眠。对快动眼睡眠(REMS)时相影响较小,醒后无明显后遗效应。加大剂量不引起全身麻醉,安全范围大。常用于各种失眠,尤其对焦虑性失眠疗效好。

3.抗惊厥和抗癫痫　临床用于防治破伤风、子痫、小儿高热惊厥及某些药物中毒引起的惊厥。地西泮是治疗癫痫持续状态的首选药物。

4.中枢性肌肉松弛　具有较强的缓解骨骼肌痉挛作用,但不影响正常活动。临床上可用于治疗脑血管意外或脊髓损伤引起的中枢性肌强直,以及缓解腰肌劳损、局部关节病变或内镜检查等所致的肌肉痉挛。

【不良反应和用药护理】

1.治疗量连续用药可出现嗜睡、头昏、乏力等,大剂量偶见共济失调、语言不清,中毒量可致昏迷和呼吸抑制。

2.静脉注射过快可抑制心血管和呼吸,因此静脉注射给药应缓慢,每分钟不宜超过5mg。

3.长期使用可产生耐受性和依赖性,突然停药可出现失眠、焦虑、兴奋、震颤等戒断症状,甚至惊厥。

4.过量中毒时除采用洗胃、对症治疗外,可用苯二氮䓬受体拮抗药氟马西尼解救。

5.老年人、小儿及肝、肾、呼吸功能不全者慎用,孕妇、哺乳期妇女、青光眼、重症肌无力病人禁用。

其他常用苯二氮䓬类药物见表11-1。

表11-1 其他常用苯二氮䓬类药物

药物	作用和临床应用	不良反应和用药护理
长效类		
氟西泮（flurazepam）	催眠作用较强，用于各种失眠。	嗜睡、头昏、共济失调等。肝、肾功能不全者及孕妇慎用，15岁以下小儿禁用。
中效类		
氯氮䓬（chlordiazepoxide）	具有抗焦虑、镇静、催眠、肌肉松弛作用，用于焦虑和失眠。	嗜睡、便秘等，长期服用有耐受性和成瘾性。老年人慎用，孕妇及哺乳期妇女禁用。
硝西泮（nitrazepam，硝基安定）	催眠、抗癫痫作用强，用于各种失眠和癫痫。	嗜睡、头昏、共济失调等。服药期间禁酒，重症肌无力病人禁用。
奥沙西泮（oxazepam）	抗焦虑、抗惊厥作用较强，催眠较弱，用于神经官能症、癫痫和失眠。	偶有恶心、头昏，肝、肾功能不全者慎用。
劳拉西泮（lorazepam）	有抗焦虑、镇静、催眠作用，用于焦虑或失眠。	常见嗜睡、头昏、共济失调等，注射给药局部发红、疼痛、烧灼感。
氯硝西泮（clonazepam，氯硝安定）	抗惊厥、抗癫痫作用强，用于各型癫痫，也可用于舞蹈症、药物引起的多动症及慢性多发性抽搐。	常见嗜睡、共济失调、行为异常，有时可见焦虑、抑郁、头昏、乏力等。肝、肾功能不全者慎用，青光眼禁用。
艾司唑仑（estazolam，舒乐安定）	镇静、催眠作用较硝西泮强，用于焦虑、失眠、紧张、恐惧、麻醉前给药，也可用于癫痫大发作、小发作。	偶见嗜睡、乏力，1~2小时可自行消失。
短效类		
三唑仑（triazolam）	镇静、催眠、肌松作用快而强，但维持时间短，用于焦虑、失眠及精神紧张等。	嗜睡、乏力、头昏、记忆障碍等。孕妇、哺乳期妇女、青光眼及重症肌无力病人禁用。
阿普唑仑（alprazolam）	镇静、催眠和抗焦虑作用较地西泮强，用于焦虑、抑郁、恐惧、顽固性失眠及癫痫大发作和小发作。	嗜睡、头痛、乏力、心悸、恶心、孕妇、哺乳期妇女禁用。

氟马西尼

氟马西尼（flumazenil），又名安易醒，为人工合成的苯二氮䓬受体拮抗剂，能竞争性拮抗苯二氮䓬类药物的多种作用，但对巴比妥类和其他中枢抑制药过量引起的中枢抑制无对抗作用。临床主要用于苯二氮䓬类药物过量引起的深度中枢抑制，用药后能有效地催醒病人，改善中毒时的呼吸和循环抑制。

有癫痫病史者可诱发癫痫；长期用苯二氮䓬类药物的病人，用氟马西尼可诱发戒断症状，应予以注意。

二、巴比妥类

巴比妥类药物是临床较早用于镇静、催眠的一类药物，具有丙二酸酰脲的基本结构（见图11-2），现已被苯二氮䓬类取代。根据作用时间长短分为4类，见表11-2。

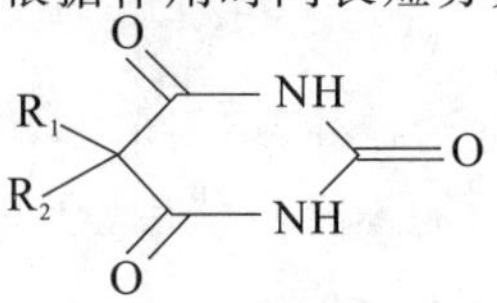

图11-2 巴比妥类结构图

表 11-2 巴比妥类药物药动学特点及临床应用比较

分类	药名	脂溶性	显效时间（小时）	作用持续时间（小时）	消除方式	临床应用
长效类	苯巴比妥（phenobarbital）	低	1/2～1	6～8	主要经肾排泄、部分经肝代谢	抗惊厥、抗癫痫
中效类	异戊巴比妥（amobarbital）	稍高	1/4～1/2	3～6	主要经肝代谢	镇静、催眠
短效类	司可巴比妥（secobarbital）	较高	1/4	2～3	主要经肝代谢	抗惊厥、镇静、催眠
超短效类	硫喷妥钠（sodium thiopental）	最高	立即（静脉注射）	0.25	肝代谢	静脉麻醉

【作用和临床应用】 巴比妥类药物对中枢神经系统具有普遍性抑制作用，随着剂量的增加，其抑制作用也由弱到强，可依次表现镇静、催眠、抗惊厥和麻醉作用，过量则麻痹延髓呼吸中枢和血管运动中枢而致死。

1. 镇静、催眠　小剂量可引起安静，缓解焦虑、烦躁不安的状态。中等剂量可催眠，即缩短入睡时间，减少觉醒次数和延长睡眠时间。

巴比妥类药物可缩短 REMS，引起非生理性睡眠，久用停药后 REMS 时相可"反跳性"地显著延长，伴有多梦、睡眠障碍，迫使病人不愿停药。巴比妥类作为催眠药应用时：①易产生耐受性和依赖性；②诱导肝药酶的活性，影响其他药物的代谢；③不良反应较多，过量可产生严重毒性。目前临床已很少用于镇静催眠，基本被苯二氮䓬类药物取代。

2. 抗惊厥　具有很强的抗惊厥作用，临床用于防治破伤风、子痫、小儿高热惊厥及某些药物中毒引起的惊厥。

3. 抗癫痫　苯巴比妥钠是治疗癫痫的首选药物，并可用于癫痫持续状态的治疗。

4. 麻醉和麻醉前给药　硫喷妥钠可用于静脉麻醉、诱导麻醉和基础麻醉；长效及中效巴比妥类可作麻醉前给药，消除病人手术前紧张情绪。

5. 增强中枢抑制药作用　常与解热镇痛药合用，使后者的镇痛作用增强。

【不良反应和用药护理】

1. 后遗效应　服用催眠剂量的巴比妥类药物，次晨可出现头晕、困倦、嗜睡、精神不振及定向障碍等，亦称"宿醉"。

2. 耐受性　短期内反复用药可产生耐受性。其原因可能与神经组织对巴比妥类药物产生适应性及其诱导肝药酶、加速自身代谢有关。

3. 依赖性　长期连续用药可使病人对药物产生精神依赖性和身体依赖性。形成身体依赖性后，一旦停药可出现戒断症状，表现为兴奋、失眠、焦虑、震颤、肌肉痉挛，甚至惊厥。

4. 过敏反应　少数病人用药后可引起荨麻疹、血管神经性水肿、多形性红斑、药热等过敏反应，偶可引起剥脱性皮炎。

5. 急性中毒及解救　剂量过大或静脉注射速度过快，可引起急性中毒，主要表现为昏迷、呼吸抑制、血压下降等。深度呼吸抑制是急性中毒死亡的直接原因。急性中毒解救措施主要有：①排除毒物：口服本药未超过 3 小时者，可用 0.9% 氯化钠溶液或 1:2000 高锰酸钾溶液洗胃，然后用 10～15g 硫酸钠导泻（禁用硫酸镁），静脉滴注碳酸氢钠或乳酸钠碱化血液和尿液,促进药物从中枢向血液转移,减少药物在肾小管的重吸收,以加速药物排泄,应用利尿药或甘露醇促进药物排出;②支持和对症治疗:保持呼吸道通畅,给氧或进行人工呼吸,必要时行气管切开或气管插管,也可给予中枢兴奋药和升压药,维持呼吸和循环功能,严重中毒病例可采用透析疗法。

6.严重肺功能不全、支气管哮喘、颅脑损伤所致呼吸抑制等病人禁用,孕妇、哺乳期妇女、低血压、心、肝、肾功能不全病人慎用。

三、其他类

水合氯醛

口服或直肠给药均易吸收,用药后约15分钟起效,催眠作用可维持6～8小时,不缩短REMS,醒后无后遗效应。临床用于催眠,尤其适用于顽固性失眠或对其他催眠药疗效不佳的失眠。大剂量有抗惊厥作用,可用于破伤风、子痫、小儿高热及中枢兴奋药中毒所致的惊厥。

对胃肠道有较强刺激性,易引起恶心、呕吐及上腹不适,甚至加重溃疡。临床一般用10%溶液稀释后口服,也可直肠给药。大剂量损害心、肝、肾脏;口服4～5g可引起急性中毒。久用可产生耐受性和依赖性。胃炎、消化性溃疡病、严重心、肝、肾功能不全等病人慎用或禁用。

第二节 抗惊厥药

惊厥是中枢神经系统过度兴奋的一种症状,表现为全身骨骼肌强烈的不自主收缩,呈强直性或阵挛性抽搐。常见于小儿高热、破伤风、癫痫大发作、子痫和中枢兴奋药中毒等。常用抗惊厥药物有巴比妥类、地西泮、水合氯醛等。此外,注射硫酸镁也有抗惊厥作用。

硫酸镁

硫酸镁(magnesium sulfate),又称泻盐。注射给药,具有抗惊厥、降低血压作用。神经化学传递和骨骼肌收缩均需 Ca^{2+} 参与, Mg^{2+} 与 Ca^{2+} 化学性质相似,可竞争性拮抗 Ca^{2+} 的作用,使神经-肌肉接头处ACh减少,骨骼肌松弛,血压下降。临床主要用于缓解子痫、破伤风等惊厥,也常用于高血压危象的救治。

硫酸镁注射过量时,可引起呼吸抑制、血压骤降和心脏骤停而致死。膝腱反射消失是呼吸抑制的先兆,用药过程中,应经常检查膝腱反射。发生中毒时应立即进行人工呼吸,并缓慢静脉注射 Ca^{2+} 加以对抗。

【制剂和用法】

地西泮 片剂:2.5mg,5mg。口服,抗焦虑、镇静:一次2.5～5mg,1日3次。催眠:一次5～10mg,睡前服。注射剂:10mg/2ml。癫痫持续状态:一次5～20mg,缓慢静脉注射,间隔10～15分钟给药1次,最大量可至30mg。注射速度以每分钟不超过5mg为宜。必要时在2～4小时内重复上述给药方案。心脏电复律:每2～3分钟静脉注射5mg,至出现嗜睡、语言含糊或入睡。

氟西泮 胶囊剂:15mg,30mg。催眠:口服,一次15～30mg,睡前服。

硝西泮 片剂:5mg。口服,催眠:一次5～10mg,睡前服。抗癫痫:1日5～15mg,分

3次服。极量:1日200mg。

奥沙西泮 片剂:15mg。口服,一次15～30mg,1日3次。

艾司唑仑 片剂:1mg,2mg。口服,催眠:一次1～2mg,睡前服。抗癫痫:一次2～4mg,1日6～12mg。麻醉前给药:一次2～4mg,手术前1小时服。注射剂:2mg/1ml。一次2mg,肌内注射。

三唑仑 片剂:0.25mg。口服,催眠:一次0.25～0.5mg,睡前服。

阿普唑仑 片剂:0.4mg。口服,抗焦虑:一次0.4mg,1日3次,连用4周。催眠:一次0.4～0.8mg,睡前服。抗癫痫:1日0.4～1.6mg,分2～3次服。抗抑郁:1日0.8～1.2mg,最多不超过4mg,分2～3次服。

苯巴比妥 片剂:10mg。口服,镇静:一次15～30mg,1日3次。催眠:一次30～60mg,睡前服。抗癫痫:强直-阵挛发作从小量开始,1日15～30mg,1日3次,最大剂一次60mg,1日3次。注射剂:50mg,100mg,200mg。抗惊厥:一次100～200mg,1日1～2次,肌内注射。癫痫持续状态:一次100～200mg,缓慢静脉注射。

硫喷妥钠 注射剂:0.5g,1.0g。一次4～8mg/kg,临用前配成2.5%溶液缓慢静脉注射。

水合氯醛 溶液剂:10%。口服,催眠:一次5～10ml,睡前服。抗惊厥:一次10～20ml,稀释1～2倍后灌肠。极量:一次2.0g,1日4.0g。

本章小结

镇静催眠药包括苯二氮䓬类、巴比妥类和其他类。本类药属于对症治疗药,在用药治疗的同时应尽可能去除引起失眠的原因。苯二氮䓬类因不良反应相对较少,依赖性较轻,是目前临床常用的镇静催眠药,也用于抗惊厥、抗癫痫和骨骼肌痉挛等。巴比妥类除镇静催眠作用外,也用于麻醉前给药和静脉麻醉。巴比妥类药物过量引起中毒,表现为深度昏迷、呼吸抑制、反射减弱或消失、血压降低等,应及时抢救,除维持呼吸、血压外,可使用碳酸氢钠碱化尿液以加速其排泄。

硫酸镁注射给药后,可产生抑制中枢神经系统、扩张血管等作用,临床用于控制子痫等。过量中毒可静脉注射钙剂解救。

本章关键词:苯二氮䓬类;巴比妥类;硫酸镁;作用;临床应用;不良反应;用药护理。

课后思考

1.苯二氮䓬类药取代巴比妥类用于镇静催眠的原因是什么?

2.简述巴比妥类药物中毒的表现及解救措施。

3.刘某,男,28岁。因工作较忙,压力较大,常有不安全感、易焦虑和烦恼,并有心悸、多汗、头晕等症状。诊断:焦虑症。请问:①可选用哪些药物给予治疗?②用药护理应注意什么?③如何做好心理护理?

(徐茂红)

第十二章

抗癫痫药

案例

李某,男,35岁。在家里扫地时突然跌倒,意识丧失,口吐白沫,全身肌肉强直-阵挛性抽搐,持续数分钟,有既往史。经检查后,诊断:癫痫强直-阵挛性发作(大发作)。

问题:
1. 可选用何种药治疗?
2. 长期服用会产生哪些不良反应?
3. 如何做好用药护理?

本章学习目标

1. 掌握苯妥英钠、苯巴比妥的作用特点、临床应用、不良反应和用药护理。
2. 熟悉其他常用药物的作用特点和临床应用。
3. 了解癫痫的分型。
4. 具备为不同类型的癫痫病人合理选药的能力,并做好用药护理。

第一节 常用抗癫痫药

癫痫(epilepsy)是由多种病因所致大脑局部神经元异常高频放电并向周围正常组织扩散引起的大脑功能短暂失调综合征。癫痫发作具有突发性、短暂性和反复性的特点。临床主要表现为运动、感觉或精神异常,并伴有异常脑电图。根据癫痫发作时的临床表现进行分型,见表12-1。

抗癫痫药是一类抑制病灶区神经元异常放电或阻止异常放电向正常组织扩散,从而控制癫痫发作的药物。临床常用药物有:苯妥英钠、卡马西平、苯巴比妥、乙琥胺、丙戊酸钠等。

表 12-1　癫痫发作的临床分型

发作类型	临床发作特征
部分性发作	
单纯部分性发作（局限性发作）	一侧肢体或某肌群痉挛、抽搐、特定部位感觉异常，但无意识障碍
复杂部分性发作（精神运动性发作）	发作时常伴有无意识的活动，如唇抽动、摇头等，有意识障碍
全身性发作	
强直-阵挛性发作（大发作）	多见于成人，突然意识丧失伴有剧烈的全身强直性痉挛，后转为阵挛性抽搐
失神性发作（小发作）	多见于儿童，表现为短暂的意识丧失、动作和语言中断
肌阵挛性发作	部分肌群短暂休克样抽动
癫痫持续状态	通常指大发作持续状态，大发作持续发作，间歇期甚短或无，持续昏迷

苯妥英钠

苯妥英钠(phenytoin sodium)，又名大仑丁。本药呈碱性(pH=10.4)，刺激性大，故不宜肌内注射。口服吸收缓慢且不规则，每日给药 0.3～0.6g，连续服药需 6～10 天才能达到有效血药浓度(10～20μg/ml)。苯妥英钠血药浓度在个体间差异较大，且不同厂家制剂的生物利用度差别很大，应用时要注意剂量个体化。

【作用和临床应用】

1.抗癫痫　苯妥英钠是治疗强直-阵挛性发作和单纯性局限性发作的首选药物，具有疗效高，无催眠作用等优点。静脉缓慢注射用于治疗癫痫持续状态。对复合性局限性发作有效，对失神性发作和肌阵挛性发作无效，有时甚至可以致病情恶化，故禁用。

2.抗外周神经痛　苯妥英钠可缓解三叉神经痛，并减少发作次数。对舌咽神经痛、坐骨神经痛也有一定疗效。

3.抗心律失常　用于治疗强心苷中毒引起的室性心律失常。

【不良反应和用药护理】

1.局部刺激　本药碱性强，刺激性大，口服可引起恶心、食欲减退、上腹部疼痛等胃肠道刺激症状，饭后服用可以减轻。肌内注射局部刺激性大，且吸收差，故不宜作肌内注射。静脉注射可致静脉炎。

2.齿龈增生　长期使用可出现齿龈增生，多见于青少年，发生率约20%。此反应与部分药物随唾液排出，刺激胶原组织增生有关。经常按摩齿龈可以减轻，一般停药 3～6 个月后可自行恢复。

3.神经系统反应　用药过量、用药过久致使血药浓度超过 20μg/ml 时，可出现眼球震颤、眩晕、复视、共济失调等小脑功能障碍；血药浓度超过 40μg/ml 时，则可见谵妄、幻觉等精神症状；当达到 50μg/ml 以上时可导致昏迷。最好做血药浓度监测，以便掌握和控制血药浓度。

4.血液系统反应　长期应用可致叶酸缺乏，发生全血细胞减少和巨幼红细胞性贫血。可用甲酰四氢叶酸和维生素 B_{12} 治疗。

5.过敏反应　常见有皮疹、粒细胞减少、血小板减少、再生障碍性贫血等，偶见过敏性肝损害。用药期间定期检查血常规和肝功能,如有异常应及时停药。

6.其他反应 苯妥英钠能诱导肝药酶,加速维生素 D 的代谢。儿童病人易引起佝偻病,成年病人出现软骨病,可服用维生素 D 预防。静脉注射过快,可引起心律失常、心脏抑制和血压下降。妊娠早期用药偶致畸胎,孕妇慎用。久用突然停药,可使癫痫加重,甚至诱发癫痫持续状态。

苯巴比妥

苯巴比妥(phenobarbital),又名鲁米那。

【作用和临床应用】 本药既能降低病灶细胞的兴奋性,抑制病灶神经元的异常放电,又能提高病灶周围正常细胞的兴奋阈值,抑制异常放电的扩散,从而发挥抗癫痫作用。

临床主要用于强直-阵挛性发作及癫痫持续状态,也可用于单纯性局限性发作及复合性局限性发作,但对失神性发作及肌阵挛性发作疗效差。由于其起效快、毒性低、价格廉,故临床常用。因对中枢抑制作用明显,而较少作为首选药。

【不良反应和用药护理】

1.常见镇静、嗜睡、精神萎靡、眩晕和共济失调等症状,用药初期较明显。

2.偶致巨幼红细胞性贫血、白细胞和血小板减少。

乙琥胺

【作用和临床应用】 乙琥胺(ethosuximide)主要用于失神性发作,其疗效虽不如氯硝西泮,但副作用及耐受性产生较少,故常作为防治小发作的首选药。对其他类型癫痫无效。

【不良反应和用药护理】 常见胃肠道反应、嗜睡、眩晕等,偶见粒细胞缺乏、血小板减少等。

卡马西平

卡马西平(carbamazepine),又名酰胺咪嗪。口服吸收缓慢且不规则,服药后 2～6 小时血药浓度达高峰,血浆蛋白结合率约为 80%,在肝内代谢,其代谢物仍具有抗癫痫作用。用药初期该药的 $t_{1/2}$ 约为 36 小时,因其对肝药酶的诱导作用,可加速自身代谢,故连续用药 3～4 周后,其 $t_{1/2}$ 缩短为 20 小时左右。

【作用和临床应用】

1.抗癫痫 对精神运动性发作有良好疗效,对强直-阵挛性发作和单纯性局限性发作也有效,但对失神性发作及肌阵挛性发作疗效差。

2.抗外周神经痛 治疗三叉神经痛疗效较苯妥英钠好,也可用于舌咽神经痛。

3.抗躁狂抑郁 本药有较强的抗躁狂抑郁作用,用于对锂盐无效的躁狂、抑郁症。也可改善或消除精神分裂症的躁狂和妄想症状。

【不良反应和用药护理】 常见恶心、呕吐、头昏、复视、共济失调等,偶见皮疹和心血管反应,但多不严重,一般不需中断治疗,1 周左右可逐渐消失。偶见骨髓抑制、肝损害等。

丙戊酸钠

丙戊酸钠(sodium valproate)为广谱抗癫痫药,口服吸收良好,1～4 小时血药浓度达高峰,连续用药 2～4 天可达稳态血药浓度,$t_{1/2}$ 约为 15 小时。

【作用和临床应用】 临床对各型癫痫都有效。对强直-阵挛性癫痫的疗效不及苯妥英钠和苯巴比妥;对失神性发作疗效优于乙琥胺,但因其有肝毒性,故不作首选;对精神运动性发作的疗效与卡马西平相似；也可用于其他药物未能控制的顽固性癫痫。

【不良反应和用药护理】 常见食欲不振、恶心、呕吐等胃肠道反应。中枢神经系统反应有嗜睡、乏力、注意力不集中、震颤及共济失调等。约25％病人服药数日后出现肝功能异常，故在用药初期应定期检查肝功能。

氯硝西泮

氯硝西泮(clonazepam)属于苯二氮䓬类药物。通过加速神经细胞的氯离子内流，使细胞膜超极化，使神经细胞兴奋性降低。同时，对谷氨酸脱羧酶有一定作用，因而具有广谱的抗癫痫作用。对各型癫痫均有效，尤其对癫痫小发作和肌阵挛性发作疗效最佳。静脉注射可治疗癫痫持续状态。

第二节 临床用药原则

1. 药物选择 根据发作类型合理选用抗癫痫药物(表12-2)。

表12-2 癫痫发作类型及治疗药物选择

癫痫发作类型	药物选择
强直-阵挛性发作	苯妥英钠　卡马西平　苯巴比妥　扑米酮　丙戊酸钠
失神性发作	乙琥胺　丙戊酸钠　氯硝西泮　扑痫酮
复杂部分性发作	卡马西平　苯妥英钠　丙戊酸钠　苯巴比妥
单纯部分性发作	苯妥英钠　卡马西平　苯巴比妥　丙戊酸钠
肌阵挛性发作	丙戊酸钠　氯硝西泮
癫痫持续状态	地西泮　苯巴比妥或巴比妥钠　苯妥英钠

2. 治疗方案个体化 抗癫痫药有效个体剂量差异大，宜从小剂量开始逐渐增加剂量，以控制发作且不引起不良反应为宜。有的药物需经数日才能达到有效稳态血药浓度，增加剂量不宜过急，一般每隔1周调整一次剂量。治疗初期，一般用一种药物，如疗效不佳可联合用药。

3. 换药 更换药物时采取逐渐过渡方式，即在原用药基础上加用新药，从小剂量开始逐渐增加剂量至新药发挥疗效时，再将原用药物逐渐减少剂量至停用。不可突然停药或换药，以免诱发癫痫或导致癫痫持续状态。

4. 长期用药 在癫痫症状完全控制2～3年后方可逐渐减量缓慢停药。强直-阵挛性癫痫一般从减量到停药过程不少于1年，失神性癫痫不少于6个月，有些器质性病因的癫痫则需终身用药。

5. 定期检查 长期用药应注意毒副作用，特别是血象和肝功能。用药期间应定期进行血、尿常规和肝功能检查。

【制剂和用法】
苯妥英钠　片剂:50mg,100mg。口服,抗癫痫:一次50～100mg,1日2～3次。极量:一次300mg,1日600mg。三叉神经痛:一次100～200mg,1日2～3次。注射剂:100mg,250mg。癫痫持续状态:若病人未用过苯妥英钠,可用150～250mg,加5％葡萄糖注射液20～40ml,6～10分钟缓慢静脉注射,必要时30分钟后再次静脉注射100～150mg,1日总量不超过500mg。

卡马西平　片剂：0.1g，0.2g。胶囊剂：0.2g。口服，1日0.2～0.4g，1日3次。开始剂量：100mg，1日2次，以后逐渐增到600～900mg/d或8～10mg/(kg·d)，分次服用。用于抗癫痫时，剂量可偏大，用于治疗外周神经痛等症时，剂量一般宜小。

乙琥胺　胶囊剂：0.25g。口服，成人一次0.5g，1日2～3次。5%糖浆剂：一次5～10ml，1日3次。小儿1日5～10ml，分3次服。

丙戊酸钠　片剂：0.1g，0.2g。口服，一次0.2～0.4g，1日2～3次。小儿20～30mg/(kg·d)，分2～3次服。

氯硝西泮　片剂：0.5mg，1mg，2mg。口服，成人，初始剂量每天1mg，2～4周逐渐增加到每天4～8mg，分3～4次服用。儿童，5岁以下初始剂量每天0.25mg。5～12岁，每天0.5mg，分3～4次服用，逐渐增加剂量到每天1～3mg(5岁以下)和3～6mg(5～12岁)。注射剂：1mg/1ml，2mg/2ml。肌内注射，一次1～2mg，1日2～4mg。静脉注射，癫痫持续状态，成人，一次1～4mg；儿童，1日0.01～0.1mg/kg，1日1次，注射速度要缓慢。

本章小结

根据病人临床症状和脑电图的不同，癫痫可分为不同的类型，且不同药物有不同的抗癫痫范围和作用特点。苯妥英钠、苯巴比妥主要用于治疗癫痫大发作；乙琥胺主要治疗癫痫小发作；丙戊酸钠是广谱抗癫痫药；癫痫持续状态发作时需静脉注射地西泮、苯巴比妥钠等。

治疗癫痫时需根据癫痫的不同类型，合理选择治疗药物，并坚持剂量个体化、合理更换药物、长期服药并定期进行肝、肾功能检查等。

本章关键词：癫痫；苯妥英钠；苯巴比妥；乙琥胺；卡马西平；丙戊酸钠；作用；临床应用；不良反应；用药护理；用药原则。

课后思考

1. 常用抗癫痫药物的作用特点及主要不良反应有哪些？
2. 抗癫痫药物的临床应用原则有哪些？
3. 伍某，男，12岁。患有癫痫小发作，给予口服丙戊酸钠，一次0.1g，1日3次。治疗后不能完全控制癫痫的发作，医生又加用了氯硝西泮，一次2mg，1日3次。请问：①两药配伍治疗癫痫小发作是否合理？阐明原因。②如想停用丙戊酸钠，而用氯硝西泮治疗，如何更换药物？

（徐茂红）

第十三章

抗帕金森病药和治疗阿尔茨海默病药

案例

孙某,女,65岁。某大学化学教授,长期接触化学试剂,近年出现手颤、动作迟缓、肌肉僵硬、站立或走路易跌倒等症状。诊断:帕金森综合征。医生开具了下列处方给予治疗:

1. 左旋多巴片　0.25mg×100 片
   用法:一次 2.5mg,口服,1 日 3 次
2. 卡比多巴片　0.25mg×100 片
   用法:一次 0.25mg,口服,1 日 3 次

问题:
1. 分析该处方是否合理,说明其理由。
2. 用药护理应注意什么?

本章学习目标

1. 熟悉抗帕金森病药物的分类;左旋多巴和卡比多巴的作用特点、临床应用、不良反应和用药护理。
2. 了解其他抗帕金森病药物的作用特点和临床应用;帕金森病的发病机制;抗阿尔茨海默病药物的分类、作用特点和临床应用。
3. 培养认真负责的工作态度,提高为中枢神经系统退行性病变病人提供用药护理的能力。

第一节　抗帕金森病药

帕金森病(Parkinson's disease,PD)又称震颤麻痹,是由多种原因引起的慢性进行性中枢神经系统退行性疾病。表现为静止性震颤、肌强直、运动迟缓及姿势反射受损,严重者伴有记忆障碍和痴呆。若由感染、中毒、药物、外伤等所致,出现类似帕金森病的症状,则称为帕金森综合征(parkinsonism)。

现认为,帕金森病的主要病变在黑质-纹状体神经通路。黑质中的多巴胺能神经元上行纤维到达纹状体,其末梢释放多巴胺,为抑制性递质,对脊髓前角运动神经元起抑制作用;同时纹状体中存在有胆碱能神经元,其末梢释放乙酰胆碱,为兴奋性递质,对脊髓前角运动神经元起兴奋作用。生理状态下,多巴胺能神经和乙酰胆碱能神经相互制约,处于动态平衡状态,共同调节机体的运动功能。当中枢神经系统黑质多巴胺能神经元受损变性,引起黑质-纹状体通路中的多巴胺能神经功能减弱,纹状体多巴胺含量显著降低,造成胆碱能神经功能相对亢进,则引起帕金森病。

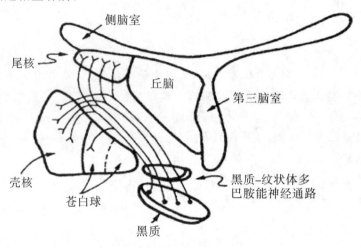

图 13-1 黑质-纹状体多巴胺能神经通路

抗帕金森病药分为中枢拟多巴胺药和中枢抗胆碱药两类。目前药物治疗并不能完全治愈 PD,但合理用药可改善病人的愈后,提高生活质量和延长寿命。

一、中枢拟多巴胺药

(一)多巴胺前体药

左旋多巴

左旋多巴(levodopa,L-dopa),口服吸收后约 95% 以上被外周多巴胺脱羧酶脱羧转化为多巴胺,而多巴胺不易透过血-脑屏障,最终入脑的左旋多巴仅 1% 左右,故显效较慢。若同时给予脱羧酶抑制剂(如卡比多巴),可减少在外周的脱羧,使进入脑组织的左旋多巴量明显增多,以提高疗效,并减轻外周的不良反应。

【作用和临床应用】

1. 治疗帕金森病　进入中枢的左旋多巴在脑内多巴脱羧酶的作用下,转化为多巴胺,直接补充纹状体内多巴胺递质的不足,从而增强多巴胺能神经的功能,缓解帕金森病症状。临床用于治疗各种类型帕金森病。

其作用特点是:①对轻症、年轻和治疗初期的病人疗效好,而对重症、年老体弱的病人疗效差;②显效慢,用药后 2～3 周才能改善症状,1～6 个月才能获得稳定疗效;③用药早期效果好,随着治疗时间的延长,疗效逐渐下降;④服药后,先改善肌强直及运动障碍,后缓解肌震颤,但对后者作用差;⑤对氯丙嗪等抗精神病药引起的帕金森病无效。

2. 治疗肝昏迷　肝功能衰竭时,肝对血液中苯乙胺与酪胺解毒功能降低,致使其在脑内转化生成胺类伪递质而干扰去甲肾上腺素的作用,影响神经系统的正常功能。左旋多巴为多巴胺和去甲肾上腺素的前体物质,用药后通过补充脑内多巴胺与去甲肾上腺素,以恢复神经系统功能,从而使肝昏迷病人意识苏醒,但无改善肝功能作用。

【不良反应和用药护理】　主要与左旋多巴在外周生成多巴胺有关。

1. 胃肠道反应　治疗初期出现厌食、恶心、呕吐等,与 DA 刺激延髓催吐化学感受区有关,多潘立酮可减轻该反应。偶见溃疡、出血或穿孔。

2. 心血管反应　表现有直立性低血压、心律失常,尤其是老年病人易发生,与外周脱羧酶抑制剂合用可减轻。心脏病、心律失常病人禁用。

3. 精神障碍　可见失眠、焦虑、噩梦、幻觉、妄想、躁狂等。

4. 不自主运动和"开-关"现象　长期用药可出现不自主的异常动作,包括面舌抽搐、怪相、摇头及四肢或躯干的摇摆运动,还表现为过度的呼吸运动引起的不规则换气或换气过度。部分病人长期用药出现"开-关"现象(on-off phenomena),即病人突然多动不安(开),而后又出现肌强直、运动不能(关),两种现象可交替出现,妨碍病人日常活动。

(二)脱羧酶抑制药

卡比多巴和苄丝肼

卡比多巴(carbidopa)不易透过血-脑屏障,选择性抑制外周多巴脱羧酶,单独应用无治疗作用,与左旋多巴合用可明显减少左旋多巴在外周的脱羧作用,使进入脑内的左旋多巴增加,提高治疗帕金森病的疗效。同时,配伍用药还可减少左旋多巴的用量,明显减少其外周不良反应。左旋多巴的复方制剂帕金宁(sinemet,左旋多巴与卡比多巴混合比为 10∶1)为治疗帕金森病的首选药。此外,苄丝肼(benserazide)的作用与卡比多巴相似。

(三)多巴胺受体激动药

溴隐亭和培高利特

溴隐亭(bromocriptine)口服吸收迅速,$t_{1/2}$ 为 3~8 小时,主要在肝脏代谢,经胆汁排出。能选择性激动黑质-纹状体通路的 DA 受体,对外周多巴胺受体作用弱。临床主要用于不能耐受左旋多巴治疗或用其他药物疗效不佳的帕金森病病人。

本药能激动结节-漏斗部位 DA 受体,减少催乳素释放,用于产后回乳和催乳素分泌过高引起的闭经及溢乳,也可用于肢端肥大症的治疗。

培高利特(pergolide)疗效与溴隐亭相似,作用强而持久,对左旋多巴无效或不能耐受的 PD 病人,使用培高利特仍可有效。

(四)促多巴胺释放药

金刚烷胺

金刚烷胺(amantadine)治疗帕金森病时,起效快而持续时间短,用药数日即可达最大效应,6~8 周后作用逐渐减弱。而左旋多巴起效慢,维持时间长,两者合用有协同作用。金刚烷胺主要是通过促进帕金森病病人脑中黑质-纹状体内残余多巴胺能神经递质的释放而起作用,同时,也具有抑制多巴胺的再摄取、直接激动多巴胺受体、较弱的中枢抗胆碱作用。对帕金森病病人的肌肉强直、震颤和运动障碍的缓解作用较强,疗效虽不及左旋多巴,但优于中枢抗胆碱药。

二、中枢抗胆碱药

苯海索

苯海索(benzhexol),又名安坦。该药能选择性阻断纹状体内胆碱受体,降低胆碱能神经功能,恢复胆碱能神经与多巴胺能神经的功能平衡,从而改善帕金森病病人的肌震颤及肌肉强直、运动障碍,疗效不及左旋多巴和金刚烷胺。其外周抗胆碱作用较弱,仅为阿托品的$1/10\sim1/3$。

临床主要用于轻症或不能耐受左旋多巴的病人以及抗精神病药引起的帕金森综合征。

第二节 治疗阿尔茨海默病药

阿尔茨海默病(Alzheimer's disease,AD)是一种以进行性认知障碍和记忆损害为主的中枢神经系统退行性病变。其病理学特征是病人脑内存在老年斑、大脑萎缩、脑血管沉淀物、神经纤维缠结及选择性神经元死亡。目前,老年性痴呆症中约有70%为阿尔茨海默病。现有的药物主要是增强中枢胆碱能神经功能,主要包括胆碱酯酶抑制药和M受体激动药等。

一、胆碱酯酶抑制药

他克林

他克林(tacrine)属可逆性胆碱酯酶抑制药,易透过血-脑屏障,除抑制胆碱酯酶外,还可直接激动M、N受体及促进ACh的释放。临床可改善轻度阿尔茨海默病病人的症状。最常见的不良反应为肝毒性,限制其临床应用。

多奈哌齐

多奈哌齐(donepezil)与他克林相比,作用强,选择性高,病人耐受性较好,且无肝毒性。临床用于大多数轻、中度阿尔茨海默病病人的治疗。有恶心、呕吐、腹泻、疲劳和肌肉痉挛等不良反应,连续用药2~3周自行消失。

利斯的明

利斯的明(rivastigmine)对中枢胆碱酯酶的抑制作用明显强于对外周的作用,对轻、中度阿尔茨海默病病人有效。不良反应少且轻微,常见恶心、呕吐、眩晕和腹泻等,服药2~3天后自行消失。

加兰他敏

加兰他敏(galantamine)疗效与他克林相似,但无肝毒性。目前在许多国家被推荐为治疗轻、中度AD的首选药物。有恶心、呕吐、腹泻等胃肠道反应。

石杉碱甲

石杉碱甲(huperzine A)是我国学者从植物千层塔中提取的一种可逆性胆碱酯酶抑制剂。本药可显著地改善 AD 病人的记忆和认知功能，用于各型 AD 的治疗。不良反应有胃肠道反应和头晕、多汗等。

美曲膦酯

美曲膦酯(metrifonate)又名敌百虫。是目前用于阿尔茨海默病治疗的唯一以无活性前药形式存在的胆碱酯酶抑制剂。用于轻、中度 AD。

二、M 受体激动药

占诺美林

占诺美林(xanomeline)是选择性 M_1 受体激动剂，服用本药可明显改善阿尔茨海默病病人的认知功能和行为能力。易引起胃肠道和心血管方面的不良反应，为减轻症状，可选择经皮肤给药。

三、其他类药

治疗阿尔茨海默病的其他药物有 N-甲基-D-天冬氨酸受体拮抗药美金刚、单氨氧化酶 B 抑制药司来吉兰、非甾体抗炎药布洛芬和阿司匹林等、抗氧化剂维生素 E 和褪黑素等、激素及激素调节药雌激素和雷洛昔芬、神经生长因子和神经代谢激活药茴拉西坦、吡硫醇及脑活素等。

【制剂和用法】

左旋多巴　片剂:50mg。口服，抗帕金森病:开始一次 0.1～0.25g，1 日 2～4 次，每隔 2～4 天递增 0.25～0.75g，直至疗效显著而副作用不明显为止。一般有效量为 1 日 2～5g，最大日用量不超过 8g。与外周多巴脱羧酶抑制剂同用，每日 0.6g，最大日用量不超过 2g。治疗肝昏迷:一次 0.5～1g，口服或鼻饲，1 日 2～4 次或 5g 保留灌肠；或一次 0.2～0.6g，加入 5% 葡萄糖注射液 500ml 内，缓慢滴入，清醒后减量至 1 日 0.2g。

复方卡比多巴　片剂:1 号片含卡比多巴 10mg 及左旋多巴 100mg；2 号片含卡比多巴 25mg 及左旋多巴 250mg。开始治疗时以小剂量为妥，1 日 3 次，间隔 2～3 天，增加 1/2～1 片。每日剂量卡比多巴不超过 75mg，左旋多巴不超过 750mg。

溴隐亭　片剂:2.5mg。口服，开始一次 1.25mg，1 日 2 次，在 2～4 周内每日增加 2.5mg，渐增至 1 日 20mg，以找到最佳疗效的最小剂量。

金刚烷胺　片剂或胶囊剂:100mg。口服，一次 100mg，1 日 2 次，早晚各 1 次。极量:一次 400mg。

苯海索　片剂:2mg。口服，抗帕金森病:开始一次 1～2mg，1 日 3 次，逐渐递增，1 日不超过 20mg。抗精神病药引起的帕金森综合征:开始 1 日 1mg，逐渐递增至 1 日 5～10mg，1 日 3 次。

培高利特　片剂:0.05mg，0.25mg，1mg。开始一次 0.05mg，2 日后，每隔 2 日增加 0.1～0.15mg，直至获得理想的疗效为止。平均可达 1 日 2.4mg。

他克林　片剂:10mg。一次 10mg，1 日 3 次，最高量 1 日 160mg，宜每周检查肝功能。

多奈哌齐　片剂:5mg。一次10mg或1日30mg,3~6月为1个疗程。

利斯的明　胶囊剂:1.5mg,3mg,4.5mg。起始剂量一次1.5mg,1日2次,2周后增加剂量,最高量1日12mg。

本章小结

帕金森病和阿尔茨海默病均属中枢神经系统退行性疾病,随着社会人口老龄化,发病率逐渐增高。帕金森病主要是由黑质-纹状体多巴胺能神经功能减弱,胆碱能神经功能相对亢进所引起,治疗帕金森病的药物包括中枢拟多巴胺药和中枢抗胆碱药两大类。前者包括多巴胺前体药(左旋多巴)、脱羧酶抑制药(卡比多巴、苄丝肼)、多巴胺受体激动药(溴隐亭和培高利特)和促多巴胺释放药(金刚烷胺);后者主要是中枢M受体阻断药(苯海索)。阿尔茨海默病主要是脑内存在老年斑、大脑萎缩、脑血管沉淀物等引起的退行性病变。现有治疗阿尔茨海默病的药物主要是增强中枢胆碱能神经功能,包括胆碱酯酶抑制药(他克林和多奈哌齐)和M受体激动药(占诺美林)等。

本章关键词:帕金森病;阿尔茨海默病;发病机制;左旋多巴;苯海索;卡比多巴;作用特点;临床应用;不良反应;用药护理。

课后思考

1.抗精神病药物引起的帕金森综合征可用什么药物治疗?是否可选用左旋多巴?

2.张某,男,76岁。近半年以来,出现从左上肢开始静止性震颤,手呈规律性的"搓丸"动作,逐步波及同侧下肢、对侧肢体、下颌等部位。并出现肌强直、缺乏表情、动作迟缓等症状。诊断:帕金森病。请问:①可选用哪些药物进行治疗?②左旋多巴与卡比多巴配伍用药为什么会提高疗效?③用药护理应注意什么?

(徐茂红)

第十四章

抗精神失常药

案例

胡某,男,36岁。办公室职员,与同事沟通困难,工作压力大。近年来出现打人、骂人,怀疑有人指使自己做事,不能自控,语言不连贯,思维能力差等症状。家人将其送至医院就诊,经全面检查,诊断:精神分裂症。

问题:
1. 该病人可选用哪些药物治疗?
2. 长期应用抗精神分裂症药物会出现哪些不良反应?
3. 用药护理应注意什么?

本章学习目标

1. 掌握氯丙嗪的作用、临床应用、不良反应和用药护理。
2. 熟悉其他抗精神分裂症药、抗躁狂症药和抗抑郁症药的作用特点和临床应用。
3. 了解精神失常的发病机制和药物分类。
4. 树立高度责任感,具备指导病人长期用药和做好用药护理的能力。

精神失常是一类由多种原因引起的思维、情感、行为等出现异常表现的精神活动障碍性疾病,常见的有精神分裂症、躁狂症、抑郁症和焦虑症等。临床将抗精神失常药分为抗精神病药(antipsychotic drugs)或神经安定药(neuroleptics)、抗躁狂症药(antimanic drugs)、抗抑郁症药(antidepressive drugs)和抗焦虑症药(antianxiety drugs)。

中枢神经系统的多巴胺(DA)神经通路主要有4条(见图14-1):① 黑质-纹状体通路;②中脑-边缘系统通路;③中脑-皮质通路;④下丘脑-垂体通路。其中,中脑-皮质通路与中脑-边缘系统通路参与精神、情绪及行为活动调节。中脑-边缘系统通路和中脑-皮质通路的功能亢进,可引起思维和精神活动的失常,精神分裂症病人脑内多巴胺的代谢和 D_2 受体均高于正常人。

抗精神病药阻断中脑-皮质通路和中脑-边缘系统通路的多巴胺受体,呈现抗精神病和安定作用;同时也阻断下丘脑和脑垂体多巴胺通路,导致内分泌紊乱;阻断黑质-纹状体多巴胺通路,导致锥体外系反应。

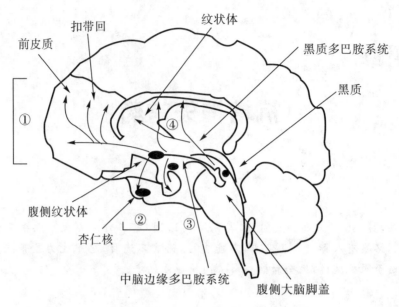

图 14-1 抗精神病药的作用部位

第一节 抗精神病药

精神分裂症表现为思维障碍、妄想、幻觉等症状,以思维、情感、行为与环境之间的不协调,精神活动与现实脱离为特征。精神分裂症分为两型:Ⅰ型以阳性症状(幻觉、妄想)为主;Ⅱ型以阴性症状(情感淡漠,主动性缺乏)为主。抗精神病药主要用于治疗精神分裂症,也可用于治疗躁狂症及对抗其他精神病伴有的兴奋、紧张、妄想、幻觉等症状。根据化学结构的不同,可将抗精神病药分为4类:吩噻嗪类(phenothiazines)、硫杂蒽类(thioxanthenes)、丁酰苯类(butyrophenones)及其他类。

一、吩噻嗪类

氯丙嗪

氯丙嗪(chlorpromazine),又名冬眠灵(wintermine)。

【作用】

1. 对中枢神经系统的作用

(1)神经安定作用 正常人口服治疗量氯丙嗪后,出现安静、活动减少、感情淡漠、迟钝、对周围事物不感兴趣等反应,在安静环境中易诱导入睡,但易觉醒。氯丙嗪的安定作用出现快,但极易产生耐受性。

(2)抗精神病作用 精神分裂症病人使用后能使病人的躁狂、幻觉、妄想等症状逐渐消失,理智恢复,情绪安定,生活自理。Ⅰ型精神病病人用药后,一般需连续用药6周至6个月才能充分显效。其抗精神病作用不会产生耐受性,但对Ⅱ型精神病和抑郁症无效,甚至使之加重。氯丙嗪抗精神病作用主要与阻断中脑-皮质和中脑-边缘系统通路的 D_2 受体有关。

(3)镇吐 氯丙嗪有强大的镇吐作用,小剂量直接抑制延脑的催吐化学感受区(CTZ),

产生中枢性镇吐作用;大剂量直接抑制呕吐中枢。氯丙嗪可明显对抗 D_2 受体激动药去水吗啡引起的呕吐反应,但对晕动病(晕车、晕船)引起的呕吐无效。

(4)对体温调节的影响　通过抑制下丘脑的体温调节中枢,从而抑制机体的体温调节作用,使体温随环境温度的变化而升降。氯丙嗪和其他中枢抑制药(如哌替啶、异丙嗪)组成"冬眠合剂",并配合物理降温,能使发热者的体温降低至34℃甚至更低;但在高温环境中,则可使体温升高。

(5)加强中枢抑制药的作用　氯丙嗪与麻醉药、镇静催眠药、镇痛药和解热镇痛药均有协同作用,因此,在与上述药物合用时,应减少后者的用量,避免加深对中枢神经系统的抑制。

2.对自主神经系统的作用

(1)阻断α受体作用　氯丙嗪能阻断α受体,可使肾上腺素的升压作用翻转;能抑制血管运动中枢或直接舒张血管平滑肌,使血管扩张、外周阻力降低而产生直立性低血压。

(2)阻断M受体作用　大剂量氯丙嗪阻断M受体,出现口干、心悸、视物模糊、尿潴留及便秘等副作用。

3.对内分泌系统的作用　氯丙嗪能阻断下丘脑垂体通路的 D_2 受体,使垂体内分泌的调节受到抑制。减少催乳素抑制因子的释放,使催乳素分泌增加,出现乳房肿大及泌乳,故乳腺癌病人禁用;抑制促性腺激素的分泌,减少促性腺激素的释放,引起排卵迟缓等。此外,氯丙嗪还能抑制促肾上腺皮质激素和生长激素的分泌,使生长发育迟缓。

【临床应用】

1.精神分裂症　主要用于精神分裂症的治疗,对急性病人疗效良好,特别是对以幻觉、妄想等阳性症状为主的Ⅰ型精神分裂症,能显著缓解症状。服药数周后,可减轻或解除幻觉与妄想症状,使病人的情感、思维及行为趋于一致,生活自理,但不能根治,需长期服药控制症状。对慢性精神分裂症,特别是对以阴性症状为主的Ⅱ型精神分裂症效果较差。

2.躁狂症　可用于治疗躁狂症及对抗其他精神疾病伴有的兴奋、紧张、妄想、幻觉等症状。

3.呕吐和顽固性呃逆　可治疗多种疾病(如癌症、放射病等)及药物所引起的呕吐,但对晕动症引起的呕吐无效。氯丙嗪还可制止顽固性呃逆。

4.低温麻醉及人工冬眠　配合物理降温(如冰浴等),用于低温麻醉。常与其他中枢抑制药合用(如哌替啶、异丙嗪)组成"冬眠合剂",使病人深睡,此时体温、代谢及组织耗氧量均降低,进入人工冬眠状态,用于严重感染、高热惊厥及甲状腺危象等病症的辅助治疗。

【不良反应】

1.一般不良反应　常见不良反应有嗜睡、困倦、乏力等中枢抑制作用及视物模糊、口干、鼻塞、心悸、便秘及尿潴留等。少数病人注射给药时可出现直立性低血压,因此注射后应卧床1~2小时。

2.锥体外系反应　该反应是长期大量使用氯丙嗪治疗精神分裂症时最常见的副作用。主要有:

①帕金森综合征(parkinsonism):表现为表情呆板、动作迟缓、肌肉震颤、肌张力增高,多见于老年病人。②急性肌张力障碍(acute dystonia):青少年多见,表现为口舌、面、颈部大幅度怪异动作。③静坐不能(akathisia):中、青年多见,表现为坐立不安、反复徘徊。其发生率

与药物的剂量、疗程及个体因素有关,减少药量、停药或使用抗胆碱药可缓解症状。④迟发性运动障碍(tardive dyskinesia):是一种少见的锥体外系症状,表现为不自主的呆板运动及四肢舞蹈动作,可出现口-舌-颜面的不随意运动。老人和女性易发生,停药后长期不消失。造成迟发性运动障碍的原因可能与DA受体长期被阻断,使DA受体的敏感性升高或数量增多有关。用抗多巴胺药可使症状缓解。

3. 过敏反应　常见皮疹、接触性皮炎。少数病人可致肝损害或急性粒细胞缺乏,一旦出现,应立即停药。

4. 内分泌系统反应　长期用药可致乳房肿大及泌乳、排卵延迟、闭经及生长迟缓等症状。

其他吩噻嗪类抗精神病药物的主要作用特点见表14-1。

表14-1　吩噻嗪类抗精神病药物作用比较

药物	作用			
	抗精神病强度	镇静作用	降压作用	锥体外系反应
氯丙嗪 (chlorpromazine)	1	+++	+++(肌内注射)++(口服)	++
奋乃静 (perphenazine)	10	++	++	+++
氟奋乃静 (fluphenazine)	50	+	++	+++
三氟拉嗪 (trifluoperazine)	13	+	+	+++
硫利达嗪 (thioridazine)	1	+++	+++	+

+++强；　++次强；　+弱

二、丁酰苯类、硫杂蒽类及其他类

临床常用丁酰苯类、硫杂蒽类及其他类药物的作用特点、临床应用、不良反应和用药护理见表14-2。

表14-2　常用丁酰苯类、硫杂蒽类及其他类药物的作用特点和临床应用

药物	作用	临床应用	不良反应和用药护理
氟哌啶醇 (haloperidol)	作用与氯丙嗪相似,但镇静作用弱。	用于精神病,焦虑性神经官能症等。	锥体外系反应多见;曾有致畸报道,孕妇禁用。
氯普噻吨 (chlorprothixene)	作用与氯丙嗪相似,但镇静作用比氯丙嗪强。	用于精神病,神经官能症。	锥体外系反应少见;可引起体位性低血压;大剂量可引起癫痫大发作。
氟哌噻吨 (flupentixol)	抗精神病作用比氯普噻吨强4~8倍,而镇静作用较弱。	用于急、慢性精神病,各种原因引起的抑郁或焦虑症状等。	锥体外系反应多见;严重肝肾损害、心脏病、妊娠前3个月内禁用。
五氟利多 (penfluridol)	作用与吩噻嗪类相似,有强大的抗精神病、镇吐、阻断α受体作用。	可用于精神分裂症各型及各病程。	锥体外系反应多见;孕妇慎用。

续表

舒必利 (sulpiride)	抗木僵、退缩、幻觉、妄想及精神错乱作用较强。	用于治疗呕吐、精神分裂症及慢性退缩和幻觉妄想病、官能性抑郁、酒精中毒性精神病等。	不良反应较多,有心脏损害、内分泌紊乱、锥体外系症状、过敏反应等。孕妇慎用,幼儿禁用。
氯氮平 (clozapine)	阻断边缘系统 D_2 受体和 $5-HT_2$ 受体,对精神分裂症的阳性和阴性症状有良好疗效。	用于难治性精神分裂症。	不良反应有头痛、头晕、中枢抑制、恶心呕吐、视力模糊、血压增高等。青光眼、前列腺增生、心血管病者慎用。
利培酮 (risperidone)	选择性阻断中枢 $5-HT_2$ 受体和 D_2 受体,可全面解除精神分裂症的阳性和阴性症状。	用于精神分裂症,特别是对阳性及阴性症状及其伴发的情感症状(如焦虑、抑郁等)疗效较好。	锥体外系反应少见;孕妇及哺乳期妇女不宜使用;避免驾车及机械操作。

第二节 抗抑郁症药

抑郁症是情感障碍类精神病的一种,是中枢神经递质 NA 和 5-HT 不足所引起的症状,主要为情感异常和行为异常,表现出对周围事物不感兴趣、言语减少、运动迟缓等,并有自责、悲观甚至企图自杀等症状。女性的发病率高于男性。

抗抑郁症药(antidepressant drugs)主要用于治疗病人的情绪低落、消极等症状,用药后70%左右抑郁病人病情明显改善,维持治疗可减少复发。临床常用抗抑郁症药为三环类抗抑郁药、NA 再摄取抑制药、5-HT 再摄取抑制药等,其中三环类抗抑郁药最常用。

一、三环类抗抑郁症药

三环类抗抑郁药(tricyclic antidepressants)是临床最常用的抗抑郁药,以丙咪嗪和阿米替林为代表。

丙咪嗪

【作用】 通过抑制突触前膜对 NA、5-HT 的再摄取,使突触间隙 NA、5-HT 的浓度增高,增加突触的传递功能而发挥抗抑郁症作用。

1.对中枢神经系统作用 抑郁症病人连续用药后,情绪显著提高,精神振奋。但起效慢,连用 2~3 周后才出现显著疗效,故不宜用于急性期病人的治疗。

2.对自主神经系统作用 治疗量有明显的抗胆碱作用,能阻断 M 受体,引起阿托品样副作用。

3.对心血管系统作用 治疗量可降低血压,反射性地引起心率加快,易发生心律失常,可能与抑制 NA 的再摄取有关。

【临床应用】 主要用于各种原因引起的抑郁症。对内源性、反应性及更年期抑郁症疗效好,对精神分裂症的抑郁症疗效较差。也可用于治疗酒精依赖症、慢性疼痛、遗尿症等。

【不良反应和用药护理】

1.阿托品样作用 常见口干、便秘、视力模糊、尿潴留及眼压升高等。前列腺肥大及青光眼病人禁用,癫痫病人忌用,孕妇忌用,以防致畸。

2. 中枢神经系统　主要表现为嗜睡、乏力及肌肉震颤等。有些病人用量过大可转为躁狂、兴奋状态。

3. 过敏反应　极少数病人可出现皮疹、粒细胞减少及黄疸等。

二、NA 和 5-HT 再摄取抑制药

临床常用的 NA 再摄取抑制药和 5-HT 再摄取抑制药的作用、临床应用、不良反应和用药护理见表 14-3。

表 14-3　临床常用的 NA 和 5-HT 再摄取抑制药作用特点和临床应用

药物	作用	临床应用	不良反应和用药护理
阿米替林 (amitriptyline)	作用与丙咪嗪相似,对 5-HT 再摄取的抑制作用明显强于对 NA 再摄取的抑制,增加突触间隙中 5-HT 的含量。	用于情感障碍性抑郁症、更年期抑郁症、神经性抑郁症等的治疗。	不良反应主要有头晕、口干、便秘、视力模糊、排尿困难、心动过速、低血压等。青光眼、尿潴留、前列腺肥大者禁用。
地昔帕明 (desipramine)	为丙咪嗪代谢产物,抗抑郁作用比丙咪嗪快而强。	用于各种抑郁症的治疗。	副作用少,老年抑郁症病人宜减量。
氟西汀 (fluoxetine)	为选择性 5-HT 再摄取抑制药(SSRIs),拮抗突触前膜对 5-HT 的再摄取。	用于治疗各种抑郁症。	常见胃肠道反应,肝肾功能不良者慎用。
帕罗西汀 (paroxetine)	属于 SSRIs,为强效 5-HT 再摄取抑制药,能增强脑内浓度而发挥治疗抑郁症的作用。	用于治疗各种抑郁症,可明显改善抑郁、精神运动迟缓等症状。	常见胃肠道反应,肝肾功能不良者慎用。
马普替林 (maprotiline)	四环类抗抑郁症药,主要抑制外周和中枢对 NA 的再摄取。	为广谱抗抑郁药。对各种抑郁症均有效,尤其适用于迟缓性抑郁症。	不良反应较轻,常见阿托品样副作用,如口干、便秘、视力模糊、眼压升高等。
阿莫沙平 (amoxapine)	能选择性抑制 NA 再摄取。	用于各种抑郁症。	不良反应较轻,常见胃肠道反应。

第三节　抗躁狂症药

躁狂症表现为情感活动高涨、兴奋多言、多动作,直至发生狂躁行为。抗躁狂症药(antimanic drugs)主要是碳酸锂,中枢抑制药如氯丙嗪、氟哌丁醇、苯二氮䓬类等,均有一定的抗躁狂作用。

碳酸锂

碳酸锂(lithium carbonate)是治疗躁狂症的代表药。

【作用】　通过影响 5-HT 的摄取、合成、代谢和释放,使脑内 5-HT 功能增强,发挥抗躁狂和稳定情绪作用。对躁狂、抑郁有双相调节作用。治疗量的碳酸锂对正常活动无影响,但对躁狂症发作者有明显的治疗效果,可使言语行为恢复正常,对精神分裂症的躁狂症状也有较好的疗效。

【临床应用】　主要用于治疗躁狂症及伴有躁狂症状的精神分裂症。与抗精神病药合用可产生协同作用,可减少抗精神病药的剂量,同时抗精神病药还能缓解锂盐所致的恶心、呕

吐等副作用。

【不良反应和用药护理】 锂盐不良反应较多,安全范围小,有效浓度约为0.8～1.5mmol/L,如超过2.0mmol/L可出现中毒症状,常见恶心、呕吐、腹泻、疲乏、肌肉无力、肢体震颤等;严重反应有精神紊乱、反射亢进、惊厥甚至昏迷或死亡,无特殊解救药;部分病人引起甲状腺肿大,停药可恢复。有条件时应测定血锂浓度。老年人锂盐排泄慢,易产生蓄积中毒,注意调整剂量。心、肾病病人,电解质紊乱者忌用。

【制剂和用法】

氯丙嗪　片剂:12.5mg,25mg,50mg。口服,一次12.5～25mg,1日3次。注射剂:25mg/1ml,50mg/2ml。肌内注射,一次25～50mg。治疗精神病宜从小剂量开始,轻症300mg/d,重症600～800mg/d,好转后逐渐减用维持量(50～100mg/d)。拒服药者一次50～100mg,加于25%葡萄糖注射液20ml,缓慢静脉注射。

奋乃静　片剂:2mg,4mg。口服,用于呕吐和焦虑,一次2～4mg,1日2～3次。用于精神病,开始1日6～12mg,逐渐增量至1日30～60mg。注射剂:5mg/2ml,5mg/1ml。肌内注射,用于精神病,一次5mg～10mg,每6小时1次或酌情调整。用于呕吐,一次5mg。

氟奋乃静　片剂:2mg,5mg。口服,成人常用剂量一次2mg,1日2～3次。

三氟拉嗪　片剂:1mg,5mg。口服,一次5～10mg,1日2～3次。

氯普噻吨　片剂:25mg,50mg。口服,一次25～75mg,1日2～3次。注射剂:30mg/1ml。肌内注射,1日90～150mg,分次给予。

氯哌噻吨　片剂:10mg。口服,开始剂量1日10mg,1日1次,以后可增至1日80mg,分2～3次服。注射剂:50mg/1ml。深部肌内注射,一次50～100mg,每72小时1次,累计总量不超过400mg。

氟哌啶醇　片剂:2mg,4mg。口服,一次2～10mg,1日3次。注射剂:5mg/1ml。肌内注射,一次5mg。

氟哌噻吨　片剂:3mg,5mg。口服,初始一次5mg,1日1次,以后酌情逐渐增加剂量,必要时可增至1日40mg。维持剂量5～20mg,1日1次。

五氟利多　片剂:5mg,0mg。口服,一次10～40mg,1周1次。

舒必利　片剂:100mg。开始1日300～600mg,可缓慢增至600～1200mg。注射剂:50mg/2ml,100mg/2ml。肌内注射,1日200～600mg,分2次注射。静脉滴注,1日300～600mg,稀释后缓慢滴注,时间不低于4小时。

氯氮平　片剂:25mg,50mg。口服,初始一次25mg,1日1～2次,以后每日增加25～50mg。

利培酮　片剂:1mg,2mg,3mg,4mg。口服,初始一次0.5～1mg,1日2次,以后逐渐增加剂量为1日4～8mg。

丙咪嗪　片剂:12.5mg,25mg,50mg。口服,一次25～50mg,1日3次,逐渐增至一次200～300mg。维持剂量1日75～150mg。

阿米替林　片剂:10mg,25mg。口服,一次25mg,1日2～4次,逐渐增至每日150～300mg。维持剂量1日55～150mg。

地昔帕明　片剂:25mg,50mg。口服,开始一次25mg,1日3次,逐渐增至一次50mg,

1日3次。维持剂量1日100mg。

氟西汀 胶囊剂：10mg，20mg。治疗抑郁症，口服，一次20mg，1日1次，一般4周后才能显效。若症状未能控制，可考虑增加剂量，每日40mg，最大推荐每日剂量为80mg。维持治疗可以每日服用20mg。治疗强迫症，初始剂量为每日早晨口服20mg，维持治疗可以每日服用20～60mg。

帕罗西汀 片剂：20mg，30mg。口服，一次20mg，1日1次。早餐时顿服。连续用药3周。以后根据临床反应增减剂量，每次增减10mg，间隔不得少于1周。最大推荐剂量为每日50mg（治疗强迫症可用60mg）。老年人或肝、肾功能不全者可从每日10mg开始服用，最大日用量不超过40mg。

马普替林 片剂：10mg，25mg，50mg。口服，开始1日75mg，分2～3次服，以后根据需要每日增加25mg。有效剂量一般为每日150mg，分2～3次口服。

阿莫沙平 片剂：50mg，100mg，150mg。口服，初始一次50mg，1日3次，以后逐渐增加剂量为一次100mg，每日3次。严重病人每日剂量可达600mg。每日剂量在300mg以下者，通常在晚上一次口服药物。每日剂量在300mg以上者，采用分次服用。

碳酸锂 片剂：0.125g，0.25g，0.5g。口服，成人，口服从小剂量开始，一次0.125～0.5g，1日3次，可逐渐增加到每日0.25～0.5g。症状控制后维持量一般不超过每日1g，分3～4次口服。预防复发时，需持续用药2～3年。

本章小结

抗精神失常药分为抗精神病药、抗躁狂症药、抗抑郁症药和抗焦虑症药。

抗精神病药分为吩噻嗪类、丁酰苯类、硫杂蒽类和其他类。吩噻嗪类以氯丙嗪为代表，具有有镇静、安定、抗精神病、镇吐、抑制体温调节、影响自主神经系统和内分泌系统的功能等作用。其抗精神分裂症作用与阻断中脑-边缘系统和中脑-皮质通路的 D_2 受体有关。临床主要用于抗精神分裂症、躁狂症、呕吐、顽固呃逆、人工冬眠和低温麻醉等。不良反应有锥体外系反应、中枢抑制、M 和 α 受体阻断症状等。

抗躁狂药主要以碳酸锂为代表药。抗抑郁症药分为三环类抗抑郁药、NA 再摄取抑制药、5-HT 再摄取抑制药等，其中三环类抗抑郁药最常用。

本章关键词：氯丙嗪；丙米嗪；碳酸锂；作用；临床应用；不良反应；用药护理。

课后思考

1. 氯丙嗪的药理作用与临床应用有哪些？长期服用可产生哪些不良反应？

2. 马某，女，28岁。机关工作人员，近2个月来体重减轻约5kg，常被工作中的无助和不能胜任工作的感觉折磨。睡眠较差，食欲减退，注意力不集中，并有内疚感。近日出现自杀念头，感到恐惧，到医院就诊。经检查后诊断：抑郁症。请问：①抗抑郁症药分为哪几类？②可选择哪些药物给予马某治疗？③用药护理应注意什么？

(操电群)

第十五章

镇痛药

案例

孙某,男,18岁。在从大楼火灾逃生中,全身大面积Ⅰ度和Ⅱ度烧伤,到达急诊室时剧烈疼痛,医生给予静脉注射吗啡治疗至疼痛减轻。

问题:
1. 为什么选用吗啡给病人治疗?
2. 使用时用药护理应注意什么?

本章学习目标

1. 掌握吗啡、哌替啶的药理作用、临床应用、不良反应和用药护理。
2. 熟悉芬太尼、曲马多、美沙酮、喷他佐辛、纳洛酮的作用与应用,熟悉吗啡中毒症状和解救措施。
3. 了解其他镇痛药的作用与应用。
4. 培养高度社会责任感,具有宣教毒品的危害、教育人们远离毒品的能力。

镇痛药(analgesics)是一类作用于中枢神经系统,主要通过激动阿片受体,在不影响意识及其他感觉的情况下选择性地消除或缓解疼痛的药物。同时还可减轻因疼痛所致的恐惧、紧张、焦虑和不安的情绪反应。因本类镇痛药有明显的呼吸抑制和依赖性,又称为麻醉性镇痛药(narcotic analgesics),需严格控制使用。镇痛药可分为三类:①阿片生物碱类药;②人工合成镇痛药;③其他镇痛药。

第一节 阿片生物碱类药

阿片(opium)为罂粟科植物罂粟未成熟蒴果浆汁的干燥物。公元16世纪被广泛用于镇痛、止咳、止泻等。

吗啡

【作用】

1. 中枢神经系统

(1) 镇痛和镇静　吗啡有强大的镇痛作用,对各种疼痛均有效,对持续性慢性钝痛的作用强于间断性锐痛,不影响意识和其他感觉。皮下注射 5~10mg,能明显减轻和消除疼痛,作用持续 4~6 小时。亦具有明显的镇静作用,可消除由疼痛所引起的焦虑、紧张、恐惧等情绪反应,并可产生欣快感(euphoria),有飘飘欲仙的感觉,使疼痛更易于耐受。欣快感是造成病人强迫性用药形成依赖性的主要原因。

机体内存在着由脑啡肽能神经元、阿片肽和阿片受体共同组成的抗痛系统。当机体受到疼痛刺激时,痛觉神经末梢释放 P 物质(substance P,SP),作用于相应受体,使痛觉冲动向中枢传入。内源性阿片肽由特定的神经元释放后,激动感觉神经末梢上的阿片受体,抑制痛觉神经末梢 SP 释放,从而减弱或阻滞痛觉传递,产生镇痛作用。吗啡激动阿片受体,抑制 SP 释放,发挥强大的镇痛作用(图 15-1)。

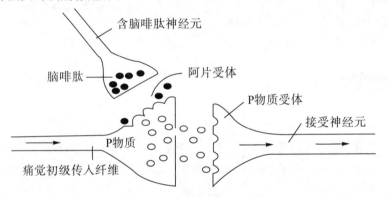

图 15-1　吗啡镇痛作用机制

(2) 抑制呼吸　治疗量的吗啡可明显降低呼吸中枢对 CO_2 的敏感性,抑制呼吸中枢,使呼吸频率减慢,潮气量降低,肺通气量减少。急性中毒时呼吸频率可减慢至 3~4 次/分钟,严重者可因缺氧、呼吸骤停而死亡。呼吸抑制是吗啡急性中毒致死的主要原因。

(3) 镇咳　直接抑制咳嗽中枢,使咳嗽反射减弱或消失,可产生强大的镇咳作用。因易产生依赖性,临床常用可待因替代。

(4) 其他作用　吗啡具有缩瞳作用,与兴奋动眼神经有关,中毒时瞳孔呈针尖样,是判断吗啡中毒的重要体征。还可引起恶心和呕吐,此作用与兴奋延髓催吐化学感受区有关。

2. 心血管系统

吗啡可扩张血管,引起直立性低血压。吗啡对呼吸的抑制作用致 CO_2 积聚,可使脑血管扩张,颅内压增高。

3. 平滑肌

(1) 胃肠平滑肌　治疗剂量的吗啡兴奋胃肠平滑肌,使胃窦张力增加,减慢胃排空速度;增加小肠和结肠的张力,使推进性蠕动减弱;抑制胆汁、胰液和肠液分泌,引起便秘(与抑制中枢、减轻便意有关)。

(2) 胆道平滑肌　吗啡还能兴奋胆道奥狄括约肌,使胆道和胆囊内压增加,诱发或加重胆绞痛,所以胆绞痛时应与阿托品合用。

(3)其他平滑肌 治疗量吗啡能提高膀胱括约肌张力,导致尿潴留;也可对抗催产素的作用而延长产程;大剂量吗啡还可收缩支气管,诱发或加重哮喘。

【临床应用】

1. 各种锐痛 吗啡对各种疼痛均有效,但临床仅用于其他镇痛药无效的剧痛,如严重创伤、烧伤和晚期恶性肿瘤疼痛等;心肌梗死引起的剧痛,血压正常者也可用吗啡止痛;对胆绞痛和肾绞痛需加用解痉药如阿托品等;对神经压迫性疼痛疗效较差。

2. 心源性哮喘 心源性哮喘是因左心衰竭,引起突发性的急性肺水肿而导致的呼吸困难、气促和窒息感。临床常需进行综合性治疗(包括强心、利尿、扩张血管等)。静脉注射吗啡也是治疗的主要措施,这是因为:①吗啡具有镇静作用,可迅速缓解病人的紧张、恐惧和窒息感;②抑制呼吸中枢对CO_2的敏感性,使呼吸由浅快变得深慢;③扩张外周血管,降低外周阻力,减少回心血量,有利于缓解左心衰竭和消除肺水肿。但伴有休克、昏迷、严重肺部疾患或痰液过多者应禁用。

【不良反应和用药护理】

1. 一般反应 治疗量可引起恶心、呕吐、呼吸抑制、嗜睡、眩晕、便秘、排尿困难等不良反应。

2. 耐受性及依赖性 长期反复应用阿片类药物易引起耐受性和药物依赖性。此时需增加剂量才能获得原来的镇痛效应。产生依赖性者一旦停药则可出现戒断症状,表现为兴奋、失眠、肌肉震颤、流泪、流涕、出汗、呕吐、腹泻,甚至虚脱、意识丧失等。因此,用于急性剧痛时一般不宜超过1周。

3. 急性中毒 剂量过大可引起中毒,表现为昏迷、针尖样瞳孔(严重缺氧时则瞳孔散大)、呼吸高度抑制、血压降低,甚至休克。呼吸麻痹是中毒致死的主要原因,中毒时需用吗啡拮抗药、人工呼吸、给氧等抢救。吗啡拮抗药纳洛酮对缓解呼吸抑制有显著效果,是最常用的抢救药物。

4. 禁忌证 吗啡能通过胎盘进入胎儿体内,并能对抗催产素对子宫的兴奋作用而延长产程,禁用于分娩止痛;可经乳汁分泌,抑制新生儿呼吸,禁用于哺乳期妇女止痛;因可抑制呼吸及收缩支气管,支气管哮喘及肺心病病人禁用;因可导致颅内压增高,颅脑损伤的病人禁用;肝功能严重减退病人禁用。

可待因

可待因(codeine),又名甲基吗啡。镇痛作用仅为吗啡的1/10,作用持续时间与吗啡相似;镇咳作用是吗啡的1/4;镇静作用不明显,欣快感及依赖性弱于吗啡。临床用于中等程度疼痛,或作为中枢性镇咳药用于干咳。

在一般剂量时,呼吸抑制作用较轻,无明显的便秘、尿潴留及体位性低血压等不良反应。

第二节 人工合成镇痛药

哌替啶

哌替啶(pethidine),又名杜冷丁(dolantin),于1937年在人工合成阿托品样类似物时被发现。

【作用】 作用与吗啡基本相同,有镇痛、镇静、欣快、呼吸抑制和扩张血管作用。镇痛作用弱于吗啡,其效价强度为吗啡的1/10~1/7,100mg本药与10mg吗啡的作用强度基本相似。哌替啶可以提高平滑肌和括约肌张力,但因作用时间短,较少引起便秘和尿潴留;有较弱的兴奋子宫平滑肌作用,但对妊娠末期子宫正常收缩无影响,也不对抗缩宫素的作用,故不影响产程;中枢性镇咳作用不明显。

【临床应用】

1. 镇痛　可取代吗啡用于创伤、烧伤、术后及晚期癌症等各种剧痛。用于内脏绞痛须与阿托品合用。新生儿对哌替啶的呼吸抑制作用非常敏感,临产前2~4小时不宜使用。

2. 心源性哮喘　哌替啶可用于治疗心源性哮喘,效果良好,其机制同吗啡相似。

3. 麻醉前给药　麻醉前给予哌替啶,可消除病人术前紧张、恐惧情绪,减少麻醉药用量及缩短诱导期。

4. 人工冬眠　本药与氯丙嗪、异丙嗪合用组成冬眠合剂,用于人工冬眠疗法。但老年人、婴幼儿及呼吸功能不全者在使用冬眠合剂时不宜加用哌替啶,以免加重呼吸抑制。

【不良反应和用药护理】 治疗量可引起眩晕、恶心、呕吐、口干、心悸、直立性低血压,但很少引起便秘和尿潴留。偶可致中枢兴奋,如震颤、肌肉痉挛和惊厥。长期反复应用也会产生耐受性和依赖性,过量可明显抑制呼吸。支气管哮喘和颅脑外伤病人禁用。

美沙酮

美沙酮(methadone),又名美散痛。

【作用和临床应用】 镇痛作用强度与吗啡相当,持续时间较长,镇静作用较弱。抑制呼吸、缩瞳、引起便秘等作用较吗啡弱。但该药的欣快作用不如吗啡,依赖性产生也较慢,程度较轻。

临床用于创伤、手术、晚期癌症等引起的剧痛,也可用于吗啡和海洛因等成瘾的脱毒治疗。

【不良反应和用药护理】 可致恶心、呕吐、便秘、口干、头晕和抑郁等。长期应用可致多汗、淋巴细胞增多、血浆白蛋白和糖蛋白及催乳素增高。有抑制呼吸和延长产程作用,呼吸功能不全者、婴幼儿及临产妇禁用。

芬太尼

芬太尼(fentanyl)为人工合成的短效、强效镇痛药。

【作用和临床应用】 其镇痛效力为吗啡的100倍。静脉注射后1~2分钟显效,维持30分钟。肌内注射后约7分钟起效,维持1~2小时。呼吸抑制作用和依赖性均较吗啡弱。

临床主要用于各种急性剧痛。作为麻醉辅助用药与全身麻醉药或局部麻醉药合用,可减少麻醉药用量。与氟哌利多配伍用于"神经安定镇痛术",用于某些小手术或医疗检查。

【不良反应和用药护理】 常见眩晕、恶心、呕吐、胆道括约肌痉挛。大剂量可致肌肉强直。静脉注射过快可出现呼吸抑制。反复使用可产生依赖性,但戒断症状较轻。支气管哮喘、重症肌无力、脑外伤或脑肿瘤病人及2岁以下小儿禁用。

喷他佐辛

喷他佐辛(pentazocine),又名镇痛新,为阿片受体的部分激动药。

【作用和临床应用】 为κ受体和σ受体的激动剂,是μ受体的部分激动剂。小剂量、单独应用时可激动阿片受体产生镇痛作用;剂量加大或与阿片受体激动药合用时,又呈现阻断阿片受体作用。镇痛效力为吗啡的1/3,呼吸抑制作用为吗啡的1/2,依赖性极小,在药品管理上已被列入非麻醉药品。对心血管作用与吗啡不同,可引起血压升高和心率加快,增加心脏负荷,因此,不用于心肌梗死病人。

临床主要用于各种慢性剧痛及术后疼痛。

【不良反应和用药护理】 常见有镇静、嗜睡、眩晕、出汗、头痛等,大剂量(60~90mg)可致烦躁、焦虑、幻觉等精神症状,并可致血压升高、心率增快、思维障碍等。局部反复注射可使局部组织产生无菌性脓肿、溃疡和瘢痕形成,因此,注射时应经常更换注射部位。与吗啡合用,可加重吗啡的戒断症状。

布托啡诺

布托啡诺(butorphanol),又名环丁羟吗喃,为阿片受体的部分激动药。

【作用和临床应用】 作用与喷他佐辛相似,主要激动κ受体,对μ受体有较弱的拮抗作用。其镇痛效力为吗啡的3.5~7倍,对平滑肌的兴奋作用较弱。

临床主要用于中度至重度的疼痛,如术后、外伤、癌痛、肾或胆绞痛等。也可用于麻醉前用药。

【不良反应和用药护理】 主要为嗜睡、头晕、恶心、呕吐、出汗等。较少见头痛、眩晕、漂浮感和精神错乱。偶见幻觉、异常梦境、心悸、皮疹等。

二氢埃托啡

二氢埃托啡(dihydroetorphine)是我国首先研制出的麻醉性强效镇痛药,为阿片受体激动药。

【作用和临床应用】 其镇痛作用是吗啡的500~1000倍。镇痛作用短暂。

用于哌替啶、吗啡等无效的慢性顽固性疼痛和晚期癌症疼痛,也可用于诱导麻醉、复合麻醉及内镜检查术前用药。

【不良反应和用药护理】 小剂量间断用药不易产生耐受性,大剂量持续用药则易出现耐受,也可产生依赖性。过量中毒症状为呼吸抑制、瞳孔缩小、甚至昏迷等。呼吸抑制为主要致死原因。

第三节 其他镇痛药

罗通定

罗通定(rotundine),又名延胡索乙素(tetrahydropalmatine),为罂粟科草本植物玄胡(元胡)的有效成分。

【作用和临床应用】 具有镇静、安定、镇痛和中枢性肌肉松弛作用。其作用机制与阿片受体无关,也没有明显的依赖性。可阻断脑内多巴胺受体,也可增加与痛觉有关的特定脑区内脑啡肽神经元和内啡肽神经元的mRNA表达,促进脑啡肽和内啡肽的释放,由此产生明显的镇静、催眠、安定和镇痛作用。一次口服60~100mg,10~30分钟出现镇痛作用,可维持作用2~5小时。

主要用于治疗各种钝痛、痛经等,并可用于分娩止痛(对产程及胎儿均无不良影响),镇痛作用较解热镇痛药强。对创伤、手术及晚期恶性肿瘤疼痛的疗效较差。

【不良反应和用药护理】 用于镇痛时可出现嗜睡、眩晕、乏力、恶心等症状。

布桂嗪

布桂嗪(bucinnazine),又名强痛定(fortanodyn)。

【作用和临床应用】 布桂嗪为速效镇痛药,镇痛强度为吗啡的1/3。口服或皮下注射10~20分钟起效,作用持续3~6小时。对皮肤黏膜和运动器官的疼痛有明显抑制作用,对内脏器官绞痛效果差。

临床用于三叉神经痛、偏头痛、关节痛、外伤性疼痛、炎症性疼痛和癌症引起的疼痛等。

【不良反应和用药护理】 不良反应有恶心、头晕、嗜睡等,停药后可自行消失。久用可产生耐受性和依赖性。

曲马多

曲马多(tramadol),为非阿片类中枢镇痛药。

【作用和临床应用】 与阿片受体有很弱的亲和力,并通过影响去甲肾上腺素和5-HT等神经递质,抑制痛觉传递而产生镇痛作用。镇痛强度与喷他佐辛相当,强度为吗啡的1/10~1/8。对呼吸抑制弱,无明显扩张血管和降压作用,依赖性小。口服、注射吸收均好,镇痛功效相同。

临床主要用于中度、重度急慢性疼痛及外科手术,不宜用于轻度疼痛。也可用于术后疼痛、创伤痛、晚期肿瘤、关节痛、神经痛及分娩痛等。

【不良反应和用药护理】 不良反应有多汗、头晕、恶心、呕吐等。剂量过大可抑制呼吸。静脉注射过快可致心悸、出汗等。长期应用可产生依赖性。禁与酒精、巴比妥类镇静催眠药、其他镇痛药合用,亦禁用于中枢抑制药急性中毒病人。

第四节 阿片受体阻断药

纳洛酮和纳曲酮

纳洛酮(naloxone)和纳曲酮(naltrexone)两药与吗啡具有相似的化学结构,但属于阿片受体完全阻断药。

【作用和临床应用】 两药与阿片受体具有亲和力,而无内在活性,对阿片受体产生竞争性阻断作用。肌内注射或静脉注射给药后,能迅速解除吗啡中毒病人的呼吸抑制、颅内高压和血压下降等症状,并使昏迷病人意识清醒。

临床主要用于阿片类药物中毒、酒精类急性中毒和镇静催眠药中毒的解救;阿片类和其他麻醉性镇痛药依赖性的诊断。试用于一氧化碳中毒、脑卒中及各种原因引起的休克。

【不良反应和用药护理】 不良反应较少,病人可出现口干、恶心、呕吐、厌食、困倦等。大剂量偶致烦躁不安。个别可诱发心律失常、肺水肿,甚至心肌梗死。高血压和心功能不全病人慎用。

【制剂和用法】

吗啡　片剂:5mg,10mg。一次5~15mg,1日3~4次。注射剂:5mg/0.5ml,10mg/

1ml。皮内注射,一次5～15mg,1日15～40mg;静脉注射,5～10mg。

哌替啶 片剂:25mg,50mg。一次50～100mg,1日200～400mg。注射剂:50mg/1ml,100mg/2ml。皮下注射或肌内注射,一次25～100mg,1日100～400mg;静脉注射,成人,每次不超过0.3mg。

美沙酮 片剂:2.5mg,7.5mg,10mg。成人,一次2.5～5mg,1日2～3次。儿童每日0.7mg/kg,分4～6次服。注射剂:5mg/1ml,7.5mg/2ml。皮下注射或肌内注射,一次2.5～5mg,1日10～15mg。

芬太尼 注射剂:0.1mg/2ml。麻醉前给药,0.05～0.1mg,手术前30～60分钟肌内注射;诱导麻醉,静脉注射0.05～0.1mg,间隔2～3分钟重复注射,直至达到要求;一般镇痛及术后镇痛,肌内注射,一次0.05～0.1mg。

喷他佐辛 片剂:25mg,50mg。一次25～50mg,必要时每3～4小时重复1次。注射剂:15mg/1ml,30mg/1ml。静脉注射、皮下注射或肌内注射,一次30mg。

布托啡诺 注射剂:2mg/1ml,1mg/1ml。肌内注射,一次1～4mg,必要时4～6小时重复用药。麻醉前用药,于手术前60～90分钟肌内注射2mg。

二氢埃托啡 片剂:20μg,40μg。用于镇痛,舌下含化20～40μg。注射剂:20μg/1ml。用于镇痛,肌内注射,10～20μg,根据需要可3～4小时后重复给药;用于麻醉前诱导,静脉内缓慢推注0.2～0.4μg/kg;复合麻醉,首次缓慢静脉推注0.3～0.6μg/kg,以后每30～40分钟追加首次剂量的半量,手术结束前40分钟停止用药。

罗通定 片剂:30mg,60mg。镇痛,一次60～120mg,1日1～4次;催眠,于睡前服30～90mg。注射剂:60mg/2ml。肌内注射,一次60～90mg。

曲马多 胶囊剂:50mg。成人每次量不超过100mg,每日不超过400mg,连续用药不超过48小时,累计用药不超过800mg。注射剂:50mg/2ml,100mg/2ml。静脉、皮下、肌内注射,一次50～100mg,1日不超过400mg。

布桂嗪 片剂:30mg,60mg。成人一次60mg,1日1～3次;小儿每次1mg/kg。注射剂:50mg/2ml,1000mg/2ml。皮下注射或肌内注射,成人一次50～100mg,1日1～2次。

纳洛酮 注射剂:0.4mg/1ml。成人,肌内或静脉注射,一次0.4～0.8mg。治疗阿片类、酒精类急性中毒和镇静催眠药中毒,首剂0.4～0.8mg,无效时可重复注射1次。

本章小结

镇痛药是一类作用于中枢神经系统,在不影响意识及其他感觉的情况下选择性地消除或缓解疼痛的药物。本类药物反复应用时,多数药物易产生依赖性,故属于麻醉药品管理范畴。吗啡等阿片生物碱通过激动阿片受体而发挥镇痛作用。由于易产生依赖和抑制呼吸等缺点,现已少用。目前,临床上用于缓解剧痛常用哌替啶、美沙酮等。

纳洛酮和纳曲酮属于阿片受体阻断药,主要用于阿片类药物中毒、酒精类急性中毒和镇静催眠药中毒的解救,也用于阿片类和其他麻醉性镇痛药依赖性的诊断。

本章关键词:麻醉药品;吗啡;哌替啶;纳洛酮;作用;临床应用;不良反应;用药护理。

课后思考

1. 吗啡的药理作用与临床应用有哪些？
2. 吗啡急性中毒有哪些表现？如何防治？
3. 邹某，男，69岁。肺癌病人，因癌细胞转移后，压迫神经根和神经干，感到全身疼痛。请问：①如何对癌痛进行治疗？②如疼痛不断加剧可选用什么药物缓解？③用药护理应注意什么？

（操电群）

第十六章

解热镇痛抗炎药

案例

夏某,女,40岁。10年前分娩后出现小腿酸痛,未经系统诊治,于当地个体诊所处购得口服中药汤剂,服用半月后,病情有所好转便立即停药。现病人双腕、双踝、双膝肿痛,来医院就诊。查:血RF(类风湿因子)18.5U(正常值0～10U),CRP(C-反应蛋白)122.86mg/L(正常值0～5mg/L),ESR(血沉)118mm/h末(正常值男性0～15mm/h末,女性0～20mm/h末)。诊断:类风湿性关节炎。

问题:
1. 可选用哪种药物控制该病人风湿症状?
2. 用药护理应注意什么?

本章学习目标

1. 掌握解热镇痛抗炎药的基本作用及其特点、作用机制;阿司匹林的作用、临床应用、不良反应和用药护理。
2. 熟悉对乙酰氨基酚、吲哚美辛、布洛芬、双氯芬酸、塞来昔布的作用、临床应用、不良反应和用药护理。
3. 了解其他解热镇痛抗炎药及抗痛风药的作用特点与应用。
4. 培养指导病人正确应用解热镇痛抗炎药的能力,做好用药护理工作。

第一节 概 述

解热镇痛抗炎药(antipyretic-analgesic and anti-inflammatory drugs)是一类具有解热、镇痛作用的药物,大多数还有抗炎、抗风湿作用,又称为非甾体类抗炎药(non-steroidalanti-inflammatory drugs,NSAIDs)。该类药物的化学结构虽属不同类别,但它们都有多种共同的作用机制,即都可通过抑制花生四烯酸(arachidonic acid,AA)代谢过程中的环氧酶(cyclo-oxygenase,COX),使前列腺素(prostaglandin,PG)合成减少,发挥解热、镇痛、抗炎等共同的作用。

1. 解热作用　人体的下丘脑体温调节中枢可通过对产热和散热过程进行调节,使体温维持在37℃左右。当外原性致热原进入机体后,可刺激中性粒细胞产生和释放内热原(白介素1)。内热原可通过血-脑屏障,作用于下丘脑体温调节中枢,使PG合成与释放增多,引起产热增加,散热减少,出现发热。而解热镇痛药则通过抑制下丘脑体温调节中枢处的环氧酶,减少PG的合成,使发热者的体温降至正常,其解热作用的强弱与抑制该酶活性程度相一致(图16-1)。

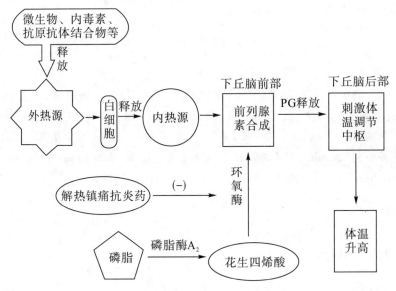

图16-1　解热镇痛抗炎药的解热机制

解热镇痛抗炎药的解热作用与氯丙嗪不同,氯丙嗪直接抑制下丘脑体温调节中枢的调节功能,在物理降温配合下,能使正常人的体温降低,而解热镇痛抗炎药对正常体温几乎没有影响(图16-2)。

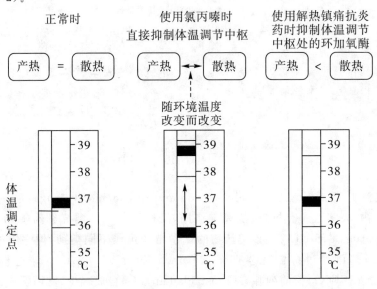

图16-2　解热镇痛抗炎药与氯丙嗪对体温影响的区别

2. 镇痛作用 当组织损伤或发炎时,局部产生并释放致痛的化学物质,如缓激肽、PG 和组胺等。上述物质作用于神经末梢,引起疼痛;PG 本身虽有一定的致痛作用,主要还可通过提高痛觉神经末梢对缓激肽等致痛物质的敏感性而发挥作用。

解热镇痛抗炎药的镇痛作用与吗啡类不同,其镇痛作用部位主要在外周,通过抑制炎症局部 PG 的合成而发挥镇痛作用,主要用于钝痛,不产生依赖性。

3. 抗炎作用 PG 是参与炎症反应的重要生物活性物质,它们不仅能使血管扩张,通透性增加,引起局部充血、水肿和疼痛,还能增强缓激肽等的致炎作用。解热镇痛抗炎药通过抑制 PG 合成,减轻炎症的红、热、肿、痛等反应,故可明显缓解风湿及类风湿性关节炎的症状,但不能根除病因,也不能阻止病程的发展或并发症的出现。除苯胺类外,其他解热镇痛抗炎药都有抗炎作用。

COX 有两种同工酶,简称 COX1 与 COX2。COX1 存在于血管、胃和肾等组织,可参与血管紧张度的调节等一些生理反应,抗血栓作用和胃出血等不良反应与抑制 COX1 有关;COX2 则存在于炎症组织中,由细胞因子和炎症介质诱导产生,与解热、镇痛、抗炎作用有关。根据对 COX 的选择性,可将解热镇痛抗炎药分为非选择性环氧酶抑制药和选择性环氧酶抑制药。

第二节 常用解热镇痛抗炎药

一、非选择性环氧酶抑制药

阿司匹林

阿司匹林(aspirin),又名乙酰水杨酸(acetylsalicylic acid),为有机酸(图 16-3)。

【作用和临床应用】

1. 解热、镇痛 常用剂量(0.5g)即有显著的解热镇痛作用。对感冒发热,可增强散热过程,使发热者的体温降到正常。对轻、中度疼痛,尤其是炎性疼痛有较好的疗效。临床用于头痛、牙痛、神经痛、肌肉痛、关节痛和痛经等。

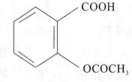

图 16-3 阿司匹林结构图

2. 抗炎抗风湿 治疗风湿性或类风湿性关节炎时,需要较大剂量(每日 3~5g)。急性风湿热病人用药后 24~48 小时即可退热,关节红肿、疼痛症状也明显缓解,且作用随剂量加大而增强。临床用于风湿性或类风湿性关节炎的对症治疗。

3. 抗血栓形成 血栓素 A_2(TXA_2)是强大的血小板释放及聚集的诱导物,它可直接诱发血小板释放 ADP,进一步加速血小板的聚集过程。血小板内存在 COX1 和 TXA_2 合成酶,能催化花生四烯酸形成 PGH_2,进而形成 TXA_2。血管内膜也存在 COX1 及 PGI_2 合成酶,也能催化花生四烯酸形成 PGH_2,进而形成 PGI_2(见图 16-4)。阿司匹林不可逆地抑制 COX1 的活性,干扰 PGH_2 生物合成,使血小板和血管内膜的 TXA_2 和 PGI_2 生成减少。小剂量(40~80mg)阿司匹林即可显著减少 TXA_2 水平,最大限度地抑制血小板聚集,作用持续 2~3 天,而对 PGI_2 的合成无明显影响。较大剂量(0.3g)的阿司匹林也能抑制血管壁内 PGI_2 合成酶的活性而减少 PGI_2 的合成,PGI_2 是 TXA_2 的生理对抗物,其合成减少可能促进凝血及血栓形成。因此,每日给予小剂量阿司匹林可防治血栓性疾病,如冠状动脉硬化性疾病、心肌梗死、脑血栓形成,以及手术后有静脉血栓形成倾向的病人,能减少缺血性心脏病发作和复发的危险,也可使一过性脑缺血发作病人的脑卒中发生率和病死率降低。

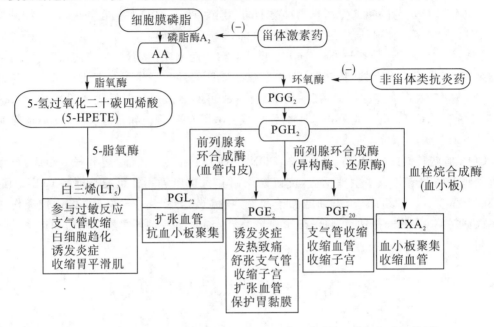

图16-4 花生四烯酸的代谢途径,主要代谢物的活性及药物作用环节

【不良反应和用药护理】

1. 胃肠道反应　口服对胃黏膜有直接刺激作用,引起恶心、呕吐、上腹部不适等,较大剂量时能兴奋延髓催吐化学感受区引起呕吐。长期服用阿司匹林可致不同程度的胃黏膜损伤,如糜烂性胃炎、胃溃疡和出血,也可使原有溃疡病加重。饭后用药或同服抗酸药、服用肠溶阿司匹林片可以减轻上述反应。

2. 凝血障碍　长期使用者凝血酶原合成减少,凝血时间延长,增加出血性倾向,故应监测凝血指标。手术前1周的病人也应停用,并加服维生素K,以防出血。临产产妇不宜应用,以免延长产程和增加产后出血。严重肝损害、低凝血酶原血症、维生素K缺乏和血友病病人禁用。

3. 过敏反应　偶见皮疹、荨麻疹、血管神经性水肿和过敏性休克。有些病人服用阿司匹林后可诱发支气管哮喘,称为"阿司匹林哮喘"。可能是阿司匹林类抑制环氧酶,使脂氧酶活性相对增高,PG合成受阻,导致引起支气管强烈痉挛的白三烯类(LTs)合成增加,二者失去平衡,因而诱发哮喘。"阿司匹林哮喘"用肾上腺素治疗无效,可试用糖皮质激素。

4. 水杨酸反应　是剂量过大(每日5g以上)引起的中毒反应,表现为头痛、眩晕、恶心、呕吐、耳鸣以及视力和听力减退等,严重者可致过度换气、酸碱平衡失调、高热、精神错乱、昏迷,应立即停药,静脉滴注碳酸氢钠以碱化尿液,加速水杨酸盐随尿排出。

5. 瑞夷综合征(Reye syndrome)　病毒性感染伴有发热的儿童和青少年,服用阿司匹林有发生瑞夷综合征的危险。表现为开始有短期发热等类似急性感染症状,继而惊厥、频繁呕吐、颅内压增高、昏迷甚至致死。水痘或流行性感冒等病毒性感染者应慎用阿司匹林,可用对乙酰氨基酚等代替。

对乙酰氨基酚

对乙酰氨基酚(acetaminophen)，又名扑热息痛(paracetamol)，属于苯胺类。

【作用和临床应用】 该类药物抑制中枢神经系统 PG 合成的作用强度与阿司匹林相似，但抑制外周 PG 合成的作用很弱，因此解热镇痛作用较强，而抗炎、抗风湿作用弱。

临床用于各种疼痛，可缓解轻、中度疼痛，如头痛、关节痛、神经痛、肌肉痛、牙痛和痛经等，尤其适用于对阿司匹林不能耐受或过敏的病人。也可用于感冒发热。

【不良反应和用药护理】

1. 一般反应 治疗量不良反应较少，对胃刺激性较小。偶见皮疹、荨麻疹、药热及粒细胞减少等过敏反应。

2. 急性中毒 过量的对乙酰氨基酚(成人一次 10～15g)急性中毒可致严重肝脏损害，有些病人长期服用治疗量也可引起慢性肝损害。这可能是对乙酰氨基酚在体内代谢产生过多的毒性代谢物(N-乙酰对位苯醌亚胺)，超过了谷胱甘肽的解毒能力，导致肝细胞坏死。因此，对乙酰氨基酚不宜大剂量或长期服用，肝、肾疾病病人慎用。

吲哚美辛

吲哚美辛(indomethacin)，又名消炎痛。

【作用和临床应用】 吲哚美辛是较强的 PG 合成酶抑制药，具有显著的抗炎抗风湿和解热镇痛作用。50mg 吲哚美辛的抗炎镇痛效果与 600mg 的阿司匹林相当。其抗急性风湿病及类风湿关节炎的疗效与保泰松相似，约 2/3 病人症状能获明显改善。由于该药不良反应多且严重，仅用于其他药物疗效不显著的病例，且剂量不宜过大，1 日总量不超过 200mg，如果连用 2～4 周仍未见效者，应改用其他药物。

临床用于急性风湿病及类风湿性关节炎，对强直性关节炎、骨关节炎和急性痛风性关节炎有效。此外还可用于恶性肿瘤引起的发热及其他难以控制的发热。

【不良反应和用药护理】 常见不良反应有消化道反应，如恶心、呕吐、腹痛、腹泻、食欲不振、溃疡等，有时会引起胃出血、胃穿孔，与水杨酸盐类合用时胃肠道不良反应明显增加；中枢神经症状有头痛、眩晕等，偶有精神失常；肝及造血功能损害，出现黄疸、转氨酶升高、粒细胞、血小板减少，偶发再生障碍性贫血。

布洛芬

布洛芬(ibuprofen,brufen)，又名芬必得(fenbid)，为第一个应用于临床的芳香丙酸类药物。具有较强的抗炎抗风湿及解热镇痛作用，其效力与阿司匹林相近。

临床主要用于风湿性、类风湿性关节炎和骨关节炎，也可用于一般解热镇痛。

不良反应较阿司匹林轻，病人较易耐受。胃肠道反应虽然较轻，但长期服用仍应注意胃肠溃疡和出血。偶见头痛、眩晕和视物模糊，其他不良反应较少见。孕妇、哺乳期妇女及哮喘病人禁用。

酮洛芬

酮洛芬(ketoprofen)，又名酮基布洛芬，为芳香烷酸类药物。解热、镇痛和抗炎作用比布洛芬强。并有一定的中枢性镇痛作用。临床主要用于类风湿性和风湿性关节炎、骨关节炎、强直性脊柱炎及痛风的治疗。

不良反应较轻,一般易于耐受。主要为胃肠道反应,如恶心、呕吐、上腹不适和便秘等,严重者可出现胃溃疡、出血或穿孔。

萘普生

萘普生(naproxen)的抗炎作用较布洛芬强,对轻、中度疼痛均有疗效。中度疼痛服药1小时后缓解,作用可持续7小时以上。$t_{1/2}$为12~15小时,每日服用2次即可。临床主要用于风湿性关节炎、类风湿性关节炎、骨关节炎、痛风、三叉神经痛和头痛等,也可用于不能耐受阿司匹林的病人。

胃肠道的不良反应较阿司匹林轻,易耐受。其他尚有眩晕、乏力,偶见过敏反应和黄疸。与阿司匹林有交叉过敏反应,禁用于对阿司匹林过敏的病人。

保泰松

保泰松(phenylbutazone),又名布他酮。解热作用较弱,抗炎作用较强,对炎性疼痛效果较好。也有促进尿酸排泄作用。临床用于风湿性关节炎、类风湿性关节炎、强直性脊柱炎和痛风的治疗。

不良反应有胃肠道反应、骨髓抑制引起粒细胞减少,甚至再生障碍性贫血、黄疸、钠水潴留等。用药超过1周应定期检查血常规,高血压、水肿、心衰病人禁用。用药期间宜限制食盐摄入。

双氯芬酸

双氯芬酸(diclofenac),又名扶他林(voltaren)。双氯芬酸有抑制炎症反应中的环氧酶和脂氧酶的双重作用,有良好的抗炎、镇痛、解热作用,对COX2的抑制强于对COX1的抑制,因此引起胃肠道的不良反应较阿司匹林、吲哚美辛等低。临床主要用于类风湿性关节炎、骨关节炎、强直性脊柱炎、痛风性关节炎、术后疼痛、扭伤、劳损、原发性痛经、头痛、牙痛的治疗。

不良反应有胃肠道反应,表现为腹泻、纳差、反酸、恶心、呕吐,严重者可出现胃和十二指肠溃疡、胃黏膜出血、穿孔等。中枢神经系统反应表现为头痛、眩晕、嗜睡、失眠、兴奋等;偶见皮疹等。

二、选择性环氧酶抑制药

由于解热镇痛抗炎药治疗作用的主要机制与抑制COX2有关,传统的非选择性COX抑制药临床常见不良反应较多,如胃黏膜损害、肾功能损害等,而选择性COX2抑制药可减轻胃肠道不良反应,因此日渐受到重视。

美洛昔康

美洛昔康(meloxicam)是新型解热镇痛抗炎药,对COX2具有选择性的抑制作用,对各靶器官COX2抑制作用比COX1强10倍以上,因此,在产生抗炎作用的同时,对胃肠道和肾脏的不良反应较少。美洛昔康为长效的COX2抑制药,$t_{1/2}$长达22小时,1日1次用药即可维持疗效。临床用于治疗风湿性及类风湿性关节炎、强直性脊柱炎、急性痛风及组织炎症。

不良反应较轻,但剂量过大或长期应用也可致消化道出血、溃疡,应予注意。溃疡病及肝、肾功能不良病人禁用。

塞来昔布

塞来昔布(celecoxib)为选择性COX2抑制药,在治疗剂量时对COX1无明显影响,亦不影响TXA_2的合成。临床用于风湿性、类风湿性关节炎和骨关节炎,也可用于手术后疼痛、牙痛、痛经等。

胃肠道反应、出血、消化性溃疡发生率较其他非选择性COX抑制剂低。少数病人可引起水肿、多尿以及肾损害。有出血倾向者慎用,磺胺类过敏者禁用。

尼美舒利

尼美舒利(nimesulide)是一种新型的非甾体类抗炎药,具有较强的抗炎、镇痛和解热作用。它能选择性抑制COX2,并抑制炎症过程中的所有介质。临床用于类风湿性关节炎、骨关节炎、发热、痛经、手术后疼痛和其他炎症性疾病。

不良反应较小,胃肠道不良反应较其他非甾体类抗炎药低,其他不良反应有睡眠障碍、眩晕、过度兴奋、嗜睡、出汗等。肝肾功能障碍、凝血障碍、消化道溃疡者慎用。过敏病人、妊娠和哺乳期妇女禁用。

第三节 解热镇痛药的复方制剂

解热镇痛药常制成复方制剂,以便提高疗效,减少不良反应。各种复方制剂成分多样,常与咖啡因、抗组胺药、伪麻黄碱等药物配伍。咖啡因能收缩脑血管,有助于缓解头痛;抗组胺药可缓解过敏症状及促进睡眠;伪麻黄碱可消除鼻咽部黏膜充血、肿胀,减轻感冒引起的鼻塞症状等。临床常用解热镇痛药的复方制剂见表16-1。

表16-1 常用解热镇痛药的复方制剂成分

制剂名称	阿司匹林	对乙酰氨基酚	布洛芬	其他成分
复方阿司匹林(APC)	+	−	−	非那西丁、咖啡因
复方对乙酰氨基酚	+	+	−	咖啡因
氨酚待因片	−	+	−	磷酸可待因
白加黑感冒片	−	+	−	伪麻黄碱、右美沙芬、苯海拉明/黑片
酚麻美敏片(泰诺)	−	+	−	伪麻黄碱、氯苯那敏、右美沙芬
复方氨酚烷胺(快克)	−	+	−	咖啡因、人工牛黄、金刚烷胺
锌布颗粒(臣功再欣)	−	−	+	葡萄糖酸锌
康必得胶囊	−	+	−	葡萄糖酸锌、板蓝根、异丙嗪
速效伤风胶囊	−	+	−	咖啡因、伪麻黄碱、人工牛黄

第四节 治疗痛风药

痛风(gout)是一种以高尿酸血症和关节炎为特征的疾病。尿酸是嘌呤代谢的终末产物,产生过多或排泄减少,可导致高尿酸血症。尿酸沉积于关节、结缔组织和肾脏,引起炎症反应。急性痛风发作时外周关节(常为大拇指关节)出现红、肿、热和剧烈疼痛;慢性痛风由痛风反复间歇发作而造成,表现为尿酸盐在手指、耳轮等软组织中沉积形成痛风石,反复发作的关节炎使关节畸形并产生功能障碍,尿酸盐也可在肾脏形成结石,导致肾脏慢性损害。

抗痛风药通过抑制尿酸的生成或促进尿酸的排泄,降低血中的尿酸水平,减少反复间歇发作,防止关节和肾脏损害。

别嘌醇

别嘌醇(allopurinol),又名别嘌呤醇(isopurinol)。

【作用和临床应用】 抑制黄嘌呤氧化酶,使次黄嘌呤及黄嘌呤不能转化为尿酸,减少尿酸生成,进而降低血中尿酸浓度,减少尿酸盐在骨、关节及肾脏的沉积。

临床用于原发性或继发性痛风、痛风性肾病。

【不良反应和用药护理】 不良反应有皮疹、腹泻、腹痛、低热、暂时性转氨酶升高、粒细胞减少等,亦可引起过敏性肝坏死、胆管周围炎、剥脱性皮炎等。肝肾功能不良者及老年人慎用。

丙磺舒

丙磺舒(probenecid),又名羧苯磺胺(probalan)。

【作用和临床应用】 通过抑制尿酸盐在近曲小管的主动再吸收,增加尿酸盐的排泄而降低血中尿酸盐的浓度,并可促进已形成的尿酸溶解。可缓解或防止尿酸盐结节的生成,减少关节的损伤。无抗炎、镇痛作用。

临床用于慢性痛风的治疗,不宜用于急性痛风。

【不良反应和用药护理】 少数病人可见胃肠道反应、皮疹、发热、肾绞痛及诱发急性痛风等。肾功能不全者、伴有肿瘤的高尿酸血症者、使用细胞毒抗肿瘤药者、放射治疗者、老年人、痛风性关节炎急性发作期限者、有消化性溃疡病史及肾结石者均不宜使用本药。

苯溴马隆

苯溴马隆(benzbromarone),又名立加利仙,为苯并呋喃衍生物。

【作用和临床应用】 具有抑制肾小管对尿酸的重吸收作用,降低血中尿酸浓度,是一种强力促进尿酸排泄的药,服药后24小时血中尿酸是服药前的66.5%。

临床主要用于反复发作的痛风性关节炎、原发性高尿酸血症和痛风结节肿等。

【不良反应和用药护理】 常见胃肠道反应、肾绞痛及激发急性关节炎发作。少数病人可出现粒细胞减少。很少发生皮疹、发热等。治疗期间需大量饮水以增加尿量,治疗初期饮水量不少于1.5~2L。

秋水仙碱

秋水仙碱(colchicine),又名秋水仙素。

【作用和临床应用】 本药通过:①抑制中性粒细胞趋化、黏附和吞噬作用;②抑制磷脂酶A_2,减少单核细胞和中性粒细胞释放前列腺素和白三烯;③抑制局部细胞产生IL-6等,从而达到控制关节局部疼痛、肿胀及发红等炎症反应。不影响尿酸盐的生成、溶解及排泄,因而无降血尿酸作用。

临床用于痛风性关节炎急性发作期的治疗,也可用于预防痛风性关节炎的急性发作。

【不良反应和用药护理】 早期不良反应表现为腹痛、腹泻、恶心、呕吐、纳差等。长期用药可有严重的出血性胃肠炎、粒细胞或血小板减少、骨髓抑制或再生障碍性贫血。神经系统不良反应表现为肌肉、周围神经病变,如麻木、刺痛和无力等。消化性疾病如溃疡病、炎症性肠炎、心功能不全等病人以及年老体弱者慎用。

【制剂和用法】

阿司匹林　片剂:0.05g,0.1g,0.3g,0.5g。泡腾片:0.3g,0.5g。肠溶片(胶囊):40mg。解热镇痛,一次 0.3～0.6g,1 日 3 次。抗风湿,一次 0.6～1g,1 日 3～4g。抑制血小板聚集、预防心肌梗死、血栓形成、形成动脉粥样硬化,一次 40～300mg,1 日 1 次。

对乙酰氨基酚　片剂:0.3g,0.5g。胶囊剂:0.3g。一次 0.3～0.6g,1 日 0.6～1.8g,1 日不宜超过 2g,疗程不宜超过 10 日。12 岁以下儿童按每日 1.5g/m^2,分次服。注射剂:0.075g/1ml,0.25g/2ml。肌内注射,一次 0.15～25g。

吲哚美辛　肠溶片剂:25mg。胶囊剂:25mg。胶丸:25mg。开始时一次 25mg,1 日 2～3 次,无副作用则可渐增至 1 日 100～150mg,分 3～4 次服。

布洛芬　片剂:0.1g,0.2g。胶囊剂:0.1g,0.2g。抗风湿,一次 0.4～0.8g,1 日 3～4 次。止痛,一次 0.2～0.4g,1 日 3～4 次,成人 1 日最大量不超过 2.4g。

双氯芬酸　片剂:25mg。一次 25～50mg,1 日 2～3 次,饭前服。

萘普生　片剂:0.1g,0.125g,0.25g。一次 0.2～0.3g,1 日 2～3 次,注射剂:100mg/2ml,200mg/2ml。肌内注射,一次 100～200mg,1 日 1 次。

保泰松　片剂:0.1g,0.2g。开始量 1 日 0.3～0.6g,分 3 次饭后服。1 日量不超过 0.8g。注射剂:600mg/3ml。

吡罗昔康　片剂:10mg,20mg。抗风湿,1 日 20mg;抗痛风,1 日 40mg,连用 4～6 日。注射剂:10mg/1ml,20mg/2ml。肌内注射,一次 10～20mg,1 日 1 次。

美洛昔康　片剂:7.5mg。类风湿性关节炎,一次 15mg,1 日 1 次。骨关节炎,1 日 7.5mg。

塞来昔布　胶囊剂:25mg。骨关节炎,1 日 200mg。类风湿性关节炎,一次 100～200mg,1 日 2 次。

尼美舒利　片剂:100mg。成人一次 100mg,1 日 2 次。

别嘌醇　片剂:0.1g。成人:口服,开始每次 0.05g,每日 1～2 次,逐渐增量,2～3 周后增至每次 0.1g,每日 2～3 次服。每日最大剂量不能超过 0.6g。儿童治疗继发性高尿酸血症,口服,6 岁以内,每次 50mg,每日 1～3 次;6～10 岁,每次 0.1g,每日 1～3 次。

丙磺舒　片剂:0.25g,0.5g。慢性痛风,一次 0.25g,1 日 2～4 次,1 周后可增至一次 0.5～1g,1 日 2 次;增强青霉素类的作用,一次 0.5g,1 日 4 次。儿童:25mg/kg,每 3～9 小时 1 次。

苯溴马隆　片剂:50mg。每次 25～100mg,1 日 1 次,饭后服用,剂量渐增,连续服用 3～6 个月。

秋水仙碱　片剂:0.5mg,1mg。首次剂量为 0.5～1mg,以后每 1～2 小时 0.5～1mg,直至关节症状缓解,出现消化系统症状时(呕吐、腹痛、腹泻)应停药。当日全剂量不得超过 5mg。以后每日 2～3 次,每次 0.5～1mg,疗程 10～14 天。肾功能不全者应减量为每次 0.5～0.6mg,1 日 1～2 次。预防痛风急性发作的剂量为口服每次 0.5～0.6mg,每日 1～2 次。

本章小结

解热镇痛抗炎药是一类具有解热、镇痛作用,大多数还有抗炎、抗风湿作用的一类药物,又称为非甾体类抗炎药。作用机制是抑制体内环氧酶,使前列腺素的合成、释放减少。阿司匹林、对乙酰氨基酚和布洛芬等药物临床广泛用于各种慢性钝痛、感冒发热的治疗。小剂量阿司匹林还具有抗血栓形成的作用。阿司匹林可引起胃肠道反应、凝血障碍、水杨酸反应、过敏反应和瑞夷综合征等不良反应。

痛风主要是血液中尿酸增多,沉积于关节,引起炎症所致。别嘌醇、丙磺舒、苯溴马隆和秋水仙碱分别通过减少尿酸生成、增加尿酸排泄和抑制局部的炎症反应达到治疗痛风的目的。

本章关键词:阿司匹林;对乙酰氨基酚;布洛芬;秋水仙碱;作用;临床应用;不良反应;用药护理。

课后思考

1. 简述解热镇痛抗炎药的共同作用及作用机制。
2. 阿司匹林的药理作用与临床应用有哪些?简述其不良反应及其防治措施。
3. 解某,男,52岁。一日早晨被脚趾剧痛惊醒,不能穿袜子和鞋,迅速到医院就诊。经检查后,医生诊断:急性痛风发作。请问:①选用何种药物治疗痛风的急性发作?②用药护理应注意什么?

(操电群)

第十七章

中枢兴奋药和促大脑功能恢复药

案例

楼某,男,69 岁。15 年前因发现患职业病提前从某矿产企业退休。一周前受凉后出现咳嗽,呼吸困难,口唇发绀,神志不清。查体:口唇紫绀,心率 80 次/分钟,呼吸 15 次/分钟,血压 90/50mmHg,听诊两肺可闻及湿啰音。测 P_{O_2} 50mmHg(正常 P_{O_2} 95~100mmHg),P_{CO_2} 55mmHg(正常 P_{CO_2} 35~45mmHg)。诊断:慢性呼吸衰竭。

问题:
1. 该病人可首选什么药物治疗?
2. 该药有哪些不良反应?使用时应注意什么?

本章学习目标

1. 熟悉咖啡因、尼可刹米、洛贝林的作用、临床应用、不良反应和用药护理。
2. 了解其他中枢兴奋药和促大脑功能恢复药的作用特点和临床应用。
3. 获得抢救危重症的基本知识,为临床护理抢救用药奠定基础。

第一节 中枢兴奋药

中枢兴奋药(central stimulants)是能提高中枢神经系统机能活动的一类药物。根据其主要作用部位可分为两类:①主要兴奋大脑皮层的药物,如咖啡因等;②主要兴奋延脑呼吸中枢的药物,又称呼吸兴奋药,如尼可刹米等。随着剂量的增加,其中枢作用部位也随之扩大,过量均可引起中枢各部位广泛兴奋而导致惊厥。

一、主要兴奋大脑皮层的药

咖啡因

咖啡因(caffeine),又名咖啡碱,为咖啡豆和茶叶的主要生物碱。

【作用】 服用小剂量(50~200mg)对大脑皮层有兴奋作用,使睡意消失,疲劳减轻,精神振奋,思维敏捷,工作效率提高;较大剂量可直接兴奋延脑呼吸中枢和血管运动中枢,使呼吸加深加快,血压升高;在呼吸中枢处于抑制状态时,作用更加显著。此外,咖啡因还可舒张支气管平滑肌、产生较弱的利尿作用和刺激胃酸分泌等。

【临床应用】 主要用于解救急性感染中毒、催眠药、麻醉药、镇痛药中毒引起的呼吸、循环衰竭等。因具有收缩脑血管、减少脑血管搏动幅度的作用,常与麦角胺配伍治疗偏头痛;与解热镇痛抗炎药配伍治疗一般性头痛。

【不良反应和用药护理】 不良反应一般少见,但剂量较大时可致激动、不安、失眠、心悸、头痛,剂量过大也可引起惊厥。婴幼儿高热时易致惊厥,应选用无咖啡因的复方解热药。

哌甲酯

哌甲酯(methylphenidate),又名利他林(ritalin)。

【作用和临床应用】 通过促进脑内儿茶酚胺类递质释放、抑制其再摄取,使突触部位多巴胺和去甲肾上腺素含量增加,产生温和的中枢兴奋作用,能解除中枢轻度抑制,改善精神活动,使思路敏捷、消除疲劳、精神振作。较大剂量能兴奋呼吸中枢,过量可引起惊厥。

临床用于小儿遗尿症、儿童多动症和轻微脑功能失调。常与其他药物组成"呼吸三联针"(哌甲酯 20mg、洛贝林 12mg、二甲弗林 16mg 溶于 5% 葡萄糖注射液 250ml 中),静脉滴注用于抢救呼吸衰竭。

【不良反应和用药护理】 在治疗量时不良反应较少,偶有失眠、心悸、焦虑、厌食、口干。大剂量时可使血压升高而致眩晕、头痛等。癫痫、高血压病人禁用。久用可产生耐受性,并可抑制儿童生长发育。

二、主要兴奋延脑呼吸中枢的药

尼可刹米

尼可刹米(nikethamide),又名可拉明(coramin)。

【作用和临床应用】 选择性兴奋延脑呼吸中枢,使呼吸加深加快,也可刺激颈动脉体化学感受器而反射性兴奋呼吸中枢,提高呼吸中枢对 CO_2 的敏感性。作用短暂,一次静脉注射仅可维持作用 5~10 分钟。对血管运动中枢有微弱的兴奋作用。

临床常用于各种原因所致的中枢性呼吸抑制,如麻醉药和吗啡等中枢抑制药过量引起的呼吸抑制。

【不良反应和用药护理】 安全性大,但一次静脉注射作用仅维持数分钟。过量可致血压上升、心动过速、肌震颤及僵直、咳嗽、呕吐、出汗。因作用温和,安全范围大,一般间歇静脉注射给药效果较好。

二甲弗林

二甲弗林(dimefline),又名回苏灵。

【作用和临床应用】 直接兴奋呼吸中枢,作用比尼可刹米强 100 倍,苏醒率可达 90%~95%。

临床用于各种原因引起的中枢性呼吸衰竭,麻醉药、镇静催眠药导致的呼吸抑制及外伤、手术等引起的虚脱和休克。

【不良反应和用药护理】 常见不良反应为恶心、呕吐和皮肤灼热感等。过量可致肌肉震颤、惊厥。静脉给药需稀释后缓慢注射,并严密观察病人反应。

甲氯芬酯

甲氯芬酯(meclofenoxate),又名氯酯醒(clophenoxine)。

【作用和临床应用】 能促进脑细胞的氧化还原代谢,增加对糖类的利用,并能调节细胞代谢。对中枢抑制的病人有兴奋作用。

临床用于脑外伤后昏迷、新生儿缺氧症、小儿遗尿症、脑动脉硬化及酒精中毒所致意识障碍等。

【不良反应和用药护理】 偶见胃部不适、血压波动、易激怒、失眠、困倦及注射处血管痛等。过量可引起焦虑不安、活动增多、共济失调、心悸、心率加快和血压升高等。

多沙普仑

多沙普仑(doxapram),又名佳苏仑。静脉注射后立即生效,持续5～12分钟。

【作用和临床应用】 小剂量通过颈动脉体化学感受器反射性兴奋呼吸中枢,大剂量直接兴奋延脑呼吸中枢,使潮气量加大,对呼吸频率增快有限。

临床主要用于解救麻醉药、中枢抑制药引起的中枢抑制。

【不良反应和用药护理】 可引起头痛、无力、恶心、呕吐、心律失常、胸痛、胸闷、血压升高;少见精神错乱、眩晕、畏光、感觉奇热、多汗等。颅内高压、重度高血压、冠心病等病人以及妊娠期妇女和12岁以下儿童慎用。静脉滴注过快有引起溶血的危险。

第二节 促大脑功能恢复药

促大脑功能恢复药主要用于治疗脑创伤、脑血管意外引起的功能损伤等。常用药物包括:①脑代谢激活药吡拉西坦;②增强脑内氧、葡萄糖或能量代谢药阿米三嗪/萝巴新;③供神经细胞生长补充药胞磷胆碱等。

吡拉西坦

吡拉西坦(piracetam),又名脑复康,属于吡咯烷酮类药物。

【作用和临床应用】 本药为中枢递质7-氨基丁酯的环化衍生物,通过激活腺苷酸激酶,促进脑内 ADP 转化为 ATP,提高脑组织对葡萄糖和能量的利用率,产生激活、保护和修复大脑神经细胞的作用。

临床用于脑外伤后遗症、慢性酒精中毒,以及由衰老、脑血管病、一氧化碳中毒等引起的记忆障碍等。亦可用于儿童发育迟缓。

【不良反应和用药护理】 常见不良反应有恶心、腹部不适、腹胀、腹痛等,其次为头痛、头晕、失眠、兴奋、易激动等,偶见肝功能损害、转氨酶升高。肝肾功能障碍者慎用。

阿米三嗪/萝巴新

阿米三嗪/萝巴新(almitrine/raubasine),又名都可喜(duxil),为一种复方制剂。

【作用和临床应用】 阿米三嗪作用于颈动脉体化学感受器,反射性兴奋呼吸,从而增强肺泡和毛细血管的气体交换,增加大脑动脉血氧分压和血氧饱和度。萝巴新可增强大脑细胞线粒体对氧的利用,提高阿米三嗪的作用强度和维持时间。两药合用促进了大脑氧的供应和利用,从而产生改善脑代谢和微循环的作用。

临床用于治疗亚急性或慢性脑功能不全,如记忆下降,缺血性听觉、前庭、视觉障碍,脑血管意外后的脑功能恢复等。

【不良反应和用药护理】 极少数病人可有恶心、呕吐、头晕等。过量可引起心悸、低血压、呼吸急促等。

胞磷胆碱

胞磷胆碱(Citicoline),又名胞二磷胆碱(Cytidine Diphosphate Choline,CDPC)。

【作用和临床应用】 本药为机体的正常成分,分子中含有胆碱和胞嘧啶。在体内使胆碱与甘油二酯结合,促进卵磷脂的生物合成,产生改善脑组织代谢、促进大脑功能恢复的作用;还可以改变脑血管阻力,增加脑血流量而改善脑循环;增强脑干网状结构上行激活系统,增强锥体系统功能,改善运动麻痹。

临床用于急性颅脑外伤、脑手术所致的意识障碍、脑卒中所致偏瘫等。也可用于耳鸣、神经性耳聋的治疗。

【不良反应和用药护理】 偶有一过性血压下降、失眠、兴奋及给药后发热等,停用后即可消失。

【制剂及用法】

苯甲酸钠咖啡因 注射剂:0.25g/1ml,0.5g/2ml。皮下或肌内注射,一次 0.25~0.5g。

哌甲酯 片剂:10mg。一次 10mg,1 日 2~3 次。注射剂:10mg/1ml。肌内或静脉注射,一次 10~20mg,1 日 1~3 次。

尼可刹米 注射剂:0.25g/1ml,0.375g/1.5ml,0.5g/2ml。皮下、肌内或静脉注射,一次 0.25~0.5g。必要时,每 1~2 小时重复 1 次,或与其他中枢兴奋药交替使用,直到可以"唤醒"病人而无肌震颤或抽搐。

二甲弗林 注射剂:8mg/2ml。肌内注射,一次 8mg;静脉注射,一次 8~16mg,以葡萄糖溶液稀释后缓慢注射;重症病人 16~32mg,用生理盐水稀释后,静脉滴注。

甲氯芬酯 片剂:0.1g。成人,一次口服 0.1~0.2g,1 日 3 次,至少服用 1 周。儿童,一次口服 0.1g,1 日 3 次,至少服用 1 周。

多沙普仑 注射剂:20mg/1ml,100mg/5ml。静脉注射,一次 0.5~1.0mg/kg,每小时用量不超过 300mg。静脉滴注,一次 0.5~1.0mg/kg,用 5%葡萄糖注射液稀释后应用,直到获得疗效。

吡拉西坦 片剂:0.2g,0.4g。成人:一次口服 0.8g,1 日 3 次;重症可增至一次 1.6g,1 日 3 次。儿童 1 日 40mg/kg,3~6 周为 1 个疗程。

阿米三嗪/萝巴新 片剂:每片含阿米三嗪 30mg,萝巴新 10mg。口服,一次 1 片,1 日 2 次(早、晚各服 1 次)。维持量,1 日 1 次,每次 1 片,餐后服用。

胞磷胆碱 注射剂:0.1g/2ml,0.25g/2ml,200mg/2ml,0.5g/10ml。静脉注射,溶于5%~20%葡萄糖溶液中滴注,1 日 200~600mg,5~10 天为一疗程。单纯静脉注射,一次100~200mg。肌内注射,1 日 100~200mg。

第十七章　中枢兴奋药和促大脑功能恢复药

本章小结

中枢兴奋药是能提高中枢神经系统机能活动的一类药物。根据其主要作用部位可分为：主要兴奋大脑皮层的药和兴奋延脑呼吸中枢的药。咖啡因、尼可刹米等是临床常用的治疗呼吸抑制的药物。

促大脑功能恢复药主要用于治疗脑创伤、脑血管意外引起的功能损伤等。常用药物包括脑代谢激活药吡拉西坦；增强脑内氧、葡萄糖或能量代谢药阿米三嗪/萝巴新；供神经细胞生长补充药胞磷胆碱等。

本章关键词：咖啡因；尼可刹米；吡拉西坦；胞磷胆碱；作用；临床应用；不良反应；用药护理。

课后思考

1. 简述咖啡因的作用、临床应用及用药注意事项。
2. 比较尼可刹米、二甲弗林、哌甲酯的作用特点与临床应用。
3. 尹某，男，38岁。无正当职业，整日游手好闲，经常出入歌舞厅和咖啡厅，并吸毒成瘾。为追求"快感"，尹某一次性静脉注射了200mg盐酸吗啡，10分钟后，出现昏睡、瞳孔针尖样缩小，呼吸6次/分钟，被送到医院就诊。检查后诊断：吗啡急性中毒。请问：①可选用什么药物解救吗啡引起的呼吸抑制？②用药护理应注意什么？

（操电群）

第十八章

利尿药和脱水药

案例

赵某,男,54岁。有乙肝病史30年,肝硬化5年。近1周来病人感到腹胀,尿量减少,下肢浮肿,来院就诊。经体检和超声检查显示,病人有中等量腹腔积液。

问题:
1. 治疗该病人腹水最佳的利尿药物是什么?
2. 使用利尿药期间用药护理应注意什么?

本章学习目标

1. 掌握利尿药的分类;呋塞米、氢氯噻嗪和甘露醇的作用、临床应用、不良反应和用药护理。
2. 熟悉其他利尿药、脱水药的作用特点和临床应用。
3. 培养认真、细致的工作态度,做好利尿药和脱水药的用药护理工作。

第一节 利尿药

利尿药(Diuretics)是作用于肾脏,通过增加水和电解质的排泄而使尿量增多的药物。常用利尿药按其作用强度和作用部位分为以下三类:

1. 高效利尿药(袢利尿药)　主要作用于髓袢升支粗段髓质部,利尿作用强大。代表药如呋塞米、布美尼酸等。

2. 中效利尿药(噻嗪类利尿药)　主要作用于髓袢升支粗段皮质部和远曲小管近端,利尿作用中等。代表药如氢氯噻嗪、氯噻酮等。

3. 低效利尿药(保钾利尿药)　主要作用于远曲小管远端和集合管,利尿作用较弱。代表药如螺内酯、氨苯蝶啶等。

一、利尿药作用的生理基础

尿液的生成是通过肾小球滤过、肾小管和集合管的重吸收及分泌三个环节而实现的,利尿药通过作用于不同环节而产生利尿作用(图18-1)。

(一)肾小球滤过

正常人每日原尿量约180L,但每日排出的终尿仅1～2L,说明约99%的原尿在肾小管被重吸收,因此,通过增加肾小球滤过率的药物利尿作用较弱。

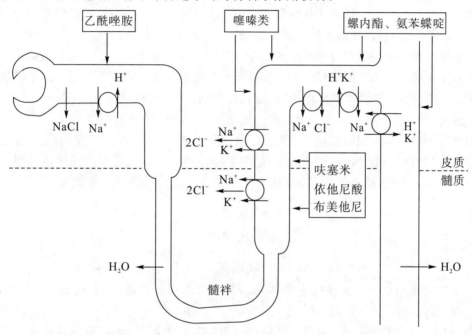

图18-1 肾小管各段主要功能和利尿药的作用部位

(二)肾小管和集合管重吸收及分泌

1.近曲小管与利尿作用关系密切的是$NaHCO_3$、$NaCl$的重吸收,原尿中约85% $NaHCO_3$、40% $NaCl$在近曲小管被重吸收。Na^+在近曲小管通过与H^+进行交换而重吸收。在上皮细胞内的碳酸酐酶(CA)催化下,CO_2与H_2O生成H_2CO_3,随后H_2CO_3解离成H^+和HCO_3^-,进行H^+-Na^+交换。若H^+的生成减少,则H^+-Na^+交换减少,从而减少Na^+的重吸收而产生利尿作用。碳酸酐酶抑制药乙酰唑胺(acetazolamide)就是通过抑制H^+的生成而发挥利尿作用,但作用较弱。

2.髓袢降支细段 此段在渗透压的驱动下只重吸收水。此段上皮细胞顶质膜存在水通道,对水的通透性大。

3.髓袢升支粗段髓质部和皮质部 此段重吸收原尿中约35%的Na^+,且不伴有水的重吸收。髓袢升支粗段管腔膜上存在的K^+-Na^+-$2Cl^-$共同转运系统,可将1个K^+,1个Na^+和2个Cl^-同向转运到细胞内。进入细胞内的Na^+被基侧质膜的Na^+-K^+-ATP酶泵至间质,进入细胞内的Cl^-,通过间液侧离开细胞,胞内的K^+则沿着腔膜侧的钾通道返回管腔内,形成K^+的再循环,驱动Ca^{2+}、Mg^{2+}的重吸收。因此,作用于髓袢升支粗段的利尿药不仅增加$NaCl$的排泄,还增加K^+、Ca^{2+}、Mg^{2+}的排泄。

此段不通透水,当原尿流经髓袢升支时,随着 NaCl 的重吸收,管腔内渗透压逐步降低,这就是肾脏对尿液的稀释功能。NaCl 被重吸收到髓质间液后,由于髓袢的逆流倍增作用以及在尿素的共同参与下,形成此段髓质的高渗区,当尿液流经集合管时,在抗利尿激素(ADH)的影响下,由于管腔内液体与高渗髓质间存在渗透压差,大量的水被重吸收,这就是肾脏对尿液的浓缩功能。

高效利尿药可抑制髓袢升支粗段髓质部和皮质部对 NaCl 的重吸收,既降低了肾脏的稀释功能,又因无法维持髓质的高渗区而降低了肾脏的浓缩功能,因此产生强大的利尿作用。

4. 远曲小管 此段重吸收原尿中约 10% 的 Na^+,主要通过 Na^+-Cl^- 共同转运子。远曲小管相对不通透水,NaCl 的重吸收进一步稀释了管腔内液体。噻嗪类利尿药就是通过阻断 Na^+-Cl^- 共同转运子而发挥利尿作用的,该药仅抑制远曲小管起始部位对 NaCl 的重吸收,使肾脏的稀释功能降低,但不影响肾脏的浓缩功能,所以利尿作用中等。

5. 集合管 此段重吸收原尿中 2%～5% 的 Na^+,主要通过 Na^+-K^+ 交换,此过程是在醛固酮调节下进行的。若拮抗醛固酮或直接抑制 Na^+-K^+ 交换,就会因造成排钠保钾而发挥利尿作用。醛固酮拮抗药螺内酯、直接抑制 Na^+-K^+ 交换的药物氨苯蝶啶等均作用于此部位。

二、常用利尿药

呋塞米

呋塞米(furosemide),又名呋喃苯胺酸、速尿。口服吸收迅速,30 分钟起效,静脉注射 5 分钟显效,作用维持 2～3 小时。

【作用】 作用于髓袢升支粗段,抑制 Na^+-K^+-$2Cl^-$ 共同转运系统,降低肾脏的稀释与浓缩功能,排出大量近等渗的尿液。利尿作用迅速、强大、短暂。由于尿中 K^+ 排出增多,同时也增加 Ca^{2+} 和 Mg^{2+} 的排泄,故可使尿中 Na^+、K^+、Cl^-、Ca^{2+}、Mg^{2+} 的排泄均增多。

呋塞米具有直接扩张血管作用,能迅速增加全身静脉血容量,减轻肺淤血;还能扩张小动脉,增加肾血流量。

【临床应用】

1. 急性肺水肿及脑水肿 静脉注射可迅速扩张血管,使回心血量减少,降低左心室充盈压,从而迅速缓解急性左心衰竭引起的急性肺水肿。因其利尿作用强大,可使血液浓缩,血浆渗透压升高,故还有助于消除脑水肿。

2. 严重水肿 临床可用于治疗心、肝、肾性水肿。主要用于其他利尿药无效的严重水肿。

3. 急、慢性肾功能衰竭 临床上常与多巴胺配伍用药,防治急、慢性肾功能衰竭。

4. 加速毒物排泄 配合大量输液,可使尿量增加,加速药物、毒物的排泄。临床可用于药物、毒物中毒的抢救,如水杨酸类、巴比妥类中毒等。

【不良反应和用药护理】

1. 水、电解质紊乱 表现为低血容量、低血钾、低血钠、低氯性碱血症等,长期应用还可引起低血镁症。低血钾症最常见,主要表现为恶心、呕吐、腹胀、肌无力及心律失常等。低血钾对心衰病人可增加强心苷对心脏的毒性,对肝硬化病人可诱发肝性脑病,故应注意及时补充钾盐,或与保钾利尿药合用。

2. 耳毒性　可引起内耳淋巴液的电解质成分改变,表现为眩晕、耳鸣、听力减退或暂时性耳聋。肾功能不全者或与其他有耳毒性药物联用时尤易发生,因此应避免与氨基苷类抗生素及第一、二代头孢菌素等药物合用。用药过程中出现耳鸣、耳内胀满和听力下降等症状,应立即停药。

3. 高尿酸血症　产生利尿后可致尿酸在近曲小管重吸收增加,且本药还和尿酸竞争有机酸分泌途径,因此,长期用药可出现高尿酸血症,诱发痛风。

4. 其他　可引起恶心、呕吐、上腹部不适等胃肠道反应,重者可出现胃肠出血。可引起高血糖。偶见皮疹等过敏反应,磺胺类药过敏者对呋塞米可发生交叉过敏。

5. 呋塞米易深部肌内注射,避免局部刺激;静脉注射前宜用氯化钠注射液稀释,缓慢滴注,注射过快易致心律失常;不要加至酸性液体中静脉滴注。

氢氯噻嗪

氢氯噻嗪(hydrochlorothiazide),又名双氢克尿噻,是临床常用的中效利尿药。

【作用】

1. 利尿作用　主要作用于髓袢升支粗段皮质部和远曲小管近端,抑制 Na^+、Cl^- 在该处的重吸收,起到温和、持久的排钠利尿作用。由于管腔液中 Na^+ 浓度增加,促进了 Na^+-K^+ 交换,增加了尿中 K^+ 的排出,因此长期服用可致低血钾。对碳酸酐酶有轻度抑制作用,可增加 HCO_3^- 的排泄。

2. 抗利尿作用　能明显减少尿崩症病人的尿量,减轻口渴感。

3. 降压作用　氢氯噻嗪是临床常用的降压药。用药早期通过利尿、减少血容量而降压,长期用药还能通过降低血管平滑肌对儿茶酚胺类物质的敏感性、扩张外周血管等作用而降低血压。

【临床应用】

1. 水肿　可消除各种原因引起的水肿。对轻、中度心源性水肿、肾损害较轻的肾性水肿疗效较好;对肾损害重者效果较差;对慢性肝病引起的水肿疗效较差,且应用时需注意防止低血钾诱发肝性脑病。

2. 高血压病　氢氯噻嗪为常用的基础降压药。多与其他类降压药合用,可减少其他药的剂量,减轻副作用。

3. 尿崩症　对肾性尿崩症及加压素无效的中枢性尿崩症有一定疗效。

【不良反应和用药护理】

1. 电解质紊乱　可引起低血钾、低血钠、低血镁、低氯碱血症等。其中以低血钾最为常见。

2. 代谢异常　可导致高尿酸血症、高血糖、高脂血症。痛风、糖尿病、高脂血症病人慎用。

3. 过敏反应　如发热、皮疹等,偶见血小板减少等。

4. 可降低肾小球滤过率,导致肾功能不全,故当肾小球滤过率<25ml/min 时慎用。

螺内酯

螺内酯(spironolactone),又名安体舒通(antisterone)。化学结构与醛固酮相似,为保钾利尿药。

【作用和临床应用】 螺内酯是醛固酮的竞争性拮抗药,干扰醛固酮在远曲小管和集合管对 Na^+ 重吸收,促进 Na^+、Cl^- 的排出,产生利尿作用。由于 Na^+-K^+ 交换受到抑制,使 K^+ 的排出减少。利尿作用弱,起效慢,作用持久。

临床主要用于治疗与醛固酮增多有关的顽固性水肿,如肝硬化、肾病综合征等引起的水肿,疗效较好。对充血性心衰引起的水肿效果较差。可用于治疗高血压。

【不良反应和用药护理】 不良反应较轻,偶有头痛、疲乏困倦或精神紊乱等。久用可致高血钾,肾功能不全时更易发生,故肾功能不全者禁用。可致性激素样副作用,引起男子乳房女性化发育、性功能障碍、妇女多毛症等,停药可消失。

氨苯蝶啶

氨苯蝶啶(triamterene),又名三氨喋啶。

【作用和临床应用】 直接作用于远曲小管和集合管,阻滞 Na^+ 通道而抑制 Na^+-K^+ 交换,减少 Na^+ 的重吸收和 K^+ 排出,从而产生排钠、排水和保钾作用。与其他利尿药合用时,其保钾作用更为明显。

临床上常与排钾利尿药合用治疗各种水肿,如心力衰竭、肝硬化、慢性肾炎等引起的水肿或腹水。

【不良反应和用药护理】 不良反应较少。偶有恶心、呕吐等消化道症状。长期服用可引起高钾血症,肝、肾功能不全者、糖尿病病人及老人较易发生。高钾血症者禁用。

第二节 脱水药

脱水药(dehydrate agents),又称渗透性利尿药(osmotic diuretics)。静脉注射后可提高血浆渗透压,产生组织脱水作用。通过肾脏时不易被重吸收,可增加水和部分离子的排泄,产生渗透性利尿作用。其特点为:①在体内不易被代谢;②不易从血管进入组织液中;③易经肾小球滤过;④不易被肾小管重吸收。常用药物有甘露醇、山梨醇和高渗葡萄糖等。

甘露醇

甘露醇(mannitol)为白色结晶粉末,临床常用20%的高渗水溶液静脉给药。

【作用】

1. 脱水作用 静脉注射20%甘露醇溶液后能迅速提高血浆渗透压,使组织间液向血浆转移,产生组织脱水作用。

2. 利尿作用 静脉注射后由于血浆渗透压升高,血容量增加,使肾小球滤过率增加;从肾小球滤过后,几乎不被肾小管重吸收,从而提高肾小管的渗透压,使水的重吸收减少,产生渗透性利尿作用。除排 Na^+ 外,也增加 K^+、Cl^-、Mg^{2+}、HCO_3^- 的排出。

【临床应用】

1. 脑水肿 甘露醇是治疗脑水肿、降低颅内压的首选药,对脑肿瘤、脑外伤、脑组织炎症及缺氧引起的脑水肿均有效。

2. 青光眼 能降低青光眼病人的眼内压,用于青光眼急性发作或术前降低眼内压。

3. 预防急性肾功能衰竭 渗透性利尿作用可增加尿量,稀释肾小管内有害物质,从而保护肾小管,使其免于坏死。在急性肾衰少尿时及时应用,可通过脱水作用减轻肾间质水肿。

【不良反应和用药护理】

1. 不良反应较少。注射过快可引起一过性头痛、眩晕和视力模糊等。可因增加循环血量而增加心脏负荷,故慢性心功能不全者禁用。活动性颅内出血者禁用。

2. 宜静脉给药,不可肌内注射或皮下注射,一旦漏出皮下,应立即给予50％硫酸镁湿敷,0.5％普鲁卡因局部封闭。

山梨醇

山梨醇(sorbitol)是甘露醇的同分异构体,作用与临床应用同甘露醇。进入体内后大部分转化为糖原,失去高渗作用,故其作用比甘露醇弱,可使颅内压降低30％～40％。

临床用于治疗脑水肿和青光眼,也可用于治疗心肾功能正常的水肿、少尿。

葡萄糖

50％的葡萄糖溶液(glucose solution)有脱水及渗透性利尿作用,但葡萄糖易在体内代谢,作用弱而短暂。单独用于脑水肿的治疗时,停药后可出现"反跳"现象。临床常与甘露醇配合用于治疗脑水肿和急性肺水肿。

【制剂和用法】

呋塞米　片剂:20mg。治疗成人水肿:开始每日口服20～40mg,1日1～2次,必要时每隔6～8小时加服20～40mg,直到出现满意效果。高血压:口服,开始每次20～40mg,1日2次,并酌情调整剂量。注射剂:20mg/2ml。治疗左心衰:成人,静脉注射20～40mg,必要时每1小时追加80mg,直到出现满意效果。急性肺水肿:成人,20～40mg加入到氯化钠注射液20～40ml中,缓慢静脉注射。急性肾功能衰竭:250mg加入到氯化钠注射液200ml中,静脉滴注1小时。

氢氯噻嗪　片剂:25mg。治疗水肿:开始用小剂量,1日25～50mg,1日1～2次,或隔日治疗,或每周连服3～5天,以后根据利尿情况调整剂量。高血压:开始1日50～100mg,1日1～2次,根据降压效果调整剂量,1周后服用维持量,每日25～50mg。尿崩症:成人,口服,一次25mg,1日3次;或一次50mg,1日2次。

螺内酯　胶囊:20mg。治疗水肿:一次20～40mg,1日3次。高血压:开始每日40～80mg,分2～4次服用,2周后根据情况调整剂量。原发性醛固酮增多症:手术前病人用量100～400mg/d,分2～4次服用。

氨苯蝶啶　片剂:50mg。成人,开始一次25～50mg,1日2次,最大剂量每日不超过300mg。维持阶段可改为隔日疗法。

甘露醇　注射剂:25g/100ml,50g/250ml。利尿:一次1～2g/kg,静脉滴注,必要时4～6小时重复使用1次。用于脑水肿、颅内高压和青光眼:按1.5～2g/kg给予,于30～60分钟内滴完。防治急性肾功能衰竭:先给予12.5～25g,10分钟内静脉滴注完,无特殊情况,再给50g,在1小时内滴注完,若尿量维持在每小时50ml以上,则可继续应用5％溶液静脉滴注。加强毒物排泄:20％浓度的溶液静脉滴注,调整剂量使尿量维持在每小时100～500ml。

山梨醇　注射剂:25g/100ml,50g/250ml。静脉滴注,成人,一次25％溶液250～500ml。消除脑水肿,每隔6～12小时重复滴注1次。

葡萄糖　注射剂:25g/100ml,50g/250ml。50％溶液20ml。成人,一次静脉注射50～

100ml。儿童,一次 2~4ml/kg,可 4~6 小时重复 1 次。

本章小结

  利尿药是作用于肾脏,增加水和电解质的排泄而使尿量增多的药物。根据作用部位和强度分为高效、中效和低效利尿药三类。呋塞米作用于髓袢升支粗段的髓质部和皮质部,利尿作用迅速、强大、短暂,用于急性或重度水肿;氢氯噻嗪作用于髓袢升支粗段的皮质部和远曲小管近端,利尿温和、持久,用于轻中度水肿和降压;螺内酯是醛固酮拮抗药,产生低效的利尿作用和保钾排钠作用。氨苯蝶啶直接作用于远曲小管和集合管,产生排钠、排水和保钾作用。利尿药最常见的不良反应为水、电解质紊乱,用药期间应注意监测电解质。

  脱水药是指静脉注射后可提高血浆渗透压,产生组织脱水作用的药物。甘露醇具有使组织脱水、渗透利尿作用,临床用于治疗脑水肿和青光眼,预防急性肾功能衰竭。

  本章关键词:利尿药;呋塞米;氢氯噻嗪;螺内酯;甘露醇;作用;临床应用;不良反应;用药护理。

课后思考

  1.简述呋塞米的不良反应和用药护理。
  2.简述氢氯噻嗪的临床应用和不良反应。
  3.金某,男,34 岁,建筑工人,一日在工作时不小心从二楼摔下受伤,并立即发生昏迷,被立即送往医院治疗。病人出现恶心、呕吐等颅内压增高症状。CT 显示:脑组织出血,水肿。诊断:脑挫裂伤。请问:①治疗颅内压增高应首选何种药物? ②用药护理应注意什么?

(陈晓芳)

第十九章

抗高血压药

案例

陶某,男,44岁。1个月前因晨练时出现严重的呼吸急促,遂来医院就诊。检查:心率78次/分钟,血压160/105mmHg,血糖7.2mmol/L(正常值3.9~6.1mmol/L)。X光片显示:左室肥厚。诊断:高血压病2级(中度)。

问题:
1. 最好选用什么药物治疗陶某高血压?说明其理由。
2. 是否可以选用噻嗪类利尿药配伍使用?
3. 高血压病人的用药护理应注意什么?

本章学习目标

1. 掌握一线抗高血压药的作用、临床应用、不良反应和用药护理。
2. 了解其他降压药物的作用特点和临床应用。
3. 培养认真细致的工作态度和严谨的工作作风,做好临床护理工作。

高血压是一种以体循环动脉血压增高为主要表现的临床综合征。根据世界卫生组织和国际高血压学会制定的标准,成年人在未服用抗高血压药的情况下,收缩压≥140mmHg或舒张压≥90mmHg即为高血压。绝大多数高血压病因不明,称为原发性高血压(占90%~95%),少数是继发于某些疾病,如嗜铬细胞瘤、慢性肾病等,称为继发性高血压(占10%)。

第一节 抗高血压药的分类

抗高血压药又称降压药,是一类能降低血压,减轻靶器官损害的药物。临床合理应用抗高血压药物,不仅能控制血压,还能防止或减少心、脑、肾等并发症的发生,降低死亡率,延长寿命。根据抗高血压药的作用部位或机制,可将其分为以下几类(表19-1)。

目前,临床常用的降压药物包括利尿药、β受体阻断药、血管紧张素转化酶抑制药、血管紧张素Ⅱ受体阻断药和钙通道阻滞药,称为一线抗高血压药。其他抗高血压药因副作用较大而较少单独使用,多组成复方制剂。

表 19-1　抗高血压药物分类

药物分类	常用药物
Ⅰ　利尿药	氢氯噻嗪、吲达帕胺
Ⅱ　钙通道阻滞药	硝苯地平、尼群地平、非洛地平
Ⅲ　血管紧张素转化酶抑制药和血管紧张素Ⅱ受体阻断药	
1.血管紧张素转化酶抑制药	卡托普利、依那普利、雷米普利
2.血管紧张素Ⅱ受体阻断药	氯沙坦、缬沙坦、厄贝沙坦
Ⅳ　交感神经抑制药	
1.中枢性交感神经抑制药	可乐定、莫索尼定
2.神经节阻断药	美加明
3.去甲肾上腺素能神经末梢抑制药	利血平
4.肾上腺素能受体阻断药	
α受体阻断药	哌唑嗪、多沙唑嗪、特拉唑嗪
β受体阻断药	普萘洛尔、美托洛尔
α和β受体阻断药	拉贝洛尔、卡维地洛
Ⅴ　血管舒张药	
1.直接舒张血管药	肼屈嗪、硝普钠
2.钾通道开放药	二氮嗪

第二节　常用抗高血压药

一、利尿药

氢氯噻嗪

氢氯噻嗪(hydrochlorothiazide)是目前临床最常用的利尿降压药。

【作用】　利尿药用药早期通过利尿、减少血容量而降压；长期用药通过降低血管平滑肌对缩血管物质的敏感性、扩张外周血管而降压。降压作用确切、温和，降压过程平稳，能使收缩压和舒张压成比例下降。单独使用即有降压作用，与其他降压药合用具有增强其他降压药的降压效果、减少不良反应的作用。

【临床应用】　临床单用治疗轻度高血压，与其他降压药合用可治疗中、重度及各型高血压。

【不良反应和用药护理】　长期应用可引起低血钾，血脂、血糖、尿酸升高等不良反应。高脂血症、糖尿病、痛风病人慎用。详见第十八章。

二、β受体阻断药

普萘洛尔

普萘洛尔(propranolol)，又名心得安，为β受体阻断药的代表药物。

【作用】　通过阻断心脏$β_1$受体，使心肌收缩力减弱，心率减慢，心输出量减少而使血压下降；阻断肾小球旁器细胞的$β_1$受体，减少肾素的分泌而降压；还可通过抑制中枢和外周交感神经系统活性、抑制突触前膜的负反馈作用而产生降压作用。

【临床应用】 适用于各种程度的高血压,对伴有心输出量及血浆肾素增高的高血压病人更适宜。可单独使用,也可与其他抗高血压药合用。

【不良反应和用药护理】 可致心动过缓、房室传导阻滞等不良反应。严重者可诱发支气管哮喘、心功能不全等。长期用药可致血糖下降、血脂升高等。因个体差异较大,用药一般宜从小剂量开始(40~80mg)逐渐递增。长期用药不可突然停药,需逐渐减量,否则易引起"反跳"现象。

选择性 β_1 受体阻断药美托洛尔(metoprolol,倍他乐克)、阿替洛尔(atenolol,氨酰心安)的降压作用优于普萘洛尔,对支气管的影响小,作用持续时间长,临床广泛用于各种程度的高血压。

三、血管紧张素转化酶抑制药

在心血管活动的体液调节中,肾素-血管紧张素-醛固酮系统(renin-angiotensin aldosterone system,RAAS)发挥着重要作用。RAAS 是由肾素、血管紧张素原、血管紧张素 Ⅰ、Ⅱ、Ⅲ和Ⅳ、醛固酮等构成(图 19-1)。

肾素可将血管紧张素原水解成血管紧张素Ⅰ(AngⅠ),AngⅠ在血管紧张素转换酶(ACE)的作用下,被水解为血管紧张素Ⅱ(AngⅡ),AngⅡ作用于血管紧张素Ⅱ 1 亚型受体和 2 亚型受体,即 AT_1 受体和 AT_2 受体。激动 AT_1 受体,直接产生收缩血管、促进儿茶酚胺类物质和醛固酮的释放等作用,导致血压升高。AT_2 受体的功能没有完全阐明,可能与抑制生长和抗增殖作用有关。

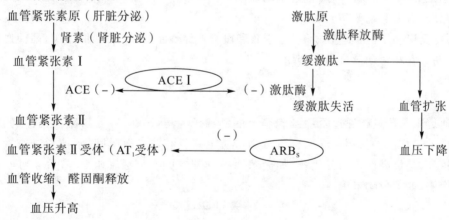

图 19-1 RAAS 系统组成、作用和药物作用环节

卡托普利

卡托普利(captopril),又名巯甲丙脯酸。

【作用和临床应用】 本药分子结构中含巯基(-SH),能与血管紧张素转化酶分子中的 Zn^{2+} 结合,降低 ACE 的活性,减少 AngⅡ的形成,从而产生扩张血管、减少醛固酮分泌和儿茶酚胺类物质释放的作用;并可抑制激肽酶Ⅱ,减少缓激肽(BK)的水解,产生扩张血管作用而降低血压。

临床适用于各型高血压,尤其适用于合并糖尿病、左室肥厚、心力衰竭、冠心病、急性心肌梗死的高血压病人。

【不良反应和用药护理】 主要不良反应有刺激性干咳、血管神经性水肿等，与缓激肽等物质积聚有关，停药后多可消失；久用还可引起皮疹、味觉障碍、脱发等；并可致中性粒细胞减少、高血钾等，长期用药者应定期检查血常规。高血钾、双侧肾动脉狭窄者禁用。可致畸胎，孕妇禁用，哺乳期妇女慎用。

同类药物还有依那普利(enalapril)、苯那普利(benazepril)、福辛普利(fosinopril)等，作用机制同卡托普利，但具有强效、长效的特点，主要用于各型高血压。不良反应、禁忌证同卡托普利。

四、血管紧张素Ⅱ受体阻断药

常用血管紧张素Ⅱ受体阻断剂(angiotensin receptor blockers, ARBs)有氯沙坦(losartan)、缬沙坦(valsartan)、依贝沙坦(irbesartan)、坎替沙坦(candesartan)和替米沙坦(telmisartan)等。

氯沙坦

【作用和临床应用】 对 AT_1 受体有选择性拮抗作用，AT_1 受体被阻断后，可抑制 AngⅡ介导的收缩血管和释放醛固酮的作用，引起血压降低；并能阻止 AngⅡ介导的心血管重构，长期应用可抑制左心室肥厚和血管壁增厚；能拮抗 AngⅡ对肾脏入球小动脉和出球小动脉的收缩作用，在降压的同时能保持肾小球的滤过率，增加肾脏的血流量和排钠。同时，通过减轻心脏的后负荷可改善充血性心力衰竭的症状。

临床主要用于原发性和高肾素型高血压，尤其适用于高血压合并糖尿病、肾功能不全、左心室肥厚、心力衰竭等病人。

【不良反应和用药护理】 不引起干咳和血管神经性水肿，可引起低血压、高钾血症。孕妇、哺乳期妇女和肾动脉狭窄者禁用。

五、钙通道阻滞药

钙通道阻滞药是指通过阻滞细胞膜上的钙离子通道，减少 Ca^{2+} 内流，从而降低细胞内 Ca^{2+} 浓度的一类药。按照化学结构可分为二氢吡啶类和非二氢吡啶类，前者对血管平滑肌选择性较高，是抗高血压的常用药，如硝苯地平、尼群地平、左氨氯地平等；后者对心脏和血管均有作用，如维拉帕米等。

硝苯地平

硝苯地平(nifedipine)，又名心痛定。

【作用和临床应用】 通过阻滞细胞膜上的钙离子通道，抑制钙离子进入细胞内，降低细胞内钙离子浓度，从而扩张小动脉，降低血压。对高血压病人降压作用显著，对血压正常者作用不明显。扩张血管作用可反射性引起心率增快、心输出量增加和血浆中肾素活性增高等，但较直接扩张血管作用弱，与 β 受体阻断药合用可避免以上反射性作用，并能增强降压效果。

临床用于轻、中、重度高血压的治疗，尤其适用于高血压合并心绞痛、糖尿病、支气管哮喘、高血脂症等病人。

【不良反应和用药护理】 不良反应较少,常见头痛、眩晕、心悸、面部潮红、踝部水肿等不良反应。踝部水肿为毛细血管扩张所致。孕妇、肝肾功能不全及过敏者禁用。

同类药物还有尼群地平(nitrendipine)、氨氯地平(amlodipine)等,降压作用比硝苯地平温和、持久,并具有扩张冠状血管、降低心肌耗氧量、防止或逆转左心室肥厚等作用,适用于各型高血压病人。

吲达帕胺

吲达帕胺(indapamide)具有钙拮抗和利尿作用,是一种新型强效、长效降压药。该药对血管平滑肌有较高的选择性,阻滞 Ca^{2+} 内流,扩张血管,产生降压;具有利尿作用,与氢氯噻嗪相似,但作用比其强 10 倍;对轻、中度原发性高血压有良好的降压效果,不必加用其他利尿药。偶见头痛、眩晕、乏力、失眠等不良反应。

第三节 其他抗高血压药

一、中枢性降压药

中枢性降压药主要包括可乐定、甲基多巴等。

可乐定

可乐定(clonidine)又名氯压定。

【作用和临床应用】 脂溶性高,易通过血-脑屏障进入脑组织,通过激动延髓腹外侧的咪唑啉受体(I_1受体),降低外周交感神经活性,抑制 NA 的释放,引起血压下降。并可通过激动外周交感神经突触前膜的 α_2 受体,反馈性减少去甲肾上腺素的释放而降压。降压作用强度中等。

临床常用于其他降压药无效的中度高血压。因其能抑制胃肠道的分泌和蠕动,尤适用于伴有消化性溃疡的高血压病人。

【不良反应和用药护理】 不良反应有口干、嗜睡、眩晕、抑郁等,连续服用后可消失。不宜用于从事高空作业或驾驶工作的高血压病人。少数病人突然停药后可出现短暂的交感神经功能亢进症状,表现为心悸、血压突然升高等,故停药前要逐渐减量。

利美尼定和莫索尼定

利美尼定(rilmenidine)和莫索尼定(moxonidine)为第二代中枢性降压药,通过激动延髓腹外侧区的咪唑啉受体,降低交感神经的活性和增强迷走神经的活性,从而产生降压作用。口服易吸收,降压作用维持时间较长(利美尼定维持时间 14~17 小时,莫索尼定维持时间 24 小时),可 1 日给药 1 次。临床适用于治疗轻、中度高血压。

不良反应少见,主要是口干、嗜睡、头晕等。无直立性低血压和停药"反跳"现象。

二、血管扩张药

血管扩张药通过直接扩张血管平滑肌而产生降压作用。

硝普钠

硝普钠(sodium nitroprusside)属硝基类扩血管药。口服不吸收,静脉滴注起效快、作用强、维持时间短。

【作用和临床应用】 通过释放内源性血管舒张物质NO,激活血管平滑肌细胞及血小板的cGMP,导致血管平滑肌扩张。静脉滴注给药后,30秒内起效,2分钟达最大降压效应,停药5分钟后血压可回升原水平,需调整静脉滴注速度使血压维持在所需水平。

临床用于高血压危象、高血压脑病、恶性高血压的治疗,特别适用于伴有急性心肌梗死或左室功能衰竭的严重高血压病人。也可用于治疗难治性心力衰竭。

【不良反应和用药护理】 不良反应有恶心、呕吐、心悸、头痛、发热、皮疹等,停药后症状迅速消退。在体内可代谢为氰化物,再由肝脏转化为硫氰酸盐,大剂量或连续使用可产生蓄积中毒,表现为谵妄、精神失常等,可用硫代硫酸钠防治,用药期间应监测血浆氰化物浓度。

三、α受体阻断药

用于治疗高血压的α受体阻断药主要是α_1受体阻断药,如哌唑嗪、特拉唑嗪等。

哌唑嗪

哌唑嗪(prazosin),又名脉宁平,为选择性α_1受体阻断药。

【作用和临床应用】 通过选择性阻断血管壁上的α_1受体,扩张小动脉和小静脉,引起血压下降。降压时较少引起反射性交感神经兴奋引起的心率增快、心输出量增加等。

临床适用于轻、中度高血压,与β受体阻断药或利尿药合用可增强降压作用。也可用于治疗充血性心力衰竭。

【不良反应和用药护理】 主要不良反应是"首剂现象",约有50%的病人首次用药或突然增加剂量后,可出现直立性低血压、心悸、晕厥等现象。用药护理应注意:①在服用的前一天禁用利尿药;②首剂限于0.5mg;③第一次在睡前服用。

其他α_1受体阻断药作用特点和不良反应见表19-2。

表19-2 其他α_1受体阻断药作用特点比较

药品名称	作用特点	不良反应
特拉唑嗪(terazosin)	通过阻断α_1受体而降压。持续时间长,$t_{1/2}$约为12小时。可降低血浆总胆固醇、LDL、VLDL而提高HLDL。可改善前列腺肥大病人的尿流动力学。	"首剂现象"较少,常见不良反应有头痛、头晕、乏力和鼻塞等。
多沙唑嗪(doxazosin)	与特拉唑嗪相似,有降压和调节血脂的作用。$t_{1/2}$约为12小时。	同特拉唑嗪。
布那唑嗪(bunazosin)	与哌唑嗪相似,阻断α_1受体而降压,$t_{1/2}$约为2小时。	同哌唑嗪。
阿夫唑嗪(alfuzosin)	既阻断α_1受体,又直接扩张血管平滑肌,有良好的降压效果。$t_{1/2}$约为5小时。	不良反应较少。

四、去甲肾上腺素能神经末梢阻滞药

去甲肾上腺素能神经末梢递质阻滞药主要通过影响去甲肾上腺素能神经末梢递质去甲

肾上腺素的贮存、释放和再摄取等过程而产生降压作用。代表药物有利血平、胍乙啶等。

利血平

利血平(reserpine)是从萝芙木根中提取出的一种生物碱。

【作用和临床应用】 抑制交感神经末梢囊泡膜胺泵对NA的再摄取和阻止NA进入囊泡内,减少NA的合成与贮存,使其逐渐耗竭,从而产生降压作用。降压作用缓慢、温和、持久。口服1周以上才起效,2~3周达到作用高峰。停药后降压作用仍可维持3~4周。

临床用于轻、中度高血压的治疗,与利尿药等合用可提高降压效果。

【不良反应和用药护理】 有镇静、嗜睡和副交感神经亢进等症状,如鼻塞、胃酸分泌增多、腹泻等。长期应用可致精神抑郁。消化性溃疡病者、精神抑郁者禁用。

【制剂与用法】

氢氯噻嗪 片剂:25mg。口服,一次12.5~25mg,1日1~2次。

硝苯地平 片剂或胶囊剂:5mg,10mg。控释片:20mg。口服,一次5~10mg,1日3次。急用时可舌下含服。

尼群地平 片剂:10mg,20mg。口服,一次10~20mg,1日1~2次。

氨氯地平 片剂:2.5mg,5mg,10mg。口服,开始时一次5mg,1日1次。以后可根据情况增加剂量,最大剂量为每日10mg。

吲达帕胺 片剂:2.5mg。口服,一次2.5mg,1日1次。维持量可2日1次,服用2.5mg。

普萘洛尔 片剂:10mg。口服,一次10~20mg,1日3~4次,可逐渐增加剂量10~20mg/周,直至达到满意疗效,一般用量不超过300mg/d。

阿替洛尔 片剂:25mg,50mg,100mg。口服,一次50~100mg,1日1次。

美托洛尔 片剂:50mg,100mg。口服,1日50~100mg,分2~3次口服。缓释剂型,一次50~100mg,1日1次。

卡托普利 片剂:12.5mg,25mg,50mg,100mg。成人,口服,开始时一次12.5~25mg,渐增至每次50mg,1日3次。每日最大剂量为450mg。儿童,开始每日1mg/kg,最大剂量为6mg/kg,分3次服用。

依那普利 片剂:5mg,10mg,20mg。口服,开始每日2.5~5mg,渐增至每日40mg,1日1~2次。

氯沙坦 片剂:50mg。口服,一次10~100mg,1日1次。一般维持量为每日50mg,剂量增加,抗高血压效果不再增加。

硝普钠 粉针剂:50mg。每次用50mg,现用现配,先用5%葡萄糖注射液2~3ml溶解,再用同一溶液500ml稀释后缓慢静脉滴注(容器避光),每分钟不超过3μg/kg。

哌唑嗪 胶囊剂:1mg,2mg,5mg;片剂:0.5mg,1mg,2mg。口服,首次一次0.5mg,然后每次1mg,1日3次。根据病情可逐渐增至每日6~15mg,分次服用。

特沙唑嗪 片剂:0.5mg,1mg,2mg,5mg,10mg。成人,口服,开始时一次不超过1mg,睡前服用,以后可根据情况逐渐增量,一般为1日8~10mg,1日最大量为20mg。

本章小结

抗高血压药是一类能降低血压、减轻靶器官损害的药物。临床常用的一线降压药包括利尿药(氢氯噻嗪)、β受体阻断药(普萘洛尔)、血管紧张素转化酶抑制药(卡托普利)、血管紧张素Ⅱ受体阻断药(氯沙坦)和钙通道阻滞药(硝苯地平)。利尿药是基础降压药,多与其他药物配合使用;β受体阻断药用于各型高血压,特别是对伴有心输出量、血浆肾素增高的高血压病人更适宜;血管紧张素转化酶抑制药、血管紧张素Ⅱ受体阻断药作用于RAAS不同环节,使AngⅡ生成减少,产生扩张血管、逆转心肌和血管壁重构等作用,适用于各级高血压;钙通道阻滞药通过阻滞钙离子通道,使Ca^{2+}内流减少,产生扩张血管、负性肌力的作用,用于轻、中度高血压。硝普钠通过直接扩张血管、哌唑嗪通过阻断$α_1$受体,产生降压作用,临床使用较少。

本章关键词:一线降压药;利尿药;β受体阻断药;血管紧张素转化酶抑制药;血管紧张素Ⅱ受体阻断药;钙通道阻滞药;临床应用;不良反应;用药护理。

课后思考

1. 简述一线降压药有哪几类,并写出代表药物。
2. 简述卡托普利的临床应用、不良反应和用药护理。
3. 唐某,男,56岁。患有高血压病10年,昨天因家庭矛盾,情绪激动,血压突然上升,引起烦躁、头痛、面色苍白、心悸、多汗、恶心、呕吐等症状,速送到医院就诊。查:血压230/116mmHg,心率110次/分钟,意识模糊。诊断:高血压脑病。请问:①情绪激动为何会使血压突然升高?②选用何药治疗高血压脑病?③用药护理应注意什么?

(陈晓芳)

第二十章

抗充血性心力衰竭药

案例

王某,女,35岁。患风湿性心瓣膜病5年。近日因出现下肢浮肿、少尿、心悸、气短等症状,医生给予地高辛0.25mg,每8小时1次,同时服用氢氯噻嗪25mg,1日2次。连服2日后,心悸、气短等症状明显好转。改为地高辛0.25mg,1日1次,氢氯噻嗪继续按原剂量服用。服药4天后病人出现食欲下降、恶心、呕吐等症状,心电图显示室早二联律。诊断:强心苷中毒。

问题:
1. 该病人中毒的诱因有哪些?应如何防治?
2. 强心苷中毒主要有哪些临床表现?
3. 应如何指导病人正确用药?

本章学习目标

1. 掌握强心苷的作用、临床应用、不良反应和用药护理。
2. 了解其他抗心衰药物的作用特点和临床应用。
3. 具有观察和发现强心苷类中毒的能力,做好服用强心苷病人的用药护理。

充血性心力衰竭(congestive heart failure,CHF)又称慢性心功能不全,是由多种原因导致心脏功能障碍,从而使心排血量不能满足机体代谢需要,并出现体循环和(或)肺循环淤血症状。CHF时可出现交感神经活性增高,心肌收缩力增强,心率加快,在心衰早期起到一定的代偿作用,但增加了心肌耗氧量,使心脏后负荷增加,心脏做功增加,长期存在反而使病情恶化;CHF时RAAS被激活,表现为血管收缩,水钠潴留,血容量增加,长期存在会增加心脏负荷,引起心血管重构而加重CHF(图20-1)。

治疗CHF主要药物包括:①加强心肌收缩力药:通过增强心肌收缩力,迅速改善心衰症状,如强心苷等;②减轻心脏负荷药:通过利尿、扩血管等措施减轻心脏负荷,改善心衰症状,如硝苯地平、氢氯噻嗪等;③拮抗心衰时神经-体液代偿机制的药物:通过拮抗神经-体液调节机制,延缓心衰进展,改善病人生活质量,降低死亡率,如ACEI、β受体阻断药。

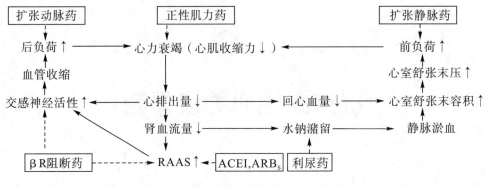

图 20-1 心衰发生机制和药物作用环节

第一节 正性肌力作用药

正性肌力作用药是指具有增强心肌收缩力作用的药物,主要包括强心苷和非强心苷类药物两大类。

一、强心苷类

强心苷(cardiac glycosides)是一类作用于心脏,增强心肌收缩力作用的苷类化合物。由于其来源于植物洋地黄,故又称洋地黄类药物。常用药物有地高辛(digoxin)和去乙酰毛花苷(deslanoside)等,其体内过程特点如下(表 20-1)。

表 20-1 各类强心苷制剂的体内特点

分类	药物	给药途径	显效时间	高峰时间(小时)	主要消除方式	半衰期	全效量(mg)	维持量(mg)
中效	地高辛	口服	1~2 小时	4~8	肾	36 小时	0.75~1.25	0.125~0.5
速效	去乙酰毛花苷	静脉注射	10~30 分钟	1~2	肾	33 小时	1~1.2	—

【作用】

1. 正性肌力作用　强心苷对心脏有高度选择性,尤其对衰竭心脏作用明显,表现为加强心肌收缩力,增加心输出量,从而改善心衰症状。具有如下特点:①缩短心脏收缩期:强心苷加快心肌的收缩速度,使心肌的收缩更加敏捷,缩短收缩期而相对延长舒张期,这有利于静脉回流和心室充盈,有利于冠状动脉血液灌流,从而改善心脏功能;②降低衰竭心脏耗氧量:心肌耗氧量取决于心室壁张力、心率和心肌收缩力,其中室壁张力最为重要,应用强心苷后,由于心肌收缩力增强,心室排血充分,心室壁张力随之下降,加之心率减慢和外周阻力下降,耗氧明显减少。

强心苷正性肌力作用的机制现认为:强心苷与心肌细胞膜上的强心苷受体即 Na^+-K^+-ATP 酶结合,抑制酶的活性,使 Na^+-K^+ 交换减少,细胞内 Na^+ 增多后,促进 Na^+-Ca^{2+} 双向交换机制,使 Na^+ 外流和 Ca^{2+} 内流增加,从而增加细胞内 Ca^{2+} 浓度,加强心肌收缩力(图 20-2)。

2. 负性频率作用　强心苷减慢心率的作用一方面是强心苷通过加强心肌收缩力增加心

输出量,反射性降低交感神经活性,减慢心率;另一方面是直接兴奋迷走神经,减慢 CHF 病人窦性频率后,可改善心肌供血、增加静脉回心血量、使心脏充分休息,从而改善心衰症状。

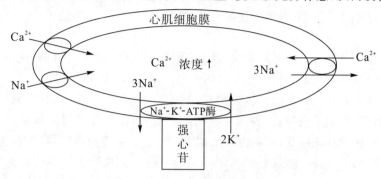

图 20-2　强心苷作用机制示意图

3.**负性传导作用**　治疗量的强心苷因改善心功能反射性兴奋迷走神经,从而减慢房室传导速度。

4.**其他作用**　①强心苷通过正性肌力作用使肾血流量和肾小球滤过率增加而利尿;直接抑制肾小管 Na^+-K^+-ATP 酶,减少肾小管对 Na^+ 重吸收,使尿量增多。②强心苷能降低血浆肾素活性,减少血管紧张素Ⅱ和醛固酮的含量,拮抗 RAAS 系统,对心脏产生保护作用。③中毒量的强心苷可兴奋延髓催吐化学感受区引起呕吐;兴奋交感神经中枢,引起快速型心律失常。

【临床应用】

1.**充血性心力衰竭**　对不同原因引起的心衰疗效有差异。临床对伴有房颤或心室率过快的心衰病人疗效较为显著;对心瓣膜病、冠心病、高血压所致的心功能不全疗效较好;对肺源性心脏病、活动性心肌炎等引起的心功能不全、伴有心肌缺氧、心肌损害严重的疗效较差且易发生中毒;肥厚梗阻性心肌病、舒张功能障碍为主的心衰不宜选用强心苷。

2.**某些心律失常**

(1)**心房纤颤**　房颤的主要危害在于心房过多的冲动(400～600 次/分钟)传到心室,引起心室率过快,导致心输出量减少等严重的循环障碍。强心苷通过抑制房室传导,减慢心室率,改善心室的泵血功能,增加心输出量,从而缓解房颤时的血流动力学障碍。

(2)**心房扑动**　房扑的冲动频率较房颤少(250～300 次/分钟),但更易传入心室,引起心室率过快而导致循环障碍。强心苷可缩短心房的有效不应期,使房扑转为房颤,颤动的冲动快而弱,易被强心苷的抑制房室传导作用所阻滞,故可以减慢心室率。强心苷是治疗房扑最常用的药物。

(3)**阵发性室上性心动过速**　强心苷通过兴奋迷走神经功能,降低心房的兴奋性,减慢房室传导而终止发作。

【不良反应和用药护理】　强心苷类药物安全范围小,个体差异较大,易发生中毒。特别是有低血钾、高龄、肾功能不全、心肌缺氧等因素存在时更易发生。

1.**强心苷的毒性反应**

(1)**消化道反应**　为最常见的早期中毒反应,表现为厌食、恶心、呕吐、腹泻、腹痛等,应注意与强心苷用量不足、心衰未被控制的胃肠道淤血症状相区别。

(2)心脏反应 是最严重的不良反应,可表现出各种类型的心律失常。主要有:①快速型心律失常:最常见的是室性早搏,也可发生二联律、三联律、室性心动过速,甚至室颤;②房室传导阻滞:可致不同程度的房室传导阻滞;③窦性心动过缓:心率低于60次/分钟,为停药的指征之一。

(3)神经系统反应 可有眩晕、头痛、疲倦、失眠、谵妄等症状。还可表现出视觉障碍,如黄视、绿视和视物模糊等,多为强心苷中毒的先兆表现,可作为停药指征之一。

2.防治措施 强心苷中毒的预防措施有:①去除中毒的诱发因素,如低血钾、高血钙、低血镁、心肌缺氧、肾功能不全等;②警惕中毒的先兆症状,如室性早搏和视觉障碍等;③密切观察心电图的变化与临床症状,监测血药浓度等。强心苷中毒的治疗措施有:①立即停用强心苷和排钾利尿药等;②补钾,氯化钾是治疗强心苷所致的快速型心律失常的有效药物,轻者口服氯化钾溶液,重者可在心电图及血钾监测下缓慢静脉滴注;③合理选用抗心律失常药物,对严重快速型心律失常可选用苯妥英钠、利多卡因对抗,缓慢型心律失常,如房室传导阻滞、窦性心动过缓等可用M受体阻断药阿托品对抗;④严重地高辛中毒,可选用地高辛抗体Fab片断,效果显著。

二、非强心苷类

非强心苷类正性肌力药主要包括β受体激动药和磷酸二酯酶抑制药等。

多巴酚丁胺

多巴酚丁胺(dobutamine)是多巴胺的衍生物。通过激动心脏$β_1$受体,加强心肌收缩力,增加心输出量,改善心衰症状。临床用于急性心力衰竭、强心苷治疗效果不好的严重左心功能衰竭;也用于心肌梗死或心脏手术后并发的心力衰竭病人;对伴有心率减慢或传导阻滞的心衰病人更为适用。

剂量过大或滴速过快可引起血压升高、心率加快,并因心肌耗氧增加而诱发心律失常、心绞痛等,故应注意控制药物的剂量和滴速。

氨力农和米力农

氨力农(amrinone)和米力农(milrinone)通过抑制磷酸二酯酶Ⅲ,增加心肌细胞内cAMP含量,从而加强心肌收缩力,增加心输出量;扩张阻力血管,减轻心脏负荷,降低心肌耗氧量,改善心功能,缓解CHF的各种症状。

临床主要用于对强心苷、利尿药及血管扩张药反应不佳的CHF病人。

常见不良反应有头痛、低血钾等。过量可致室上性及室性心律失常、低血压等。

第二节 减轻心脏负荷药

常用减轻心脏负荷药物有利尿药、肾素-血管紧张素系统抑制药和血管扩张药等。

一、利尿药

利尿药通过促进钠、水的排出,减少血容量,减轻心脏前、后负荷,消除或缓解静脉淤血所引发的肺水肿和外周水肿症状,是治疗各种CHF的常规用药。

对轻度 CHF 病人,可单用氢氯噻嗪;对中度 CHF 病人,可用呋塞米或氢氯噻嗪与螺内酯合用;对严重 CHF、慢性 CHF 急性发作、急性肺水肿病人,宜静脉注射呋塞米。

二、肾素-血管紧张素系统抑制药

(一)血管紧张素转化酶抑制药

常用药物有卡托普利(captopril)、依那普利(enalapril)、雷米普利(ramipril)、赖诺普利(lisinopril)和培哚普利(perindopril)等。

ACEI 通过抑制血管紧张素转化酶,减少 AngⅡ的生成和缓激肽的降解,产生扩张血管、降低外周阻力、减轻心脏前、后负荷的作用,并能抑制和逆转左心室肥厚和血管重构。临床上常与利尿药合用治疗各种心衰。

(二)血管紧张素Ⅱ受体阻断药

常用 ARBs 药物有氯沙坦(losartan)、缬沙坦(valsartan)及厄贝沙坦(irbesartan)。ARBs 可直接阻断 AngⅡ受体,拮抗 AngⅡ的缩血管作用,产生舒张血管、降低外周阻力的作用,并可预防和逆转心血管的重构。临床上常与其他药物配伍使用治疗各种心衰。

三、血管扩张药

血管扩张药通过扩张血管,降低心脏的前、后负荷,改善心脏功能,从而缓解心衰的临床症状。

硝酸酯类药物硝酸甘油(nitroglycerin)、硝酸异山梨酯(isosorbide dinitrate)等,通过扩张静脉,降低心脏前负荷,明显减轻肺淤血症状;并能扩张冠状血管,增加冠状动脉血流量,改善心肌供血。

硝普钠(sodium nitroprusside)具有扩张小静脉和小动脉的作用,迅速降低心脏前、后负荷,起效快,对于急性心肌梗死及高血压所导致的危重 CHF 效果较好。

第三节 β受体阻断药

传统治疗理念认为 β 受体阻断药具有负性肌力作用而禁用于 CHF。现代理论认为在心力衰竭过程中,机体交感神经系统长期处于代偿性兴奋状态,血液中儿茶酚胺水平持续升高,对机体心血管系统造成有害效应。应用 β 受体阻断药,可全面拮抗过度兴奋的交感神经系统活性,显著改善 CHF 病人血流动力学变化,降低其住院率、死亡率。因此,合理应用 β 受体阻断药是近年来 CHF 治疗的重要进展之一。临床常用药物见表 20-2。

β 受体阻断药主要适用于常规药物治疗无效的 CHF;扩张型心肌病伴心力衰竭病人;冠心病心绞痛伴心力衰竭病人;长期高血压导致的心衰病人;风湿性心脏病心力衰竭伴交感神经亢进者。

表 20-2　临床常用的治疗 CHF 的 βR 阻断药物特点

类别	代表药物	药物特点
第一代	普萘洛尔(propranolol)	对 βR 的阻断无选择性
第二代	美托洛尔(metoprolol)	对 $β_1$ 和 $β_2$ 受体的亲和力之比为 75∶1
	比索洛尔(bisoprolol)	对 $β_1$ 和 $β_2$ 受体的亲和力之比为 120∶1
第三代	卡维地洛(carvedilol)	
	布新洛尔(bucindolol)	βR 兼 αR 阻断作用

【制剂和用法】

地高辛　片剂:0.25mg。成人,全效量:口服 1~1.5mg,于 24 小时内分次服用。维持量,每日 0.125~0.5mg,分 1~2 次服用。轻度心衰者,可逐日按 5.5μg/kg 给药,连用 5~7 天可达稳态浓度,也能获得满意的疗效,并能减少不良反应的发生。

毛花苷丙　注射剂:0.2mg/2ml,0.4mg/2ml。静脉注射,一次 0.4~0.8mg,用葡萄糖注射稀释后缓慢注射。全效量 1~1.6mg,于 24 小时内分次注射。急性心衰或慢性心衰加重时,一次 0.2~0.4mg,稀释后静脉注射,24 小时总量 0.8~1.2mg。儿童,每日 20~40μg/kg,分 1~2 次给药,然后改用口服制剂维持治疗。

洋地黄毒苷　片剂:0.1mg。口服,一次 0.05~0.2mg。极量:每次 0.4mg,1 日 1mg。

毒毛花苷 K　注射剂:0.25mg/1ml,0.5mg/2ml。静脉注射,一次 0.25mg,1 日 0.5~1mg。极量:一次 0.5mg,1 日 1mg。

多巴酚丁胺　注射剂:250mg/5ml。静脉注射,250mg 加入 5% 葡萄糖注射液 500ml 中静脉滴注,每分钟 2.5μg/kg。

氨力农注射剂:50mg/2ml,100mg/2ml。静脉注射,负荷量为 0.75mg/kg,2~3 分钟缓慢静脉注射完,然后以 5~10μg/(min·kg)维持静脉滴注,单次剂量最大不超过 2.5mg/kg。每日最大量小于 10mg/kg。疗程不超过 2 周。

米力农　片剂:2.5mg,10mg。口服,一次 5~10mg,1 日 4 次。注射剂:10mg/10ml。静脉滴注,每分钟 12.5~75μg/kg。静脉滴注,一般开始 10 分钟以 50μg/kg,然后以每分钟 0.375~0.5μg/kg 维持。每日最大剂量不超过 1.13mg/kg。

本章小结

强心苷类是临床治疗心衰的首选药物,通过抑制 Na^+-K^+-ATP 酶的活性,使 Na^+-K^+ 交换减少,Na^+-Ca^{2+} 交换增多,增加细胞内 Ca^{2+} 浓度,产生加强心肌收缩力、减慢窦性心率、减慢房室传导等作用。临床用于治疗心衰、心房颤动、心房扑动、阵发性室上性心动过速等。由于安全范围小,个体差异大,易产生毒性反应,表现为消化道反应、心脏毒性和中枢神经系统反应。一旦确诊中毒,要停用强心苷和排钾利尿药;补钾;合理选用抗心律失常药;严重者可使用地高辛抗体 Fab 片断治疗。

ACEI 和 ARB 能缓解心衰症状,防止和逆转心肌重构,是临床治疗心衰的重要药物。β 受体阻断药可拮抗交感神经兴奋,改善血流动力学,降低死亡率,用于扩张型心肌病、缺血性心肌病和高血压所致的慢性心衰的治疗。

本章关键词:强心苷;作用;临床应用;中毒的表现及其防治措施;肾素-血管紧张素系统抑制药;β受体阻断药。

课后思考

1. 目前临床治疗充血性心力衰竭有哪几类药物?
2. 简述强心苷类药物的作用、临床应用、中毒表现和防治措施。
3. 邹某,男,59岁。有高血压、冠心病史,数月前曾发生急性心肌梗死,经住院治疗症状好转。昨天从事轻微体育锻炼,晚上睡觉时突发咳嗽,呼吸困难,不能平卧,乏力,咯粉红色泡沫痰。查体:口唇紫绀,HR 110次/分钟,R 35次/分钟,BP 160/90mmHg,两肺可闻及哮鸣音。诊断:心源性哮喘。请问:①治疗心源性哮喘的首选药物是什么?②哪些药物可以用于治疗心源性哮喘?③用药护理应注意什么?

(冯正平)

第二十一章

抗心绞痛药

案例

石某,男,46岁。有20余年的吸烟史。1年前在无明显诱因时出现心前区疼痛,如针刺状,位置不固定,休息后好转而未治疗。3天前在劳动时,突然感到胸闷,胸骨后压榨性疼痛,并出现窒息感,遂将其送到急救室。经检查后诊断:冠状动脉粥样硬化性心脏病,心绞痛。医生立即给予硝酸甘油0.3mg舌下含化,症状很快得到缓解。

问题:
1. 为什么劳动会诱发心绞痛发作?
2. 硝酸甘油为什么要舌下含化给药?此病例口服给药是否可以?

本章学习目标

1. 掌握抗心绞痛药的分类;硝酸甘油、普萘洛尔、硝苯地平等抗心绞痛药物的作用特点、临床应用、不良反应和用药护理。
2. 熟悉硝酸酯类药与β受体阻断药配合使用的合理性。
3. 学会抗心绞痛药物使用的基本知识,具备为心绞痛病人做好用药护理的能力。

心绞痛是冠状动脉供血不足,心肌急剧、暂时缺血与缺氧所引起的以发作性胸痛或胸部不适为主要表现的临床综合征。表现为阵发性的前胸压榨性疼痛,可向左侧肩、背、手臂、手指放射,伴随缺氧、紫绀、呼吸困难、冷汗、头昏甚至晕厥。常发生于劳动或情绪激动时,每次发作3～5分钟。临床上将心绞痛分为:①稳定型心绞痛:在冠状动脉狭窄的基础上,由于心肌负荷增加而引起的心肌急剧、暂时缺血与缺氧综合征,多在过度劳累、激烈运动和情绪激动时发病;②不稳定型心绞痛:包括初发型心绞痛、恶化劳累型心绞痛、静息心绞痛伴心电图缺血改变,当冠脉内不稳定的粥样纤维斑块破裂出血,表面有血小板聚集或刺激冠状动脉痉挛,则引起冠脉阻塞,导致不稳定型心绞痛的发病;③变异型心绞痛:由冠状动脉痉挛所致,多发生在夜间。

心绞痛发病的主要机制是心肌需氧与供氧之间的失衡,心肌需氧或耗氧超过了供氧,使心肌暂时性地缺氧,产生的代谢产物乳酸等在心肌局部堆积,刺激心肌自主神经传入纤维末梢引起疼痛。影响心肌耗氧的主要因素有心率、心肌收缩力和心室壁张力。其中心室壁张力影响最大(图 21-1)。抗心绞痛药主要通过增加心肌供氧和降低心肌耗氧而发挥治疗作用。

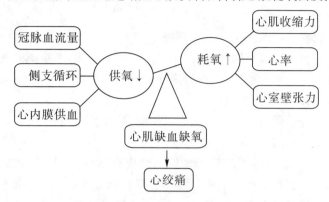

图 21-1　心绞痛发作机制示意图

临床上常用的抗心绞痛的药分为硝酸酯类、β受体阻断药和钙通道阻滞药三类。

第一节　硝酸酯类药

常用的硝酸酯类药物有硝酸甘油(nitroglycerin)、硝酸异山梨酯(isosorbide dinitrate)、单硝酸异山梨酯(isosorbide mononitrate)等。

硝酸甘油

硝酸甘油(nitroglycerin),又名三硝酸甘油酯,是硝酸酯类的代表药物。

【作用】　硝酸甘油是 NO 的供体,在平滑肌细胞内经谷胱甘肽转移酶的催化释放出 NO,增加细胞内的 cGMP 含量,从而松弛血管平滑肌。

1. 降低心肌耗氧量　①较小剂量的硝酸甘油可明显扩张静脉血管,从而减少回心血量,降低心脏前负荷,使心室容积缩小,心室内压力减小,心室壁张力降低,射血时间缩短,降低心肌耗氧量。②较大剂量的硝酸甘油能显著舒张动脉血管,降低心脏的射血阻力,减小左室内压力和心室壁张力,降低心肌耗氧量。

2. 增加心肌供氧量　①硝酸甘油选择性扩张较大的心外膜血管、输送血管和侧支血管,尤其在冠状动脉痉挛时更为明显。当冠状动脉因粥样硬化或痉挛而发生狭窄时,缺血区的阻力血管因缺氧、代谢产物堆积而处于舒张状态,使非缺血区阻力比缺血区阻力大。硝酸甘油扩张侧支血管后,血液顺压力差从输送血管经侧支血管流向缺血区,从而增加缺血区的血液供应,增加心肌的供氧量(图 21-2)。②当心绞痛发作时,因心肌组织缺血缺氧,使得左室舒张末期压力增高,心外膜的血液难以向缺血的心内膜流动。硝酸甘油通过扩张静脉血管,减少回心血量,降低心室内压

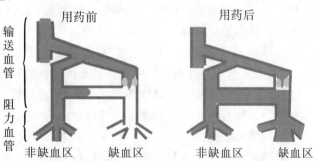

图 21-2　应用硝酸甘油前后心肌缺血区血流变化示意图

力,使得血液易从心外膜区流向缺血的心内膜区,增加供氧量。

【临床应用】

1. 防治各型心绞痛　硝酸甘油是临床治疗心绞痛的首选药,可缓解急性心绞痛发作症状和预防心绞痛的发生。因具有明显的首过效应,宜舌下含服,产生迅速的治疗作用。

2. 急性心肌梗死　能减少心肌耗氧量,增加缺血区的供血与供氧,并具有抗血小板聚集和黏附功能,早期使用能缩小梗死范围。

3. 心力衰竭　通过扩张动、静脉,降低心脏的前、后负荷,有利于缓解心衰的各种症状。

【不良反应和用药护理】

1. 血管扩张反应　较常见,用药后出现搏动性头痛、眼内压升高、皮肤潮红、心悸,大剂量可出现直立性低血压甚至晕厥。使用时要注意控制剂量。

2. 耐受性　一般连续或大剂量给药2～3周可出现耐受性,停药2周左右可消失。小剂量或间歇给药可避免耐受性的产生。补充叶酸和富含巯基的药物可防止耐受性的发生并提高药物的疗效。

硝酸异山梨酯

硝酸异山梨酯(isosorbide dinitrate),又名消心痛。作用机制与硝酸甘油相似,但作用较硝酸甘油弱,起效较慢,作用时间长。主要用于心绞痛的预防或心肌梗死后心力衰竭的长期治疗。

第二节　β受体阻断药

临床抗心绞痛常用的β受体阻断药有普萘洛尔、吲哚洛尔、美托洛尔等。

普萘洛尔

普萘洛尔(propranolol)是β受体阻断药的代表药。

【作用】

1. 降低心肌耗氧量　通过阻断心肌$β_1$受体,使心肌收缩力减弱、心率减慢,心肌耗氧量明显减少。抑制心肌收缩力会增加心室内容积、延长心室射血时间,使心肌的耗氧量增加。但用药后的总效应是降低了心肌耗氧量。

2. 增加心肌供氧量　减慢心率可使心脏的舒张期相对延长,使得冠状动脉灌流时间延长,有利于血液从心外膜区流向缺血的心内膜区,改善缺血区的心肌供血,增加供氧量。

【临床应用】　临床主要用于治疗稳定型心绞痛。用药后可明显减少心绞痛发作的频率和程度。对伴有高血压或快速型心律失常的病人尤佳。对不稳定型心绞痛疗效较好。不宜用于变异型心绞痛。

临床主张普萘洛尔与硝酸酯类配伍应用治疗心绞痛,有以下优点:①两药能协同降低心肌耗氧量,增强疗效;②普萘洛尔能对抗硝酸酯类药物引起的反射性心率加快和心肌收缩力增强的不利之处;③硝酸酯类药物可对抗普萘洛尔所致的心室容积增大和心室射血时间延长的不利之处。

【不良反应和用药护理】　长期使用不可突然停药,否则易发生停药"反跳"现象,护士在指导病人用药时应注意。支气管哮喘、窦性心动过缓和房室传阻滞病人禁用。

第三节 钙通道阻滞药

临床常用的钙通道阻滞药有硝苯地平（nifedipine）、维拉帕米（verapamil）和地尔硫卓（diltiazem）等（表21-1）。

【作用】

1. 降低心肌耗氧量　①通过阻滞心肌细胞膜上的 Ca^{2+} 通道，使心肌细胞内 Ca^{2+} 减少，从而减弱心肌收缩力，减慢心率，降低心肌耗氧量；②通过阻滞血管平滑肌上的 Ca^{2+} 通道，扩张动脉和静脉血管，减轻心脏的前、后负荷，降低心室壁张力，降低心肌耗氧量；③阻滞 Ca^{2+} 进入神经末梢，抑制去甲肾上腺素能神经末梢释放递质，抑制交感神经活性，降低心肌耗氧量。

2. 增加心肌供氧量　通过阻滞血管平滑肌 Ca^{2+} 通道使冠状血管扩张，降低冠状动脉阻力，从而增加心肌的血液供应，增加心肌供氧量。同时，扩张冠状动脉中较大的输送血管，促进侧支循环，增加缺血区的血液供应，增加心肌供氧量。

3. 保护缺血心肌细胞　心肌缺血或再灌注时，细胞膜对 Ca^{2+} 通透性增加，使 Ca^{2+} 内流，细胞内 Ca^{2+} 积聚，造成"钙超载"，使得心肌细胞尤其是线粒体功能严重受损。钙通道阻滞药通过抑制钙离子内流，减轻缺血心肌细胞的钙超载而保护心肌细胞。

【临床应用】　钙通道阻滞药是临床预防和治疗心绞痛的常用药物，特别是对以冠状动脉痉挛为病因的变异型心绞痛疗效最好。对心绞痛伴高血压、心率失常病人最适宜。

表21-1　常用钙通道阻滞药抗心绞痛作用比较

药名	作用	临床用途	不良反应
硝苯地平	扩张外周血管和冠状动脉作用强；有较强的降压作用；对心脏抑制作用弱；对心脏传导无作用。	可用于各种类型的心绞痛及心肌梗死，尤适用于因冠脉痉挛引起的变异型心绞痛。	反射性心率加快。
维拉帕米	扩张冠状动脉作用较弱；几乎无降压作用；抗心律失常作用较强。	对变异型心绞痛多不单独应用，对稳定型心绞痛有效。其抗心律失常作用明显，特别适用于伴有心律失常的心绞痛病人。	窦性心动过缓，心律失常。
地尔硫卓	扩张冠状动脉作用中等；对血压几乎无影响；抑制心脏传导；减慢心率作用强。	对变异型、稳定型和不稳定型心绞痛都可应用。	心动过缓，心脏传导阻滞。

【制剂和用法】

硝酸甘油　片剂：0.3mg，0.6mg。舌下含服，1日 0.3～0.6mg。注射剂：1mg/1ml，2mg/1ml，5mg/1ml，10mg/1ml。气雾剂：200次/支，0.4mg/次，发作时喷于口腔黏膜1～2次。膜剂：每格含硝酸甘油 0.5mg，1日 1次，作用时间可达24小时，将膜敷贴于皮肤上，药物以恒速进入皮肤而被吸收。

硝酸异山梨酯　片剂：2.5mg，5mg，10mg。急性心绞痛发作时缓解心绞痛，舌下含服，每次 5mg。预防心绞痛发作，口服，1日 2～3次，一次 5～10mg。控释片：20mg。缓释胶囊：20mg，40mg。1日 2次，一次 1片。喷雾剂：250mg/200次。喷雾吸入，一次 1.25～

3.75mg。注射剂:10mg/10ml。静脉滴注,每小时 2mg,剂量需根据病人情况进行调节,且密切监测病人脉搏、心率和血压。

普萘洛尔　胶囊剂:10mg。1 日 2 次,一次 12～20mg。注射剂:5mg/5ml。一次 5mg,以 5%葡萄糖注射液稀释后静脉滴注。

硝苯地平　片剂:10mg。1 日 3 次,一次 10～20mg。控释片:每次 20mg,1 日 1～2 次。喷雾剂:100mg。胶囊剂:5mg,10mg。口服,一次 5～10mg,1 日 3 次。

维拉帕米　片剂:20mg,40mg。口服,首次服用一次 40～80mg,1 日 3 次,1～2 周后改为维持量 1 日 40mg,1 日 3 次。注射剂:5mg/2ml。静脉滴注,一次 5～10mg。缓释片:240mg,1 日 1 次。

地尔硫卓　片剂:30mg,60mg,90mg。成人,口服,一次 30～60mg,1 日 3～4 次。注射剂:10mg,50mg。静脉滴注,每 6～8 小时用药 30～60mg。

本章小结

抗心绞痛药分为硝酸酯类、β受体阻断药和钙通道阻滞药三类。机制虽然不同,但都可增加心肌供氧量、降低心肌耗氧量、改善缺血区的血液供应,使心肌的耗氧和供氧恢复平衡,从而控制心绞痛的发作。硝酸酯类通过松弛平滑肌、扩张静脉和动脉,降低心肌耗氧量;通过增加冠状动脉和缺血区的血液供应,增加心肌供氧量。用于各型心绞痛的发作、急性心肌梗死和充血性心衰的治疗。β受体阻断药使心肌收缩力减弱,心率减慢,减少耗氧量;使心脏舒张期延长,增加冠状动脉和缺血区的血液供应,增加供氧量。用于稳定型心绞痛、伴有高血压和快速型心律失常的心绞痛病人,变异性心绞痛不宜使用。钙通道阻滞药使心肌收缩力减弱,心率减慢,外周和冠状血管扩张,从而降低心肌耗氧量和增加心肌供氧量,是临床预防和治疗心绞痛的常用药物,对以冠状动脉痉挛为病因的变异型心绞痛疗效最好。

本章关键词:心绞痛;心肌耗氧量;心肌供氧量;硝酸甘油;普萘洛尔;钙通道阻滞药;作用;临床应用;不良反应;用药护理。

课后思考

1.简述抗心绞痛药物的分类及其代表药。

2.治疗不同类型的心绞痛应如何选择药物?说明理由。

3.黄某,男,72 岁。有 20 余年的高血压病史。近日从事体力劳动时,感到胸闷,心悸(HR98 次/分钟),又发展到心前区疼痛。到医院检查后诊断为劳累型心绞痛。请问:①选用哪一类药物治疗劳累型心绞痛效果较好?②是否可以选择硝酸酯类药与普萘洛尔配伍使用治疗本例心绞痛?说明原因。③用药护理应注意什么?

(杜先春)

第二十二章

抗心律失常药

案例

韩某,男,58岁。一日突然感到心跳变得不规则,并伴有恶心,到医院就诊。查:心律不齐,120~140次/分钟,血压较稳定(132/76mmHg),ECG显示有心房纤颤。诊断:心房纤颤。治疗:静脉注射维拉帕米后心率下降到80~100次/分钟,但节律仍不规律,12小时后静脉注射伊布利特,20分钟后ECG显示恢复了窦性心律。后3周反复出现心悸,又加用胺碘酮,再没有症状发作。

问题:
1. 应用维拉帕米为什么能降低心率而不能控制心房纤颤?
2. 伊布利特和胺碘酮合用为什么能有效将心脏节律恢复到窦性节律?
3. 大剂量长期使用胺碘酮会出现哪些不良反应?

本章学习目标

1. 熟悉抗心律失常药物的基本作用和分类;利多卡因、普萘洛尔、胺碘酮和维拉帕米等药物的作用、临床应用和不良反应。
2. 了解心律失常产生的机制和其他抗心律失常药物的作用特点和临床应用。
3. 树立全面评估病人基本生理、病理的意识,监护药物不良反应的发生。

正常心律起源于窦房结,以60~100次/分钟的频率沿正常的传导系统在一定的时间内顺序传到心房和心室。心脏冲动的频率、节律、起源部位、传导速度中任何一项异常称为心律失常(cardiac arrhythmia),分为缓慢型心律失常和快速型心律失常两类。前者如窦性心动过缓、房室传导阻滞等,常用异丙肾上腺素和阿托品等药物治疗。后者如房性心动过速、阵发性室上性心动过速和室性心动过速等。心律失常可使心脏的泵血功能发生障碍,从而影响全身组织器官的供血,严重心律失常如心室纤颤等,可危及生命,必须立即进行治疗。

第一节　心律失常的心肌电生理学基础

一、正常心肌电生理

(一) 心肌细胞膜电位

心肌细胞的静息膜电位,膜内负于膜外,约-90mV,呈极化状态。当心肌细胞兴奋时,发生去极化和复极化,形成动作电位(action potential,AP)。心肌细胞 AP 分为 5 个时相:0 相为快速去极期,由钠通道开放使 Na^+ 迅速内流所致;1 相为快速复极初期,由 K^+ 短暂外流所致;2 相为缓慢复极早期,由 Ca^{2+} 和少量 Na^+ 内流,同时 K^+ 外流共同所致,复极过程缓慢,形成平台,又称平台期;3 相为快速复极末期,K^+ 外流增加,迅速回复到静息电位水平。0 相至 3 相的时程合称动作电位时程(action potential duration,APD)。4 相为静息期,通过离子泵(Na^+-K^+-ATP 酶)主动转运,使细胞内外离子浓度恢复静息水平(图 22-1)。

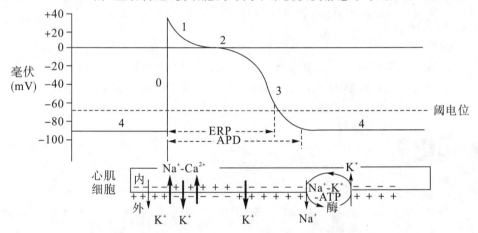

图 22-1　心肌细胞动作电位与离子转运示意图
1. ERP:有效不应期　2. APD:动作电位时程

心肌自律细胞 4 相复极达最大舒张电位后,便开始自动缓慢除极,达到阈电位后重新激发下一次动作电位(图 22-2)。其中,快反应自律细胞 4 期自动除极主要是由特殊的 Na^+ 内流和衰减的 K^+ 外流所致,而慢反应自律细胞自动除极主要由 Ca^{2+} 缓慢内流所致。

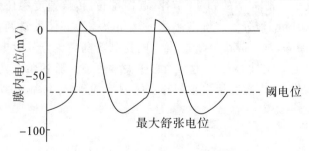

图 22-2　普肯耶纤维的动作电位图

(二)膜反应性和传导速度

膜反应性是指膜电位水平与其所激发的 0 相上升最大速率之间的关系。膜反应性的高低取决于 0 相除极离子通道的激活与失活速率。一般条件下,膜反应性与其静息电位密切相关。膜静息电位大,则 0 相上升速率快,AP 振幅大,传导速度也快。因此,膜反应性是决定传导速度的重要因素。

(三)有效不应期

复极过程中膜电位恢复到 $-60\sim -55\text{mV}$ 时,细胞才对刺激发生可扩布的动作电位。从除极开始到这以前的一段时间即为有效不应期(effective refractory period,ERP),其反映的是快钠通道恢复有效开放所需的最短时间。ERP 长,意味着心肌不起反应的时间延长,不易发生快速型心律失常。

二、心律失常发生的机制

心律失常可由冲动形成障碍和冲动传导障碍或二者兼有所引起。

(一)冲动形成障碍

1. 自律性改变　正常情况下窦房结的自律性最高,控制整个心脏的节律性搏动,称为窦性心律。如果窦房结 4 相 Ca^{2+} 内流加快,则加快自动除极速率,引起窦性心动过速。窦房结发放频率生理性变慢或是冲动传导受损,其他潜在起搏点发放兴奋冲动,形成异位节律。

2. 后除极　在一个正常动作电位中继 0 相除极后所发生的异常除极化称后除极,分为早后除极与迟后除极两种。如果后除极发生在动作电位期间则被称为早后除极(early after-depolarization,EAD),发生在 2 相或 3 相中的早后除极主要由 Ca^{2+} 内流增多所引起;在复极化完成后紧接着出现的除极称为迟后除极(delayed after-depolarization,DAD),发生在 4 相中的迟后除极,是由细胞内 Ca^{2+} 过多诱发 Na^+ 短暂内流所引起。

(二)冲动传导障碍

1. 折返　冲动经传导通路折回原处,反复、快速刺激同一部分心肌出现电冲动的现象,称为折返(reentry),是由单向传导阻滞和逆行缓慢传导形成(图 22-3)。单次折返形成一次期前收缩,多次连续折返则引起阵发性心动过速、心室纤颤等严重心律失常。

2. 传导阻滞　因某部分心肌组织存在损伤、缺血或瘢痕等使冲动不能正常传播,引起心动过缓如传导减慢、传导阻滞和单向传导阻滞等。

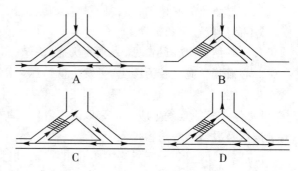

图 22-3　折返形成机制示意图
A:正常传导过程　B:传导阻滞区使传导减慢并发生单向传导阻滞　C:传导阻滞区发生反向传导　D:发生折返

三、抗心律失常药物的分类

根据抗心律失常药物对离子转运及电生理作用的特点，按 Vaughan Williams 分类法将其分为钠通道阻滞药、β受体阻断药、延长动作电位时程药和钙通道阻滞药四类（表22-1）。

表22-1 抗心律失常药物分类

类别	药物作用	代表药物
Ⅰ类　钠通道阻滞药		
ⅠA类	适度阻滞钠通道	奎尼丁、普鲁卡因胺
ⅠB类	轻度阻滞钠通道	利多卡因、苯妥英钠
ⅠC类	明显阻滞钠通道	普罗帕酮
Ⅱ类　β受体阻断药	阻断β肾上腺素受体	普萘洛尔
Ⅲ类　延长动作电位时程药	阻滞钾通道	胺碘酮
Ⅳ类　钙通道阻滞药	阻滞钙通道	维拉帕米

第二节　常用抗心律失常药

一、Ⅰ类——钠通道阻滞药

(一) ⅠA类药物

奎尼丁

奎尼丁（quinidine）是由金鸡纳树皮中提取的一种生物碱，是奎宁的右旋体，其抗疟作用较弱，但对心脏的作用较奎宁强 5~10 倍。

【作用和临床应用】　治疗量的奎尼丁具有降低心肌自律性、减慢传导速度和延长有效不应期的作用。为广谱抗心律失常药，用于心房纤颤、心房扑动、室上性和室性期前收缩的治疗。是最重要的心律失常转复药物之一，可用于转律后防止复发。

【不良反应和用药护理】
1. 金鸡纳反应　最常见，表现为头痛、头晕、恶心、呕吐、腹泻、耳鸣和视力模糊等症状。
2. 心血管反应　较为严重，可发生低血压。治疗浓度时能减慢心室内传导，高浓度可导致房传导阻滞、室性心动过速等。偶见严重者发生"奎尼丁晕厥"，表现为意识丧失、四肢抽搐、呼吸停止。一旦发生应立即采取人工呼吸、胸外心脏挤压、电复律等措施，同时应用异丙肾上腺素及乳酸钠等药物抢救。
3. 肝、肾功能不全、严重房室传导阻滞、心动过缓、低血压病人禁用。
4. 安全范围小，不良反应多且较严重，不可用于门诊病人。应用时要做好心电图监护。

普鲁卡因胺

普鲁卡因胺（procainamide）为局麻药普鲁卡因的衍生物。
【作用和临床应用】　对心肌的直接作用与奎尼丁相似而较弱，能降低自律性，减慢传导,延长 APD 和 EPR。临床主要用于治疗室性期前收缩、室性心动过速;对室上性心动过速也有效,但对房性心律失常疗效差。

【不良反应和用药护理】 常见为胃肠道反应;少数病人出现皮疹、药热、粒细胞减少等;较为严重的毒性反应是红斑狼疮样综合征,发生率约 10%～20%。静脉给药可抑制心肌,引起低血压、窦性心动过缓和房室传导阻滞等。故静脉注射给药时应密切监测血压和心电图的变化。完全性房室传导阻滞或束支传导阻滞者禁用。

(二) ⅠB 类药物

利多卡因

利多卡因(lidocaine)为ⅠB 类抗心律失常药物的代表药物。

【作用】

1. 降低自律性 治疗浓度可选择性地抑制普肯耶纤维和心室肌的 4 相 Na^+ 内流,促进 K^+ 外流,降低普肯耶纤维的自律性,提高心室肌的致颤阈。

2. 相对延长 ERP 通过促进 3 相 K^+ 外流和抑制 2 相 Na^+ 内流,从而缩短普肯耶纤维及心室肌的 APD 和 ERP,但缩短 APD 更为显著,使 ERP/APD 比值增大,有利于消除折返。

3. 改善传导 缺血心肌细胞外 K^+ 浓度升高,利多卡因对传导有明显的抑制作用,从而使单向阻滞变为双向阻滞而消除折返。如血 K^+ 较低,则可促 K^+ 外流而加速传导。大剂量时则明显抑制传导。

【临床应用】 利多卡因是治疗室性心律失常的首选药物,对室性早搏、阵发性室性心动过速、心室纤颤、强心苷类药物中毒所致室性心动过速有较好疗效。低血钾病人应先补充钾,否则因膜对 K^+ 通透性降低而影响疗效。

【不良反应和用药护理】 毒性较小,表现为嗜睡、眩晕,静脉注射过快或过量还可出现低血压、传导阻滞、语言障碍等,严重者可出现惊厥、意识模糊和呼吸抑制等。静脉滴注时速度要缓慢,注意测定血钾浓度,防止用药期间出现低血钾。严重传导阻滞伴窦性心动过缓的脑缺血综合征病人及对本药有过敏史者禁用。

苯妥英钠

苯妥英钠(phenytoin sodium),1958 年以来作为抗心律失常药物在临床应用。

【作用】 作用与利多卡因相似,作用于希氏束-普肯耶纤维系统,抑制 Na^+ 内流,促进 K^+ 外流。缩短 APD,相对延长 ERP,使 ERP/APD 比值增大,有利于消除折返。抑制普肯耶纤维自律性,并能与强心苷竞争 Na^+-K^+-ATP 酶,抑制强心苷中毒时迟后除极所引起的触发活动,大剂量也可抑制窦房结自律性。正常血钾时,小剂量苯妥英钠对传导速度无明显影响,大剂量则减慢传导;强心苷中毒时大多伴有低血钾,苯妥英钠能加快传导速度,效果更为明显。

【临床应用】 用于治疗室性心律失常,特别适用于强心苷中毒所致的室性心律失常。对其他原因引起的心律失常疗效不如利多卡因。

【不良反应和用药护理】 详见第十二章。

美西律

美西律(mexiletine)又名慢心律。对心肌电生理的作用与利多卡因相似。口服有效,作用维持时间较长,达 6~8 小时以上。主要用于治疗室性心律失常,对心肌梗死诱发的急性室性心律失常、强心苷中毒引起的心律失常有效。

不良反应有胃肠道反应,如恶心、呕吐;长期用药后可出现神经症状,如头晕、震颤、复视、共济失调等;大剂量或静脉给药可导致低血压、心动过缓、传导阻滞等。静脉滴注时速度要缓慢,并注意观察病人反应。

(三) Ⅰ C 类药物

普罗帕酮

普罗帕酮(propafenone),又名心律平,属Ⅰ C 类药物,本类是最强的 Na^+ 通道抑制剂。

【作用和临床应用】 通过抑制 Na^+ 内流,显著降低心室肌细胞 0 相上升速率,减慢传导速度,降低自律性,延长 APD 和 ERP。主要用于治疗室上性和室性心律失常。

【不良反应和用药护理】 不良反应较轻,常见恶心、呕吐、味觉改变等消化系统症状。偶见粒细胞缺乏、红斑狼疮样综合征。严重不良反应有传导阻滞、加重心衰等。用药时应做好用药护理,严密监测心电图,心电图 QRS 波加宽超过 20% 以上或 Q-T 间期明显延长者应减量或停药。心源性休克、心力衰竭、严重房室传导阻滞病人禁用。

其他 Ⅰ C 类药物见表 22-2。

表 22-2 其他 Ⅰ C 类药物

药名	作用特点	临床应用	不良反应和用药护理
氟卡尼 (flecainide)	具有高效、强效和广谱的特点。降低心肌 0 相上升速率;抑制心脏传导系统;对希-浦系统作用最明显;减慢心房和心室的自律性。	室上性心动过速、房室结或房室折返心动过速、心房颤动等。或用于其他抗心律失常药无效的病例。	常见有感觉异常、嗜睡、头昏、恶心等;严重时可出现心力衰竭。
恩卡尼 (encainide)	降低浦肯耶纤维 0 相上升速率;延缓希-浦系统及心肌的传导。	室性早搏、室性心动过速、心室颤动等。也用于室上性心动过速。	主要有胃肠道反应、低血压;室内传导阻滞、窦性心动过缓;中枢症状有视力模糊、复视、共济失调等。
氯卡尼 (lorcainide)	延长 ERP、Q-T 间期。	室性心率失常特别是室性早搏和复发性室性心动过速。	主要有失眠、噩梦、口干、出汗等;静脉给药有头晕、震颤等。

二、Ⅱ类——β受体阻断药

常用抗心律失常的β受体阻断药物包括普萘洛尔(propranolol)、阿替洛尔(atenolol)和美托洛尔(metoprolol)等。

普萘洛尔

普萘洛尔(propranolol),又名心得安。通过阻断心肌细胞上的 β_1 受体,减慢窦房结和房室结舒张期自动除极速率,并减慢窦性频率,降低其自律性,对精神紧张或运动引起的心率过快作用更加明显。

主要用于治疗室上性心律失常,对窦性心动过速、心房纤颤、心房扑动和阵发性室上性心动过速疗效好。对情绪激动、甲状腺功能亢进及嗜铬细胞瘤等交感神经功能亢进引起的室性心律失常也有效。

三、Ⅲ类——延长动作电位时程药

胺碘酮

胺碘酮(amiodarone),又名乙胺碘呋酮,为广谱、长效抗心律失常药。

【作用】 主要是Ⅲ类抗心律失常药,也具有Ⅰ类、Ⅱ类和Ⅳ类作用。通过阻滞细胞膜K^+通道,减少复极化K^+外流,延长心肌ERP,降低窦房结、心房肌、房室结及其旁路、普肯耶纤维、心室肌的自律性和传导性,降低折返发生率;作为一种强效Ⅰ类药,可阻断Na^+通道,降低起搏细胞的兴奋发放率;通过阻断α和β受体发挥Ⅱ类抗心律失常药的作用;作为Ca^{2+}通道阻滞药(Ⅳ类),能显著引起房室结阻滞和心动过缓。

【临床应用】 临床用于各种室上性和室性心律失常的防治,是心肌梗死病人预防室性心律失常最为有效的药物;高效预防反复阵发性心房扑动或心房颤动。

【不良反应和用药护理】 一般表现为食欲减退,恶心、呕吐、便秘等;长期使用约9%的病人可引起甲状腺功能亢进或低下;服用大剂量胺碘酮(400mg/d)可出现严重的肺纤维化,肺炎导致肺纤维化是胺碘酮使用并发症中最致命的一种;少量药物自泪腺排出,角膜有黄色微粒沉着;10%～20%病人出现肝功能异常;静脉注射过快可致心律失常或加重心功能不全。

服药期间应严密监测,以防肺、甲状腺及肝功能异常。甲状腺病病人、碘过敏者、二度以上房室传导阻滞者和窦性心动过缓者禁用。

其他Ⅲ类药物见表22-3。

表22-3 其他延长动作电位时程药物

药名	作用特点	临床应用	不良反应和用药护理
伊布利特 (ibutilide)	阻滞钾外流,具有独特的加速钠内流作用,从而延长复极作用。	用于中止心房扑动、心房颤动的发作。	胃肠道反应如恶心、呕吐等;低血压、心力衰竭、肾衰等。低钾、心动过缓、多型性室性心动过速者禁用。
多非利特 (dofetilide)	与伊布利特相似,对心房的作用强于心室。	用于心房扑动、心房颤动、室上性心动过速的治疗。	同伊布利特
阿奇利特 (azimilide)	同伊布利特	同伊布利特	同伊布利特

四、Ⅳ类——钙通道阻滞药

维拉帕米

维拉帕米(verapamil),又名异搏定。

【作用】 通过选择性阻滞心肌细胞膜钙通道而抑制 Ca^{2+} 内流,可抑制慢反应细胞 4 相舒张期除极速率,降低窦房结和房室结的自律性,能延长慢反应细胞动作电位的 ERP,消除折返。

【临床应用】 维拉帕米是治疗阵发性室上性心动过速的首选药,静脉注射后能使 80% 以上病人恢复窦性节律。对房性颤动、心房扑动可减慢心室率。

【不良反应和用药护理】 一般不良反应有恶心、呕吐、头痛、眩晕、颜面潮红、踝部水肿等。静脉给药可引起低血压、心动过缓和加重心力衰竭等。病态窦房结综合征、严重心功能不全、低血压、二度和三度房室传导阻滞者禁用。

【制剂和用法】

奎尼丁　片剂:0.2g。口服,用于复律时,先服 0.1g,如无不良反应,第 1 天一次 0.2g,2 小时 1 次,连用 5~6 次,如无效而又无明显毒性,第 2 天改为一次 0.3g,2 小时 1 次,连用 5~6 次,如仍然无效,应停药改换其他药物。心律纠正后,改为一次 0.2g,1 日 3 次。

普鲁卡因　片剂:0.25g。口服,一次 0.25~0.5g,1 日 1~2 次,心律纠正后减量。注射剂:0.2g/2ml,0.5g/5ml,1g/10ml。一次 0.25~0.5g,肌内注射;或一次 0.5~1g,用 5% 葡萄糖注射液 200ml 稀释后静脉滴注。

利多卡因　注射剂:0.1g/5ml,0.4g/20ml。先以 1~2mg/kg 静脉注射,继以 0.1% 溶液静脉滴注,每小时不超过 100mg。

苯妥英钠　片剂:50mg,100mg。口服,一次 50~100mg,1 日 2~3 次。极量:一次 300mg,1 日 500mg。注射剂:0.25g/5ml。一次 0.125~0.25g,用注射用水 20~40ml 稀释后缓慢静脉注射,1 日总量不超过 0.5g。

美西律　片剂:50mg、100mg。一次 50~200mg,1 日 3 次。注射剂:100mg/2ml。首剂 100~200mg,10~15 分钟缓慢静脉推注,然后以每分钟 1~1.5mg 的滴速静脉滴注 3 小时,继以每分钟 0.5~1mg 静脉滴注维持。

普罗帕酮　片剂:50mg,100mg,150mg。口服,一次 100~200mg,1 日 3~4 次,饭后用,不得咬碎。维持量一次 150mg,1 日 3 次。注射剂:17.5mg/5ml,35mg/10ml。静脉给药,一次 70mg,8 小时 1 次,缓慢静脉注射或静脉滴注。1 日总量不超过 350mg。

氟卡尼　片剂:100mg。成人,开始口服一次 100mg,1 日 2 次,然后隔 4 日,一次增加 50mg,最大剂量为一次 200mg,1 日 2 次。儿童,一次 50~100mg,1 日 2 次。注射剂:50mg/5ml、100mg/10ml。静脉滴注,成人用量 2mg/kg,于 15 分钟内滴完,儿童用量 2mg/kg,于 10 分钟内滴完。

恩卡尼　胶囊剂:25mg;35mg;50mg。口服,一次 25~75mg,1 日 3~4 次。注射剂:25mg/1ml、50mg/2ml。静脉注射,0.5~1mg/kg,于 10~20 分钟内滴完。小儿口服 1 日量为 60~120mg/m² 或 2~7.5mg/kg,分 3~4 次服。

氯卡尼　片剂:100mg。注射剂:10mg/15ml,100mg/10ml。口服,每次 50~100mg,1 日 2~3 次,也可增大到 1 次 100mg,1 日 3~4 次。静脉注射,1 次 1~2mg/kg,于 5~10 分钟内缓慢滴完,可隔 8~12 小时重复 1 次,一般最大总量为 200mg。

普萘洛尔　片剂:10mg。口服,一次 10~30mg,1 日 3~4 次。注射剂:5mg/5ml。一次 3~5mg,用 5% 葡萄糖注射液 100ml 稀释后静脉滴注。

胺碘酮 片剂：0.2g。口服，一次 0.1~0.2g，1 日 1~4 次。注射剂：0.15g/3ml。1 日 0.3~0.45g，静脉注射；或将 0.3g 加入 250ml 0.9%氯化钠注射液中静脉滴注，于 30 分钟内滴完。

伊布利特 注射剂：1mg/10ml。将 1mg 于 10 分钟内快速静脉注射，必要时重复使用 1mg。注射时和注射后 6~8 小时需连续心电监护。

维拉帕米 片剂：40mg。口服，一次 40~120mg，1 日 3~4 次。注射剂：5mg/2ml。静脉给药，一次 0.075~0.15mg/kg，稀释后静脉注射或滴注，症状控制后改片剂口服。

本章小结

导致心律失常的原因有冲动形成障碍、冲动传导障碍，或两者共同参与。抗心律失常药分为钠通道阻滞药、β受体阻断药、延长动作电位时程药和钙通道阻滞药等四类。各类抗心律失常药物对心肌电生理的影响不同，对不同类型的心律失常的作用效果也不同。临床上应根据心律失常发作的不同类型、病情的缓急和药物的特点等，合理选用抗心律失常的药物。抗心律失常药引起的不良反应主要有心血管系统反应、消化系统反应、过敏反应和部分药物引起的特殊不良反应等。

本章关键词：心肌电生理；心律失常发生机制；药物分类；常用抗心律失常药；作用；临床应用；不良反应；用药护理。

课后思考

1. 引起心律失常的因素有哪些？
2. 阐述抗心律失常药物的分类并各举一例。
3. 赵某，56 岁，男。近几个月来，感到心悸、乏力、眩晕等。查：ECG 显示连续出现 3 个以上室性期前收缩。诊断：室性心动过速。请问：①病人可选用哪些药物治疗？②用药护理应注意什么？

（方士英）

第二十三章

调血脂药

案例

胡某,男,40岁。因跟腱处有一坚硬的包块而到医院就诊。医生检查后确诊为脂质沉积,考虑可能是胆固醇沉积的结果,估计他的血中胆固醇水平较高。经查空腹血液化验结果:血浆胆固醇300mg/dl(正常值＜200mg/dl),低密度脂蛋白(LDL)250mg/dl(正常值＜100mg/dl),高密度脂蛋白(HDL)35mg/dl(正常值35～100mg/dl),极低密度脂蛋白和甘油三酯浓度正常。医生根据病人年龄、跟腱处包块和有心肌梗死家庭史诊断为:家庭性高胆固醇血症。

问题:
1. 家庭性高胆固醇血症选择何类药物治疗较好?
2. 此类药物引起的最严重的不良反应是什么?
3. 如何做好用药护理?

本章学习目标

1. 熟悉HMG-CoA还原酶抑制药的作用、临床应用、不良反应和用药护理。
2. 了解血脂的类型及高脂血症的分型;其他调血脂药的作用特点和临床应用。
3. 学会分析、解释调血脂药应用的合理性,具有为病人提供用药护理的能力。

第一节 概 述

血浆中的胆固醇(TC)、胆固醇酯(CE)与甘油三酯(TG)、磷脂及游离脂肪酸等以结合形式存于血液中,其中游离脂肪酸与白蛋白结合,其余脂质都与球蛋白结合成脂蛋白,再与载脂蛋白(apo)结合成为亲水性脂蛋白,溶于血浆之中进行转运和代谢。脂蛋白为大分子复合物,根据其密度和电泳迁移性不同,将血浆脂蛋白分为五类:①乳糜微粒(chylomicrons,CM);②极低密度脂蛋白(very low density lipoprotein,VLDL);③低密度脂蛋白(low density lipoprotein,LDL);④中间密度脂蛋白(intermediate density lipoprotein,IDL);⑤高密度脂蛋白(high density lipoprotein,HDL)。

凡血浆中 VLDL、LDL、IDL、apoB 浓度高于正常值称为高脂血症（hyperlipemia）或高脂蛋白血症（hyperlipoproteinemia）。高脂血症一般分为Ⅰ～Ⅴ型：①Ⅰ型，甘油三酯特别高，胆固醇正常，罕见；②Ⅱa 型，胆固醇特别高，甘油三酯正常，较多见；③Ⅱb 型，胆固醇显著增高，甘油三酯稍高，较多见；④Ⅲ型，胆固醇和甘油三酯均明显增高，少见；⑤Ⅳ型，甘油三酯显著增高，胆固醇正常或稍高，又称内源性高甘油三酯血症，较多见。⑥Ⅴ型，甘油三酯很高，胆固醇稍高，又称混合型高甘油三酯血症，少见。以上类型中以Ⅱa 型、Ⅱb 型、Ⅳ型较多见（表 23-1）。

调血脂药（lipid-regulars）是指能使 LDL、VLDL、TC、TG 和 apoB 降低，或使 HDL、apoA 升高的药物。临床常用的调血脂药有 HMG-CoA 还原酶抑制药、胆汁酸螯合剂、苯氧酸类药和烟酸类药等。

表 23-1 高脂血症的分型

分型	病名	脂蛋白变化	脂质变化
Ⅰ型	家族性高乳糜微粒血症（临床上较为罕见）	主要是 CM 升高。	TG 特别高，TC 可正常或轻度升高。
Ⅱa 型	家族性高胆固醇血症（临床上常见）	LDL 升高。	TC 特别升高，TG 正常。
Ⅱb 型	复合性高脂蛋白血症（临床上相当常见）	LDL 升高、VLDL 升高。	TC 升高，TG 升高。
Ⅲ型	家族性高脂血症（临床上很少见）	IDL、LDL 水平升高。	TC 和 TG 均明显升高。
Ⅳ型	家族性高甘油三酯血症	VLDL 升高。	TG 水平明显升高，TC 正常或偏高。
Ⅴ型	混合型高甘油三酯血症	CM 和 VLDL 水平均升高。	TC 升高、TG 均明显升高。

注：CM 为乳糜微粒；TG 为甘油三酯；TC 为总胆固醇；LDL 为低密度脂蛋白；VLDL 为极低密度脂蛋白。

第二节 常用调血脂药

一、HMG-CoA 还原酶抑制药

羟甲基戊二酰辅酶 A（β-hydroxyl-β-methyl-glutaryl-CoA，HMG-CoA）还原酶是肝细胞合成胆固醇过程中的限速酶，抑制 HMG-CoA 还原酶可减少内源性胆固醇合成，临床常用药物主要是他汀类（statins），包括洛伐他汀（lovastatin）、普伐他汀（pravastatin）和辛伐他汀（simvastatin）等（表 23-2），其中洛伐他汀是第一个在临床应用的 HMG-CoA 还原酶抑制药。

洛伐他汀

【作用和临床应用】 肝脏是合成内源性胆固醇的主要场所（约占总量的 70％）。洛伐他

汀在肝脏内竞争性抑制 HMG-CoA 还原酶活性,使 HMG-CoA 不能生成甲羟戊酸(mevalonic acid,MVN),从而使胆固醇的合成明显减少。胆固醇合成减少既可增强肝脏中 LDL 受体的表达,使 LDL、IDL 从血浆中清除入肝,同时,也可使肝脏合成、释放 VLDL 减少,从而降低血浆中 TC、LDL、VLDL 和 TG 的水平,增加 HDL 浓度。

临床主要适用于原发性高胆固醇血症(Ⅱa 型和Ⅱb 型),或用于合并高胆固醇血症和高甘油三酯血症但以高胆固醇血症为主的病人。

【不良反应和用药护理】 常见有胃肠道反应(腹胀、便秘、腹泻、恶心、消化不良等)、失眠、肌肉触痛、头痛及皮疹等。偶有白细胞、血小板减少和肝功能异常等,因此,用药前后应定期检查肝功能。如出现全身性肌肉疼痛、僵硬、乏力时应警惕肌病的发生,因 2%~3% 的病人服药后有横纹肌溶解症,可导致急性肾衰竭,危及生命,是 HMG-COA 还原酶抑制剂的严重不良反应。哺乳期、妊娠期妇女和持续肝功能异常者禁用。

各种 HMG-COA 还原酶抑制药的作用特点见表 23-2。

表 23-2 HMG-COA 还原酶抑制药调血脂作用特点

药物及剂量 (mg/d)	血脂及脂蛋白变化(%)			
	TC	LDL	HDL	TG
洛伐他汀(lovastatin,10)	−30.0	−37.9	+3.0	−20.1
氟伐他汀(fluvastatin,40)	−21.4	−30.1	+11.2	−7.3
普伐他汀(pravastatin,20)	−23.7	−31.5	+3.1	−12.0
辛伐他汀(simvastatin,10)	−27.4	−35.5	+4.2	−18.3
阿托伐他汀(atorvastatin,20)	−34.5	−44.3	+12.1	−33.2
瑞舒伐他汀(rosuvastatin,20)		−60		

注:+表示升高,−表示降低

二、胆汁酸螯合剂

考来烯胺和地维烯胺

考来烯胺(colestyramine,消胆胺)和地维烯胺(divistyramine)为胆汁酸螯合剂,是一种阴离子交换树脂。

【作用和临床应用】 机体内胆固醇的主要去路是在肝脏内转化成胆汁酸,然后从肠道排出,约 95% 被重吸收形成肝肠循环。两药作为阴离子交换树脂,在肠道能以 Cl^- 与胆汁酸进行离子交换,本身通过共价键与带有负电荷的胆汁酸结合,形成树脂-胆汁酸复合物,不能被末端回肠重吸收,阻碍了其肝肠循环,促进其从肠道排出。肝脏中胆汁酸减少,促进肝内胆固醇向胆汁酸转化,从而消耗大量的胆固醇,使血浆中 TC 和 LDL 水平降低。

临床主要用于治疗以 TC 和 LDL 升高为主的高胆固醇血症,特别是年轻的(<25 岁)高胆固醇血症病人和应用他汀类效果不好的高 LDL 病人。

【不良反应和用药护理】 本类药物不能被机体吸收,几乎没有严重的不良反应。常见胃部不适、消化不良、便秘、腹胀等胃肠道反应。长期大剂量应用,可能会出现脂肪痢和骨质疏松。本类药物可降低脂溶性维生素的吸收,偶尔会有维生素 K 缺乏,增加出血倾向。

三、苯氧酸类药

苯氧酸类又称为贝特类(fibrates)药物,最早应用于临床的药物是氯贝丁酯(clofibrate,安妥明),其降低血脂作用明显,但不良反应较多且严重。新型的苯氧酸类药物降低血脂作用强,毒性低,包括非诺贝特(fenofibrate)、吉非贝齐(gemfibrozil)、环丙贝特(ciprofibrate)和苯扎贝特(bezafibrate)等(表23-3)。

非诺贝特

非诺贝特(fenofibrate),又名立平脂,为苯氧酸类代表药。

【作用和临床应用】 通过激活肝脏、骨骼肌的核受体,引起脂质代谢的多种改变,总体表现为血浆中甘油三酯水平的降低和HDL水平的增加。同时,肌细胞脂蛋白酯酶活性的增强,使血液中的VLDL、IDL向LDL转化速率加快,具有显著降低血浆中胆固醇、甘油三酯和升高HDL的作用。对单纯高甘油三酯血症病人的LDL无影响,但可使单纯高胆固醇血症病人的LDL下降15%。

非诺贝特是临床上治疗严重高TG血症和家族型高脂蛋白血症的首选药。对混合型高脂蛋白血症有较好的疗效。

【不良反应和用药护理】 主要是胃肠道反应,表现为食欲不振、恶心、腹胀等。其次为乏力、头痛、失眠、皮疹等。偶有肌病、尿素氮增加、转氨酶升高,停药后可恢复。患肝胆疾病、孕妇、儿童及肾功不全者禁用。

表23-3 其他氯贝丁酯类药物的作用特点

药名	作用特点	临床应用	不良反应
利贝特 (lifibrate)	通过促进胆固醇的氧化和胆汁酸的排泄,显著降低胆固醇的作用。尚有明显降脂蛋白的作用。	用于高脂血症,对氯贝丁酯无效的家族型高脂血症也有效。	可有转氨酶一过性升高,停药后可恢复。偶见胃肠不适。
环丙贝特 (ciprofibrate)	可降低LDL、VLDL,升高HDL。尚有抗血小板聚集和溶解纤维蛋白的作用。	用于Ⅱ型和Ⅳ型高脂血症的治疗。	一般有头痛、恶心、乏力等。偶见肝功能异常。
吉非贝特 (gemfibrate)	为非卤化的氯贝丁酯类药物,可降低VLDL的合成,促进其分解,从而使甘油三酯减少。尚可抑制肝脏的甘油三酯酯酶,使HDL增加。	用于Ⅱa、Ⅱb、Ⅲ、Ⅳ、Ⅴ型高脂血症的治疗。	主要是胃肠道反应和乏力。少数人出现一过性转氨酶升高,停药可恢复。

四、烟酸类药

烟酸

烟酸(nicotinic acid),又名尼古丁酸,维生素B_3,是水溶性维生素。

【作用和临床应用】 主要抑制脂肪组织细胞内脂肪酶活性,使脂肪组织中的TG不易分解为游离脂肪酸,减少游离脂肪酸向肝脏的转运,降低了肝脏VLDL合成,从而使IDL和

LDL 的水平也降低。烟酸可通过激活脂蛋白酯酶,加速 VLDL 清除率,也可通过抑制肝脂肪酶而升高 HDL 水平,是最为有效的提高 HDL 的药物。

广谱调血脂药,临床用于各种高脂蛋白血症的治疗。对Ⅱb 型和Ⅳ型效果最好。

【不良反应和用药护理】 最常见不良反应为面部潮红、瘙痒等。治疗剂量可出现胃肠道反应,加重或引起消化性溃疡。20%的病人会出现高尿酸血症而引起痛风。大剂量应用可引起肝功能障碍和血糖的升高,故糖尿病病人应慎用。

阿西莫司

阿西莫司(acipimox),又名乐脂平,是烟酸的衍生物。

【作用和临床应用】 阿西莫司能抑制脂肪组织的分解,减少游离脂肪酸从脂肪组织释放,进而使肝脏合成甘油三酯减少;抑制 LDL 和 VLDL 的合成、减少它们在血浆中的浓度;具有抑制肝脏中脂肪酶的活性,减少 HDL 分解的作用。

临床主要用于Ⅱ～Ⅳ型高脂血症的治疗。

【不良反应和用药护理】 不良反应有红斑、热感和瘙痒。偶见上腹不适、头痛和乏力等。妊娠期和哺乳期妇女慎用。消化性溃疡者禁用。

【制剂和用法】

洛伐他汀 片剂:10mg,20mg,40mg。口服,开始根据病情 1 日 10mg 或 20mg,晚餐时一次顿服。4 周后根据血脂变化调整剂量,最大量为 1 日 80mg,一次或分 2 次服。

辛代他汀 片剂:10mg,20mg。口服,1 日 1 次,一次 10mg,晚餐时服,必要时于 4 周内增量至 1 日 40mg。

普代他汀 片剂:5mg,10mg。口服,1 日 1 次,一次 10mg,可根据情况增量至 1 日 20mg。

氟代他汀 胶囊剂:20mg,40mg。口服,1 日 1 次,一次 20mg,晚间服用。

阿托伐他汀 片剂:10mg,20mg,40mg。口服,1 日 10mg,根据情况 4 周后可增至 1 日 80mg。

考来烯胺 散剂:4 克。口服,一次 4～5g,1 日 3 次,饭前或饭时加于饮料中混合服。

考来替泊 粉剂:1g,2g。口服,1 日 3 次,一次 4～5g,服法同考来烯胺。

非诺贝特 片剂或胶囊剂:0.1g,0.2g,0.3g。口服,1 日 3 次,一次 0.1g。

利贝特 片剂:12.5mg。口服,一次 25mg,1 日 3 次。

环丙贝特 胶囊剂:100mg。口服,一次 100mg,1 日 3 次。

吉非贝特 片剂或胶囊剂:300mg。口服,1 日 1200mg,分 2 次于早、晚餐前 30 分钟服用,可根据情况增、减剂量。

烟酸 片剂:50mg,100mg。口服,由小剂量开始,1 日 3 次,一次 0.1g,逐渐增至 1 日 1～2g,1 日 3 次,饭后服用。

阿西莫司 胶囊剂:0.25g。口服,一次 0.25g,1 日 2～3 次。

第二十三章 调血脂药

本章小结

调血脂药是指能使 LDL、VLDL、TC、TG 和 apoB 降低,或使 HDL、apoA 升高的药物,分为 HMG-CoA 还原酶抑制药、胆汁酸螯合剂、苯氧酸类药和烟酸类药。HMG-CoA 还原酶抑制药在肝脏内竞争性抑制 HMG-CoA 还原酶活性,使胆固醇的合成减少,用于原发性高胆固醇血症(Ⅱa 型和Ⅱb 型)的治疗。横纹肌溶解症是其产生的最严重的不良反应。胆汁酸螯合剂是阴离子交换树脂,通过共价键与带有负电荷的胆汁酸结合形成树脂-胆汁酸复合物,促进其从肠道排出,用于治疗以 TC 和 LDL 升高为主的高胆固醇血症,特别是年轻的(<25 岁)高胆固醇血症病人和应用他汀类效果不好的高 LDL 病人。苯氧酸类主要治疗高 TG 血症和家族型高脂血症。烟酸类可降低 LDL、ILDL、VLDL,提高 HDL 的浓度,用于各型高脂血症的治疗。

本章关键词:调血脂药;洛伐他汀;考来烯胺;非诺贝特;烟酸;作用;临床应用;不良反应;用药护理。

课后思考

1. 阐述调血脂药物的分类,举例说明各类代表药物。
2. 从机体的生化过程阐述 HMG-CoA 还原酶抑制药的作用、临床应用、不良反应和用药护理。
3. 刘某,男,47 岁。近 1 周经常感到头晕、胸闷、心悸、失眠,到医院就诊。查:HR 90 次/分钟,BP 160/90mmHg。实验室检查:LDL 4.1mmol/L,TG 2.0mmol/L,TC 6.03mmol/L,HDL 1.16 mmol/L。诊断:混合型高血脂。医生给予口服洛伐他汀片,一次 40mg,1 日 1 次;口服阿西莫司胶囊,一次 0.25g,1 日 3 次。请问:①两药配伍使用是否合理?说明原因。②烟酸类药物主要不良反应是什么?③用药护理应注意什么?

(方士英)

第二十四章

作用于血液系统药

案例

胡某,男,47岁。近日因出现头晕、乏力、心悸等症状来医院检查。查体:T 36.4℃,P 87次/分钟,R 18次/分钟,BP 120/79mmHg,神清,倦怠,皮肤黏膜苍白。实验室检查:Hb 80g/L(正常成年男性120~160g/L),RBC 2.5×10^{12}/L[正常成年男性$(4.0~5.5) \times 10^{12}$/L],WBC 9.8×10^9/L[正常成人$(4~10) \times 10^9$/L],PLT 130×10^9/L[正常$(100~300) \times 10^9$/L],血清铁 6μmol/L(正常男性 11~30μmol/L),红细胞呈小细胞低色素。诊断:缺铁性贫血。

问题:
1. 本例的查体和实验室检查为诊断缺铁性贫血提供了哪些依据?
2. 可选用哪些药物给予治疗?
3. 临床用药护理应注意什么?

本章学习目标

1. 掌握维生素K、氨甲苯酸、肝素、华法林、枸橼酸钠、铁剂、右旋糖酐的作用、临床应用、不良反应和用药护理。
2. 熟悉垂体后叶素、链激酶、尿激酶、阿司匹林、叶酸、维生素B_{12}的作用特点和临床应用。
3. 了解作用于血液系统的其他药物的作用特点和临床应用。
4. 学会分析、解释临床用药的合理性,具备提供临床用药咨询服务的能力。

第一节 促凝血药

正常人血液在血管内循环流动,既不凝血,也不出血,取决于凝血系统与抗凝血系统所保持的动态平衡,该平衡一旦被破坏,则可导致出血性或血栓性疾病。促凝血药是通过促进凝血过程或抑制纤溶过程而产生促进凝血功能的药物(图24-1)。临床主要用于出血性疾病的预防和治疗。

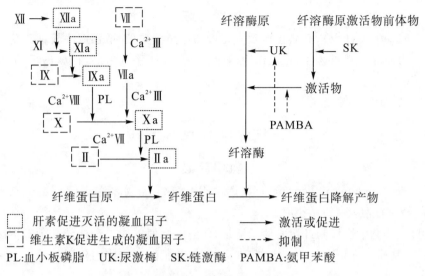

图 24-1 凝血系统、纤溶系统及药物作用点

一、促进凝血因子生成药

维生素 K

维生素 K(vitamin K)包括维生素 K_1、K_2、K_3 和 K_4。维生素 K_1 存在于植物中,如菠菜、西红柿等;维生素 K_2 由肠道细菌合成或从腐败鱼粉中获得。维生素 K_1、K_2 为脂溶性,需要胆汁协助才能吸收。维生素 K_3、K_4 为人工合成品,为水溶性,口服易吸收。

【作用】

1. 促凝血作用 维生素 K 是羧化酶的辅酶,是凝血因子 Ⅱ、Ⅶ、Ⅸ、Ⅹ 合成所必需的。在肝脏内,羧化酶催化凝血因子 Ⅱ、Ⅶ、Ⅸ、Ⅹ 的谷氨酸残基发生 γ-羧化,使这些因子能结合 Ca^{2+},具有凝血活性。当维生素 K 缺乏时,肝脏只能合成无凝血活性的凝血因子 Ⅱ、Ⅶ、Ⅸ、Ⅹ,导致凝血障碍,引起出血。

2. 镇痛作用 维生素 K_1、K_3 有缓解平滑肌痉挛所致疼痛的作用。

【临床应用】

1. 主要用于防治维生素 K 缺乏引起的出血性疾病:
(1) 梗阻性黄疸、胆瘘、慢性腹泻、肠炎等病人的维生素 K 吸收障碍所致出血;
(2) 长期使用广谱抗菌药,或早产儿、新生儿维生素 K 来源不足所致出血;
(3) 用于水杨酸类、香豆素类过量或"敌鼠钠"中毒所致出血。

2. 缓解胆石症和胆道蛔虫引起的胆绞痛和胃肠绞痛。

【不良反应和用药护理】

1. 口服有消化道反应,静脉注射过快可致面部潮红、出汗、血压急剧下降,甚至危及生命,一般应肌内注射。如需静脉注射给药,应使用单独的静脉通道,且注射速度不宜超过 5mg/min。

2. 大剂量维生素 K_3、K_4 可致新生儿、早产儿高胆红素血症和溶血。葡萄糖-6-磷酸脱氢酶缺乏者可诱发急性溶血性贫血。

酚磺乙胺

酚磺乙胺(etamsylate),又名止血敏。能增加血小板数量,增强血小板聚集功能,增强毛细血管抵抗力并降低其通透性,止血作用迅速。主要用于手术后渗血、鼻黏膜、消化道、泌尿系统出血等。

毒性较低,偶见过敏反应。

二、抗纤维蛋白溶解药

氨甲苯酸

氨甲苯酸(aminomethylbenzoic acid, PAMBA),又名止血芳酸。口服易吸收,生物利用度为70%,经肾排泄,$t_{1/2}$约1小时。

【作用】 能竞争性抑制纤溶酶原激活物,使纤溶酶原不能被激活转变为纤溶酶,阻止纤维蛋白裂解,从而发挥止血作用。大剂量时还可直接抑制纤溶酶的作用。

【临床应用】

1. 止血作用 主要用于纤溶酶活性亢进所致出血,如产后出血,子宫、肺、肝、脾、胰、前列腺、甲状腺、肾上腺等手术后的异常出血;也可用于肺结核咯血或痰中带血、血尿、前列腺肥大出血、上消化道出血等治疗。

2. 对抗纤溶酶原激活物的作用 用于链激酶、尿激酶过量引起的出血。

【不良反应和用药护理】

1. 用量过大可引起血栓形成,诱发心肌梗死。用药后要注意观察病人反应,有血栓形成倾向者或有血管栓塞病史者慎用或禁用。

2. 能抑制尿激酶的作用,致血栓形成而阻塞尿路,故尿路出血者禁用。

氨甲环酸

氨甲环酸(tranexamic acid, AMCHA),又名止血环酸。作用和用途与氨甲苯酸相似,排泄较慢,止血作用较氨甲苯酸强。不良反应较多,可出现头痛、恶心、呕吐、食欲不振、嗜睡等。

三、收缩血管药

垂体后叶素

垂体后叶素(pituitrin)是从动物垂体中提取的成分,内含加压素(抗利尿激素)和缩宫素。

【作用和临床应用】

1. 收缩血管 对内脏血管作用尤为明显,能使肺及肠系膜的小动脉、毛细血管收缩。临床用于肺咯血以及门静脉高压引起的上消化道出血。

2. 抗利尿 可增加远曲小管和集合管对水的重吸收,发挥抗利尿作用,故可治疗尿崩症。

【不良反应和用药护理】 可出现心悸、胸闷、面色苍白、腹痛、血压升高、恶心及过敏等。冠心病、动脉硬化、高血压、心力衰竭等病人禁用。

第二节 抗凝血药

抗凝血药是通过抑制凝血过程或促进纤溶过程而阻止血液凝固的药物，临床主要用于防治血栓形成和血栓扩大。抗凝血药用量过大易诱发组织器官出血。

一、抗凝血因子药

肝素

肝素（heparin）因最初是从肝中提取而得名。药用肝素是从猪小肠、牛肺中提取的一种大分子黏多糖硫酸酯，带有大量负电荷，呈强酸性。口服无效，静脉注射可立即生效。

【作用】 肝素在体内外均有抗凝血作用，但对已形成的血栓无溶解作用。肝素的抗凝血作用是通过激活抗凝血酶Ⅲ（ATⅢ）实现的，ATⅢ是一种生理抗凝物质，能与凝血因子Ⅱa、Ⅸa、Ⅹa、Ⅺa、Ⅻa结合形成复合物并使其失去活性。肝素与ATⅢ结合并使其抗凝活性提高数百倍，迅速而显著地促进多种凝血因子失活，产生强大的抗凝作用。此外，肝素还有抑制血小板的功能。

【临床应用】

1. 防治血栓栓塞性疾病　对心肌梗死、肺栓塞、脑血管栓塞、外周静脉血栓和心血管手术时栓塞等病人静脉滴注肝素，可防止血栓的形成和扩大，但对已形成的血栓无溶栓作用。

2. 防治弥散性血管内凝血（DIC）　及早应用小剂量肝素可改善微循环，阻止凝血因子Ⅰ和其他凝血因子的消耗，防止继发性出血。

3. 其他应用　用于体外循环、血液透析、心血管手术和心导管检查时的抗凝血。

【不良反应和用药护理】

1. 自发性出血　用药过量可致自发性出血，表现为各种黏膜出血、关节腔积血及伤口等自发性出血。一旦发生自发性出血，应停用肝素，并用鱼精蛋白对抗。1mg鱼精蛋白可中和100U肝素，一次用量不得超过50mg。

2. 过敏反应　如荨麻疹、皮疹、哮喘等。给予冷敷可减轻皮肤瘙痒。

3. 其他反应　可发生短暂性血小板减少症；长期应用可引起骨质疏松和自发性骨折。肝素过敏、出血性疾病、活动性溃疡、严重高血压、肝肾功能不全等病人，孕妇和先兆流产禁用。

香豆素类

香豆素类（coumarines）是一类口服有效的抗凝药，具有共同的基本结构（图24-2）。常用药物包括华法林（warfarin）、双香豆素（dicoumarol）、醋硝香豆素（acenocoumarol，新抗凝）等（表24-1）。

【作用和临床应用】 本类药物的化学结构与维生素K的结构相似，通过竞争性拮抗肝脏内维生素K的作用，妨碍凝血因子Ⅱ、Ⅶ、Ⅸ、Ⅹ的合成而产生抗凝作用。因对已经合成的凝血因子无影响，故起效慢（用药后12～24小时才生效），维持时间长（3～5天）。本类药物仅在体内有抗凝作用，在体外无抗凝作用。

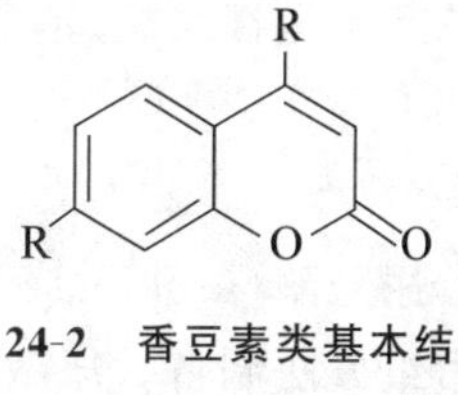

图24-2　香豆素类基本结构

主要用于防治血栓栓塞性疾病,如肺栓塞、脑血管栓塞、静脉血栓、心肌梗死等。

【不良反应和用药护理】 过量易引起自发性出血,症状与肝素类似,严重者可致脑出血。一旦出血,应立即停药,并静脉注射维生素 K 对抗,必要时输入新鲜血浆或全血。用药期间应定期测定凝血酶原时间。禁忌证同肝素。

表 24-1 香豆素类药物作用时间比较

药物	每日剂量(mg)	$t_{1/2}$(小时)	达峰时间(小时)	持续时间(天)
华法林	5～15	10～60	24～48	3～5
双香豆素	25～150	10～30	36～72	4～7
醋硝香豆素	4～12	8	34～48	2～4

枸橼酸钠

枸橼酸钠(sodium citrate),又名柠檬酸钠。

【作用和临床应用】 枸橼酸钠分子中的枸橼酸根与血浆中的 Ca^{2+} 结合,形成难解离的可溶性络合物,降低血中 Ca^{2+} 浓度,从而使凝血过程受阻,产生抗凝血作用。仅用于体外抗凝,作为输血时的抗凝剂。输血时,将 0.25g 枸橼酸钠与 0.9％氯化钠注射液 10ml 混合,溶解后加入 100ml 全血中,即可使血液不再凝固。

【不良反应和用药护理】 大量输血或输血速度过快可致血钙下降,出现手足抽搐、心功能不全、血压下降,婴幼儿尤易发生,此时应立即静脉缓慢注射钙剂解救。

二、促纤维蛋白溶解药

链激酶

链激酶(streptokinase,SK),又名溶栓酶,是从 β-溶血性链球菌培养液中提取的蛋白质,现已可用基因重组方法制备,称为重组链激酶。

【作用和临床应用】 能使纤溶酶原激活物的前体物转化为激活物,后者能促使纤溶酶原转化为具有活性的纤溶酶,促使血栓溶解(图 24-1)。对新形成的血栓溶解作用较好,对已老化的血栓则无溶解作用。

临床主要用于治疗血栓栓塞性疾病,如急性肺栓塞、深部静脉栓塞、导管给药诱发的血栓以及心肌梗死的早期治疗,一般在血栓形成 6 小时内用药为佳。

【不良反应和用药护理】

1. 引起出血 严重不良反应为出血,可表现为皮肤黏膜出血、血尿、咯血等。一旦发生,应立即停药,并给予氨甲苯酸、氨甲环酸等药物对抗或输入新鲜全血。

2. 过敏反应 因具有抗原性,可致发热、头痛、寒战、过敏性休克等过敏反应。应用前先肌内注射异丙嗪或静脉滴注地塞米松可减少发生。

3. 出血性疾病、消化性溃疡、严重高血压、糖尿病、分娩后 4 周内、术前 3 天内及术后禁用。

尿激酶

尿激酶(urokinase,UK)是从尿中或肾细胞培养液中提取的一种活性蛋白酶,现可用基因重组方法制备。尿激酶能使纤溶酶原激活为纤溶酶,达到溶解血栓效果。用途同链激酶,可用于链激酶过敏或耐受者。无抗原性且不良反应较少,禁忌证同链激酶。

阿替普酶

阿替普酶(alteplase),又名组织型纤维蛋白溶酶原激活剂(tissues plasminogen activator,t-PA),可由人体正常细胞培养生产,用DNA重组技术生产的称为重组组织型纤维蛋白溶酶原激活剂(rt-PA)。

【作用和临床应用】 阿替普酶为糖蛋白,含有526个氨基酸,其赖氨酸残基能与纤维蛋白结合,激活与纤维蛋白结合的纤溶酶原转变为纤溶酶,产生溶栓作用,这种作用比激活循环中游离型纤溶酶快数百倍。由于选择性激活与纤维蛋白结合的纤溶酶原,很少产生出血并发症。

主要用于急性心肌梗死和肺栓塞的溶栓治疗。

【不良反应和用药护理】 不良反应较少,有出血倾向的病人慎用。偶见心律失常、体温升高。罕见血压下降、颅内出血、腹膜后出血、便血和血尿等。

三、抗血小板药

抗血小板药是指能抑制血小板黏附、聚集和释放功能,防止血栓形成的药物,又称血小板抑制药。临床用于防治心脏或脑缺血性疾病、外周血栓栓塞性疾病等。

阿司匹林

阿司匹林(aspirin)小剂量能使PG合成酶活性中心的丝氨酸乙酰化失活,不可逆地抑制血小板环氧酶,减少血栓素A_2(TXA_2)的生成,从而影响血小板的聚集,达到抗凝作用。临床采用小剂量(50~100mg)用于预防手术后血栓形成及心肌梗死等。

双嘧达莫

双嘧达莫(dipyridamole),又名潘生丁。通过激活腺苷酸环化酶促进cAMP生成;通过抑制磷酸二酯酶减少cAMP分解,增加细胞内cAMP含量,从而产生抗血小板聚集作用。主要用于血栓栓塞性疾病、人工心脏瓣膜置换后防止血小板聚集形成血栓。

噻氯匹定

噻氯匹定(ticlopidine)能选择性及特异性干扰ADP介导的血小板活化,不可逆地抑制血小板聚集和黏附,产生抗血栓形成作用。主要用于预防脑中风、冠状动脉栓塞性疾病及周围动脉血栓性疾病的复发,疗效优于阿司匹林。

第三节 抗贫血药

循环血液中红细胞数或血红蛋白量持续低于正常值的病理现象称为贫血,常见有三种类型:①缺铁性贫血。因铁摄入或吸收不足和(或)铁丢失过多引起,病人红细胞呈小细胞、低色素性表现,故也称小细胞低色素性贫血。②巨幼红细胞性贫血。因叶酸或维生素B_{12}缺乏所致,红细胞呈大细胞、高色素性表现。由内因子缺乏导致维生素B_{12}吸收障碍而引起的巨幼红细胞性贫血称为恶性贫血。③再生障碍性贫血(简称再障)。因感染、药物、放疗等因素引起骨髓造血功能障碍,血液中红细胞、粒细胞及血小板等均减少。

铁剂

常用的铁剂有口服用铁剂硫酸亚铁（ferrous sulate）、枸橼酸铁胺（ferric ammonium citrate）、富马酸亚铁（ferrous fumarate，富血铁）；注射用铁剂右旋糖酐铁（iron dextran）、山梨醇铁（iron sorbitex）等。

【体内过程】 口服高价铁或有机铁必须还原成 Fe^{2+} 后才能在十二指肠和空肠上段被吸收。胃酸、维生素C、果糖、半胱氨酸等还原性物质，有助于 Fe^{3+} 变成 Fe^{2+}，从而促进铁的吸收。鞣酸（如浓茶）、抗酸药、胃酸分泌抑制药、胃酸缺乏、磷酸盐、草酸盐和四环素等可妨碍铁的吸收。

【作用】 铁是红细胞成熟阶段合成血红素必不可少的物质。吸收到骨髓的铁，吸附在有核红细胞膜上并进入细胞内的线粒体，与原卟啉结合，形成血红素。后者再与珠蛋白结合，形成血红蛋白。贫血病人口服铁剂1周后症状开始改善，血红蛋白每日可增加0.1%～0.3%，2～4周血红蛋白明显升高，恢复至正常需1～3月。

【临床应用】 临床主要用于治疗下列因素引起的缺铁性贫血：

1. 长期慢性失血　月经过多、痔疮出血、钩虫病、子宫肌瘤等造成的贫血。

2. 铁需要量增加　妊娠期、哺乳期、儿童生长发育期等铁的需要量增加，而体内铁不足造成的贫血。

3. 铁吸收障碍　慢性胃炎、慢性消化性溃疡、慢性肠炎及腹泻等造成铁的吸收障碍引起的贫血。

4. 红细胞大量破坏　疟疾、溶血等引起红细胞大量破坏造成的贫血。

【不良反应和用药护理】

1. 胃肠症状　口服铁剂可致恶心、呕吐、上腹部疼痛及腹泻等反应，饭后服用可减轻；肠内的硫化氢与铁结合成硫化铁，使肠蠕动减弱，可致便秘、黑便。

2. 中毒症状　长期应用铁剂，过多的铁沉积在组织中，可引起皮肤色素沉着、肝硬化、心力衰竭等慢性中毒症状。小儿误服硫酸亚铁1g以上可致急性中毒，表现为坏死性胃肠炎、恶心、呕吐、休克、昏迷、呼吸困难等症状，甚至引起死亡。可用碳酸盐洗胃，将特殊解毒剂去铁胺注入胃内以结合剩余铁，并采取抗休克等措施抢救。

叶酸

叶酸（folic acid）广泛存在于动植物性食物中，其中以酵母、肝脏及绿叶植物中含量最多。

【作用】叶酸吸收后，在体内经叶酸还原酶和二氢叶酸还原酶还原为有活性的四氢叶酸，四氢叶酸能传递一碳基团（$-CH_3$、$-CHO$、$=CH_2$），在维生素 B_{12} 的协助下，参与氨基酸和核酸的合成（图24-3）。当叶酸缺乏时，DNA合成受阻，红细胞有丝分裂障碍，影响了红细胞的成熟与分裂，引起巨幼红细胞性贫血。同时，生长迅速的组织也因叶酸缺乏而受损，表现为舌炎、胃炎及腹泻等症状。

【临床应用】 主要用于治疗各种原因所致的巨幼红细胞性贫血。

1. 用于营养不良、婴儿期及妊娠期叶酸需要量增加等原因所致的巨幼红细胞性贫血，治疗时以叶酸为主，辅以维生素 B_{12}、B_6、C 等效果更好。

2. 对甲氨蝶呤、乙胺嘧啶、甲氧苄啶等二氢叶酸还原酶抑制剂所致的巨幼红细胞性贫血,需用甲酰四氢叶酸钙(亚叶酸钙)治疗。

3. 维生素 B_{12} 缺乏所致的恶性贫血,大剂量叶酸可纠正血象,而不能改善神经损害症状,治疗时应以维生素 B_{12} 为主,叶酸为辅。

【不良反应和用药护理】 不良反应少,罕见过敏反应。久服可致厌食、恶心、腹胀等。

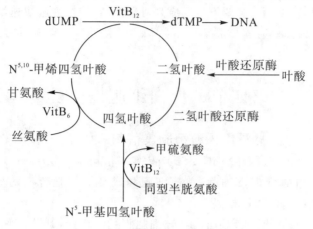

图 24-3 叶酸和维生素 B_{12} 的作用

维生素 B_{12}

维生素 B_{12} (vitamin B_{12})为含钴复合物,广泛存在于动物内脏、牛奶、蛋黄中。维生素 B_{12} 口服后需与胃壁细胞分泌的糖蛋白(内因子)结合形成复合物,才能顺利地运送到小肠上段吸收。恶性贫血者因胃黏膜萎缩,胃壁细胞分泌的内因子减少,出现维生素 B_{12} 的吸收障碍,因此应注射给药。

【作用】

1. 参与叶酸代谢 维生素 B_{12} 促使同型半胱氨酸变成甲硫氨酸,并使 N^5-甲基四氢叶酸转变为有活性的四氢叶酸,促进四氢叶酸循环再利用。维生素 B_{12} 缺乏时可引起叶酸循环障碍(图 24-3),出现与叶酸缺乏相似的巨幼红细胞性贫血,即恶性贫血。

2. 维持有鞘神经纤维功能的完整性 维生素 B_{12} 参与三羧酸循环,有助于维持神经髓鞘脂质合成和有鞘神经纤维功能。维生素 B_{12} 缺乏时,产生神经髓鞘脂蛋白合成障碍,出现神经损害症状,表现为感觉异常、运动失调等。

【临床应用】

1. 用于恶性贫血及其他巨幼红细胞性贫血的治疗。本药与叶酸合用在纠正异常血象方面起协同作用,但不能相互代替,即叶酸不能代替维生素 B_{12} 改善神经系统症状,而维生素 B_{12} 单独使用在纠正异常血象方面不如叶酸疗效好。

2. 维生素 B_{12} 可用于神经炎、神经萎缩、神经痛、白细胞减少症、再生障碍性贫血等的辅助治疗。

【不良反应和用药护理】 不良反应较少。极少数病人可出现过敏性休克。

红细胞生成素

红细胞生成素(erythropoietin,EPO)是由肾皮质近曲小管管周细胞产生的含有 166 个氨基酸的糖蛋白。现临床应用的 EPO 是用 DNA 重组技术生成的。

【作用和临床应用】 EPO与红系干细胞表面上的EPO受体结合,促使红系干细胞增殖、分化、成熟,并促使网织红细胞从骨髓中释放入血,以促进红细胞的生成和提高血红蛋白数量。

临床主要用于治疗各种原因所致的贫血,对慢性肾衰竭所致的贫血疗效最好,对骨髓造血功能低下、结缔组织病(如系统性红斑狼疮)、化疗等所致的贫血均有效。

【不良反应和用药护理】 主要不良反应是血压升高,与红细胞快速增加有关;也可引起头痛、骨痛、寒战、注射部位血栓形成等。孕妇、哺乳妇女慎用,高血压、过敏、血小板减少性紫癜者禁用。

第四节 促白细胞增生药

重组人粒细胞集落刺激因子

重组人粒细胞集落刺激因子(rhG-CSF),又名非格司亭(filgrastim)。人粒细胞集落刺激因子(hG-CSF)是由血管内皮细胞、单核细胞和成纤维细胞合成的糖蛋白,hG-CSF与rhG-CSF结构略有差异,但作用相似。

【作用和临床应用】 rhG-CSF通过与靶细胞膜受体结合,刺激造血干细胞从静止期进入增殖期,对中性粒细胞的作用更明显,可促进其分化、成熟、释放,使外周血的中性粒细胞明显增加并增强其趋化及吞噬功能,同时能刺激单核细胞和巨噬细胞生成,与其他细胞集落刺激因子合用可产生协同作用。

临床主要用于各种原因所致的中性粒细胞减少症,如肿瘤放疗、化疗、艾滋病、骨髓移植、再障等病人的中性粒细胞减少症。需静脉注射或皮下注射给药。

【不良反应和用药护理】 不良反应主要有肌肉痛、骨痛、皮疹、发热、恶心、呕吐等,但较轻,长期静脉滴注可致静脉炎。本药过敏者禁用。

重组粒细胞巨噬细胞集落刺激因子

重组粒细胞巨噬细胞集落刺激因子(rhGM-CSF),又名沙格司亭(sargramostim)。

【作用和临床应用】 天然的人粒细胞巨噬细胞集落刺激因子(hGM-CSF)主要由T淋巴细胞在抗原的刺激下产生。hGM-CSF能刺激巨噬细胞、单核细胞和T细胞等多种白细胞的分化。药用rhGM-CSF对骨髓有广泛的作用,刺激粒细胞、单核细胞和T细胞增殖、分化和成熟,也能间接促进红细胞增生。

临床主要用于治疗骨髓造血功能损害、肿瘤放疗与化疗、再生障碍性贫血及药物所引起的白细胞减少症。

【不良反应和用药护理】 常见的不良反应有皮疹、发热、骨疼、肌痛以及注射部位红斑,首次静脉滴注时可致潮红、低血压等。罕见的有心功能不全、支气管痉挛、颅内高压、肺水肿和晕厥等,必要时应相应处理。孕妇、本药有过敏史和自身免疫性血小板减少性紫癜的病人禁用。哺乳期妇女使用本药前应停止哺乳。

其他促进白细胞增生药见表24-2。

表 24-2 其他促进白细胞增生药

药名	作用和临床应用	不良反应和用药护理
维生素 B_4 (Vitamin B_4)	是核酸和某些辅酶的成分,参与 RNA 和 DNA 合成,促进白细胞生成,尤其白细胞低时作用更加明显。主要用于放疗、化疗及氯霉素、苯中毒所致的粒细胞减少。	常规治疗量未见明显不良反应。
鲨肝醇 (batiol)	对放疗及化疗引起的骨髓抑制有拮抗作用,对苯中毒所致白细胞减少有一定疗效。用于放疗、化疗及苯中毒所致白细胞减少症。	用药期间应定期检查白细胞数。
氨肽素 (ampeptide elemente)	促进血细胞在骨髓增殖、分化、成熟和释放,增加白细胞和血小板。用于治疗白细胞减少症、再障和血小板减少症。	不良反应少见。
肌苷 (inosine)	进入细胞后转变为肌苷酸及磷酸腺苷,参与体内蛋白质合成,促进肌细胞能量代谢,提高多种酶尤其是 CoA 的活性,促进缺氧状态下的细胞代谢。主要用于白细胞减少症及血小板减少症。	口服时有胃部不适,静脉注射可引起颜面潮红等。
地菲林葡萄糖苷 (diphyllin glycoside)	促进骨髓细胞增生,使外周白细胞升高。临床主要用于放疗、化疗所致的白细胞减少症。其他升白细胞药物无效时本药仍有一定作用。	长期大剂量应用可致肝肾损伤,应定期检查。
利血生 (leucogen)	增强造血功能。用于防治各种原因引起的白细胞、血小板减少和再障。	不良反应少见。

第五节 血容量扩充药

血容量扩充药是一类高分子化合物,能迅速提高血浆胶体渗透压而扩充血容量。临床常用药物为不同分子量的右旋糖酐。

右旋糖酐

右旋糖酐(dextran)系葡萄糖的聚合物,按相对分子量大小可分为中分子右旋糖酐(右旋糖酐 70,分子量约 70000)、低分子右旋糖酐(右旋糖酐 40,分子量约 40000)、小分子右旋糖酐(右旋糖酐 10,分子量约 10000)三种。

【作用】

1.扩充血容量 右旋糖酐分子量较大,静脉滴注后不易渗出血管,提高血浆胶体渗透压,导致组织中水分大量进入血管内而产生扩充血容量作用。分子量越大扩容作用越强、维持时间越长。右旋糖酐 70 维持 12 小时,右旋糖酐 10 维持约 3 小时。

2.阻止红细胞和血小板聚集 能抑制红细胞和血小板聚集,稀释血浆,从而产生抗凝血和改善微循环作用。分子量越小该作用越强。

3.渗透性利尿 右旋糖酐经肾脏排泄时能提高肾小管内渗透压,使水分重吸收减少,产生渗透性利尿作用。分子量越小作用越强。

【临床应用】

1.防治低血容量性休克 临床主要应用右旋糖酐 70 和右旋糖酐 40 抢救急性失血、创伤和烧伤引起的低血容量休克。

2. 防治血栓性疾病　右旋糖酐 40 和右旋糖酐 10 可用于防治 DIC 和血栓形成性疾病,如脑血栓形成、心肌梗死、血栓闭塞性脉管炎等。

3. 防治急性肾功能衰竭　应用其渗透性利尿作用,临床上用于防治急性肾功能衰竭。

【不良反应和用药护理】

1. 过敏反应　少数病人用药后出现过敏反应,严重者可导致过敏性休克。故首次用药应严密观察 5～10 分钟,发现症状,立即停药,及时抢救。

2. 凝血障碍　连续应用时,制剂中的少量大分子右旋糖酐可致凝血障碍和出血。

3. 血小板减少症、出血性疾病和充血性心力衰竭病人禁用,肝、肾功能不良者慎用。

【制剂和用法】

维生素 K_1　注射剂:10mg/1ml。肌内注射或静脉注射,一次 10mg,1 日 1～2 次。

维生素 K_3　注射剂:2mg/1ml,4mg/1ml。一次 4mg,肌内注射,1 日 1～2 次。

维生素 K_4　片剂:2mg,4mg。一次 2～4mg,1 日 3 次。

氨甲苯酸　注射剂:50mg/5ml,100mg/10ml。一次 0.1～0.3g,用 5% 葡萄糖注射液或 0.9% 氯化钠注射液 10～20ml 稀释后缓慢静脉注射,1 日不超过 0.6g(儿童 0.1g)。片剂:250mg。一次 250～500mg,1 日 2～3 次,1 日不超过 2g。

氨甲环酸　片(胶囊)剂:0.125g,0.25g。一次 0.25g,1 日 3～4 次。注射剂:0.1g/2ml,0.25g/5ml。一次 0.25g,静脉注射或静脉滴注,1 日 1～2 次,静脉注射用 25% 葡萄糖注射液稀释,静脉滴注用 5%～10% 葡萄糖注射液稀释。

垂体后叶素　注射剂:5U/ml,10U/ml。一般使用:一次 5～10U,皮下注射或肌内注射。肺出血:一次 10U,用 5% 葡萄糖注射液或 0.9% 氯化钠注射液稀释,静脉注射或静脉滴注。

酚磺乙胺　片剂:0.25g,0.5g。口服,治疗出血:一次 0.5～1g,1 日 3 次。注射剂:0.25g/2ml,0.5g/5ml。预防手术出血:一次 0.25～0.5g,肌内注射或静脉注射,1 日 0.5～1.5g。

肝素钠　注射剂:1000U/2ml,5000U/2ml,12500U/2ml。一次 5000～10000U,用 5%～10% 葡萄糖注射液或 0.9% 氯化钠注射液稀释,静脉注射或静脉滴注。1 日总量为 25000U。

华法林　片剂:2.5mg,5mg。口服,首日 5～20mg,次日起 2.5～7.5mg 维持。同时应根据所测的凝血酶原时间调整剂量。

双香豆素　片剂:50mg。口服,首日 100～200mg,次日起用维持量,1 日 50～100mg。

醋硝香豆素　片剂:1mg,4mg。口服,首日 8～12mg,次日 2～8mg,分次服用,维持量为 1 日 1～6mg。

枸橼酸钠　注射剂:0.25g/10ml。粉针剂:0.25g。用 0.9% 氯化钠注射液 10ml 溶解后加入 100ml 全血中。

链激酶　粉针剂:10 万 U,15 万 U,20 万 U,30 万 U。初导剂量 50 万 U 溶于 0.9% 氯化钠注射液或 5% 葡萄糖注射液 100ml 中静脉滴注,30 分钟内滴完;维持剂量为 60 万 U 溶于 5% 葡萄糖注射液 250～500ml 中缓慢静脉滴注,每 6 小时 1 次,疗程一般 24～72 小时。

为防止过敏反应可给予糖皮质激素,用前需做皮试。

尿激酶 注射剂:1万 U,5万 U,10万 U,20万 U,25万 U,50万 U,100万 U,150万 U。急性心肌梗死:一次50万~150万 U,溶于氯化钠注射液或5%葡萄糖注射液50~100ml中静脉滴注。

组织型纤维蛋白溶酶原激活剂 粉针剂:50mg。50mg 溶于灭菌注射用水中至1mg/ml,静脉注射。

阿司匹林 肠溶片:25mg,40mg,100mg。片剂:50mg,100mg,200mg,300mg。口服,预防血栓形成:一次40~300mg,1日1次。

双嘧达莫 片剂:25mg。口服,一次25~100mg,1日3次。

噻氯匹定 片剂:250mg。口服,一次250~500mg,1日1次,饭时服。

硫酸亚铁 片剂:0.3g。口服,一次0.3g,1日3次,饭后服。

枸橼酸铁胺 糖浆剂:10%。一次5~10ml,1日3次,饭后服。

富马酸亚铁 片(胶囊)剂:0.2g。口服,一次0.2~0.4g,1日3次。

葡萄糖酸亚铁 片剂:0.1g,0.3g。糖浆剂:0.3g/ml。口服,一次0.3~0.6g,1日3次。

右旋糖酐铁 注射剂:25mg/ml。一次25~50mg,深部肌内注射,1日1次。

叶酸 片剂:5mg。口服,一次5~10mg,1日3次。注射剂:15mg/ml。一次15~30mg,肌内注射,1日1次。

甲酰四氢叶酸钙 注射剂:3mg/ml。一次3~6mg,肌内注射,1日1次。

维生素 B_{12} 注射剂:0.05mg/1ml,0.1mg/1ml,0.5mg/1ml,1mg/1ml。一次0.05~0.1mg,肌内注射,1日1次。

重组人红细胞生成素 注射剂:2000U/1ml,4000U/1ml,10000U/ml。开始50~100U/kg,皮下注射或静脉注射,每周3次。2周后视红细胞比容增减剂量。

重组人粒细胞巨噬细胞集落刺激因子 冻干粉针剂:50μg,100μg,250μg。1日1~10μg/kg,静脉滴注或皮下注射。视病情及白细胞数选择剂量范围。

重组人粒细胞集落刺激因子 冻干粉针剂:50μg,75μg,100μg,150μg,300μg。2~5μg/kg 或50~200μg/m²,用50%葡萄糖注射液稀释,静脉滴注。

维生素 B_4 片剂:10mg,25mg。口服,一次10~20mg,1日3次。

鲨肝醇 片剂:25mg。口服,预防:一次25mg,1日2次。治疗:一次50~100mg,1日3次,疗程为4~6周。

肌苷 片剂:0.2g。一次0.2~0.6g,1日3次。注射剂:0.1g/2ml,0.2g/5ml。一次0.2~0.6g,静脉注射或静脉滴注,1日1~2次。

利血生 片剂:10mg,20mg。口服,一次20mg,1日3~4次。

右旋糖酐70 注射剂:6%溶液,100ml,250ml,500ml(有含5%葡萄糖或含0.9%氯化钠两种)。一次500ml,静脉滴注,每分钟20~40ml,1日最大量1000~1500ml。

右旋糖酐40 注射剂:6%溶液,100ml,250ml,500ml(有含5%葡萄糖或含0.9%氯化钠两种)。一次250~500ml,静脉滴注,1日不超过1000ml。

右旋糖酐10 注射剂:30g/500ml,50g/50ml(有含5%葡萄糖或含0.9%氯化钠两种)。一次100~1000ml,静脉滴注。

本章小结

本章主要介绍了促凝药、抗凝药、抗贫血药、促白细胞生成药和血容量扩充药。维生素K促进凝血因子生成、氨甲苯酸抑制纤维蛋白溶解,用于防治出血性疾病。肝素为速效、高效的体内、体外抗凝药;华法林为口服体内抗凝药;枸橼酸钠只用于体外抗凝,作为输血时的抗凝剂;链激酶、尿激酶通过激活纤溶系统产生抗凝作用,用于防治血栓性疾病。铁剂用于缺铁性贫血的防治;叶酸和维生素B_{12}用于巨幼红细胞性贫血的防治。大量失血除补充全血和血浆外,常用血容量扩充药右旋糖酐。

本章关键词:维生素K;氨甲苯酸;肝素;华法林;枸橼酸钠;铁剂;叶酸;维生素B_{12};右旋糖酐;作用;临床应用;不良反应;用药护理。

课后思考

1. 华法林只用于体内抗凝、枸橼酸钠只用于体外抗凝的原因是什么?
2. 恶性贫血单独给予叶酸治疗是否可行?说明其原因。
3. 汪某,男,28岁。因患有急性白血病,给予甲氨蝶呤治疗,每日0.1mg/kg,连续治疗7日。在连续治疗2个疗程后,查血发现巨幼红细胞性贫血。请问:①本例出现巨幼红细胞性贫血的原因是什么?②可选用什么药物治疗本例的巨幼红细胞性贫血?说明原因。③用药护理应注意什么?

(方士英)

第二十五章

组胺和抗组胺药

案例

病人,男,30岁。近日经常连续打喷嚏、鼻塞、流清水样鼻涕。诊断:过敏性鼻炎。

问题:
1. 可选用哪些药物治疗过敏性鼻炎?
2. 用药护理应注意什么?

本章学习目标

1. 熟悉 H_1 受体阻断药的作用、临床应用、不良反应和用药护理。
2. 了解组胺的作用及受体分类;组胺受体阻断药的分类。
3. 培养认真、仔细的工作态度,做好抗组胺药的用药护理工作。

第一节 组 胺

组胺(histamine)主要存在于肥大细胞和嗜碱性粒细胞中,是人体组织中的自体活性物质。肥大细胞中的组胺常与蛋白质结合,在受到物理或化学等因素刺激下,肥大细胞脱颗粒,引起组胺释放。组胺与靶细胞上特异性的组胺受体结合,产生相应的生物效应。组胺受体有 H_1、H_2、H_3 三种亚型。各亚型受体功能见表25-1。组胺的临床应用很少,其受体阻断药却广泛用于临床。

【作用】

1. 对心血管系统的作用 ①加强心肌收缩力:组胺通过 H_2R 作用于腺苷酸环化酶,增加心肌细胞 cAMP 水平,从而产生正性肌力作用;②扩张血管:组胺通过激动血管平滑肌 H_1R、H_2R,使小动脉、小静脉和毛细血管扩张,通透性增加,导致局部水肿和血液浓缩;③促进血小板聚集:组胺作用于血小板膜上的 H_1R,激动磷脂酶 A_2,从而引起花生四烯酸释放,通过调节细胞内钙水平促进血小板聚集。

2. 对腺体的作用 作用于胃壁细胞上 H_2R,刺激胃酸分泌,作用较强;对刺激唾液、泪液、肠液和支气管腺体等分泌作用较弱。

3. 对平滑肌的作用 激动支气管平滑肌细胞 H_1R,使支气管平滑肌收缩;支气管哮喘者对此尤为敏感,引起呼吸困难。

【临床应用】 可用于鉴别恶性贫血和胃癌病人是否发生真性胃酸缺乏症。晨起空腹皮下注射磷酸组胺,剂量为 0.25~0.5mg,如果无胃酸分泌,则为真性胃酸缺乏症。

表 25-1 组胺受体分布及效应

受体类型	所在组织	效应	阻断药
H_1 受体	支气管、胃肠、子宫	收缩	苯海拉明、异丙嗪、氯苯那敏、西替利嗪
	皮肤血管	扩张	
	心房、房室结	收缩增强,传导减慢	
H_2 受体	胃壁细胞	分泌增多	西咪替丁、雷尼替丁、法莫替丁
	血管	扩张	
	窦房结、心室	心率加快、收缩增强	
H_3 受体	中枢及外周神经末梢	抑制组胺合成与释放	硫丙咪胺

第二节 抗组胺药

一、H_1 受体阻断药

常用的 H_1 受体阻断药分为两代,第一代药物有苯海拉明(diphenhydramine,苯那君)、异丙嗪(promethazine,非那根)、氯苯那敏(chlorpheniramine,扑尔敏)等,在生理条件下是中性化合物,易透过血-脑屏障。第二代药物有阿司咪唑(astemizole,息斯敏)、特非那定(terfenadine)、非索非那定(fexofenadine)、左西替利嗪(levocetirizine)和司他斯汀(setastine)等,在生理条件下解离,不易透过血-脑屏障。两代药物由于亲脂性不同,不良反应也不同,在中枢抑制方面尤其明显。常用 H_1 受体阻断药的作用特点见表 25-2。

表 25-2 常用 H_1 受体阻断药作用特点比较

药物	持续时间	镇静催眠	防晕止吐	主要临床应用
氯苯那敏	4~6 小时	+	—	皮肤黏膜过敏
异丙嗪	4~6 小时	+++	++	皮肤黏膜过敏、晕动病
苯海拉明	4~6 小时	++	++	皮肤黏膜过敏、晕动病
阿司咪唑	10 天	—	—	皮肤黏膜过敏
非索非那定	12~24 小时	—	—	皮肤黏膜过敏
左西替利嗪	12~24 小时	—	—	皮肤黏膜过敏
司他斯汀	12 小时	—	—	皮肤黏膜过敏

注:+++作用强 ++作用中等 +作用弱 —无作用

【作用】

1. 抗外周 H_1 受体作用 完全拮抗由组胺引起的支气管、胃肠道平滑肌的收缩作用。对组胺直接引起的局部毛细血管扩张和通透性增加有很强的抑制作用,但对全身血管扩张和血压降低等仅有部分对抗作用。

2. 中枢抑制作用　多数药物可以通过血-脑屏障,治疗剂量可产生镇静与嗜睡作用,其中以苯海拉明、异丙嗪作用最强。引起中枢抑制与阻断中枢 H_1 受体有关。

3. 其他作用　还具有抗晕、镇吐作用;多数药物有抗乙酰胆碱、局部麻醉作用等。

【临床应用】

1. 皮肤黏膜变态反应性疾病　H_1 受体阻断药对荨麻疹、过敏性鼻炎等疗效较好,可作为首选药物;对昆虫咬伤引起的皮肤瘙痒和水肿也有疗效;对药疹和接触性皮炎有止痒效果;对慢性过敏性荨麻疹与 H_2 受体阻断药合用效果比单用好;但对支气管哮喘病人几乎无效,对过敏性休克也无效。

2. 晕动病及呕吐　对于晕动病、放射治疗等引起的呕吐,常用苯海拉明和异丙嗪。

3. 失眠　对中枢有明显抑制作用的苯海拉明、异丙嗪可用于失眠的治疗。

【不良反应和用药护理】　常见不良反应有镇静、嗜睡、乏力等;也可见口干、厌食、便秘或腹泻等胃肠道反应;偶见粒细胞减少及溶血性贫血。高空作业、驾驶人员慎用本类药物。

二、H_2 受体阻断药

H_2 受体阻断药是一类选择性地阻断胃壁细胞 H_2 受体,抑制胃酸分泌的药物,主要用于治疗消化性溃疡。临床常用的药物有西咪替丁(cimetidine)、雷尼替丁(ranitidine)、法莫替丁(famotidine)、尼扎替丁(nizatidine)和乙溴替丁(ebrotidine)。

临床主要用于防治胃和十二指肠溃疡、反流性食管炎、卓-艾综合征等。详见第二十六章。

【制剂和用法】

苯海拉明　片剂:25mg。口服,一次 25～50mg,1 日 3 次。注射剂:20mg/1ml。肌内注射,一次 20mg,1 日 1～2 次。

茶苯海明　片剂:25mg,50mg。为苯海拉明与氨茶碱复合物,预防晕动病,行前半小时服 50mg。

异丙嗪　片剂:12.5mg,25mg。口服,一次 6.25～12.5mg,饭后或睡前服用,必要时可睡前服用 25mg,1 日 2～3 次。注射剂:20mg/2ml,一次 25～50mg,肌内或静脉注射。

氯苯那敏　片剂:4mg。口服,一次 4mg,1 日 3 次,小儿 0.35mg/(kg·d),1 日 3～4 次。注射剂:10mg/1ml,20mg/1ml。一次 5～20mg,皮下或肌内注射。

阿司咪唑　片剂:3mg,10mg。成人,口服,一次 3～10mg,1 日 1 次。

特非那定　片剂:60mg。胶囊剂:30mg,60mg。口服,成人及 12 岁以上儿童,一次 30～60mg,1 日 2 次。儿童,15～30mg,1 日 2 次。

非索非那定片剂:60mg。胶囊剂:120mg。口服,成人,一次 60mg,1 日 2 次。儿童,6～11 岁,一次 30mg,1 日 2 次。12 岁以上,一次 60mg,1 日 2 次。

左西替利嗪　片剂:5mg。口服,成人,1 日 1 次,每次 5mg。2～6 岁儿童,一次 2.5mg,1 日 1 次。

司他斯汀片剂:1mg。口服,成人,1 日 2 次,每次 1mg。必要时可增加剂量,每日最大量不超过 6mg。

西咪替丁 片剂：口服，一次 400mg，1 日 3 次，或一次 800mg，1 日 1 次，晚饭后服。注射剂：200mg/2ml。一次 200mg，静脉滴注，1 日 1~2 次。

雷尼替丁 片剂：150mg。口服，一次 150mg，1 日 2 次，或一次 300mg，1 日 1 次，晚饭后服，4~8 周为一疗程。注射剂：50mg/2ml。一次 50mg，每 6~8 小时肌内注射或静脉注射。

法莫替丁 片剂：20mg。口服，一次 20mg，1 日 2 次，或一次 40mg，1 日 1 次，晚饭后服。注射剂，20mg/2ml。一次 20mg，1 日 2 次，静脉滴注。

尼扎替丁 胶囊：150mg。口服，一次 150mg，1 日 2 次，或一次 300mg，1 日 1 次，晚饭后服，4~8 周为一疗程。

本章小结

组胺是引起过敏和胃酸分泌的主要物质。组胺受体阻断药可对抗组胺受体激动时的效应，其中 H_1 受体阻断药可完全拮抗组胺引起的毛细血管扩张、通透性增加、支气管和胃肠平滑肌收缩等作用，异丙嗪、苯海拉明还具有明显的中枢抑制作用，临床用于防治变态反应性疾病、晕动病、呕吐和失眠等。H_2 受体阻断药拮抗组胺引起的胃酸分泌作用，是临床治疗消化性溃疡的重要药物。

本章关键词：苯海拉明；异丙嗪；左西替利嗪；司他斯汀；作用；临床应用；不良反应；用药护理。

课后思考

1．简述组胺的作用、受体的分类和效应。

2．H_1 受体阻断药有哪些作用和临床应用？用药护理应注意什么？

3．艾某，女，16 岁。是一名初中生，患有过敏性鼻炎，每年的春天都会流涕、眼睛发痒、打喷嚏。自行服用非处方药苯海拉明后，症状缓解，但出现嗜睡和口干等不良反应，使她很烦恼，于是到医院就诊。医生给予她左西替立嗪治疗，症状得到了缓解，而且无嗜睡和其他不良反应。请问：①服用苯海拉明后出现嗜睡和口干等不良反应的原因是什么？②服用左西替立嗪为什么没有出现嗜睡和口干等不良反应？③抗过敏药的用药护理应注意什么？

（文继月）

第二十六章

作用于消化系统的药

案例

王某,男,42岁。近3年来上腹部灼烧痛反复发作,并多发生于餐后,伴有反酸、嗳气、恶心等症状。查:胃酸分泌明显增多,幽门螺杆菌(＋)。诊断:胃溃疡。

问题:
1. 胃溃疡可选择哪些药物进行治疗?
2. 幽门螺杆菌和胃溃疡之间有何关系?选择哪些药物可杀灭幽门螺杆菌?
3. 用药护理应注意什么?

本章学习目标

1. 掌握抗消化性溃疡药的分类、作用、临床应用、不良反应和用药护理。
2. 熟悉止吐药、泻药、止泻药的作用特点和临床应用。
3. 了解助消化药、利胆药的作用特点和临床应用。
4. 培养认真、仔细的工作态度,做好用药护理工作。

用于治疗消化系统疾病的药物主要包括抗消化性溃疡药、助消化药、胃肠运动功能调节药、催吐药与止吐药、泻药与止泻药、利胆药等。

第一节 抗消化性溃疡药

消化性溃疡(peptic ulcer)是一种常见的慢性消化系统疾病,包括胃溃疡(gastric ulcer)和十二指肠溃疡(duodenal ulcer),发病率为10%～12%,可出现反酸、嗳气和周期性上腹部疼痛等临床症状。其病因和发病机制是黏膜局部损伤和保护机制之间失去平衡。如胃酸、胃蛋白酶和幽门螺杆菌等黏膜攻击因子增强,或是黏液-HCO_3^-屏障、黏膜修复、前列腺素等防御因子减弱,则引起消化性溃疡(图26-1)。

抗消化性溃疡药主要针对溃疡形成机制中的关键因素起作用,按照药物作用机制可分为以下几类:

1. 抗酸药:如氢氧化铝、三硅酸镁等。

2. 胃酸分泌抑制药：①H_2受体阻断药，如西咪替丁、雷尼替丁、法莫替丁等；②H^+-K^+-ATP酶抑制药，如奥美拉唑、兰索拉唑、泮托拉唑等；③胃泌素受体阻断药，如丙谷胺；④M-胆碱受体阻断药，如哌仑西平等。

3. 胃黏膜保护药：①前列腺素衍生物，如米索前列醇；②硫糖铝、胶体次枸橼酸铋、替普瑞酮、麦滋林等。

4. 抗幽门螺杆菌药：如阿莫西林、庆大霉素、呋喃唑酮、甲硝唑和克拉霉素等。

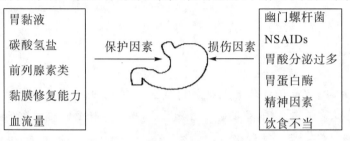

图 26-1　胃黏膜的保护和损伤因素

一、抗酸药

抗酸药（antacids）又称中和胃酸药，为弱碱性物质，口服后能直接中和胃酸，升高胃内pH，降低胃酸和胃蛋白酶对胃、十二指肠黏膜的侵蚀与消化作用，缓解疼痛，促进溃疡愈合。氢氧化铝、三硅酸镁等抗酸药还能形成胶状物质，覆盖于溃疡表面，起到收敛与保护作用。

理想的抗酸药要求作用迅速而持久，不吸收、不产气、不引起腹泻或便秘，对黏膜及溃疡面有保护收敛作用。单一药物很难达到以上要求，故临床上常使用复方制剂，相互纠正缺点，加强药物疗效。常用抗酸药的作用特点、不良反应和用药护理见表26-1。

表 26-1　常用抗酸药的作用特点、不良反应和用药护理

药物	作用特点	不良反应和用药护理
氢氧化铝（aluminum hydroxide）	抗酸作用较强，起效慢而久，难吸收。与胃酸混合形成凝胶可保护胃黏膜。中和胃酸产生的氯化铝有收敛、止血作用。	可致便秘；不利于磷的吸收，可导致骨软化；影响四环素、地高辛、异烟肼、强的松的吸收。
氢氧化镁（magnesium hydroxide）	抗酸作用较强，起效较快。小部分镁离子可被吸收，经肾排出。	镁离子有导泻作用；肾功能不良者可致起血镁过高。
三硅酸镁（magnesium trisilicate）	抗酸作用较弱，起效慢而久，不易吸收。在胃内生成二氧化硅覆盖在溃疡表面，起保护作用。	口服大剂量三硅酸镁可引起腹泻。
碳酸钙（calcium bicarbonate）	抗酸作用较强，起效快而持久。	可致便秘；中和胃酸产生CO_2而出现嗳气；引起反跳性胃酸分泌增多；长期应用可致血钙上升。
碳酸氢钠（sodium bicarbonate）	又称小苏打。抗酸作用强，起效快而短。	中和胃酸产生CO_2发生腹胀，嗳气，严重胃溃疡者可引发胃穿孔。

二、胃酸分泌抑制药

胃酸是由胃腺的壁细胞分泌的,胃壁细胞表面存在三种与胃酸分泌有关的受体:H_2受体、M_1受体、胃泌素受体。当这些受体被激动时,激活壁细胞的H^+-K^+-ATP酶(又称H^+泵或质子泵),将细胞外K^+泵入细胞内,将细胞内的H^+泵出到胃腔内形成胃酸。胃酸分泌抑制药通过阻断上述受体和质子泵,从而减少胃酸的分泌,分为H_2受体阻断药、M_1受体阻断药、胃泌素受体阻断药和H^+泵抑制药(图26-2)。

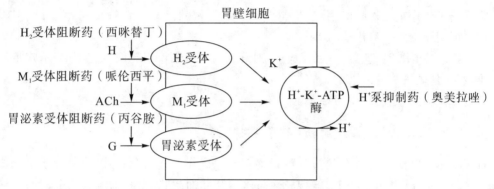

图26-2 胃酸的分泌过程及药物作用部位

(一)H_2受体阻断药

H_2受体阻断药能选择性阻断壁细胞上的H_2受体,抑制基础胃酸和夜间胃酸分泌。常用的药物有西咪替丁、雷尼替丁、法莫替丁和尼扎替丁等。

西咪替丁

西咪替丁(cimetidine),又名甲氰咪胍,口服吸收迅速完全,生物利用度58%~89%,一次服用后,有效血药浓度可维持3~4小时,可通过胎盘和乳汁排泄。

【作用和临床应用】 阻断壁细胞上的H_2受体产生的作用有:①抑制组胺、胃泌素、M_1受体激动剂、食物和其他因素所引起的胃酸分泌,使基础胃酸和夜间胃酸分泌量明显下降;②抑制胃蛋白酶的分泌和活性,对胃黏膜产生保护作用,能显著缓解消化性溃疡病人的疼痛。

临床主要用于十二指肠溃疡和胃溃疡的治疗。用药4~6周后溃疡明显愈合,停药后复发率为24%,延长用药可减少复发。也用于急、慢性胃炎、反流性食管炎、胃泌素瘤(卓-艾综合征)、预防应激性溃疡等。

【不良反应和用药护理】 不良反应较多,发生率为1%~5%。

1. 一般反应 轻微的便秘、腹泻、腹胀及头痛、头晕、皮疹、瘙痒等。

2. 抗雄性激素样作用和抑制雌性激素代谢 可出现男性病人乳腺发育、阳萎,女性病人溢乳的现象。

3. 肝药酶抑制剂 西咪替丁能抑制肝药酶活性,抑制苯二氮䓬类、华法林、苯妥英钠、普萘洛尔、茶碱、奎尼丁等药物的代谢,合用时上述药物血药浓度升高。

4. 其他 老年人或肾功能不全病人应用大剂量西咪替丁可发生中枢神经系统反应,如头痛、意识混乱、幻觉、谵妄等,也可发生于静脉注射给药之后;静脉滴注过快可使心率减慢,心肌收缩力减弱。

雷尼替丁

雷尼替丁(ranitidine),口服吸收快,作用可维持12小时。

【作用和临床应用】 雷尼替丁能竞争性阻滞组胺与 H_2 受体结合,明显抑制组胺、五肽胃泌素和食物刺激后引起的胃酸分泌,降低胃酸和胃酶的活性。其抑制胃酸分泌的作用强,为西咪替丁的4~8倍。对胃及十二指肠溃疡的疗效高,具有速效和长效的特点。

临床用于治疗十二指肠溃疡、良性胃溃疡、术后溃疡、反流性食管炎和卓-艾综合征等。静脉注射可用于治疗上消化道出血。

【不良反应和用药护理】 不良反应少,对肝药酶的抑制作用比西咪替丁弱,治疗量不改变血雄激素、催乳素浓度。

其他 H_2 受体阻断药的作用特点见表26-2。

(二) H^+-K^+-ATP 酶抑制药(质子泵抑制药)

H^+-K^+-ATP 酶是胃酸分泌过程的最终环节,H^+-K^+-ATP 酶抑制药又称质子泵抑制药(proton pump-inhibitor,PPI),能特异性与之结合并抑制其活性,抑制胃酸分泌的最终途径。临床使用的有奥美拉唑、兰索拉唑、泮托拉唑和雷贝拉唑等。

表26-2 其他 H_2 受体阻断药的作用特点

药物	作用特点	临床应用	不良反应和用药护理
法莫替丁 (famotidine)	抑制胃酸分泌作用比西咪替丁和雷尼替丁强,为西咪替丁的40~50倍,雷尼替丁的7~10倍。能显著抑制基础胃酸、胃蛋白酶的分泌。	用于十二指肠溃疡、良性胃溃疡、术后溃疡、反流性食管炎和卓-艾综合征等。静脉注射可用于治疗上消化道出血(消化性溃疡、急性应急性溃疡和出血性胃炎所致)。	不良反应少,不抑制肝药酶,无抗雄激素作用,也不影响血催乳素浓度。
尼扎替丁 (nizatidine)	对由组胺、胃泌素和食物等刺激引起的胃酸分泌的抑制作用比西咪替丁强3~4倍,比雷尼替丁强8.9倍。	用于十二指肠溃疡和良性胃溃疡,疗程8周。	不良反应少,主要是皮疹、瘙痒、便秘、腹泻、口渴、恶心和呕吐等。也有头晕、失眠、多梦等神经症状。
罗沙替丁 (roxatidine)	抑制胃酸分泌作用比西咪替丁强3~6倍,比雷尼替丁强2倍。	用于十二指肠溃疡、胃溃疡、吻合口溃疡、反流性食管炎和卓-艾综合征等。	主要有皮疹、瘙痒感、便秘、腹泻、白细胞减少等。不抑制肝药酶,无抗雄激素活性。
拉呋替丁 (lafutidine)	可持续抑制胃酸分泌作用,发挥保护胃黏膜、促进修复胃黏膜、增加胃黏膜血流量和增加黏液分泌的作用。	用于十二指肠溃疡和良性胃溃疡。	主要有头痛、下肢疼痛、轻度听力下降、ALT、AST 升高、粒细胞和血小板减少等。

奥美拉唑

奥美拉唑(omeprazole),又名洛赛克(losec)。1982年试用于临床治疗消化性溃疡,为第一个质子泵抑制药。口服后吸收迅速,生物利用度为35%。重复给药时,使生物利用度增加至60%~70%,食物可以延缓本药吸收。

【作用】

1. 抑制胃酸分泌 奥美拉唑与壁细胞 H^+-K^+-ATP 酶不可逆结合,使该酶失去活性,抑制基础胃酸分泌及各种刺激引起的胃酸分泌,起效迅速,作用强而持久。单次口服40mg,3天后胃酸分泌仍部分受抑制。连续服用效果比单次服用效果更明显,每日20mg,连续用7天,使每日胃酸分泌降低95%以上,大剂量可导致无胃酸状态。

2. 促进溃疡愈合 可减少胃液的总量和胃蛋白酶的分泌量,增强胃血流量,有利于溃疡愈合。胃内pH升高可反馈性地使胃黏膜中的G细胞分泌胃泌素,从而使血中胃泌素水平升高,增加贲门胃体、胃窦黏膜处血流量,可促进黏膜修复而利于溃疡愈合。

3. 抗幽门螺杆菌作用 奥美拉唑有抗幽门螺杆菌作用,与抗菌药联用可产生协同抑菌作用。

【临床应用】 用于治疗良性胃溃疡及十二指肠溃疡,每日1次,一次20mg,作用可持续24小时以上,疗程4~8周不等。也用于治疗胃泌素瘤(卓-艾综合征)、慢性胃炎、幽门螺杆菌感染、反流性食道炎、上消化道出血等。

【不良反应和用药护理】 不良反应发生率较低(<3%),症状短暂而轻微。

1. 主要不良反应有口干、恶心、呕吐、腹痛、腹胀等;少见神经系统症状如头痛、头昏、失眠、外周神经炎等;其他可见男性乳腺发育、皮疹、溶血性贫血等。

2. 抑制肝药酶,可减慢华法林、地西泮、苯妥英钠等药物在体内的代谢,合用时应注意;慢性肝病病人和肝功能减退者使用应减量。

3. 胃内食物充盈时,可减少吸收,故应于早餐前空腹口服。

兰索拉唑

兰索拉唑(lansoprazole)是第二代质子泵抑制药。作用、临床应用与奥美拉唑相同,但抑制胃酸分泌作用及抗幽门螺杆菌作用比奥美拉唑强。口服易吸收,生物利用度高于奥美拉唑。不良反应少而轻微。

泮托拉唑与雷贝拉唑

泮托拉唑(pantoprazole)与雷贝拉唑(rabeprazole)为第三代质子泵抑制药,两药的抗溃疡病作用与奥美拉唑相似,但对肝药酶的亲和力小于奥美拉唑和兰索拉唑,对其他药物代谢影响小。雷贝拉唑体外抗幽门螺杆菌作用较强,抗胃酸分泌能力、治愈黏膜损害等方面的临床效果远优于其他抗酸药物。

(三)M_1受体阻断药

哌仑西平

哌仑西平(pirenzepine)对胃壁细胞上的M_1受体亲和力高,而对唾液腺、平滑肌和心房M受体亲和力低。小剂量即可抑制胃酸分泌,而对心脏、唾液腺、瞳孔等副作用少。不宜通过血-脑屏障,无中枢作用。临床用于治疗胃和十二指肠溃疡,能明显缓解症状,与西咪替丁合用可增强抑制胃酸分泌的效果。不良反应轻,有口干、视物模糊、头疼、眩晕等。

(四)胃泌素受体阻断药

丙谷胺

丙谷胺(proglumide)与胃窦部 G 细胞分泌的胃泌素竞争胃泌素受体,从而抑制胃酸分泌;同时也可促进胃黏膜黏液合成,增强胃黏膜的 HCO_3^- 屏障,有保护黏膜和促进溃疡愈合的作用。临床用于胃和十二指肠溃疡、上消化道出血及胃炎的治疗等,疗效比 H2 受体阻滞药差,现少用于溃疡病。偶见腹胀、食欲减退等不良反应。

三、胃黏膜保护药

硫糖铝

【作用和临床应用】 硫糖铝(sucralfate)在胃酸中聚合成胶冻黏附于溃疡表面,形成保护膜,有利于上皮组织再生;与胃蛋白酶结合,使其活性降低,减少对胃黏膜的损伤;增强溃疡区域生长因子的作用,促进溃疡面的愈合;抑制幽门螺杆菌的繁殖,阻止幽门螺杆菌对黏膜屏障的破坏。

临床用于治疗胃和十二指肠溃疡、反流性食管炎、幽门螺杆菌感染以及对抗各种因子对胃黏膜的损害。

【不良反应和用药护理】 不良反应轻,长期用药可致便秘,偶有恶心、皮疹、瘙痒、头晕等症状。本药在酸性环境下起作用,使用时不宜与抗酸药、抑制胃酸分泌药同用。

胶体次枸橼酸铋

胶体次枸橼酸铋(colloidal bismuth subcitrate),又称枸橼酸铋钾或三钾二枸橼酸铋。

【作用和临床应用】 主要通过以下机制在胃肠道内发挥治疗作用:①在胃酸中形成胶体沉着于溃疡表面,形成保护屏障,隔绝胃酸、酶及食物对溃疡黏膜的侵蚀作用;②与胃蛋白酶结合并降低其活性;③杀灭幽门螺杆菌,抑制溃疡的复发;④促进黏膜合成前列腺素,增加黏膜血流量,刺激黏膜细胞再生。

临床用于胃和十二指肠溃疡、慢性胃炎、胃黏膜糜烂等。

【不良反应和用药护理】 偶有恶心、便秘。服药期间可使舌、粪染黑,停药后即自行消失。牛奶、抗酸药可干扰其作用,不能同时服用。服用本药期间不得服用其他铋制剂,且不宜大剂量长期服用,以免发生铋中毒。严重肝、肾功能损害者及孕妇、哺乳期妇女禁用。

米索前列醇

米索前列醇(misoprostol)为前列腺素 E 的衍生物,激动前列腺素受体而抑制胃酸分泌,对基础胃酸分泌和各种刺激引起的胃酸分泌均有抑制作用。并可抑制蛋白酶的分泌。增加胃黏膜保护屏障作用和增加胃黏膜血流量,促进受损部位的修复。临床用于胃和十二指肠溃疡,尤其是预防和治疗非甾体抗炎药引发的溃疡。

不良反应主要为腹痛、腹泻、恶心、腹部不适。孕妇及前列腺素类过敏者禁用。

四、抗幽门螺杆菌药

幽门螺杆菌(helicobacter pylori,Hp)是革兰阴性厌氧菌,寄居于胃和十二指肠的黏液层与上皮细胞之间,产生多种酶和毒素破坏黏膜屏障,从而诱发溃疡。其检出率在十二指肠溃疡病人中为93%～97%,在胃溃疡病人中为70%～80%。因此,只有根除幽门螺杆菌感染才能从根本上治愈消化性溃疡。抗幽门螺杆菌的药包括抗菌药、质子泵抑制药和铋剂等。抗菌药主要有阿莫西林(amoxicillin)、甲硝唑(metronidazole)、克拉霉素(clarithromycin)、四环素(tetracycline)、呋喃唑酮(furazolidone)、庆大霉素(gentamycin)等。抗菌治疗时,单用一种药物疗效差,且易产生耐药性,临床主要采取联合用药方法(三联或四联)(表26-3)。

表26-3　抗幽门螺杆菌的三联疗法和四联疗法

抗菌药物	质子泵抑制药、铋剂
阿莫西林2000mg/d	质子泵抑制药(如奥美拉唑40mg/d)甲硝唑800mg/d
克拉霉素500～1000mg/d	铋剂(如胶体次枸橼酸铋480mg/d)
(选择2种)　　+	(选择1种)=三联疗法
(选择2种)　　+	(选择2种)=四联疗法

第二节　助消化药

助消化药多数为消化液中成分或是促进消化液分泌的药物,少数是抑制肠内容物过度发酵的药物。

胃蛋白酶

胃蛋白酶(pepsin)由动物胃黏膜制得,在酸性环境中可以分解蛋白质。常与稀盐酸配伍使用,用于胃蛋白酶分泌不足引起的消化不良、食欲减退及慢性萎缩性胃炎等。本药不能与碱性药物配伍,遇热不稳定,70℃以上失效,吸潮或变性者不宜服用。

胰酶

胰酶(pancreatin)是从动物胰腺中提取的多种酶的混合物,包括胰蛋白酶、胰淀粉酶、胰脂肪酶。可促进食物中蛋白质、淀粉和脂肪的消化,用于胰液分泌不足引起的消化不良、食欲不振。本药在碱性环境中活性高,宜与碳酸氢钠同服。在酸性环境下易被破坏,故常制成肠溶衣剂型,不可嚼碎,只能吞服,且不宜与酸性药物同服。

乳酶生

乳酶生(lactasin),又名表飞鸣,为人工培养的活乳酸杆菌的干燥制剂,能分解糖类产生乳酸,提高肠内酸度,抑制腐败菌繁殖,减少发酵和产气。用于消化不良、肠胀气、腹泻及小儿消化不良性腹泻。不宜与抗菌药、吸附剂和碱性药合用,以免降低疗效。

第三节　胃肠运动功能调节药

胃肠运动受交感神经、副交感神经和肠神经系统的共同调控。当胃肠平滑肌调控失常,就会出现胃肠运动功能低下或亢进的异常情况,可使用相应的药物进行对症治疗。

一、促胃肠动力药

促胃肠动力药能促进胃肠蠕动,加速胃排空,阻止内容物反流,增强胃肠道运动功能。

常用的有甲氧氯普胺、多潘立酮、西沙必利、莫沙必利等。

甲氧氯普胺

甲氧氯普胺(metoclopramide)，又名胃复安，为多巴胺受体阻断药。

【作用和临床应用】 对中枢和外周多巴胺受体均有阻断作用。①阻断肠道内的多巴胺受体，可加强胃窦部蠕动，松弛幽门括约肌，加速胃内容物的正向排空和肠内容物的推进；提高食管下段括约肌张力、减少胃食管反流。②阻断中枢催吐化学感受区(CTZ)的多巴胺受体，产生止吐作用。

临床用于慢性消化不良引起的腹胀、恶心、呕吐，化疗、放疗、晕动症引起的呕吐，也用于胃轻瘫、反流性食管炎及胃、十二指肠放射检查辅助用药等。

【不良反应和用药护理】

1. 主要副作用为镇静作用，出现疲倦、嗜睡，偶见高催乳素血症、男子乳房发育、溢乳等。
2. 大剂量或长期使用，可因阻断多巴胺受体，使胆碱能受体相对亢进而引起锥体外系反应，表现为帕金森综合征，出现肌震颤、发音困难、共济失调等，可用苯海索进行抗胆碱治疗。
3. 本药禁用于机械性肠梗阻、胃肠出血等疾病，易通过血-脑、胎盘屏障，孕妇禁用。

多潘立酮

多潘立酮(domperidone)，又名吗丁林(motihium)。不易通过血-脑屏障，主要作用于外周的胃肠多巴胺受体，无明显的锥体外系反应。

【作用和临床应用】 多潘立酮为较强的多巴胺受体阻断药，具有加强胃肠蠕动，促进胃的排空，协调胃肠运动，防止食物反流，发挥胃肠推动和止吐的作用。临床用于治疗胃轻瘫、慢性消化不良、恶心、呕吐和胃潴留；对偏头痛、颅外伤、放射治疗、药物引起的恶心、呕吐有效，但对于麻醉或化疗引起的呕吐无效。

【不良反应和用药护理】 不良反应轻，偶见头痛、泌乳及锥体外系反应。口服后吸收迅速，但生物利用度低，只有15%。

西沙必利

西沙必利(cispride)激动胃肠道平滑肌5-羟色胺受体(5-HT_4受体)，促进乙酰胆碱释放，加强胃肠协调运动，防止食物滞留与反流。用于治疗胃肠运动障碍性疾病，如胃、食管反流，消化不良等。

不良反应有胃、食管及腹部痉挛、肠鸣、腹泻、腹痛等，无锥体外系、催乳素释放和胃酸分泌的不良反应。口服生物利用度为30%～40%。

二、胃肠解痉药

胃肠解痉药是一类M受体阻滞药，可松弛胃肠平滑肌，解除平滑肌痉挛引起的疼痛。临床常用的胃肠解痉药主要有阿托品、溴丙胺太林、山莨菪碱、颠茄等。

第四节 止吐药

呕吐是一种复杂的反射活动，来自前庭器官和内脏神经的传入冲动、体内毒素及药物对催吐化学感受区(CTZ)的刺激等，都可到达延髓的呕吐中枢，发生呕吐反射。临床上胃肠道疾病、内耳眩晕症、晕动症、化学药物、中毒、外科术后、放射病均可引起呕吐。止吐药可通过阻断催吐化学感受区(CTZ)及外周的多巴胺受体、组胺受体、胆碱受体、5-HT_3受体等发挥止吐作用。

1. 吩噻嗪类药：氯丙嗪、奋乃静、三氟拉嗪等，主要抑制催吐化学感受区多巴胺受体，对晕动病以外的各种呕吐均有效。

2. 抗组胺药：苯海拉明、茶苯海明、异丙嗪等，具中枢抗胆碱作用，常用于晕动病、内耳眩晕症、手术、妊娠呕吐等。

3. 促胃肠动力药：甲氧氯普胺、多潘立酮、西沙必利等。

4. 5-HT_3受体阻滞药：昂丹司琼、格拉司琼、托烷司琼等。

5. 其他：维生素B_6、东莨菪碱等。东莨菪碱为M胆碱能受体阻断药，能降低迷路感受器的敏感性和抑制前庭小脑通路的传导，用于防治晕动病和内耳眩晕症。

昂丹司琼

昂丹司琼(ondansetron)，又名奥丹西龙或枢复宁，能阻断中枢及外周5-HT_3受体，选择性高，止吐作用强。对恶性肿瘤放疗、化疗引起的呕吐作用较强，也可用于预防和治疗手术后的恶心、呕吐，但对晕动病及多巴胺激动剂阿扑吗啡引起的呕吐无效。

不良反应轻，有头痛、疲劳、便秘、腹泻等。

格拉司琼

格拉司琼(granisetron)，又名格雷西龙。作用和临床应用与昂丹司琼相同，但止吐作用更强，为昂丹司琼的5~11倍，对顺铂引起的呕吐更为有效。

第五节　泻药和止泻药

一、泻　药

泻药(laxatives)是能增加肠内水分，促进胃肠蠕动，软化粪便或润滑肠道，促进排便的药物。临床主要用于治疗便秘、清洁肠道和加速毒物排泄等。根据作用机制分为容积性泻药、接触性泻药(刺激性)和润滑性泻药三类。

(一)容积性泻药

硫酸镁

硫酸镁(magnesium sulfate)，又称泻盐。口服具有导泻、利胆作用；注射给药，可抗惊厥、降低血压；外用热敷可消炎去肿。因此，硫酸镁不同的给药途径，可呈现不同的药理作用。

【作用和临床应用】

1. 导泻　口服难吸收，使肠内形成高渗状态，阻止肠内水分吸收，使肠内容物水分增多，容积增大，刺激肠壁引起肠道蠕动增强而导泻。临床用于外科术前或结肠镜检查前排空肠内物、中毒时排出肠内毒物、导泻驱虫及便秘。

2. 利胆　口服33%的硫酸镁溶液，可反射性引起胆囊收缩，促进胆汁排空而起到利胆的作用。临床用于阻塞性黄疸、慢性胆囊炎的治疗。

3. 抗惊厥、降压　见第十一章。

4. 消炎去肿　50％硫酸镁溶液热敷，可消炎去肿。

【不良反应和用药护理】

1. 静脉注射需缓慢，血镁过高或中毒可引起肌腱反射减弱或消失、全身肌张力减退、呼吸困难、血压骤降、心跳骤停而致死。因此，用药期间要经常检查膝腱反射，并注意呼吸与血压。

2. 大量口服用于导泻时可引起脱水，应及时补充水分；反射性引起盆腔充血，故妊娠期、月经期妇女禁用。中枢抑制药中毒导泻不宜使用，以免加重中枢抑制。

(二) 接触性泻药

酚酞

酚酞(phenolphthalein)，又名果导，口服后在肠道形成可溶性钠盐，刺激结肠黏膜，促进结肠蠕动，并可抑制肠内水、钠吸收。服药后8小时左右排便，作用温和、持久。临床用于慢性便秘、习惯性便秘。

本药与碱性药物合用可引起尿液、粪便变红；可引起皮疹、过敏反应、肠炎及出血倾向等；药物过量或长期滥用时可造成电解质紊乱。

比沙可啶

比沙可啶(bisacodyl)，又名双酯苯啶，能刺激肠黏膜神经末梢，引起直肠反射性蠕动增强，引起排便反应。口服6～12小时内排出软便，直肠给药15～60分钟起效。用于急、慢性便秘，习惯性便秘、手术前及内窥镜检查前的肠道排空等。

本药对肠道刺激性大，可引起肠痉挛、腹痛，排便后即消失。服药时不得咀嚼和压碎，服药前后2小时不得服牛奶或抗酸剂。

蒽醌类

中药大黄、番泻叶和芦荟等植物中含有蒽醌苷类物质，口服后被大肠内细菌分解为蒽醌类(anthroquinones)化合物，能促进结肠推进性蠕动，产生导泻作用。服用后6～8小时排便，常用于急、慢性便秘，或是胃肠造影前清洁肠道。

(三) 润滑性泻药

甘油

甘油(glycerol)，又名丙三醇，能刺激肠壁引起排便反应，并有局部润滑作用，易于粪便排出。临床常用栓剂或50％溶液注入肛门，稍后即可出现排便，尤其适用于便秘的儿童和老人。

二、止泻药

腹泻是疾病的常见症状，严重腹泻可引起脱水和电解质紊乱，因此，在治疗腹泻的同时，应适当给予止泻药控制症状。

地芬诺酯

地芬诺酯(diphenoxylate)，又名苯乙哌啶，为人工合成的吗啡类似物。

【作用和临床应用】　地芬诺酯具有较弱的阿片样作用，但无镇痛作用。可直接作用于肠平滑肌，抑制肠黏膜感受器，降低局部黏膜的肠蠕动反射，减慢肠蠕动，使肠内容物通过延迟，有利于肠内水分吸收。

临床用于急、慢性功能性腹泻及慢性肠炎。

【不良反应和用药护理】 不良反应轻，有恶心、呕吐、腹胀和腹部不适；大剂量长期应用时可产生依赖性；过量时可导致中枢抑制和昏迷，不宜与其他中枢抑制药合用。

洛哌丁胺

洛哌丁胺（loperamide），又名易蒙停，对肠道的抑制作用与阿片类、地芬诺酯相似，除直接抑制肠道蠕动外，还可通过抑制肠壁神经末梢释放乙酰胆碱而减少蠕动。作用强而迅速，止泻作用比吗啡强 40~50 倍。用于急、慢性腹泻，尤其适用于其他止泻药效果不明显的功能性腹泻。

不良反应类似地芬诺酯，大剂量时对中枢有抑制作用，小儿更敏感，禁用于 1 岁以下的婴儿及严重脱水的小儿。

鞣酸蛋白

鞣酸蛋白（tannalbin）在小肠中释出鞣酸，能与肠黏膜表面的蛋白质凝固，减轻对肠黏膜的刺激，减少炎性渗出物，起收敛止泻作用。用于急性胃肠炎、非细菌性腹泻。

本药可影响胰酶、胃蛋白酶和活菌制剂的作用，不宜同服。治疗细菌性痢疾，必须先控制感染。

蒙脱石

蒙脱石（dioctahedral smectite），又名思密达，由双四面体氧化硅和单八面体氧化铝组成多层结构，形成双八面体蒙脱石 $[Si_8Al_4O_{20}(OH)_4]$。

【作用和临床应用】 口服后可均匀覆盖于肠道表面，吸附并固定多种病原体和细菌毒素，增强肠道黏膜屏障，减轻病原体对肠黏膜损伤；可促进肠细胞的吸收功能，减少其分泌，缓解渗透性腹泻症状；减少肠细胞的运动失调，恢复肠蠕动的正常节律，维护肠道的输送和吸收功能。

临床用于急、慢性腹泻，尤其对小儿急性腹泻疗效好。也用于食管炎、胃和十二指肠溃疡、结肠疾病引起的疼痛的对症治疗。

【不良反应和用药护理】 可影响其他药物的吸收，应和其他药物分开使用；少数病人出现轻微便秘，可减少剂量继续服用。

第六节 利胆药

利胆药是具有促进胆汁分泌或促进胆囊排空的药物。

去氢胆酸

去氢胆酸（dehydrocholic acid）能增加胆汁中的水分含量，使胆汁稀释，流动性增加，起冲洗胆道的作用。临床用于胆囊及胆道功能失调、急慢性胆道感染、胆石症及胆囊术后。

胆道完全梗阻和严重肝肾功能不全者禁用。

熊去氧胆酸

熊去氧胆酸（ursodeoxycholic acid）能减少胆酸和胆固醇的吸收，抑制胆固醇的合成和分泌，降低胆汁中胆固醇含量，阻止胆结石形成，长期应用可促使结石溶解。临床上用于胆固醇性胆石症、胆汁淤积性疾病和胆汁反流性胃炎等。

不良反应较轻，主要有腹泻、便秘、过敏反应和心动过缓等。

羟甲香豆素

羟甲香豆素(hymecromone)，又名胆通，对胆道口括约肌具有舒张作用，增加胆汁分泌，加强胆囊收缩，产生明显的利胆作用，并有较强的解痉、镇痛作用(强于阿托品)。临床用于胆囊炎、胆道感染、胆石症和胆囊术后综合征的治疗。

不良反应主要是头晕、腹胀、胸闷、皮疹、腹泻等，停药后可自行消失。

【制剂和用法】

氢氧化铝　片剂：0.3g。复方氢氧化铝片：含氢氧化铝0.245g，三硅酸镁0.105g，颠茄流浸膏0.0026ml。口服，一次2～4片，1日3～4次，餐前半小时或胃痛发作时嚼碎后服用。凝胶：含氢氧化铝、适量矫味剂和防腐剂。治疗胃酸过多或胃溃疡，口服，一次4～8ml，1日3次，餐前1小时和睡前服。

碳酸氢钠　口服，一次0.3～1.0g，1日3次，餐前服用。

西咪替丁　片剂(胶囊剂)：0.2g，0.4g，一次0.2～0.4g，1日2～4次，或0.8g睡前1次服用，疗程4～6周。注射液：200mg/2ml。一次0.20～0.6g，1日剂量不宜超过2g。

雷尼替丁　片剂(胶囊剂)：150mg。消化性溃疡急性期，一次150mg，1日2次，早晚餐时服，或300mg睡前顿服，疗程4～8周。1日150mg，睡前顿服。注射剂：50mg/2ml。治疗上消化道出血，用50mg肌内注射或缓慢静脉注射，或以每小时25mg的速率缓慢静脉滴注，1日2次或每6～8小时1次。

法莫替丁　片剂(胶囊剂)：20mg。消化性溃疡急性期，一次20mg，1日2次，早晚服用，或睡前一次服用40mg，疗程4～6周。维持治疗/预防复发，1日20mg，睡前顿服。

奥美拉唑　片剂(胶囊剂)：20mg。一次20mg，清晨顿服，难治性消化性溃疡，一次20mg，1日2次，或一次40mg，1日1次。

兰索拉唑　片剂(胶囊剂)：15mg，30mg。一次15～30mg，1日1次，于清晨口服。

哌仑西平　片剂：25mg，50mg，口服：一次50～75mg，1日2次，于早、晚餐前1.5小时服用。注射液：10mg/2ml，一次10mg，1日2次，好转后改为口服给药。

硫糖铝　片剂：0.25g，0.5g，一次1g，1日3～4次，餐前1小时嚼碎服用。

枸橼酸铋钾　颗粒：0.3g，口服，一次0.3g，1日4次，餐前半小时和睡前服用。

米索前列醇　片剂：200μg，口服，一次200μg，1日4次，于餐前和睡前服用。

多潘立酮　片剂：10mg，混悬液：1mg/1ml，口服，成人，一次10mg或10ml，1日3～4次；儿童，按体重一次0.3mg/kg。

胰酶　片剂：0.3g，0.5g，口服，一次0.3～1g，1日3次，餐前或进餐服。

胃蛋白酶　片剂：0.1g，一次0.2～0.4g，1日3次，餐前服用，同时服稀盐酸一次0.5～2ml。胃蛋白酶合剂：一次10～20ml，1日3次。

硫酸镁　粉剂：口服导泻，一次5～20g，用水100～400ml溶解后顿服。用于利胆，服用33%的溶液剂，一次10ml，1日3次。硫酸镁注射液：1g/10ml，2.5g/10ml。静脉注射，一次1～2.5g，以5%葡萄糖注射液稀释成1%溶液缓慢滴注。

酚酞　片剂:50mg,100mg,口服,成人,1日50～200mg,睡前顿服。

比沙可啶　片剂:5mg,10mg。栓剂:5mg,10mg。口服,成人,一次5～10mg,1日1次。直肠给药:一次10mg,1日1次。造影检查和手术前服用,手术前1日晚上口服或直肠用栓10～20mg,早上再服10mg。

甘油　栓剂:1.5g,3g。开塞露(含甘油50%):10ml,20ml。直肠塞入:栓剂一次1粒塞入肛门。对儿童及年老体弱者较为适宜。也可用开塞露成人一次20ml,小儿一次10ml注入直肠内。

地芬诺酯　片剂:2.5mg,口服:成人,一次2.5～5mg,1日2～3次。

洛哌丁胺　胶囊剂:2mg,口服成人初始剂量一次2～4mg,以后根据维持大便正常情况调节剂量,1日可用2～12mg。成人最大剂量不超过1日16mg,儿童不超过1日8～12mg。

蒙脱石　散剂:3g,口服:成人一次3g,1日3次,摇均吞服用。1岁以下幼儿1日3g,分2次服用。1～2岁幼儿,一次3g;2岁以上幼儿一次3g,1日1～2次。急性腹泻者首次剂量加倍。

去氢胆酸　片剂:0.25g。口服,一次0.25～0.5g,1日3次。注射剂:0.5g/10ml。静脉注射,每次0.5g,以后根据病情逐渐增加至每日2g。

羟甲香豆素　片剂(胶囊剂):0.2g,0.4g。口服,一次0.4g,1日3次,餐前服用。

本章小结

作用于消化系统药物包括抗消化溃疡药、助消化药、催吐药和止吐药、泻药和止泻药、利胆药等。抗消化性溃疡药又分为抗酸药、胃酸分泌抑制药(H_2受体阻断药、H^+-K^+-ATP酶抑制药、M受体阻断药、胃泌素受体阻断药)、胃黏膜保护药、抗幽门螺杆菌药等。主要发挥减轻胃肠黏膜攻击因子损害,或增强胃肠黏膜防御因子的功能,防止或减少溃疡病的产生与复发。

助消化药多为消化液中成分或促进消化液分泌的药物,用于治疗消化液分泌功能减退和消化不良。

止吐药常用的有多巴胺受体阻断药(甲氧氯普胺、多潘立酮和西沙必利)、5-HT_3受体阻断药(格拉司琼、昂丹司琼)。临床用于各种原因引起的恶心、呕吐等。

泻药包括容积性泻药(硫酸镁)、刺激性泻药(酚酞、蒽醌类)和润滑性泻药(甘油)三类。临床用于治疗便秘、清洁肠道、排出肠道内毒物等。

止泻药常用的有地芬诺酯、洛哌丁胺、鞣酸蛋白、蒙脱石等。腹泻在进行对因治疗的同时,可适当应用止泻药,以防止腹泻引起水和电解质紊乱。

利胆药具有促进胆汁分泌或促进胆囊排空的作用,用于胆石症、慢性胆囊炎或胆道感染的辅助治疗。

本章关键词:雷尼替丁;奥美拉唑;胶体次枸橼酸铋;多潘立酮;格拉司琼;硫酸镁;作用;临床应用;不良反应;用药护理。

课后思考

1. 抗消化性溃疡药可分为哪几类?
2. 硫酸镁的作用和不良反应有哪些?如何做好用药护理?
3. 汤某,男,23岁。每天吸烟近1盒,在一次滑雪时膝部受伤,已持续2个月每天服用2片阿司匹林。近日,他感到在进食1~2小时后上腹部发生烧灼样疼痛,且常在凌晨3时左右疼醒,于是到医院就诊。内窥镜检查,在十二指肠近端有一直径0.5cm的溃疡。胃窦部黏膜的活组织检查,幽门螺杆菌阴性。请问:①诱发汤某消化性溃疡的危险因素有哪些?②阿司匹林在消化性溃疡中起什么作用?③选择何种药物治疗汤某的消化性溃疡较好?说明原因。

(蒋会慧)

第二十七章

作用于呼吸系统的药

案例

樊某,女,15岁。春季游玩时出现鼻痒、打喷嚏,随后出现胸闷气促,呼吸困难,伴有哮鸣音。既往有食物过敏史。诊断:支气管哮喘。

问题:
1. 哮喘急性发作时可使用哪些药物治疗?有何不良反应?
2. 可用什么药物预防过敏性哮喘?
3. 如何指导病人了解生活中的注意事项?

本章学习目标

1. 掌握 β_2 受体激动药、氨茶碱的平喘作用特点、临床应用、不良反应和用药护理。
2. 熟悉可待因、右美沙芬、色甘酸钠等药物的作用特点和临床应用。
3. 了解其他镇咳药、平喘和祛痰药的作用特点和临床应用。
4. 强化药物安全范围基本知识,具备指导病人合理使用氨茶碱及防治中毒的能力。

咳、痰、喘是呼吸系统疾病的常见症状。在病因治疗的基础上,使用药物进行镇咳、祛痰、平喘的对症治疗不仅能减轻病人的痛苦,还能促进病人康复,有效地预防并发症。

第一节 镇咳药

咳嗽是机体的一种保护性反射,利于排出呼吸道的异物和痰液,使呼吸道畅通。但剧烈无痰的干咳则影响病人睡眠甚至带来并发症,如气胸、尿失禁等。因此,在进行对因治疗的同时,应使用镇咳药。痰多而频繁的咳嗽,应以祛痰药为主,辅以弱的镇咳药来治疗。如咳嗽伴有大量黏稠痰液,咳痰困难,则慎用镇咳药,否则痰液易阻塞呼吸道,造成继发性感染,甚至引起窒息。

常用的镇咳药分为两类:①中枢性镇咳药:直接抑制延髓咳嗽中枢而发挥镇咳作用;②外周性镇咳药:通过抑制咳嗽反射弧中的任一环节而发挥镇咳作用。

一、中枢性镇咳药

可待因

可待因(codeine),又名甲基吗啡,属阿片生物碱类。

【作用和临床应用】 直接抑制咳嗽中枢,镇咳作用快而强,镇咳强度约为吗啡的1/4;镇痛作用为吗啡的1/10~1/7;对延脑咳嗽中枢有高度选择性,其抑制呼吸作用、依赖性均弱于吗啡。

临床用于无痰的剧烈干咳,对胸膜炎干咳较适宜,也用于中等强度的疼痛。

【不良反应和用药护理】 少数病人出现恶心、呕吐、便秘等症状。大剂量(超过60mg)可明显抑制呼吸,并致中枢兴奋。长期使用易形成耐受性与依赖性,应控制用量。多痰者禁用。

右美沙芬

右美沙芬(dextromethorphan)是非成瘾性中枢镇咳药。

【作用和临床应用】 抑制延脑咳嗽中枢而发挥镇咳作用,镇咳作用与可待因相似或略强。口服吸收好,15~30分钟起效,作用可维持3~6小时。无镇痛作用,无依赖性,治疗剂量不抑制呼吸。

临床用于各种原因引起的无痰干咳,如上呼吸道感染、急慢性支气管炎、支气管哮喘及肺结核等所致的无痰性干咳。

【不良反应和用药护理】 偶有头晕、头痛、困倦、食欲不振、便秘等不良反应,过量用药可产生呼吸抑制;孕妇、肝功能不良者慎用;痰多病人慎用或与祛痰药合用。

喷托维林

喷托维林(pentoxyverine),又名咳必清,为人工合成的非成瘾性中枢镇咳药。

【作用和临床应用】 选择性抑制延脑咳嗽中枢,并有轻度阿托品样作用和局部麻醉作用,可抑制支气管内感觉器和神经末梢,解除支气管平滑肌痉挛,降低气道阻力,具有中枢和外周性双重镇咳作用。镇咳强度为可待因的1/3,无依赖性。

临床用于急性上呼吸道感染引起的干咳、阵咳等,对小儿百日咳效果良好。

【不良反应和用药护理】 痰多者应与祛痰药合用,青光眼病人禁用。

苯丙哌林

苯丙哌林(benproperine),为非成瘾性镇咳药,兼有中枢和外周双重镇咳作用。通过抑制咳嗽中枢、肺及胸膜的牵张感受器等,产生镇咳作用,并具有平滑肌解痉作用。临床用于各种原因引起的刺激性干咳。

偶有口干、头晕、皮疹等不良反应。服用时应整片吞服,嚼碎可引起口腔麻木。

二、外周性镇咳药

苯佐那酯

苯佐那酯(benzonatate)是局麻药丁卡因的衍生物,有较强的局部麻醉作用。可抑制肺牵张感受器和感觉神经末梢,阻断咳嗽反射的传入冲动,产生镇咳作用。镇咳作用强度略低于可待因。临床主要用于各种干咳、阵咳和支气管镜检查前预防咳嗽。

不良反应较少,可致轻度嗜睡、头痛;服时勿嚼碎,以免引起口腔麻木。

第二节 祛痰药

祛痰药是一类能促进呼吸道腺体分泌,使痰液稀释,或裂解痰中黏性成分而降低痰液黏稠度,使之易于咳出的药物。按作用机制的不同可分为痰液稀释药和黏痰溶解药。

一、痰液稀释药

氯化铵

氯化铵(ammonium chloride)属于痰液稀释药,又称为恶心性祛痰药。

【作用和临床应用】 口服对胃黏膜产生刺激,反射性引起呼吸道腺体分泌,使痰液变稀,易于咳出。祛痰作用较弱,主要作为祛痰合剂的组成成分,很少单独使用。

临床用于急性呼吸道炎症、痰黏稠不易咳出者。也可用于酸化尿液和纠正代谢性碱中毒。

【不良反应和用药护理】 剂量过大可致恶心、呕吐;溃疡病及肝肾功能不全者慎用。

愈创甘油醚

愈创甘油醚(guaiphenesin),口服刺激胃黏膜,反射性促进呼吸道腺体分泌。祛痰作用较强,用于急、慢性支气管炎的多痰咳嗽。多与其他镇咳平喘药合用或组成复方制剂使用。偶见胃肠道反应及嗜睡。

二、黏痰溶解药

乙酰半胱氨酸

乙酰半胱氨酸(acetylcysteine),又名痰易净。

【作用和临床应用】 分子中含有巯基(—SH),能使黏痰中连接黏蛋白肽链的二硫键(—S—S—)断裂,降低痰液的黏滞性,并使之液化,易于咳出。对脓痰中的 DNA 也有裂解作用。气雾吸入用于治疗黏痰阻塞气道的呼吸困难者,紧急时气管内滴入,可迅速起效。

临床用于大量黏痰阻塞引起的呼吸困难者,如急、慢性支气管炎、支气管扩张、肺炎等引起的痰多黏稠病人。

【不良反应和用药护理】 气管内滴入可产生大量稀痰,应及时吸引排痰,防止气道阻塞。局部刺激可致支气管痉挛,支气管哮喘者禁用。本药应临用前配制,不宜与青霉素、头孢菌素和四环素合用,以免降低抗生素活性。

溴己新

溴己新(bromhexine),又名必嗽平。

【作用和临床应用】 通过裂解黏痰中的黏多糖,抑制其合成,使痰液变稀;促进呼吸道纤毛运动,加速排痰;具有恶心性祛痰作用,使呼吸道腺体分泌增加。

临床用于慢性支气管炎、哮喘及支气管扩张症痰液黏稠不易咳出者。

【不良反应和用药护理】 偶有恶心、胃部不适,停药后可消失。消化性溃疡,肝功能不良者慎用。可口服或气雾吸入给药,静脉注射时可刺激血管壁产生疼痛,热敷缓解。

氨溴索

氨溴索(ambroxol)为溴己新的活性代谢产物。

【作用和临床应用】 能促进肺表面活性物质和气道液体的分泌,促进黏痰溶解,并能增强呼吸道纤毛运动及降低纤毛的黏着力,使痰容易咳出。祛痰作用强于溴己新。口服或雾化吸入后1小时起效,可维持3~6小时。

临床用于急、慢性呼吸道疾病引起的痰液黏稠、咳痰困难者。

【不良反应和用药护理】 不良反应较少见,偶有上腹部不适、腹痛、腹泻和皮疹等。对本药过敏者禁用,妊娠3个月内的孕妇慎用。

第三节 平喘药

平喘药是一类能解除支气管平滑肌痉挛、预防和缓解喘息症状的药物。主要包括肾上腺素受体激动药、茶碱类药、M受体阻断药、过敏介质阻释药和糖皮质激素类药等。各类药物的作用环节见图27-1。

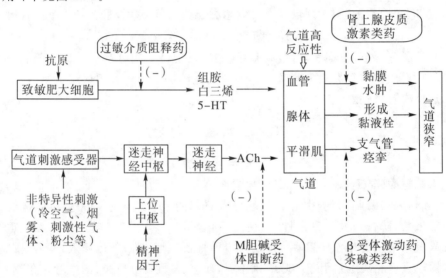

图 27-1 哮喘发生过程及各类平喘药作用示意图

一、肾上腺素受体激动药

用于平喘的肾上腺素受体激动药主要是β受体激动药,其中非选择性β受体激动药,如肾上腺素、麻黄碱、异丙肾上腺素等,由于作用广泛,不良反应较多,已不作为主要的平喘药。目前主要使用的是对β_2受体有高度选择性的激动药物,如沙丁胺醇、特布他林等。

沙丁胺醇

沙丁胺醇(salbutamol),又名舒喘灵,有较强的支气管扩张作用。

【作用和临床应用】 可选择性激动支气管平滑肌细胞膜上的β_2受体,激活腺苷酸环化酶,使细胞内的cAMP含量增加,从而产生松弛支气管平滑肌作用。对心脏的β_1受体的激动作用较弱,兴奋心脏作用仅为异丙肾上腺素的1/10,吸入给药几乎不产生心血管系统不良反应。

临床用于防治支气管哮喘、喘息型支气管炎、肺气肿病人的支气管痉挛等。口服可预防发作,治疗哮喘急性发作多采用气雾吸入。

【不良反应和用药护理】 常见的不良反应有恶心、头痛、头晕、心悸、手指震颤等。剂量过大时,可见心动过速和血压波动,减量可恢复,严重时应停药。长期用药可形成耐受性,使疗效降低。心血管功能不全、冠状动脉供血不足、高血压、糖尿病、和甲状腺机能亢进等病人慎用。

特布他林

特布他林(terbutaline)为选择性 $β_2$ 受体激动药,支气管扩张作用与沙丁胺醇相似。有气雾吸入、口服、皮下注射等多种给药途径,以气雾吸入给药平喘效果最好。兴奋心脏作用仅为异丙肾上腺素的 1/100,但大剂量使用或注射给药仍有明显的心血管系统不良反应。

临床用于防治支气管哮喘、喘息型支气管炎等。

少数人可出现口干、心悸、轻度胸闷、嗜睡及手指震颤等。心肌功能严重损伤者禁用。高血压、冠心病、甲亢、糖尿病等病人慎用。

克仑特罗

克仑特罗(clenbuterol),又名克喘素,为选择性 $β_2$ 受体激动药,作用强而持久。松弛支气管平滑肌作用是沙丁胺醇的 100 倍,并具有增强纤毛运动、促进排痰的作用。临床用于防治支气管哮喘、喘息型支气管炎和肺气肿病人的支气管痉挛等。

心血管系统不良反应较少。少数病人可见轻度心悸、手指震颤、头晕等不良反应,一般于用药过程中自行消失。心律失常、心动过速、高血压病和甲状腺功能亢进等病人慎用。

二、茶碱类药

茶碱(theophylline)能松弛支气管平滑肌,尤其对处于痉挛状态的支气管平滑肌的松弛作用更加明显。茶碱难溶于水,为提高水溶性,可与乙二胺或胆碱制成复盐氨茶碱(aminophylline)和胆茶碱(choline theophylline)等供临床应用。

氨茶碱

氨茶碱(aminophylline)是茶碱与乙二胺的复合物,其水溶性高于茶碱。

【作用和临床应用】

1. 平喘作用 对支气管平滑肌有较强松弛作用,但弱于 β 受体激动药。作用机制有:①抑制磷酸二酯酶;②阻断腺苷受体;③促进内源性儿茶酚胺释放;④抑制支气管平滑肌内质网释放 Ca^{2+},降低平滑肌内 Ca^{2+} 浓度。

临床用于缓解支气管哮喘、喘息型支气管炎、阻塞性肺气肿等喘息症状。口服用于轻症或预防,注射给药用于严重哮喘或哮喘持续状态。

2. 强心利尿作用 可加强心肌收缩力,增加心输出量,进而增加肾血流量和肾小球的滤过率,并抑制肾小管对水、钠的重吸收,产生利尿。

临床用于心源性哮喘和心源性水肿的辅助治疗。

3. 其他作用 能松弛胆道平滑肌,解除胆道痉挛,用于胆绞痛。并具有扩张外周血管和兴奋中枢作用。

【不良反应和用药护理】

1. 局部刺激 本药碱性强,局部刺激性大,不宜肌内注射。口服可致恶心、上腹不适,宜饭后服药或服用肠溶片。

2. 中枢兴奋　少数病人在治疗剂量出现烦躁、不安、失眠等反应。静脉注射过量或速度过快可出现头痛、头晕、恶心、呕吐，甚至发生惊厥。儿童对本药敏感度高，易致惊厥，应特别注意。

3. 急性中毒　茶碱的安全范围较小，有效剂量与中毒剂量非常接近，当血药浓度超过 $25\mu g/ml$ 即可引起中毒，表现为头晕、心悸、出汗、心律失常、血压骤降、腹痛、消化道出血、烦躁不安，甚至惊厥、心跳和呼吸骤停而死亡。口服中毒者应尽早洗胃、导泻、服用活性炭、静脉输液清除体内毒物；有烦躁或惊厥症状者，可用安定、苯巴比妥类等镇静剂；严重者可进行血液透析和其他对症治疗。

三、M 受体阻断药

异丙托溴铵

异丙托溴铵(ipratropium bromide)，又名异丙基阿托品，为强效的抗胆碱平喘药，对支气管有较高选择性，松弛支气管平滑肌的作用强于阿托品，对心血管系统影响较小。本药为季铵盐，口服无效，临床采用气雾给药。

临床用于防治哮喘及喘息型支气管炎，与 β_2 受体激动药联用有协同作用。

吸药后可引起口苦或口干感，无明显全身性不良反应。

四、过敏介质阻释药

色甘酸钠

色甘酸钠(sodium cromoglicate)，又名咽泰。

【作用和临床应用】　通过稳定肥大细胞膜，抑制肥大细胞脱颗粒，阻止过敏介质的释放，达到预防哮喘发作的作用。起效慢，用药数日或数周后才显效。

临床用干粉或气雾吸入用于预防过敏性哮喘、运动性哮喘或其他刺激所致哮喘。也可用于过敏性鼻炎、过敏性角膜炎、溃疡性结肠炎及其他胃肠道过敏性疾病。

【不良反应和用药护理】　少数人用干粉吸入后出现呛咳甚至气管痉挛，可同时吸入异丙肾上腺素预防。避免突然停药，应减量渐停，以防哮喘复发。

酮替芬

酮替芬(ketotifen)是强效肥大细胞膜的稳定药，并兼有较强的阻断 H_1 受体、5-HT 受体和抑制磷酸二酯酶的作用，故疗效优于色甘酸钠。用药后显效缓慢，于 6～12 周疗效最好。

临床用于预防哮喘发作，尤其对儿童哮喘效果优于成人。

不良反应有疲倦、头晕、口干等，连续用药可减轻。

五、糖皮质激素类药

目前，糖皮质激素类药是临床上治疗哮喘最有效的抗炎药物，也是哮喘持续状态或危重发作的重要抢救药物。

（一）全身用糖皮质激素类药

严重哮喘或哮喘持续状态可用糖皮质激素类药静脉给药，可发挥强大的抗炎、平喘作用。常用药物有地塞米松(dexamethasone)、氢化可的松(hydrocortisone)、泼尼松(prednisone)及泼尼松龙(prednisolone)等。全身用药的不良反应较多且严重,易产生依赖性,不作常规用药。

(二)吸入用糖皮质激素类药

常用的吸入用糖皮质激素类药有倍氯米松(beclomethasone)、氟替卡松(fluticasone)、布地奈德(budesonide)和曲安奈德(triamcinolone acetonide)等。

倍氯米松

倍氯米松(beclomethasone),又名二丙酸倍氯松。

【作用和临床应用】 倍氯米松为地塞米松的衍生物,是局部应用的强效肾上腺糖皮质激素类药。因其亲脂性强,气雾吸入后,可迅速透过呼吸道和肺组织而发挥平喘作用。其局部抗炎、抗过敏疗效是泼尼松的75倍、氢化可的松的300倍。每日给予200~400μg即能有效地控制哮喘发作,平喘作用持续4~6小时。

临床主要用于哮喘发作间歇期和慢性哮喘的治疗。不宜用作哮喘急性发作和哮喘持续状态的抢救药物。

【不良反应和用药护理】 主要的不良反应是口咽不适、口咽炎、声音嘶哑和咽部白色念珠菌感染等,气雾吸入药物后及时用清水漱口,可明显降低发生率。

【制剂和用法】

沙丁胺醇 片剂:0.5mg,2mg。口服,成人,一次2~4mg,1日3次。长效喘乐宁片(缓释):4mg,8mg。口服,一次4~8mg,早晚各1次。气雾剂(0.2%):28mg,1次1~2撤,1次/4小时。注射剂:0.4mg。静脉注射,一次0.4mg,用5%葡萄糖注射液100ml稀释后滴注。

特布他林 片剂,2.5mg。口服,一次2.5mg,2~3次/日。注射剂:0.25mg。皮下注射,一次0.25mg,15~30分钟无效,可重复注射1次。

克仑特罗 片剂:20μg,40μg。口服,成人,一次40~80μg,1日2次。气雾剂:60喷。成人,吸入,一次1~2撤。

氨茶碱 片剂:0.1g。口服,一次0.1~0.2g,1日3次,极量一次0.5g。注射剂:0.25g/10ml。一次0.25~0.5g,1日0.5~1g,极量一次0.5g。用25%~50%葡萄糖溶液稀释后缓慢静脉推注。

异丙托溴铵 气雾剂:60喷,120喷,200喷。成人,吸入,一次1~2撤,1日2次。

色甘酸钠 粉雾剂:20mg。成人,吸入,一次20mg,1日4次。气雾剂:700mg。吸入,一次2~4mg,1日4次。

倍氯米松 气雾剂:200喷。成人,吸入,一次1~3撤,1日2~3次。

可待因 片剂:15mg,30mg。口服,成人,一次15~30mg,1日3次。极量:一次100mg,1日250mg。

右美沙芬 片剂:10mg,15mg。口服,成人,一次10~30mg,1日3~4次。1日最大剂量为120mg。

喷托维林 片剂:25mg。口服,成人,一次25mg,1日3~4次。复方咳必清糖浆每

100ml 内含喷托维林 0.2g,氯化铵 3.0g。口服,一次 10ml,1 日 3~4 次。

苯佐那酯 片剂:25mg,50mg,100mg。口服,成人,一次 50~100mg,1 日 3 次。

溴己新 片剂:4mg,8mg。口服,一次 4~8mg,1 日 3 次。气雾剂:2%溶液。吸入,成人,一次 2ml,1 日 2~3 次。

乙酰半胱氨酸 片剂:200mg,500mg。口服,成人,一次 200~500mg,1 日 2~3 次。气雾剂:0.5g,1g。吸入,以 10%溶液喷雾吸入,一次 1~3ml,1 日 2~3 次。急救时以 5%溶液经气管插管或直接滴入气管内,一次 1~2ml,1 日 2~6 次。或用注射器自气管的甲状软骨环骨膜处注入气管腔内,成人一次 2ml,儿童 1ml,婴儿 0.5ml。

本章小结

作用于呼吸系统的药物分为镇咳药、祛痰药和平喘药三类。镇咳药分为中枢性镇咳药(可待因、右美沙芬和喷托维林)和外周性镇咳药(苯佐那酯),前者抑制咳嗽中枢,其中可待因长期使用可致依赖性;后者通过麻醉肺和气道黏膜的感受器而发挥作用。

祛痰药主要有痰液稀释药氯化铵和黏痰溶解药乙酰半胱氨酸、溴己新,用于痰多黏稠而不易咳出者。

平喘药分为 $β_2$ 受体激动药(沙丁胺醇)、茶碱类药(氨茶碱)、M 受体阻断药(异丙托溴铵)、过敏介质阻释药(色甘酸钠、酮替酚)、糖皮质激素类药(倍氯米松、布地奈德)等。前三类药($β_2$ 受体激动药、茶碱类、M 受体阻断药)直接松弛支气管平滑肌而缓解哮喘。过敏介质阻释药通过稳定肥大细胞膜,用于预防哮喘的发作。糖皮质激素类药抗炎作用强,平喘效果好,用于哮喘急性发作和哮喘持续状态。

本章关键词:平喘药的分类;可待因;右美沙芬;沙丁胺醇;氨茶碱;色甘酸钠;作用;临床应用;不良反应;用药护理。

课后思考

1. 简述平喘药的分类和各类代表药物。
2. 简述氨茶碱的作用、临床应用、不良反应和用药护理。
3. 艾某,男,14 岁。过敏性哮喘发作,医生给予氨茶碱,1 日 2 次,一次 1 片,并吸入含肾上腺素的药物,症状得到缓解,但常因焦虑而难以集中注意力。再次就诊时,医生给其吸入沙丁胺醇,而停用了肾上腺素。请问:①为什么肾上腺素可导致焦虑?②为什么沙丁胺醇的不良反应较肾上腺素少?③为什么大部分治疗哮喘的药物通过吸入方式给药?

(蒋会慧)

第二十八章

作用于子宫的药

案例

王某,女,26岁。初产妇,妊娠39周,规律性下腹痛17小时。检查:骨盆外测量正常,估计胎儿体重2800g,宫缩20～30秒/5～6分钟,胎心136次/分钟,先露头,"0"位,宫口开大3cm。临床诊断:协调性宫缩乏力,潜伏期延长。

问题:
1. 可使用什么药物促进分娩?
2. 用药的剂量和静脉滴注速度有何要求?
3. 用药护理应注意什么?

本章学习目标

1. 掌握缩宫素的作用、临床应用、不良反应和用药护理。
2. 了解麦角新碱、子宫抑制药的作用特点和临床应用。
3. 培养认真的工作态度,严格掌握缩宫素的剂量和静脉滴注速度,做好用药护理工作。

第一节 子宫兴奋药

子宫兴奋药是一类能选择性兴奋子宫平滑肌,增强子宫收缩力的药物。其作用因子宫生理状态和剂量不同而有差异,小剂量引起子宫节律性收缩,用于催产和引产;大剂量引起子宫强直性收缩,用于产后止血或产后子宫复原。临床使用必须严格掌握适应证和剂量,做到合理用药。

一、垂体后叶素类

缩宫素

缩宫素(oxytocin),又名催产素,是垂体后叶分泌的一种激素。临床应用的多数为人工合成品,效价以单位(U)计算,1U的缩宫素相当于 $2\mu g$ 缩宫素。口服极易被消化液破坏,宜注射或鼻黏膜给药。肌内注射在3～5分钟起效,作用持续20～30分钟;静脉滴注立即起效,滴注完毕后20分钟,其效应逐渐减退。鼻黏膜给药吸收较快,作用时效约20分钟。

【作用】

1. 兴奋子宫平滑肌　能选择性兴奋子宫平滑肌,增加子宫收缩力和收缩频率。小剂量缩宫素(2～5U)增强子宫体和子宫底节律性收缩,使子宫颈松弛,类似于正常分娩,利于胎儿的娩出。子宫对缩宫素的敏感性与激素水平有关。妊娠早期,孕激素水平高,子宫对缩宫素不敏感,有利于安胎;妊娠后期,雌激素水平逐渐升高,子宫对缩宫素的敏感性增高,临产时最敏感,有利于胎儿娩出。

大剂量缩宫素(5～10U)可使包括子宫颈在内的整个子宫产生持续强直性收缩,易导致胎儿窒息和子宫破裂,对产妇及胎儿造成威胁。但对于产后子宫可产生压迫性止血。

2. 其他作用　能使乳腺腺泡周围的肌上皮细胞收缩,促进排乳。大剂量还能短暂地松弛血管平滑肌,引起血压下降,并有抗利尿作用。

【临床应用】

1. 催产和引产　小剂量缩宫素(2～5U)用于胎位正常、头盆相称、产道无异常、因宫缩乏力的产妇,也可用于各种原因需终止妊娠者的引产。

2. 产后出血　大剂量缩宫素(5～10U)用于产后宫缩乏力或子宫收缩复位不良而引起的子宫出血。

【不良反应和用药护理】　不良反应较少,偶有恶心、呕吐、血压下降等。大剂量引起子宫持续性强直收缩,可致胎儿窒息或子宫破裂,因此用于催产或引产时,必须注意严格掌握剂量、滴速和禁忌证。

凡产道异常、胎位不正、头盆不称、胎盆前置、胎儿窘迫及有剖宫产史者或三胎以上的经产妇禁用。

二、前列腺素类

前列腺素(prostaglandins)是一类广泛存在于人体组织的不饱和脂肪酸,对机体具有广泛的生理作用,现已能够人工合成。作为子宫兴奋药应用的有地诺前列酮(dinoprostone,PGE_2,前列腺素E_2)、地诺前列素(dinoprost,$PGF_{2\alpha}$,前列腺素$F_{2\alpha}$)、硫前列酮(sulprostone)和卡前列素(carboprost,15-Me $PGF_{2\alpha}$,15-甲基前列腺素$F_{2\alpha}$)等,其中以地诺前列酮(PGE_2)和地诺前列素($PGF_{2\alpha}$)活性最强。

前列腺素类对妊娠各期子宫都有兴奋作用,分娩前的子宫更为敏感。与缩宫素相比,前列腺素类对妊娠初期和中期的作用更强。引起子宫收缩的特性类似于生理性的阵痛,能促进宫颈成熟化,使子宫颈变软、松弛,利于胎儿娩出。临床可用于人工流产、中期或足月引产等。

不良反应主要为恶心、呕吐、腹痛等。支气管哮喘病人和青光眼病人不宜使用。引产时的禁忌证和注意事项与缩宫素相同。

三、麦角生物碱类

麦角(ergot)是寄生在黑麦等植物上的一种麦角菌的干燥菌核,含有多种生物碱。按化学结构分为两类：①胺类生物碱类：以麦角新碱（ergometrine）为代表。②肽类生物碱：以麦角胺（ergotamine）和麦角毒（ergotoxine）为代表。

【作用和临床应用】

1. 兴奋子宫平滑肌　兴奋子宫平滑肌作用迅速、强大而持久，临产前与新产后的子宫对其最为敏感。剂量稍大即可引起整个子宫平滑肌强直性收缩，对子宫体和子宫颈的兴奋性无明显区别，因此，不用于催产和引产。临床用于预防和治疗产后子宫出血、子宫复原不全等。

2. 收缩血管　麦角胺能直接作用于动脉和静脉血管，使其收缩，减轻脑动脉搏动，可用于偏头痛的治疗。

【不良反应和用药护理】　注射麦角新碱可引起恶心、呕吐及血压升高等。偶见过敏反应，严重者出现呼吸困难、血压下降。大剂量应用麦角胺和麦角毒可损害血管内皮细胞，长期服用可导致肢端干性坏疽。

第二节　子宫抑制药

子宫抑制药（inhibitors of uterus），又称抗分娩药，能抑制子宫平滑肌收缩，减弱子宫收缩力和频率，主要用于防治早产和痛经。临床应用的药物有：β_2 受体兴奋药、钙通道阻滞药和硫酸镁等。

子宫平滑肌上有 β_2 受体，利托君（ritodrine）、沙丁胺醇（salbutamol）等 β_2 受体激动药，都具有松弛子宫平滑肌作用，其中利托君作用最强。利托君的化学结构与异丙肾上腺素相似，对妊娠子宫和非妊娠子宫都有抑制作用，用于预防早产。

钙通道阻滞药硝苯地平（nifedipine）等能抑制子宫平滑肌细胞膜上的钙通道，使细胞内 Ca^{2+} 减少，使其收缩力减弱，明显拮抗缩宫素所致的子宫平滑肌兴奋作用，用于预防早产。

硫酸镁（magnesium sulfate）可降低子宫对缩宫素的敏感性，明显抑制子宫平滑肌收缩。可用于防治早产、妊娠高血压综合征和子痫发作。

【制剂和用法】

缩宫素　注射剂：2.5U/0.5ml，5U/1ml，10U/1ml。催产和引产，一次 2～5U，用 5% 葡萄糖溶液 500ml 稀释后缓慢静脉滴注，开始时滴速应控制在 8～10 滴/分钟，同时密切观察宫缩和胎心及时调整，最快不可超过 40 滴/分钟。产后止血，5～10U 皮下注射或肌内注射。

麦角新碱　片剂：0.2mg，0.5mg。口服，一次 0.2～0.5mg，1 日 1～2 次。注射液：0.2mg/1ml，0.5mg/2ml。肌内注射或静脉注射，一次 0.1～0.2mg。静脉注射用 25% 葡萄糖液 20ml 稀释，极量：一次 0.5mg，1 日 1mg。

地诺前列酮　注射剂：2mg/1ml。引产，静脉滴注，本药与所附碳酸氢钠注射液（1mg）加入氯化钠注射液 10ml 中，摇匀后加入 5% 葡萄糖注射液 500ml 中，缓慢滴注。生产止血，本药注射液 5mg 用所附的稀释液稀释后溶于氯化钠注射液中，缓慢静脉滴注。栓剂：3mg，20mg。催产，一次 3mg，置于阴道后穹隆深处，6～8 小时若产程无进展，可再放置一次。

利托君　片剂：10mg。口服，前 24 小时内每 2 小时 10mg，此后每 4～6 小时给予 10～20mg，每日总剂量不超过 120mg。注射剂：50mg/5ml。静脉滴注：本药 150mg 用 500ml 溶液稀释为每毫升 0.3mg 的溶液，于 48 小时内使用完毕。

本章小结

子宫兴奋药是一类选择性兴奋子宫平滑肌,增强子宫收缩力的药物,主要用于催产、引产、产后止血和子宫复原。常用药物有缩宫素、麦角生物碱、前列腺素类等。其中缩宫素的作用与子宫的生理状态、剂量大小有密切关系。

子宫抑制药是指能抑制子宫平滑肌收缩,减弱子宫收缩力和频率的药物。常用 β_2 受体兴奋药、钙通道阻滞药和硫酸镁等。临床主要用于痛经和防止早产。

本章关键词:缩宫素;麦角生物碱;作用;临床应用;用药护理;禁忌证。

课后思考

1. 比较缩宫素和麦角生物碱对子宫平滑肌作用特点的异同。
2. 简述缩宫素应用的注意事项。
3. 冯某,29岁,女。自然分娩一女婴,产后阴道连续出血,胎儿娩出后24小时出血量达800ml。检查子宫软,按摩后子宫变硬,阴道流血减少。诊断:产后出血。请问:①其出血原因是什么?②选用什么药物止血最好?如何使用?③用药护理应注意什么?

(蒋会慧)

第二十九章

肾上腺皮质激素类药

案例

詹某,男,63岁。患风湿性关节炎,口服多种非甾体类抗炎药和泼尼松治疗 6 月余,近日病人日常活动后出现自发性骨折。

问题:
1. 病人发生骨折最可能的原因是什么?
2. 连续使用泼尼松会出现哪些不良反应? 如何做好用药护理?
3. 病人如需停药停用泼尼松,停药方案应注意什么?

本章学习目标

1. 掌握糖皮质激素类药物的作用、临床应用、不良反应和用药护理。
2. 熟悉糖皮质激素用于严重感染的目的、禁忌证。
3. 了解糖皮质激素的用法与疗程。
4. 树立高度社会责任感,防止糖皮质激素类药物的滥用。

肾上腺皮质激素(adrenocortical hormones)是肾上腺皮质分泌的具有甾体类化学结构激素的总称(图 29-1)。分为三类:①盐皮质激素:由外层球状带分泌,有醛固酮和去氧皮质酮等。②糖皮质激素:由中层束状带合成和分泌,有氢化可的松和可的松等,其分泌和生成受促肾上腺皮质激素(ACTH)调节。③性激素:由内层网状带分泌。

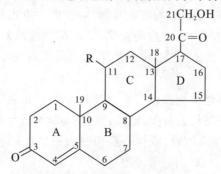

图 29-1 肾上腺皮质激素的基本化学结构

第一节 糖皮质激素类药

糖皮质激素（glucocorticoids）可随剂量不同而对机体产生不同的作用。在生理情况下，糖皮质激素主要影响正常物质代谢过程；超生理剂量时，具有抗炎、抗过敏和免疫抑制等多种药理作用；当机体处于应激状态时，会分泌大量的糖皮质激素，以提高机体适应内外环境变化的能力。临床常用的糖皮质激素类药物见表29-1。

表29-1 常用糖皮质激素类药物的比较

	药物	糖代谢	抗炎	水盐代谢	抗炎等效剂量(mg)	半衰期（分钟）
短效	氢化可的松(hydrocortisone)	1	1	1	20	90
	可的松(cortisone)	0.8	0.8	0.8	25	90
中效	泼尼松(prednisone)	3.5	3.5	0.8	5	>200
	泼尼松龙(prednisolone)	4.0	4.0	0.8	5	>200
	甲泼尼龙(methylprednisolone)	11.0	5.0	0.5	4	>200
	曲安西龙(triamcinolone)	5.0	5.0	≈0	4	>200
长效	地塞米松(dexamethasone)	30	30	≈0	0.75	>300
	倍他米松(betamethasone)	30～35	25～40	≈0	0.6	>300

【药理作用】

1. 抗炎作用　糖皮质激素具有强大的抗炎作用，能抑制多种原因（如物理、化学、免疫及病原生物性等）引起的炎症反应，且对炎症各阶段均有疗效。在炎症早期，可抑制毛细血管的渗出及白细胞浸润，减轻红、肿、热、痛的症状；炎症后期，可抑制毛细血管和成纤维母细胞的增生，延缓肉芽组织生成，减轻炎症引起的疤痕和粘连等后遗症。

其抗炎作用的机制是：稳定溶酶体膜，阻止溶酶体内多种水解酶的释出，减轻细胞和组织的损伤性反应；抑制磷脂酶 A_2，减少扩血管作用的前列腺素类及白三烯类的生成，降低血管通透性；抑制中性粒细胞、单核细胞和巨噬细胞向炎症区域的聚集；诱导炎症细胞凋亡等。

2. 抗毒作用　糖皮质激素不能中和内毒素，但能提高机体对细菌内毒素的耐受力，缓解毒性反应，如发热、寒战、惊厥、休克等症状。对细菌产生的代谢物——外毒素无效。

3. 抗免疫作用　糖皮质激素可抑制免疫过程的多个环节，能干扰淋巴组织在抗原作用下的分裂和增殖；加速致敏淋巴细胞的破坏和解体，使血中淋巴细胞迅速降低；阻断致敏T淋巴细胞所诱发的单核细胞和巨噬细胞的聚集，从而抑制组织器官移植的排斥反应和皮肤迟发性过敏反应；抑制抗原-抗体反应所致的肥大细胞脱颗粒现象，减少过敏介质的释放，从而减轻过敏性症状。

4. 抗休克作用　超大剂量的糖皮质激素广泛用于严重休克的抢救，尤其对感染性休克疗效好。抗休克的机制与以下因素有关：能降低血管对缩血管活性物质的敏感性，扩张痉挛的血管，改善微循环；稳定溶酶体膜，减少心肌抑制因子（MDF）形成；提高机体对细菌内毒素的耐受力；加强心肌收缩力，增加心脏输出量。

5. 对物质代谢影响　糖皮质激素能促进糖异生，减慢葡萄糖分解，减少外周组织对葡萄糖的利用,从而增加肝糖原、肌糖原的含量,并升高血糖;促进脂肪的分解,抑制其合成,长期使用激活上肢皮下脂酶,促进脂肪分解并重新分布;促进蛋白质分解,大剂量抑制蛋白质的合成,长期使用可引起肌肉蛋白质含量降低,骨质形成障碍等。

6. 对血液系统影响　糖皮质激素能刺激骨髓造血机能,使红细胞和血红蛋白含量增加。大剂量可增加血小板量、提高纤维蛋白原浓度,并缩短凝血酶原时间;刺激骨髓的中性粒细胞释放入血,使中性粒细胞数量增多,但却降低其游走、吞噬、消化及糖酵解等功能,因而减弱对炎症区的浸润与吞噬活动;抑制淋巴细胞分裂,可使血液中淋巴细胞减少。

7. 其他作用　①提高中枢神经的兴奋性,有些病人因大量长期应用,可引起欣快、激动、失眠等,偶可诱发精神失常;②促进胃酸和胃蛋白酶的分泌,抑制黏液的分泌,可诱发或加重溃疡;③雄激素样作用,长期使用可引起痤疮、多毛、女性病人男性化等;④对严重的中毒性感染具有良好的退热作用,可能与其能抑制体温中枢对致热原的反应、稳定溶酶体膜、减少内源性致热原的释放有关。

【临床应用】

1. 严重感染或炎症

(1) 严重急性感染　主要用于中毒性感染及伴有休克者,在应用有效抗菌药物治疗感染的同时,可用糖皮质激素作辅助治疗。如中毒性菌痢、暴发型流行性脑膜炎、重症伤寒、败血症等。糖皮质激素能提高机体对细菌毒素等有害刺激的耐受性,缓解中毒症状,有助于病人度过危险期。对某些病毒感染,如严重传染性肝炎、乙脑、麻疹、流行性腮腺炎等,可缓解症状,但一般病毒性感染不宜用糖皮质激素,因为目前缺乏有效的抗病毒药物,其抑制免疫的作用可加重感染。

(2) 防止炎症后遗症　对结核性脑膜炎、脑炎、心包炎、风湿性心瓣膜炎、胸膜炎、睾丸炎、损伤性关节炎及烧伤等,早期应用糖皮质激素可减少炎性渗出,防止粘连、疤痕后遗症。对眼科疾病如虹膜炎、角膜炎、视网膜炎和视神经炎等非特异性眼炎,可防止角膜混浊和瘢痕粘连的发生。但角膜溃疡者禁用。

2. 自身免疫性疾病和过敏性疾病

(1) 自身免疫性疾病　用于风湿热、风湿性心肌炎、风湿性及类风湿性关节炎、全身性红斑狼疮、自身免疫性贫血和肾病综合征等免疫性疾病。对异体器官移植手术后所产生的免疫性排斥反应,也可使用糖皮质激素预防和治疗。

(2) 过敏性疾病　对荨麻疹、血管神经性水肿、支气管哮喘和过敏性休克等,可抑制抗原-抗体反应所引起的组织损害和炎症过程。治疗时应与肾上腺素受体激动药或抗组胺药物合用。防治哮喘采用吸入型糖皮质激素效果较好,安全可靠,副作用少。

3. 抗休克治疗　对感染性休克,在使用有效抗生素的前提下,应短时大剂量突击给药,待状态改善后停用;对过敏性休克,糖皮质激素可与首选药肾上腺素合用;对低血容量性休克,补液或输血后效果不佳者,可合用超大剂量的糖皮质激素。

4. 血液病　用于急性淋巴细胞性白血病、再生障碍性贫血、粒细胞减少症、血小板减少症和过敏性紫癜等疾病,能改善症状,但停药后易复发。

5. 局部应用　对湿疹、接触性皮炎、牛皮癣等皮肤病,可局部外用氢化可的松、泼尼松龙或氟轻松;对韧带或关节损伤,可选用氢化可的松或泼尼松加普鲁卡因肌内注射,也可注入韧带压痛点或关节腔内以消炎止痛。

6. 替代疗法　用于急、慢性肾上腺皮质功能减退症,脑垂体前叶功能减退及肾上腺次全切除术后的替代补充。

【用法和疗程】　应根据疾病种类及病人的具体情况制定治疗方案,选用适当的品种、剂量、疗程和给药途径等。常用有以下几种疗法:

1. 大剂量冲击疗法　用于严重中毒性感染及各种休克。常用氢化可的松静脉滴注,首次 200~300mg,一天量可达 1g 以上,疗程不超过 3 天。对于休克有人主张用超大剂量,每次静脉注射 1g,1 日 4~6 次。大剂量使用时应防止急性消化道出血。

2. 一般剂量长期疗法　适用于反复发作的顽固病症,如肾病综合征、顽固性支气管哮喘、结缔组织病等。常用泼尼松口服 10~20mg/次(或相应剂量的其他糖皮质激素制剂),每日 3 次。获得临床疗效后,逐渐减量至最少维持量,持续数月。

3. 小剂量替代疗法　适用于治疗各种原因所致肾上腺皮质功能不全(肾上腺危象、艾迪生病、脑垂体前叶功能减退及肾上腺次全切除术后等)。一般维持量,可的松 12.5~25mg/d,氢化可的松 10~20mg/d。

4. 隔日疗法　糖皮质激素分泌有昼夜节律性,上午 8~10 时为分泌高峰,午夜 12 时为低谷。为减少药物对肾上腺皮质功能的影响,临床用药可随这种节律进行。需长期用药者,将 1 日或 2 日的总药量,于隔日清晨一次顿服。早晨 8 时左右正值生理性激素分泌高峰,此时下丘脑-垂体-肾上腺皮质轴对血液中皮质激素水平的敏感性最低,不抑制促肾上腺皮质激素的分泌,故对肾上腺皮质的抑制作用较小,可避免或延缓皮质功能减退,有利于长期给药后减量和停药。

【不良反应和用药护理】

1. 长期大剂量应用引起的不良反应

(1)医源性肾上腺皮质功能亢进　又称类肾上腺皮质功能亢进综合征,是激素引起脂质代谢和水盐代谢紊乱的结果。其表现为满月脸、水牛背、皮肤变薄、多毛、水肿、低血钾、高血压、糖尿病等(图 29-2)。一般不需特殊治疗,停药后症状可自行消退。病人应给予低盐、低糖、高蛋白饮食,必要时可进行对症治疗。

(2)诱发或加重感染　因糖皮质激素降低机体抵抗力,长期使用易继发感染和使潜在病灶扩散(如结核、化脓性病灶等扩散恶化)。要提高思想意识,发现后及时停药并给予有效抗菌药治疗。

(3)消化系统并发症　因可刺激胃酸、胃蛋白酶的分泌,抑制胃黏液分泌而降低胃肠黏膜的抵抗力,故可诱发或加剧胃和十二指肠溃疡,甚至造成消化道出血或穿孔。

(4)心血管系统并发症　由于钠、水潴留和血脂升高,可引起或加重高血压和动脉粥样硬化。

(5)骨质疏松、肌肉萎缩、伤口愈合迟缓等　糖皮质激素增加钙、磷排泄,抑制骨细胞活力,造成骨质疏松,以儿童、绝经期妇女、老年人较多见,严重者可发生自发性骨折。同时糖皮质激素促进蛋白质分解、抑制其合成,故使伤口愈合延迟。其抑制生长激素的分泌可影响儿童生长发育,对孕妇偶可引起畸胎。

(6)精神异常　个别病人可诱发精神病或癫痫;儿童大量应用可致惊厥。

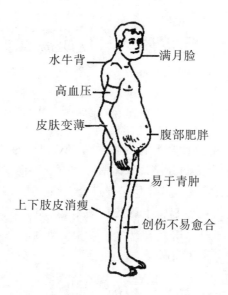

图 29-2 长期使用糖皮质激素主要不良反应示意图

2.停药反应

(1)肾上腺皮质功能不全 长期大剂量使用糖皮质激素,因体内糖皮质激素浓度高,反馈性抑制脑垂体前叶对 ACTH 分泌,可引起肾上腺皮质萎缩和功能不全。减量过快或突然停药,可出现恶心、呕吐、乏力、低血压等,如遇感染、创伤、手术等应激情况时,甚至可出现肾上腺危象,需及时抢救。因此,长期使用如需停药,必须逐渐减量,缓慢进行,不可骤然停药。

(2)"反跳"现象 即突然停药或减量过快导致原病复发或恶化。其发生原因可能是病人对激素产生了依赖性或病情尚未完全控制,常需加大剂量再行治疗,待症状缓解后再缓慢减量停药。

严重精神病和癫痫(或病史)、活动性消化性溃疡、骨折、创伤修复期、角膜溃疡、高血压、糖尿病等病人及孕妇禁用,抗菌药不能控制的感染如水痘、麻疹、真菌感染等禁用。当病情危急的适应证与禁忌证同时存在,应权衡利弊,如不得不用,待度过危险期后,应尽早停药或减量。

第二节 盐皮质激素类药

盐皮质激素(mineralocorticoids, MCS)主要有醛固酮(aldosterone)和去氧皮质酮(desoxycorticosterone)两种。盐皮质激素类药可促进肾远曲小管和集合管对 Na^+、Cl^- 和水的重吸收,同时增加 K^+ 和 H^+ 排出,具有保钠排钾的作用。当失血、失水、血 K^+ 升高或血 Na^+ 降低时,可通过肾小球旁压力感受器和钠敏感受器促进肾小球旁细胞释放肾素,进而肾素-血管紧张素Ⅱ直接刺激肾上腺皮质球状带细胞合成和分泌醛固酮,以维持机体的水及电解质平衡。

临床上主要作为替代疗法,治疗慢性肾上腺皮质功能减退症,纠正病人水、电解质紊乱,恢复水、电解质平衡。

第三节 促皮质素与皮质激素抑制药

一、促皮质素

促皮质素(corticotrophin)是促肾上腺皮质激素(ACTH)的简称,是维持肾上腺正常形态和功能的重要激素。它的合成和分泌是垂体前叶在下丘脑促皮质素释放激素(CRH)的作用下,在腺垂体嗜碱细胞内进行的。其作用是促进肾上腺皮质分泌糖皮质激素,维持肾上腺皮质正常的形态和功能,缺乏将引起肾上腺皮质萎缩、功能不全。ACTH 口服后在胃内被胃蛋白酶破坏而失效,只能注射应用。一般给药后 2 小时才显效,仅用于长期使用激素者,停激素前后给予,可以促进皮质功能恢复。

二、皮质激素抑制药

皮质激素抑制药可代替外科的肾上腺皮质切除术,常用的药物有米托坦和美替拉酮等。

米托坦

米托坦(mitotane,双氯苯二氯乙烷),为杀虫剂滴滴涕(DDT)一类化合物。它能选择性地使肾上腺皮质束状带及网状带细胞萎缩、坏死,但不影响球状带,故不影响醛固酮分泌。

主要用于不可切除的皮质癌、复发癌以及皮质癌术后辅助治疗。

美替拉酮

美替拉酮(metyrapone,甲吡酮),能抑制 11β-羟化反应,干扰 11-去氧皮质酮转化为皮质酮及 11-去氧氢化可的松转化为氢化可的松,降低它们的血浆水平。但通过反馈性地促进 ACTH 分泌导致 11-去氧皮质酮和 11-去氧氢化可的松代偿性增加,尿中 17-羟类固醇排泄也相应增加。

临床用于治疗肾上腺皮质肿瘤和产生 ACTH 的肿瘤所引起的氢化可的松过多症和皮质癌。也可用于垂体释放 ACTH 功能试验。

【制剂和用法】

醋酸可的松 片剂:5mg,10mg,25mg。替代疗法:口服,1 日 12.5～37.5mg,分 2 次。药理治疗:口服,开始 75～300mg/d,分 3～4 次,维持量 25～50mg/d。注射剂(混悬液):125mg/5ml。肌内注射,一次 25～125mg,1 日 2～3 次,用前摇匀。

氢化可的松 片剂:20mg。替代疗法,口服,1 日 20～30mg,分 2 次服用;药理治疗:口服,开始时 1 日 60～120mg,分 3～4 次。维持量,1 日 20～40mg。注射剂:125mg/5ml。静脉滴注,一次 100～200mg 或更多,1 日 1～2 次,临用时以等渗氯化钠溶液或 5%葡萄糖溶液 500ml 稀释。软膏:0.5%～2.5%,10g,外用,1 日 3 次。

泼尼松 片剂:5mg。口服,开始时一般剂量一次 5～15mg,1 日 3～4 次,维持量 1 日 5～10mg。眼膏:0.5%,涂入眼睑内,1 日 1～2 次。

泼尼松龙 片剂:5mg。口服,开始 1 日 20～40mg,分 3～4 次。维持量 1 日 5mg。注射剂:125mg/5ml。静脉滴注,一次 10～20mg,加入 5%葡萄糖液 50～500ml 中。关节腔或软组织内注射,一次 5~50mg。软膏:0.25%~0.5%,10g,外用,1 日 3 次。眼膏:0.25%,涂入眼睑内,1 日 1~2 次。

甲泼尼龙　片剂:2mg,4mg。口服,开始 1 日 16~40mg,分 4 次。维持量 1 日 4~8mg。注射剂:20mg/1ml,40mg/1ml。关节腔或软组织内注射,一次 10~40mg。

氟氢可的松　片剂:0.1mg。口服,1 日 0.1~0.3mg,用于替换疗法。

地塞米松　片剂:0.75mg。口服,开始一次 0.75~1.5mg,1 日 3~4 次。维持量 1 日 0.5~0.75mg。注射剂:2mg/1ml,5mg/1ml。皮下、肌内或静脉注射,一次 5~10mg,1 日 2 次。

曲安西龙　片剂:1mg,2mg,4mg。口服,开始时 1 日 8~40mg,分 1~3 次。维持量 1 日 4~8mg。注射剂:125mg/5ml,200mg/5ml。肌内注射,一次 40~80mg,1 周 1 次。关节腔内或皮损部位注射,一次 10~25mg。

倍他米松　片剂:0.5mg。口服,开始时 1 日 1.5~2mg,分 3~4 次。维持量 1 日 0.5~1mg。注射剂:1.5mg/1ml。

氟轻松　软膏剂、洗剂、霜剂:0.01%~0.025%,10g,外用,1 日 3~4 次。

促皮质素　注射剂:25U,50U。静脉滴注,一次 5~25U,溶于生理盐水内,于 8 小时内滴入,1 日 1 次。肌内注射,一次 25~50U。

美替拉酮　片剂:125mg,250mg,口服,每 4 小时 750mg,共 6 次。

本章小结

肾上腺皮质激素是肾上腺皮质所分泌的激素的总称,属甾体类化合物,包括糖皮质激素、盐皮质激素和性激素三类。糖皮质激素类药具有抗炎、抗毒、抗免疫、抗休克、影响物质代谢和血液系统等作用,临床常用于治疗严重感染、自身免疫性疾病、休克、血液系统疾病等。但其不良反应较多,应防止滥用。

盐皮质激素和促皮质素主要用于替代疗法或肾上腺皮质功能减退症。

皮质激素抑制药通过破坏肾上腺组织或影响激素合成,用于代替外科的肾上腺皮质切除术。

本章关键词:糖皮质激素;盐皮质激素;促皮质素;作用;临床应用;不良反应;用药护理。

课后思考

1. 简述糖皮质激素的药理作用、临床应用和不良反应。
2. 长期使用糖皮质激素突然停药会出现什么情况?如何预防?
3. 彭某,女,18 岁。1 周前有上呼吸道感染,现发现鼻、牙龈、口腔等有血疱,皮肤有多处瘀点,到医院就诊。查:血小板形态异常,平均容积增大,数量为 $18×10^9/L$[正常(100~300)$×10^9/L$],凝血酶原消耗试验不良。诊断:血小板减少性紫癜。请问:①首选何种药物治疗?说明其原因。②长期应用会产生什么不良反应?③用药护理应注意什么?

(蒋会慧)

第三十章

甲状腺激素和抗甲状腺药

案例

陈某,女,4岁。身高明显矮于同龄人,怕冷,淡漠无语,前来医院就诊。查体:反应迟钝、智力低下、听力障碍。X线检查提示:骨骼骨化不全,骨龄落后于年龄。给予甲状腺激素制剂治疗,症状好转,生长发育增快。

问题:
1. 该患儿可能患了什么病?患该病的原因可能是什么?
2. 如何预防和治疗该病?

本章学习目标

1. 熟悉甲状腺激素的作用、临床应用和不良反应。
2. 掌握抗甲状腺药物的分类、作用、临床应用、不良反应和用药护理。
3. 了解甲状腺激素 T_3、T_4 的生物合成、储存、释放和分泌等过程。
4. 学会关爱病人,做好甲亢病人的用药指导和用药护理工作。

甲状腺激素是人体内分泌系统的一种重要的激素,其分泌不足或缺乏可患甲状腺功能减退症,分泌过多则引起甲状腺功能亢进症,两者均需用药物进行治疗。

第一节 甲状腺激素

甲状腺激素(thyroid hormones)是由甲状腺合成和分泌的激素,包括甲状腺素(thyroxine,T_4)和三碘甲状腺原氨酸(triiodothyronine,T_3)。正常人每日释放 T_3 为 15~30μg、T_4 为 70~90μg,它是维持机体组织细胞代谢、促进正常生长发育以及控制基础代谢所必需的激素。口服 T_3 及 T_4 的生物利用度分别为 50%~75% 及 90%~95%,与血浆蛋白结合率均高达 99% 以上。T_3 与蛋白质的亲和力低于 T_4,其游离量为 T_4 的 10 倍。T_3 作用快而强,维持时间短,$t_{1/2}$ 为 2 天,T_4 则作用慢而弱,维持时间长,$t_{1/2}$ 为 5 天。两药主要在肝、肾线粒体内脱碘,并与葡萄糖醛酸或硫酸结合而经肾排泄。甲状腺激素可以通过胎盘、进入乳汁。

【甲状腺激素的合成、贮存、分泌与调节】

T_3、T_4在体内的合成与贮存是在甲状腺球蛋白（TG）上进行的，过程如下：①碘的摄取：血液循环中的碘化物，被甲状腺细胞通过碘泵主动摄取；②碘的活化和酪氨酸的碘化：碘化物在过氧化物酶的作用下被氧化成活性碘（I^+），活性碘与 TG 上的酪氨酸残基结合，生成一碘酪氨酸（MIT）和二碘酪氨酸（DIT）；③碘化酪氨酸的偶合：在过氧化物酶作用下，一分子 MIT 和一分子 DIT 偶联生成 T_3，二分子 DIT 偶联成 T_4。合成的 T_3、T_4 贮存于甲状腺滤泡腔内的胶质中；④T_3、T_4 的释放：在蛋白水解酶作用下，TG 分解并释出 T_3、T_4 进入血液。下丘脑分泌的促甲状腺激素释放激素（TRH）能促进垂体分泌促甲状腺激素（TSH），TSH 又促进 T_3、T_4 的合成与分泌。当血液中游离的 T_3、T_4 浓度增高时，又对 TSH 和 TRH 的合成与释放产生负反馈调节作用（图 30-1）。

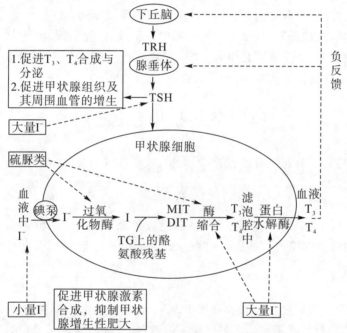

图 30-1　甲状腺激素合成、贮存、释放与调节和抗甲状腺药物作用机制

【作用】

1. 维持人体正常生长发育　适当剂量的甲状腺激素能促进蛋白质合成、骨骼及中枢神经系统发育。如果脑发育期间甲状腺激素不足，可导致躯体及中枢神经系统发育不全，智力低下，造成呆小病（cretinism，克汀病）。当成年人缺乏 T_3、T_4 时，则引起黏液性水肿（myxedema），出现中枢神经兴奋性降低、记忆力减退等。

2. 促进代谢　甲状腺激素促进体内物质代谢，增加耗氧量，产热增多，提高基础代谢。甲状腺功能亢进时出现怕热、多汗等症状。

3. 提高交感神经系统敏感性　T_3、T_4 能使机体对儿茶酚胺的敏感性增高，故甲亢时会出现交感神经敏感性提高，表现为急躁、震颤、心率加快、心输出量增加及血压升高等交感神经兴奋的症状。

【临床应用】　主要用于甲状腺功能低下的替代疗法。

1. 呆小病　呆小病是一种先天性甲状腺功能减退症，表现为身体矮小、肢体粗短、智力低下等,是由在胎儿或新生儿期甲状腺功能减退,甲状腺激素分泌过少所致。对婴幼儿病人,应及早诊治,早期用药,效果较好。若发现或治疗过晚,则智力低下难以恢复,因此,应以预防为主。

2. 黏液性水肿　黏液性水肿是一种成人甲状腺功能减退症,表现为皮肤呈非凹陷性水肿,并出现中枢神经兴奋性降低、记忆力减退等,是由甲状腺功能不全导致甲状腺激素分泌减少所致。轻者给予甲状腺素片或 T_4 治疗,从小剂量开始,逐渐增至足量,2~3周后如基础代谢率恢复正常,可逐渐减为维持量。黏液性水肿昏迷者必须立即注射大量 T_3,直至清醒后改为口服。

3. 单纯性甲状腺肿　其治疗取决于病因,由缺碘所致者应补充碘,临床上无明显原因者可给予适量甲状腺激素,以补充内源性激素的不足,并可抑制促甲状腺激素过多分泌,缓解甲状腺组织代偿性增生肥大。

4. 甲状腺癌根治术后　甲状腺癌根治术后病人出现甲状腺机能低下,需终身服用甲状腺素,既可替代治疗,又具有抑制 TSH、预防甲状腺癌复发作用。

【不良反应和用药护理】　剂量过大可引起中毒反应,出现手颤、出汗、心律失常、眼球突出、心悸、颤抖、失眠等;严重者可致甲亢危象,出现呕吐、腹泻、高热、脉搏快而不规则等;老年人及心脏病病人可诱发心绞痛、心衰或心律失常。

第二节　抗甲状腺药

抗甲状腺功能亢进的药物有硫脲类、碘化物、放射性碘和 β 受体阻断药等。

一、硫脲类

硫脲类可分为两类:①硫氧嘧啶类,包括甲硫氧嘧啶(methylthiouracil),丙硫氧嘧啶(propylthiouracil);②咪唑类,包括甲巯咪唑(thiamazole,他巴唑),卡比马唑(carbimazole,甲亢平)。

【作用】

1. 抑制甲状腺激素合成　硫脲类通过抑制甲状腺过氧化物酶,抑制酪氨酸的碘化和碘化酪氨酸的偶联,使活性碘不能结合到甲状腺球蛋白上,从而抑制 T_3、T_4 的生物合成。硫脲类药物对已合成的甲状腺激素无效,需待已合成的甲状腺激素被消耗后才能完全生效。一般用药 2~3 周甲亢症状开始减轻,1~3 个月基础代谢率才恢复正常。长期应用后,可使血清甲状腺激素水平显著下降,反馈性增加 TSH 分泌而引起腺体代偿性增生,腺体增大、充血,重者可产生压迫症状。

2. 抑制外周组织中的 T_4 转化为 T_3　丙硫氧嘧啶能抑制外周组织中的 T_4 转化为 T_3,能迅速降低血清中生物活性较强的 T_3 水平,故在重症甲亢、甲亢危象时该药可列为首选。

3. 免疫抑制作用　丙硫氧嘧啶能轻度抑制免疫球蛋白的生成,使血循环中甲状腺刺激性免疫球蛋白(thyroid stimulating immunoglobulin,TSI)下降,因此对甲亢病人既控制了高代谢症状,又对病症有一定的治疗作用。

【临床应用】

1. 甲亢的内科治疗　适用于轻症和不宜手术或 ^{131}I 治疗者,如儿童、青少年及术后复发等。开始治疗给大剂量以对甲状腺激素合成产生最大抑制作用。当 1~3 个月后症状明显减轻,基础代谢率接近正常时,药量即可递减,直至维持量,疗程1~2年。内科治疗可使40%~70%病人获得痊愈,疗程过短则易复发。

2.甲亢手术前准备 为减少甲状腺次全切除手术病人在麻醉和手术后的并发症,防止术中或术后发生甲状腺危象,在手术前应先服用硫脲类药物,使甲状腺功能恢复或接近正常。但用硫脲类后TSH分泌增多,使腺体增生,组织脆而充血,不利于手术进行。因此,需在术前两周加服大剂量碘剂,使腺体缩小变硬,减少充血,以利手术进行。

3.甲状腺危象的治疗 感染、外伤、手术、情绪激动等诱因可致大量甲状腺素释放入血,使病人出现高热、虚脱、心力衰竭、肺水肿、电解质紊乱等症状,称之为甲状腺危象(hyperthyroidism crisis)。此时在应用大剂量碘剂和采取其他综合治疗措施外,应使用大剂量硫脲类作为辅助治疗,以阻断甲状腺激素的合成,抑制T_4转化为T_3,减轻症状。

【不良反应和用药护理】

1.过敏反应 最常见,表现为皮肤瘙痒、药疹,少数伴发热,一般不需停药。

2.消化道反应 有厌食、呕吐、腹痛、腹泻等症状,罕见黄疸性肝炎。

3.粒细胞减少症 为最严重不良反应,发生率为0.3%~0.6%。一般发生在治疗后的2~3个月内,故应定期检查血象。若用药后发生咽痛、发热等反应应立即停药,并进行相应的检查。

4.甲状腺肿及甲状腺功能减退 长期用药后,可使血清甲状腺激素水平显著下降,反馈性增加TSH分泌而引起腺体代偿性增生、充血、甲状腺功能减退等。用药期间,应定期检查T_3、T_4。

二、碘与碘化物

常用的复方碘溶液(iodine solution Co.),又称卢戈液(Lugol's solution),含5%的碘和10%的碘化钾。

【作用和临床应用】 不同剂量的碘化物对甲状腺功能可产生不同的作用。

1.小剂量碘 用于治疗单纯性甲状腺肿,在食盐中按$1/10^4$~$1/10^5$的比例加入碘化钾或碘化钠可有效地防治单纯性甲状腺肿。

2.大剂量碘 通过抑制甲状腺球蛋白水解酶,使T_3、T_4不能从甲状腺球蛋白上解离,抑制甲状腺素的释放而产生抗甲状腺作用;此外还可抑制甲状腺激素的合成。大剂量碘抗甲状腺作用快而强,用药1~2天起效,10~15天达最大效应。此时若继续用药,反使碘的摄取受抑制、细胞内碘离子浓度下降,而失去抑制甲状腺激素合成的作用,甲亢的症状又可复发。故碘化物不能单独用于甲亢内科治疗。大剂量碘的应用只限于以下情况:

(1)甲亢手术前准备 一般在术前2周给予复方碘溶液以使甲状腺组织退化、腺体缩小,利于手术进行及减少出血。

(2)甲状腺危象的治疗 可将碘化物加到10%葡萄糖溶液中静脉滴注,也可服用复方碘溶液,并在2周内逐渐停服,需同时配合服用硫脲类药物。

【不良反应和用药护理】

1.急性反应 可于用药后立即或几小时后发生,主要表现为发热、皮疹、皮炎、血管神经性水肿、上呼吸道水肿,严重者出现喉头水肿,甚至窒息。一般停药可消退,加服食盐和增加饮水量可促进碘排泄。必要时采取抗过敏措施。

2. 慢性碘中毒　表现为口腔及咽喉烧灼感、唾液分泌增多等症状,有口腔病病人慎用。

3. 诱发甲状腺功能紊乱　长期服用碘化物可诱发甲亢。碘还可进入乳汁、通过胎盘引起新生儿甲状腺肿,故孕妇及哺乳期妇女慎用。

三、放射性碘

临床应用的放射性碘是 ^{131}I,其 $t_{1/2}$ 为 8 天。用药后 1 个月其放射能可消除 90%,56 天可消除 99% 以上。

【作用】　利用甲状腺组织高度摄碘能力, ^{131}I 可被甲状腺摄取,并可产生 β 射线(占 99%),使甲状腺滤泡上皮细胞破坏、萎缩,分泌减少,达到治疗目的。因其在组织内的射程仅约 2mm,其辐射作用只限于甲状腺内和破坏甲状腺实质,而很少波及周围组织,故有"内科甲状腺手术"之称,具有简便、安全、疗效明显等优点。通常病人只需服用一次,若效果不佳则可在 3 个月或半年后再服用一次。^{131}I 还产生 γ 射线(占 1%),在体外测得,可用作甲状腺摄碘功能的测定。

【临床应用】

1. 甲亢的治疗　适用于不宜手术或手术后复发、硫脲类无效或过敏者。一般用药后 1 个月显效,3~4 个月后甲状腺功能恢复正常。

2. 甲状腺功能检查　小剂量 ^{131}I 可用于检查甲状腺功能。甲状腺功能亢进时,摄碘率高,摄碘高峰时间前移。反之,摄碘率低,摄碘高峰时间后延。

【不良反应和用药护理】

1. 本类药物易致甲状腺功能低下,故应严格掌握剂量和密切观察有无不良反应,一旦发生甲状腺功能低下,可补充甲状腺激素对抗。

2. 下列情况不宜用本药治疗:①妊娠期、哺乳期;②年龄在 20 岁以下者;③血液白细胞 $<3×10^9/L$ 或中性粒细胞 $<1.5×10^9/L$;④重度心、肝、肾功能衰竭;⑤重度浸润性突眼;⑥甲亢危象。

3. 治疗前后 1 个月应避免用碘剂及其他含碘食物或药物。

4. 用 ^{131}I 的病人,如治疗前准备不充分,可发生甲亢危象。故用 ^{131}I 治疗后应密切观察甲亢危象的症状,并注意预防感染及避免精神刺激。

5. 告诉病人在用药后的第 1 周,避免接触儿童或与他人同睡一个房间。病人的排泄物应用专用防放射线的容器收集存放,以免有活性的放射性物质进入公共排污系统。

四、β受体阻断药

普萘洛尔(propranolol)等 β 受体阻断药是控制甲亢症状及甲状腺危象时有价值的辅助治疗药物。主要通过其阻断 β 受体的作用而改善甲亢所致的心率加快、心收缩力增加等交感神经活性增强症状。同时,还能抑制外周组织中 T_4 向 T_3 转化。但单用时控制症状作用较弱,需与硫脲类药物合用。

【制剂及用法】

甲状腺　片剂:含碘量为 0.17%~0.23%。治疗黏液性水肿,开始 1 日不超过 15~30mg,渐增至 1 日 90~180mg,分 3 次服用。基础代谢恢复到正常(成人在 -5% 左右,儿童在+5%左右)后,改用维持量(成人一般为1日60～120mg)。单纯性甲状腺肿,开始1日60mg,渐增至1日120～180mg,疗程一般为3～6个月。

三碘甲状腺原氨酸钠　片剂:20μg。口服,成人,开始1日10～20μg,以后渐增至1日80～100μg,分2～3次服。儿童体重在7kg以下者开始时1日2.5μg,7kg以上者1日5μg,以后每隔1周增加5μg,维持量1日15～20μg,分2～3次服。

丙硫氧嘧啶　片剂:50mg,100mg。口服,开始剂量1日300～600mg,分3～4次服用;维持量1日25～100mg,分1～2次服。

甲硫咪唑　片剂:5mg。口服,成人,开始剂量1日20～60mg,分3次服,维持量1日5～10mg,服药最短不能少于1年。

卡比马唑　片剂:5mg。口服,成人,开始时1日15～30mg,分3次服。服用4～6周后如症状改善,改用维持量,1日2.5～5mg,分次服。疗程一般12～18个月。

碘化钾　片剂:5mg。治疗单纯性甲状腺肿开始剂量宜小,1日10mg,20日为一疗程,连用2个疗程,疗程间隔30～40天,约1～2个月后,剂量可渐增大至1日20～25mg,总疗程约3～6个月。

复方碘溶液　每100ml含碘5g、碘化钾10g。治疗单纯性甲状腺肿,一次0.1～0.5ml,1日1次,2周为一疗程,疗程间隔30～40日。用于甲亢术前准备,一次3～10滴,1日3次,用水稀释后服用,约服2周。用于甲状腺危象,首次服2～4ml,以后每4小时1～2ml。

本章小结

甲状腺激素是人体正常生长发育所必需的物质,具有促进蛋白质合成、骨骼和中枢神经系统的生长发育等功能。临床主用于甲状腺功能低下的替代疗法(呆小症和黏液性水肿)。

抗甲亢药包括硫脲类、碘和碘化物、放射性碘和β受体阻断药四类。硫脲类通过抑制过氧化酶,使 T_3、T_4 合成减少,产生抗甲亢的作用,其引起的严重不良反应是粒细胞减少症;碘和碘化物小剂量可补充机体内碘的不足,大剂量则抑制蛋白水解酶,使 T_3、T_4 不能从 TG 上解离;放射性碘主要是破坏甲状腺组织;β受体阻断药对抗甲亢所导致的交感神经兴奋症状。

本章关键词:甲状腺激素;硫氧嘧啶;碘剂;放射性碘;β受体阻断药;作用;临床应用;不良反应;用药护理。

课后思考

1. 简述甲状腺激素的生理作用和临床应用。
2. 根据甲状腺激素的生物过程,说明抗甲亢药的作用环节。
3. 甲亢危象时为什么选择硫脲类药物和大剂量碘剂配合使用?
4. 孙某,女,30岁。3年前出现颈部增粗,伴焦虑、烦躁、怕热多汗、消瘦乏力、心悸等症状。查:T_3、T_4 和TSH升高。诊断:甲状腺功能亢进。请问:①可选用哪些药物进行治疗?②药物产生的主要不良反应是什么?③如何做好用药护理?

(崔海鞠)

第三十一章

胰岛素和口服降血糖药

案 例

胡某,男,28岁。1个月前出现多饮、多尿、易饿、消瘦等症状,并逐渐加重,遂到医院就诊。查:空腹血糖为13.8mmol/L(正常≤6.11mmol/L),尿酮体(+++)。诊断:糖尿病。给予胰岛素治疗。近日左下肢感染,症状逐渐加重,测空腹血糖为16.72mmol/L。加大胰岛素用量,症状缓解。

问题:
1.该病人为什么要使用胰岛素?用药护理应注意什么?
2.该病人是否可改用口服降血糖药物?

本章学习目标

1.掌握胰岛素的作用、临床应用、不良反应和用药护理。
2.熟悉磺酰脲类药、α-葡萄糖苷酶抑制药、胰岛素增敏剂的作用特点和临床应用。
3.了解双胍类药、餐时血糖调节药的作用特点和应用。
4.培养认真、细致的工作态度,正确指导糖尿病病人长期用药。

糖尿病是由于遗传、自身免疫及环境等诸多因素引起的胰岛素分泌绝对或相对不足,导致糖、蛋白质、脂肪代谢紊乱的疾病。临床分为两大类型:1型糖尿病(胰岛素依赖型,IDDM),胰岛B细胞受破坏,导致胰岛素分泌绝对不足,需用胰岛素治疗;2型糖尿病(非胰岛素依赖型,NIDDM),包括胰岛素分泌不足及伴胰岛素抵抗的病人,大多数经饮食、运动及口服降糖药治疗即可,只有20%~30%病人需用胰岛素治疗。

第一节 胰岛素

胰岛素(insulin)由两条多肽链(A、B链)组成,其间通过2个二硫键(—S—S—)以共价相连,是一种酸性蛋白质。口服无效,易被消化酶破坏,皮下注射吸收快。分布于组织后,与组织结合而发挥作用,虽然$t_{1/2}$为9~10分钟,但是作用时间可维持数小时。为延长胰岛素的作用时间,可制成中效及长效制剂。用碱性蛋白质与之结合,使等电点提高到7.3,接近体液pH,再加入微量锌使之稳定,这类制剂经皮下和肌内注射后,释放、吸收缓慢,延长了作用时间。中、长效制剂均为混悬剂,不可静脉注射(表31-1)。

表31-1 胰岛素制剂及其作用时间

分类	药物	注射途径	开始时间	作用时间(小时) 高峰	维持	给药时间
超短效	门冬胰岛素(insulin aspart,诺和锐)	皮下	10～20分钟	1～3	3～5	餐前用药10分钟
	赖脯胰岛素(insulin lispro,优泌乐)	皮下	15～20分钟	0.5～1	4～5	餐前用药10分钟
短效	正规胰岛素(Regular insulin)	静脉	立即	0.5	2	急救或餐前0.5小时
		皮下	0.5～1小时	2～3	6～8	1日3～4次
中效	低精蛋白锌胰岛素(Isophane Insulin)	皮下	2～4小时	8～12	18～24	早餐或晚餐前1小时,1日1～2次
	珠蛋白锌胰岛素(Globin zinc insulin)	皮下	2～4小时	6～10	12～18	
长效	精蛋白锌胰岛素(Protamine Zinc insulin)	皮下	3～6小时	16～18	24～36	早餐或晚餐前1小时,1日1次
超长效	甘精胰岛素(insulin glargine)	皮下	1.5小时	—	22	每日今晚注射1次
	地特胰岛素(insulin detemir,诺和平)	皮下	—	—	—	餐前0.5小时皮下注射1次
预混	双(时)相胰岛素(hiphasic insulin,诺和灵)	皮下	0.5小时	2～8	16～24	餐前0.5小时皮下注射1次

【作用】

1.糖代谢 胰岛素可增加葡萄糖的转运,加速葡萄糖的有氧氧化和无氧酵解,促进肝糖原、肌糖原的合成和贮存,促进葡萄糖转变为脂肪,抑制糖原分解和糖异生,从而降低血糖。胰岛素减少血糖来源,增加血糖去路的过程见图31-1。

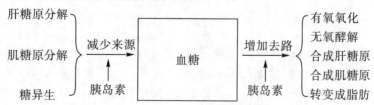

图31-1 胰岛素影响血糖来源与去路示意图

2.脂肪代谢 增加脂肪酸的转运,促进脂肪合成并抑制其分解,减少游离脂肪酸和酮体的生成。

3.蛋白质代谢　增加蛋白质的合成,抑制蛋白质的分解。
4.钾离子转运　通过激活 Na^+-K^+-ATP 酶,促进细胞外的钾离子进入细胞内,提高细胞内 K^+ 浓度。

【临床应用】

1.糖尿病　对胰岛素缺乏的各型糖尿病均有效,临床上可用于:①胰岛素依赖型糖尿病(1型);②非胰岛素依赖型糖尿病经饮食控制或口服降血糖药未能控制者;③糖尿病发生各种急性或严重并发症者,如酮症酸中毒及非酮症高渗性昏迷;④合并重度感染、消耗性疾病、高热、妊娠、创伤以及手术的各型糖尿病。

2.其他应用　①纠正细胞内缺钾,用胰岛素、葡萄糖和氯化钾三者按一定比例配制成极化液(GIK)静脉滴注,可防治心肌梗死或其他心脏病时的心律失常。②用胰岛素与ATP、辅酶A组成能量合剂,用于急慢性肝炎、肝硬化、肾炎、心衰的辅助治疗。

【不良反应和用药护理】

1.低血糖　为胰岛素最重要、最常见的不良反应,主要由正规胰岛素所致。表现饥饿感、出冷汗、心跳加快、焦虑、震颤等症状,严重者引起昏迷、惊厥及休克,甚至死亡。如病人出现以上症状,应立即报告医生,同时迅速给病人饮用糖水或静脉注射50%葡萄糖。长效胰岛素降血糖作用较慢,很少引起低血糖。要注意鉴别低血糖昏迷和酮症酸中毒性昏迷及非酮症性高渗性昏迷。

2.过敏反应　较多见,作为异体蛋白进入人体后,可产生相应抗体并引起过敏反应,主要是牛胰岛素所致,一般反应轻微而短暂,偶可引起过敏性休克。

3.胰岛素耐受　①急性耐受:常由于并发感染、创伤、手术、情绪激动等应激状态所致。此时血中抗胰岛素物质增多,或因酮症酸中毒时,血中大量游离脂肪酸和酮体的存在妨碍了葡萄糖的摄取和利用。出现急性耐受时,需短时间内增加胰岛素剂量数千单位。②慢性耐受:指每日需用200U以上的胰岛素并且无并发症。产生慢性耐受的原因较为复杂,可能是体内产生了抗胰岛素受体抗体(AIRA);靶细胞膜上胰岛素受体数目减少;靶细胞膜上葡萄糖转运系统失常等。

第二节　口服降血糖药

目前,临床应用的口服降血糖药有磺酰脲类药、双胍类药、胰岛素增敏药和 α-葡萄糖苷酶抑制药和餐时血糖调节药。

一、磺酰脲类药

甲苯磺丁脲(tolbutamide,D860,甲糖宁)和氯磺丙脲(chlorpropamide)属第一代磺酰脲类药;第二代磺酰脲类有格列苯脲(glibenclamide,glyburide,优降糖)、格列吡嗪(glipizide,美吡达)、格列齐特(gliclazide,diamicron,达美康)和格列喹酮(gliquidone,糖适平)等;近年研制的格列美脲(glimepiride,亚莫利)以其用药剂量小、具有一定的改善胰岛素抵抗作用、减少胰岛素用量而被称为第三代磺酰脲类药物。各种磺酰脲类药物特点见表31-2。

表 31-2　常用磺酰脲类药物

药　物	半衰期(小时)$(t_{1/2})$	作用持续时间(小时)	服药时间(次/日)	剂量范围(mg/d)
甲苯磺丁脲	4～6	6～12	2～3(饭前)	500～3000
氯磺丙脲	25～40	40～70	1(早饭前)	—
格列齐特	10～12	20～24	1～2(饭前)	80～240
格列本脲	10～16	16～24	1～2(饭前)	2.5～20
格列吡嗪	2～4	16～24	1(早饭前)	5～15
格列喹酮	1～2	8	1～2(饭前)	15～120
格列美脲	9	12～24	1～2(饭前)	2～4

【作用】

1. 降血糖作用　磺酰脲类对正常人和胰岛功能尚未完全丧失者有降血糖作用,对胰岛素依赖型糖尿病人及胰切除者无效。其降糖机制为:①刺激胰岛 B 细胞分泌胰岛素;②增加靶细胞膜上胰岛素受体的数目和亲和力、提高靶细胞对胰岛素的敏感性;③抑制胰高血糖素的分泌;④降低胰岛素的代谢而增强胰岛素的作用。

2. 对凝血功能的影响　格列吡嗪、格列齐特能减弱血小板的黏附力、刺激纤溶酶原的合成并恢复纤溶活性,改善微循环,对防治糖尿病病人微血管并发症有一定作用。

3. 对尿量的影响　氯磺丙脲通过促进抗利尿激素的分泌,减少水的排泄而产生抗利尿的作用。

【临床应用】

1. 糖尿病　用于胰岛功能尚存的非胰岛素依赖型(2 型)糖尿病且单用饮食控制无效者。对胰岛素产生耐受的病人,用后可刺激内源性胰岛素的分泌而减少胰岛素的用量。

2. 尿崩症　氯磺丙脲能促进抗利尿激素的分泌,用于治疗尿崩症。

3. 减轻并发症　格列吡嗪、格列齐特有利于减轻或缓解糖尿病病人的血管并发症。

【不良反应及用药护理】

1. 胃肠反应　常见食欲不振、恶心、呕吐、腹痛、腹泻等,饭后服可减轻。

2. 低血糖反应　常因药物过量所致,较严重的是出现持久性低血糖反应。尤以氯磺丙脲多见,老人及肝、肾功能不全者易发生,故老年糖尿病病人不宜用氯磺丙脲。

3. 过敏反应　可见皮疹、红斑、瘙痒、荨麻疹等。少数可发生粒细胞减少、血小板减少及溶血性贫血等。偶见肝损害。用药期间需定期检查血常规和肝功能。

4. 神经系统反应　大剂量氯磺丙脲可引起精神错乱、嗜睡、晕眩及共济失调等中枢神经系统症状。

二、双胍类药

常用药物有苯乙双胍(phenformine,降糖灵)和二甲双胍(metformin)。苯乙双胍因其可导致严重的乳酸血症,临床已限制使用。

【作用和临床应用】　双胍类药能明显降低糖尿病病人的高血糖,对正常人的血糖无影响,当胰岛功能完全丧失时,仍有降血糖作用。其作用机制可能是:①减少胃肠道对葡萄糖的吸收,抑制肝脏糖原异生;②促进肌肉组织对葡萄糖的摄取和利用;③增强机体对胰岛素的敏感性,改善胰岛素抵抗;④抑制胰高血糖素的释放;⑤能降低极低密度脂蛋白、低密度脂蛋白、甘油三酯和胆固醇,抑制血小板的黏附等作用。

临床主要用于轻、中度2型糖尿病病人,尤其适合肥胖伴胰岛素抵抗或伴高血脂症病人,对磺酰脲类无效者也可用。

【不良反应和用药护理】 常见的不良反应为食欲下降、恶心、腹部不适、腹泻、口中有金属味等,危及生命的不良反应为乳酸血症,以上不良反应以苯乙双胍多见。二甲双胍对2型糖尿病单独应用时一般不引起低血糖反应,较安全,应用较广。

三、α-葡萄糖苷酶抑制药

临床应用的 α-葡萄糖苷酶抑制药主要有阿卡波糖(acarbose,拜糖平)、伏格列波糖(voglibose)、米格列醇(miglitol)等。

【作用和临床应用】 α-葡萄糖苷酶抑制药是一类抑制 α-葡萄糖苷酶的新型口服降血糖药,口服很少吸收,在肠道中竞争性抑制 α-葡萄糖苷酶,减少多糖、蔗糖分解生成葡萄糖,故能减少肠道糖的吸收,降低餐后血糖。临床可作为2型糖尿病的一线用药,或与胰岛素、磺酰脲类、双胍类口服降糖药联合应用,使降血糖效果更佳。由于能抑制多糖水解,产生饱腹作用,可明显缓解病人的饥饿感,对于改善病人的生活质量具有重要意义。

【不良反应和用药护理】

1. 常见副作用是恶心、呕吐、腹胀、肠鸣、肛门排气增加,偶有腹泻、腹痛,多数病人继续服用或减量服用症状可缓解。为减轻胃肠道不适,建议从小剂量开始服用。

2. 本类药物要在进餐时随第一口饭嚼服,过早、过迟服用或吞服均会降低疗效。

四、胰岛素增敏药

胰岛素增敏药为噻唑烷二酮类(thiazolidinediones),又称格列酮类(glitazones)。包括罗格列酮(rosiglitazone)、吡格列酮(pioglitazone)、环格列酮(ciglitazone)、恩格列酮(englitazone)等,是一类能够改善胰岛 B 细胞功能,显著改善胰岛素抵抗,对2型糖尿病及其并发症均有显著疗效的新型降糖药。

【作用和临床应用】 通过改善胰岛 B 细胞功能,增加骨骼肌、脂肪组织和肝脏对胰岛素的敏感性,降低胰岛素抵抗,使血糖降低。

主要用于2型糖尿病,尤其是胰岛素抵抗的病人。

【不良反应和用药护理】 一般有胃肠道反应、嗜睡、水肿、肌肉痛和骨痛等症状。低血糖反应的发生率低。

五、餐时血糖调节药

餐时血糖调节药可在进餐时控制血糖,使病人灵活的安排进餐时间,即进餐服药,不进餐不服药。目前,临床应用的药物主要有瑞格列奈(repaglinide)、那格列奈(nateglinide)和罗格列酮(rosiglitazone)等,为新型非磺酰脲类促胰岛素分泌剂。

瑞格列奈

瑞格列奈(repaglinide),又名诺和龙。

【作用和临床应用】 瑞格列奈为新型、短效、口服促胰岛素分泌药,在胰岛 B 细胞功能正常时,可刺激胰腺释放胰岛素,使血糖水平迅速下降。促进胰岛素分泌及降低餐后血糖的作用较磺酰脲类药物快。

临床用于饮食控制、降低体重与运动不能有效控制的 2 型糖尿病。与二甲双胍合用对降低血糖有协同作用。

【不良反应和用药护理】 不良反应较少见,仅少数病人有轻度的不良反应,主要表现为轻度低血糖,视觉异常,腹痛、腹泻、恶心、呕吐和便秘等胃肠道症状,少见肝功能异常及皮肤过敏反应。

【制剂和用法】

胰岛素 注射剂:400U/10ml,800U/10ml。剂量和给药次数按病情而定,通常 24 小时内所排尿糖每 2～4g 者,给胰岛素 1U,中度糖尿病人每日需给 5～10U,重度者 1 日给 40U 以上。一般饭前半小时皮下注射,1 日 3～4 次,必要时可作静脉注射或肌内注射。

低精蛋白锌胰岛素 注射剂:400U/10ml,800U/10ml。剂量视病情而定,早饭前(或加晚饭前)30～60 分钟给药,仅作皮下注射。

珠蛋白锌胰岛素 注射剂:400U/10ml。剂量视病情而定,早饭前(或加晚饭前)30 分钟给药,1 日 1～2 次,皮下注射。

精蛋白锌胰岛素 注射剂:400U/10ml,800U/10ml。剂量视病情而定,早饭前 30～60 分钟给药,1 日 1 次,皮下注射。

甲苯磺丁脲 片剂:0.5g。口服,第 1 天服一次 1g,1 日 3 次;第 2 天起一次服 0.5g,1 日 3 次,饭前服。待血糖正常或尿糖少于每日 5g 时,改为维持量,0.5g/次,1 日 2 次。

氯磺丙脲 片剂:0.1g,0.25g。口服,糖尿病,一次 0.1～0.3g,1 日 1 次,待血糖降到正常时,剂量酌减至 1 日 0.1～0.2g,早饭前一次服。治疗尿崩症,1 日 0.125～0.25g。

格列本脲 片剂:2.5g。口服,开始每日早饭后服 2.5mg,以后逐渐增量,但每日不得超过 15mg,待增至每日 10mg 时,应分早、晚二次服用,至出现疗效后,逐渐减量至 1 日 2.5～5mg。

二甲双胍 片剂:0.25g。口服,一次 0.25～0.5g,1 日 3 次,饭后服。以后根据尿糖(或血糖)情况增减。

阿卡波糖 片剂:50mg,100mg。口服,剂量需个体化。开始时服小剂量一次 25mg,1 日 3 次,6～8 周增加剂量至一次 50mg,1 日 3 次。

罗格列酮 片剂:2mg,4mg,8mg。口服,初始剂量为 1 日 4mg,12 周后空腹血糖下降不满意,剂量可增加至 1 日 8mg,1 日 3 次。

瑞格列奈 片剂:0.5mg,1mg,2mg。口服,每次主餐前 15 分钟服用,初始剂量为 0.5mg,最大单剂量为 4mg,餐前服用。最大单日剂量不宜超过 16mg。

本章小结

糖尿病分为胰岛素依赖性糖尿病(IDDM,1型)和非胰岛素依赖性糖尿病(NIDDM,2型)。IDDM病人机体胰岛素分泌不足,需用胰岛素治疗。NIDDM病人在严重创伤、感染、妊娠和手术时也需用胰岛素治疗。口服降糖药包括磺酰脲类、双胍类、α-葡萄糖苷酶抑制药、胰岛素增敏药和餐时血糖调节药,临床用于2型糖尿病病人的治疗。

本章关键词: 胰岛素;磺酰脲类;二甲双胍;罗格列酮;阿卡波糖;瑞格列奈;作用;临床应用;不良反应;用药护理。

课后思考

1. 试述胰岛素的作用、临床应用、不良反应及用药护理。

2. 比较各类口服降糖药的作用、适应证及其特点。

3. 王某,男,38岁。在单位组织的体检中,经查:空腹血糖8.1mmol/L,经饮食控制,加强锻炼,1个月后复查,空腹血糖7.6mmol/L。但近1周来出现了多尿、口渴等症状。经全面检查后诊断:糖尿病。请问:①此病人是否需要使用胰岛素?什么情况下必需使用胰岛素?②可选择哪几类口服降血糖药给予治疗?

(崔海鞠)

第三十二章

性激素类药和抗生育药

案例

朱某,女,31岁。阴道不规则出血2月余,口服中药疗效不佳,入院就诊。检查:发育正常,神智清楚。T 36.6℃,P 80次/分,BP 100/65mmHg;实验室检查:WBC 6.5×10^9/L[正常成人$(4\sim10)\times10^9$/L],RBC 3.8×10^{12}/L[正常成年女性$(3.5\sim5.0)\times10^{12}$/L],Hb 110g/L[正常成年女性(110~150g/L)];B超提示子宫内膜增厚。诊断:功能性子宫出血。给予口服己烯雌酚,每日1mg,治疗22天,再注射黄体酮5天,停药后5天月经来潮。

问题:
1. 己烯雌酚为什么能治疗功能性子宫出血?
2. 黄体酮的作用有哪些?

本章学习目标

1. 熟悉雌激素类、孕激素类和雄激素类药的作用、临床用途;口服避孕药的作用、临床应用。
2. 了解其他药物的作用特点和临床应用。
3. 培养关心体贴病人的工作作风,做好性激素类药物的用药护理工作。

性激素(sex hormones)为性腺分泌的激素,包括雌激素、孕激素和雄激素。雌激素和孕激素的分泌受下丘脑-垂体前叶的调节。下丘脑分泌促性腺激素释放激素(gonadotropin-releasing horrnone,GnRH),促进垂体前叶分泌促卵泡素(follicle stimulating hormone,FSH)和黄体生成素(luteinizing hormone,LH)。FSH促进卵巢的卵泡生长发育,在FSH和LH共同作用下,使成熟的卵泡分泌雌激素和孕激素。同时,性激素对垂体前叶的分泌功能具有正反馈和负反馈两方面的调节作用(图32-1)。

在成年男性,垂体前叶所释放的LH可促进睾丸间质细胞分泌雄激素。雄激素也有抑制促性腺激素释放作用。

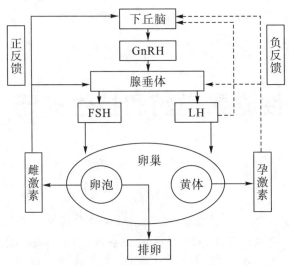

图 32-1 女性激素的分泌与调节

第一节 雌激素类和抗雌激素类药

一、雌激素类药

卵巢分泌的雌激素（estrogens）主要是雌二醇（estradiol）。从孕妇尿中提取的雌酮（estrone）和雌三醇（estriol）等为雌二醇的代谢产物。以雌二醇为母体，人工合成许多高效的衍生物，如炔雌醇（ethinylestradiol）、炔雌醚（quinestrol）、戊酸雌二醇（estradiol valerate）及己烯雌酚（diethylstilbestrol）等。

【作用】

1. 促使第二性征和性器官发育成熟　对未成年女性，雌激素能促使其第二性征和性器官发育成熟。如子宫发育、乳腺腺管增生及脂肪分布变化等。

2. 保持女性性征并参与形成月经周期　对成年妇女，除保持女性性征外，在孕激素的协同作用下，使子宫内膜产生周期性变化，参与形成月经周期。

3. 促使阴道上皮增生，浅表层细胞发生角化。

4. 抑制排卵和乳汁分泌　雌激素可作用于下丘脑-垂体系统，抑制 GnRH 的分泌，发挥抗排卵作用；干扰催乳素的作用使乳汁分泌受到抑制。

5. 其他作用　有轻度水、钠潴留作用；能增加骨骼钙盐沉积，加速骨骺闭合；可降低低密度脂蛋白，升高高密度脂蛋白含量；尚有促进凝血作用。

【临床应用】

1. 绝经期综合征　更年期妇女因雌激素分泌减少，垂体促性腺激素分泌增多，造成内分泌平衡失调的现象称绝经期综合征。采用雌激素替代治疗可抑制垂体促性腺激素的分泌，从而减轻各种症状，并能防止由雌激素水平的降低所引起的病理性改变。

2. 卵巢功能不全和闭经　原发性或继发性卵巢功能低下病人以雌激素替代治疗，可促进外生殖器、子宫及第二性征的发育。与孕激素类合用，可产生人工月经周期。

3.功能性子宫出血　可用雌激素促进子宫内膜增生,修复出血创面,也可适当配伍孕激素,以调整月经周期。

4.恶性肿瘤　①晚期乳腺癌。绝经5年以上的乳腺癌病人可用雌激素治疗,缓解率可达40%左右。绝经期以前的病人禁用,因为这时可促进肿瘤的生长。②前列腺癌。大剂量雌激素使睾丸萎缩而抑制雄激素的产生。

5.其他应用　大剂量雌激素抑制乳汁分泌,缓解乳房胀痛;青春期痤疮是由于雄激素分泌过多所致,故可用雌激素类药物治疗;与孕激素组成复方制剂用于避孕。

【不良反应和用药护理】　一般剂量常见恶心、食欲不振,早晨多见,口服时多见。从小剂量开始,逐渐增加剂量可减轻反应。长期大量应用可引起子宫内膜过度增生及子宫出血,有子宫出血倾向及子宫内膜炎者慎用。己烯雌酚具有增加子宫内膜癌的危险性。

二、抗雌激素类药

本类药物能与雌激素受体结合,发挥竞争性拮抗雌激素作用,主要药物有氯米芬(clomiphene)、他莫昔芬(tamoxifen)、雷洛昔芬(raloxifene)等,又称雌激素拮抗剂(estrogen antagonists)。

氯米芬

氯米芬(clomiphene)与己烯雌酚的化学结构相似。有较弱拟雌激素活性作用,能促进人的垂体前叶分泌促性腺激素,从而促使排卵;阻断下丘脑的雌激素受体,从而消除雌二醇的负反馈性抑制;用于月经紊乱、闭经、不孕症、乳房纤维囊性疾病和晚期乳腺癌。

大剂量连续服用可引起卵巢肥大,故卵巢囊肿病人禁用。

第二节　孕激素类和抗孕激素类药

一、孕激素类药

孕激素(progestogens)主要由卵巢黄体分泌,天然孕激素为黄体酮(progesterone)。人工合成药按化学结构分为两大类:①17α-羟孕酮类,为黄体酮的衍生物,如甲羟孕酮(醋酸甲孕酮,安宫黄体酮,medroxyprogesterone acetate)、甲地孕酮(megestrol)、氯地孕酮(chlormadinone)和己酸孕酮(17α-hydroxyprogesterone caproate);②19-去甲睾丸酮类,为炔孕酮的衍生物,如炔诺酮(norlutin)、双醋炔诺醇(etynodiol diacetate)、炔诺孕酮(18-甲基炔诺酮,甲基炔诺酮,norgestrel)等。

【作用】

1.对生殖系统作用　①月经后期,在雌激素作用的基础上,孕激素类可使子宫内膜继续增厚、充血、腺体增生并分支,由增殖期转为分泌期,有利于孕卵的着床和胚胎发育;②在妊娠期降低子宫对缩宫素的敏感性,抑制子宫收缩,具有保胎作用;③抑制垂体前叶LH的分泌,产生抑制排卵作用;④促使乳腺腺泡发育,为哺乳作准备。

2.其他作用　①竞争性地对抗醛固酮的作用,促进Na^+和Cl^-的排出而产生利尿;②有轻度升高体温作用,故排卵后基础体温较排卵前高。

【临床应用】

1.功能性子宫出血　黄体功能不足所致子宫内膜不规则的成熟与脱落而引起子宫出

血,应用孕激素类可使子宫内膜协调一致地转为分泌期,恢复正常月经周期。

2. 痛经和子宫内膜异位症　可减轻子宫痉挛性疼痛,也可使异位的子宫内膜退化。与雌激素制剂合用,疗效更好。

3. 先兆流产与习惯性流产　对于黄体功能不足所致的先兆流产与习惯性流产,孕激素类有安胎作用。

4. 其他应用　可单用或与雌激素组成复方制剂用于避孕。

【不良反应和用药护理】　不良反应较少,偶见头晕、恶心及乳房胀痛等。长期应用可引起子宫内膜萎缩,月经量减少或闭经,并易诱发阴道真菌感染。

二、抗孕激素类药

抗孕激素类药物是指通过干扰孕酮的合成、影响孕酮代谢并阻断孕激素受体而发挥作用的一类药物,包括米非司酮(mifepristone)、孕三烯酮(gestrinone)、达那唑(danazol)和环氧司坦(epostane)等。

米非司酮

米非司酮(mifepristone)属炔诺酮的衍生物,竞争性地作用于黄体酮受体和糖皮质激素受体而具有抗孕激素和抗皮质激素的作用。使用时期不同,产生作用不同,月经中期使用可阻断排卵;房事后使用可阻止着床;黄体期使用可诱发月经;妊娠早期使用可引起流产。主要用于抗早孕。

常见的不良反应为恶心、腹痛、腹泻、乏力等,部分妇女在孕囊排出后出血时间较长,或突然发生大出血。

第三节　雄激素类和抗雄激素类药

一、雄激素类药

天然雄激素(androgens)主要是睾丸间质细胞分泌的睾酮(睾丸素,testos-terone)。临床常用的药物有甲睾酮(methyltestosterone,甲基睾丸素)、丙酸睾酮(testosterone propionate)和苯乙酸睾酮(testosterone phenylacetate)。

【作用】

1. 生殖系统　促进男性性征和生殖器官发育,并保持其成熟状态。睾酮还可抑制垂体前叶分泌促性腺激素,对女性可减少雌激素分泌,并具有抗雌激素作用。

2. 同化作用　能显著地促进蛋白质合成(同化作用),减少蛋白质分解(异化作用),使肌肉增长,体重增加,降低氮质血症,促进钙、磷沉积和骨骼生长。

3. 骨髓造血功能　大剂量雄激素可促进肾脏分泌促红细胞生成素,也可直接刺激骨髓造血功能。

【临床应用】

1. 睾丸功能不全　无睾症或类无睾症,作替代疗法。

2. 功能性子宫出血　利用其抗雌激素作用使子宫平滑肌及其血管收缩,内膜萎缩而止血。对严重出血病人,可用己烯雌酚、黄体酮和丙酸睾酮等三种混合物作注射,可达止血之效,停药后则出现撤退性出血。

3. 晚期乳腺癌　对晚期乳腺癌或乳腺癌转移者,采用雄激素治疗可使部分病例的病情得到缓解。

4. 再生障碍性贫血　用雄激素治疗可改善骨髓造血功能。

【不良反应和用药护理】

1. 长期应用于女性病人可能引起痤疮、多毛、声音变粗、闭经、乳腺退化、性欲改变等现象,此时应停药。

2. 多数雄激素能干扰肝内毛细胆管的排泄功能,引起胆汁郁积性黄疸。应用时若发现黄疸或肝功能障碍,也应停药。

3. 有水、钠潴留作用,肾炎、肾病综合征、肝功能不良、高血压及心力衰竭等病人应慎用。孕妇及前列腺癌病人禁用。

二、抗雄激素类药

能抑制雄激素合成或阻断其作用的药物称为抗雄激素药物。常用的抗雄激素药有环丙孕酮、非那雄胺等。

环丙孕酮

环丙孕酮(cyproterone)具有孕激素活性,抗雄激素作用很强;能抑制垂体促性腺激素的分泌,使体内睾酮水平降低;对男性能抑制精子的生成,明显减少精子数及其活动度,降低精子穿透宫颈黏液的能力。临床用于治疗男性性欲倒错、妇女多毛症、痤疮、青春期早熟及不能手术的前列腺癌。

用药后男性可引起不育,偶见乳房肿大,女性可致不孕。大剂量可影响肝功能,甚至出现黄疸、肝损害。

第四节　促性腺激素类药

绒促性素(chorionic gonadotrophin,HCG),又名绒毛膜促性腺激素。

【作用和临床应用】　绒促性素是一种促性腺激素,对女性能促使卵泡成熟及排卵;对男性则促使其产生雄激素,促进性器官和副性征发育、成熟,使睾丸下降并产生精子。

临床用于黄体功能不足、功能性子宫出血、先兆流产、隐睾症、男性性功能低下等。

【不良反应和用药护理】　注射前应做皮肤过敏试验;生殖系统有炎症、无性腺(先天性或手术后)病人禁用;如连续应用8周症状无改善,或出现性早熟、性功能亢进者应停药;不宜长期使用,以免产生抗体和抑制垂体分泌促性腺激素;高血压病人慎用。

第五节　抗生育药

生殖过程是一个复杂的生理过程,包括精子和卵子的形成与成熟、排卵、受精、着床,以及胚胎发育等多个环节。阻断其中任何一个环节都可以达到避孕和终止妊娠的目的。

一、主要抑制排卵的避孕药

抑制排卵的避孕药由不同类型的雌激素和孕激素类药物配伍组成,是目前临床常用的女性避孕药。

【常用药物和临床应用】

1. 短效口服避孕药 如复方炔诺酮片、复方甲地孕酮片及复方炔诺孕酮片等。从月经周期第5天开始,每晚服药1片,连服22天,不能间断。一般于停药后2~4天就可以发生撤退性出血,形成人工月经周期。下次服药仍从月经来潮第5天开始。如停药7天仍未来月经,则应立即开始服下一周期的药物。偶尔漏服时,应于24小时内补服1片。

2. 长效口服避孕药 是以长效雌激素类药物炔雌醚与不同孕激素类如炔诺孕酮或氯地孕酮等配伍而成的复方片剂。每月服1次,成功率为98.3%。服用方法是从月经来潮当天算起,第5天服1片,最初2次间隔20天,以后每月服1次,每次1片。

3. 长效注射避孕药 如复方己酸孕酮注射液(即避孕针1号)及复方甲地孕酮注射液。第一次于月经周期的第5天深部肌内注射2支,以后每隔28天或于每次月经周期的第11~12天注射1次,每次1支。注射后一般于14天左右月经来潮。如发生闭经,仍应按期给药,不能间断。

4. 多相片剂 为了使服用者的激素水平近似月经周期水平,并减少月经期间出血的发生率,可将避孕药制成多相片剂,如炔诺酮双相片、三相片和炔诺孕酮三相片。双相片,开始10天每日服1片含炔诺酮0.5mg和炔雌醇0.035mg的片剂,后11天每日服1片含炔诺酮1mg和炔雌醇0.035mg的片剂。三相片,开始7天每日服1片含炔诺酮0.5mg和炔雌醇0.035mg的片剂,中期7天每日服用1片含炔诺酮0.75mg和炔雌醇0.035mg的片剂,最后7天每日服用1片含炔诺酮1mg和炔雌醇0.035mg的片剂,其效果较双相片更佳。炔诺孕酮三相片,开始6天每日服用1片含炔诺孕酮0.05mg和炔雌醇0.03mg的片剂,中期5天每日服用1片含炔诺孕酮0.075mg和炔雌醇0.04mg的片剂,后10天每日服用1片含炔诺孕酮0.125mg和炔雌醇0.03mg的片剂,这种服用方法更符合人体内源性激素的变化规律,临床效果更好。

二、主要阻碍受精的避孕药

壬苯醇醚(nonoxinol,安芳欣)为非离子表面活性剂,是目前应用最普遍的外用杀精子药,主要通过降低精子脂膜表面张力、改变精子渗透压而杀死精子或导致精子不能游动,无法使卵子受精,达到避孕效果。将药膜剂放入阴道深处,约5分钟便溶解成凝胶体,作用维持2小时;栓剂经10分钟生效,作用维持2~10小时;海绵剂放置后即可生效,作用维持至少24小时,当精液与海绵接触即被吸收,同时海绵释放杀精剂,故避孕效果较好。主要用于外用短效避孕。

不良反应有阴道局部刺激、分泌物增多及烧灼感。阴道有炎症、阴道壁松弛、子宫脱垂、不规则阴道出血、怀疑妊娠者禁用。避孕失败而致妊娠者,应及早终止妊娠,因可导致胎儿畸形。使用时应将药物放置在阴道深处,覆盖在宫颈口或附近;房事后6~8小时内不要取出药剂,也不要冲洗阴道。

三、主要干扰孕卵着床的避孕药

此类药物也称探亲避孕药,主要使子宫内膜发生各种功能和形态变化,使之不利于孕卵着床。我国多用大剂量炔诺酮(5mg/次)或甲地孕酮(2mg/片),新型抗着床药双炔失碳酯(anorethidrane dipropionate,53号抗孕片)。本类药物主要优点是其应用不受月经周期的限制,无论在排卵前、排卵期或排卵后服用,都可影响孕卵着床。一般于同居当晚或事后服用,14日以内必须连服14片,如超过14日,应接服Ⅰ号或Ⅱ号口服避孕药。

四、主要影响精子的避孕药

棉酚(gossypol)是棉花根、茎和种子中所含的一种黄色酚类物质。其作用可能通过棉酚负离子自由基,以及抑制NO合成,作用于睾丸细精管的生精上皮,使精子数量减少,直至无精子。停药后可逐渐恢复。Ⅰ期临床试验结果表明,每天20mg,连服2个月即可达节育标准,有效率达99%以上。

不良反应有乏力、食欲减退、恶心、呕吐、心悸及肝功能改变等。此外,棉酚可引起低钾血症,并可引起不可逆性精子发生障碍,这限制了棉酚作为常规避孕药使用。

【制剂和用法】

雌二醇 注射剂:1mg/1ml,2mg/1ml,5mg/1ml。肌内注射,1~2mg/次,1周2~3次。

己烯雌酚 片剂:0.25mg,0.5mg,1mg,2mg。注射剂:0.5mg/1ml,1mg/1ml,2mg/1ml。用于卵巢功能不全、垂体功能异常的闭经或绝经期综合征:1日量不超过0.25mg。用于人工周期:口服1日0.25mg,连服20日,待月经后再服,用法同前,共3周;或先用己烯雌酚1mg/次,每晚1次,连用22天,于服药后第16日开始肌内注射黄体酮10mg,共5日。阴道栓剂:0.1~0.5mg/粒,外用。

炔雌醇 片剂:0.02mg,0.05mg。口服,作用比己烯雌酚强,用量为后者的1/20。用于闭经、更年期综合征,一次0.02mg~0.05mg,1日0.02mg~0.15mg;用于前列腺癌,一次0.05mg~0.5mg,1日3~6次。

黄体酮 注射剂:10mg/1ml,20mg/1ml。肌内注射。先兆流产或习惯性流产:1日10~20mg,1日1次或1周2~3次,一直用到妊娠第4个月。检查闭经的原因:10mg/日,共3~5日,停药后2~3日若见子宫出血,说明闭经并非由于妊娠所致。

醋酸甲羟孕酮 片剂:2mg,4mg,10mg,100mg,500mg。口服,用于先兆性流产或习惯性流产,1日8~20mg。用于闭经,1日4~8mg,连用5~10天。用于前列腺癌、子宫内膜癌,200~500mg/d。用于乳腺癌,1日1000~1500mg。注射剂:100mg。用于长效避孕,一次150mg,3个月1次,月经第一周肌内注射。

枸橼酸氯米芬 片剂:50mg。口服,用于促排卵,50mg/次,1日1次,连服5日。

甲地孕酮醋酸酯 片剂:2mg,4mg。口服,2~4mg/次,1日1次。

炔诺酮 片剂:0.625mg,2.5mg。口服,1.25~5mg/次,1日1~2次。

丙酸睾酮 注射剂:10mg/1ml,25mg/1ml,50mg/1ml。肌内注射,25~100mg/次。

甲睾酮 片剂:5mg,10mg。舌下给药或口服,5~10mg/次,1~2次/日。用于晚期乳腺癌:50~200mg,分次服用。

苯乙酸睾酮　注射剂：10mg/1ml，20mg/2ml。肌内注射。效力较丙酸睾酮强而持久，故称长效睾酮。10～25mg/次，1周2～3次。

睾酮小片　片剂：75mg。每6周植入皮下1片，用于无睾症等作补充（代替）疗法。

苯丙酸诺龙　注射剂：10mg/1ml，25mg/ml。肌内注射，25mg/次，1周1～2次。

美雄酮　片剂：10mg，25mg。口服，25～50mg/次，1日2～3次。

司坦唑醇　片剂：2mg。口服，用于促进蛋白质同化，2mg/次，1日2～3次。儿童1～4mg，分1～3次服用。

本章小结

性激素为性腺分泌的激素，包括雌激素、孕激素和雄激素。雌激素（雌二醇、炔雌醇、己烯雌酚）具有促使第二性征和性器官发育成熟、保持女性性征并参与形成月经周期、促使阴道上皮增生、浅表层细胞发生角化和抑制排卵和乳汁分泌等作用，临床用于绝经期综合征、卵巢功能不全和闭经、功能性子宫出血、老年性阴道炎及女阴干枯症、乳房胀痛、恶性肿瘤、痤疮、青春期痤疮和避孕等。抗雌激素类药（氯米芬）用于月经紊乱、闭经、不孕症、乳房纤维囊性疾病和晚期乳腺癌。

孕激素（黄体酮、甲地孕酮、炔诺酮等）通过对生殖系统产生作用，临床用于功能性子宫出血、痛经和子宫内膜异位症、先兆流产与习惯性流产、子宫内膜腺癌、前列腺肥大或前列腺癌和避孕等。抗孕激素（米非司酮、孕三烯酮等）主要用于抗早孕。

雄激素类（睾酮、甲睾酮、丙酸睾酮等）具有促进男性生殖系统发育、同化作用、刺激骨髓造血功能等作用，临床上用于睾丸功能不全、功能性子宫出血、晚期乳腺癌和再生障碍性贫血及其他贫血等。抗雄激素环丙孕酮具有孕激素活性，抗雄激素用于治疗男性性欲倒错、妇女多毛症、痤疮、青春期早熟及不能手术的前列腺癌等。

抗生育药主要包括抑制排卵的避孕药、阻碍受精的避孕药、干扰孕卵着床的避孕药和主要影响精子的避孕药四类。

本章关键词：雌激素；孕激素；雄激素；抗生育药；作用；临床应用。

课后思考

1. 简述雌激素、雄激素的药理作用和临床应用。
2. 试述避孕药的分类、应用、不良反应及用药护理。
3. 陶某，女，33岁。妊娠48天，腹痛伴少量阴道流血1天，来院就诊。检查：体温36.4℃，脉搏76次/min，血压110/76mmHg；实验室检查：尿HCG（＋），B超提示：宫内早孕，孕囊1.5cm×2.3cm。诊断：先兆流产。治疗：绝对卧床休息；黄体酮20mg，肌内注射，每日1次，连续7天，经过治疗，病人未见阴道出血，腹痛消失。请问：①先兆流产为什么可用黄体酮治疗？②治疗先兆流产的药物有哪些？③用药护理应注意什么？

（崔海鞠）

第三十三章

抗微生物药概述

案例

孙某,男,45岁。急性胰腺炎病人,手术后出现感染,每天给予20万U的庆大霉素进行抗感染治疗,3天后病人退热,医生继续给药。连续给药29天后,病人死于急性肾衰竭。

问题:
1. 病人死于急性肾衰竭的最可能原因是什么?
2. 用药期间医生没有对病人进行过肾功能检查。在医疗事故鉴定时,医生认为孙某是急性胰腺炎引起的肾衰竭死亡。你怎么理解?
3. 如何合理使用抗菌药物?

本章学习目标

1. 掌握抗菌药物合理应用原则和常用术语。
2. 熟悉抗菌药物的作用机制。
3. 了解抗菌药物、机体和病原体之间的关系;细菌耐药性产生的机制。
4. 培养负责的工作态度,防治抗生素的滥用。

应用药物对病原体所致疾病进行防治称为化学治疗(chemotherapy),简称化疗。病原体包括病原微生物(细菌、螺旋体、衣原体、支原体、立克次体、真菌、病毒等)、寄生虫及恶性肿瘤细胞。化疗过程中所用的药物称为化疗药物,包括抗微生物药、抗寄生虫药和抗肿瘤药。

在使用化学治疗药物时,应注意机体、病原体和药物三者之间的相互关系(图33-1)。病原体对机体有致病作用,机体对病原体有防御能力;药物对病原体有抑制或杀灭作用,病原体对药物可产生耐药性;机体对药物可产生药动学的影响,药物对机体可产生防治作用与不良反应。全面掌握机体、药物、病原体三者间的相互作用,有利于合理地选用药物。

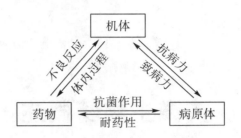

图 33-1 机体、药物和病原体三者间的相互作用

第一节 基本概念和常用术语

1.抗菌谱(antibacterial spectrum) 抗菌药物抑制或杀灭病原微生物的范围,称为抗菌谱。窄谱抗菌药仅对某一种或少数几种病原体有抗菌作用,如异烟肼只对结核杆菌有效。广谱抗菌药对多种病原微生物都有效,如头孢菌素类、四环素和喹诺酮类等,它们不仅对革兰阳性细菌和革兰阴性细菌有抗菌作用,且对衣原体、肺炎支原体、立克次体及某些原虫等也有抑制作用。

2.抗菌药(antibacterial drugs) 是指对细菌有抑制和杀灭作用的药物,用于预防和治疗细菌性感染,包括抗生素和人工合成药物。

3.抗生素(antibiotics) 由各种微生物(包括细菌、真菌、放线菌等)产生,能杀灭或抑制其他微生物的物质。分为天然和人工半合成抗生素两类。

4.抗菌活性(antibacterial activity) 抗菌活性是指药物抑制或杀灭微生物的能力。常以体外试验中最低抑菌浓度(minimum inhibitory concentration,MIC)或最低杀菌浓度(minimum bactericidal concentration,MBC)来表示药物抗菌活性大小。能够抑制培养基内细菌生长的最低浓度称之为最低抑菌浓度;能够杀灭培养基内细菌的最低浓度称之为最低杀菌浓度。

5.抑菌药与杀菌药(bacteriostatic drugs and bactericidal drugs) 前者是指仅有抑制微生物生长繁殖而无杀灭作用的药物,如四环素等;后者不仅能抑制微生物生长繁殖,而且能杀灭之,如青霉素类、氨基苷类等。

6.耐药性(drug tolerance) 也称抗药性,是指病原微生物、寄生虫或恶性肿瘤细胞对药物的敏感性降低甚至消失的现象。部分细菌对多种抗菌药物耐药称为多重耐药(multi-drug resistance,MDR)。

7.化疗指数(chemotherapeutic index,CI) 是评价化学治疗药物有效性与安全性的指标,用 LD_{50}/ED_{50},或者 LD_5/ED_{95} 表示。化疗指数越大,表明该药物的毒性越小,临床应用价值越高。

8.抗菌后效应(post antibiotic effect,PAE) 细菌与抗生素短暂接触,抗生素浓度下降,低于 MIC 或消失后,细菌生长仍受到持续抑制的效应,称为抗菌后效应或抗生素后效应。

第二节 抗菌药作用机制

抗菌药物主要通过干扰细菌的生化代谢过程而产生抗菌作用(图33-2)。

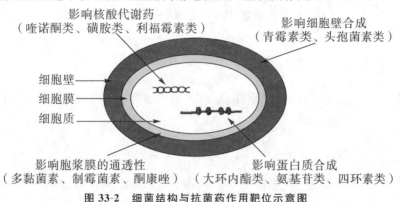

图33-2 细菌结构与抗菌药作用靶位示意图

一、抑制细菌细胞壁合成

细菌细胞膜外是一层坚韧的细胞壁,具有保护和维持细菌正常形态的功能。细菌细胞壁主要结构成分是胞壁黏肽,青霉素与头孢菌素类抗生素则能抑制细菌体内的转肽酶,阻碍细胞壁的黏肽合成,导致细菌细胞壁缺损。由于菌体内的高渗透压,体外水分不断渗入到菌体内,致使细菌膨胀、变形,最终破裂溶解而死亡。

二、影响胞浆膜的通透性

细菌胞浆膜主要是由类脂质和蛋白质分子构成的一种半透膜,具有渗透屏障和运输物质的功能。多黏菌素类、制霉菌素和两性霉素等多烯类抗生素,能使胞浆膜通透性增加,导致菌体内的蛋白质、核苷酸、氨基酸、糖和盐类等外漏,从而使细菌死亡。

三、抑制蛋白质合成

细菌为原核细胞,其核糖体为70S,由30S和50S亚基组成,多种抗菌药物对细菌的核糖体有高度的选择性,通过抑制细菌核糖体30S或50S亚基,从而抑制蛋白质合成而呈现抗菌作用(图33-3)。哺乳动物是真核细胞,其核糖体为80S,由40S与60S亚基构成,抗菌药物不影响哺乳动物的核糖体和蛋白质合成。

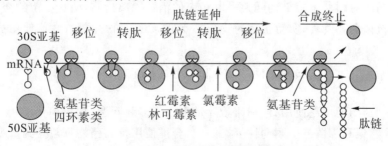

图33-3 抑制蛋白质合成抗菌药物的作用环节

四、抑制叶酸及核酸代谢

磺胺类与甲氧苄啶(TMP)可分别抑制二氢叶酸合成酶与二氢叶酸还原酶,妨碍叶酸代谢,最终影响核酸的合成,从而抑制细菌的生长和繁殖。喹诺酮类药物通过抑制 DNA 的合成、利福平通过抑制以 DNA 为模板的 RNA 多聚酶而发挥抗菌作用。

第三节 病原菌的耐药性

细菌与抗生素接触后,由质粒介导,通过改变自身的代谢途径,使其不被抗生素杀灭而产生耐药性。

一、耐药性产生的机制

1. 降低外膜的通透性 细菌可通过各种途径使抗菌药物不易进入菌体,如革兰阴性杆菌的细胞外膜对青霉素 G 等有天然屏障作用;铜绿假单胞菌和其他革兰阴性杆菌细胞壁水孔或外膜非特异性通道的功能改变引起细菌对一些广谱青霉素类、头孢菌素类产生耐药。

2. 产生灭活酶 灭活酶有两种,一是水解酶,如 β-内酰胺酶可水解青霉素或头孢菌素;二是钝化酶,又称合成酶,可催化某些基团结合到抗生素的 OH 基或 NH_2 基上,使抗生素失活。多数对氨基苷类抗生素耐药的革兰阴性杆菌能产生质粒介导的钝化酶,如乙酰转移酶作用于 NH_2 基上,磷酸转移酶及核苷转移酶作用于 OH 基上。

3. 细菌体内靶位结构的改变 链霉素耐药株的细菌核糖体 30S 亚基上链霉素作用靶位蛋白质发生改变;利福平的耐药株是细菌 RNA 多聚酶的 β′亚基发生改变,使其与药物的结合力降低而耐药。

4. 药物主动外排系统活性增强 使药物的排出速度大于药物的内流速度。

5. 改变代谢途径 细菌对磺胺类的耐药,可能与细菌改变叶酸的代谢途径有关,如产生较多的对氨苯甲酸(PABA)。

二、控制细菌耐药的措施

1. 严格掌握抗菌药物预防应用、局部使用的适应证,避免滥用。
2. 可用一种抗菌药物控制的感染决不使用多种抗菌药。
3. 窄谱抗菌药可控制的感染不用广谱抗菌药。
4. 医院内应对耐药菌感染的病人采取相应的消毒隔离措施,防止细菌的交叉感染。
5. 加强抗菌药物管理,实行抗菌药物分类制度,必须凭医生处方才能使用抗菌药物。

第四节 抗菌药的合理应用

随着抗菌药物的广泛使用,给临床治疗带来了许多新问题,如抗菌药滥用、毒性反应、过敏反应、二重感染和细菌产生耐药性等。因此,合理使用抗菌药物日益受到重视。

一、严格按照适应证选药

每一种抗菌药物各有其不同抗菌谱与适应证。临床诊断、细菌学诊断和体外药敏试验可作为选药的重要参考依据。同时,根据病人身体情况、肝、肾功能、感染部位、药物代谢动力学特点、细菌产生耐药性的可能性、不良反应和价格等方面因素综合考虑。病毒性感染和发热原因不明者不宜用抗菌药,否则可使临床症状不典型和病原菌不易被检出,以致延误正确诊断与治疗。

肾功能减退,不宜或尽量避免使用的药物有:四环素类、磺胺类、头孢噻啶等;必须酌情减量的药物有:氨基苷类、羧苄西林、多黏菌素类、万古霉素等;需适当调整剂量的药物有:青霉素类、头孢菌素类等。

肝功能减退,可应用或应减量给药的药物有:大环内酯类、林可霉素、克林霉素等;应避免使用的药物有:利福平、四环素类、氯霉素、异烟肼、两性霉素B、磺胺类、酮康唑和咪康唑等。

二、选用适当的剂量和疗程

剂量要适当,疗程应足够。剂量过小,不但无治疗作用,反而易使细菌产生耐药性;剂量过大,不仅造成浪费,还会带来严重的毒副作用。疗程过短易使疾病复发或转为慢性。

三、抗菌药的预防性应用

抗菌药物的预防应用仅限于少数情况,如风湿热复发、流脑、疟疾、霍乱等经临床实践证明确有效果者。例如,在流行性脑膜炎发病季节,可口服磺胺嘧啶作为预防用药。外科手术应根据手术野是否污染或有污染可能,决定是否预防使用抗菌药物。

四、抗菌药的联合应用

(一)抗菌药联合应用的目的

抗菌药联合应用的目的主要有:①发挥药物的协同抗菌作用以提高疗效;②延迟或减少耐药菌的出现;③对混合感染或不能作细菌学诊断的病例,联合用药可扩大抗菌范围;④联合用药可减少个别药物剂量,从而减少毒副反应。

滥用抗菌药物的联合应用,可能产生的不利后果有:增加不良反应发生率、容易出现二重感染、耐药菌株增多、浪费药物、给人一种虚伪的安全感染等,从而延误正确治疗。

(二)联合用药的指征

联合用药的指征有:①病原菌未明的严重感染;②单一抗菌药物不能控制的严重混合感染,如肠穿孔后腹膜炎的致病菌常有多种需氧菌和厌氧菌等;③单一抗菌药物不能有效控制的感染性心内膜炎或败血症;④长期用药细菌有可能产生耐药者,如结核、慢性尿路感染、慢性骨髓炎等;⑤用以减少药物毒性反应,如两性霉素B和氟胞嘧啶合用治疗深部真菌感染,前者用量可减少,从而减少毒性反应;⑥临床感染一般二药联用即可,不必三药联用或四药联用。

（三）联合用药可能产生的结果

两种抗菌药联合应用可获得无关、相加、协同（增强）和拮抗等四种效果。抗菌药物依其作用性质可分为四大类：一类为繁殖期杀菌剂，如青霉素类、头孢菌素类等；二类为静止期杀菌剂，如氨基苷类、多黏菌素等；三类为速效抑菌剂，如四环素类、氯霉素类与大环内酯类抗生素等；四类为慢效抑菌剂，如磺胺类等。

第一类和第二类合用常可获得协同（增强）作用。例如青霉素与链霉素或庆大霉素合用治疗肠球菌心内膜炎，青霉素破坏细菌细胞壁的完整性，有利于氨基苷类抗生素进入细胞内发挥作用。第一类与第三类合用可能出现拮抗作用。例如青霉素类与氯霉素或四环素类合用。由于后二药使蛋白质合成迅速被抑制，细菌处于静止状态，致使繁殖期杀菌的青霉素干扰细胞壁合成的作用不能充分发挥，使其抗菌活性减弱。第二类和第三类合用可获得增强或相加作用。第四类与第一类可以合用，例如，治疗流行性脑膜炎时，青霉素可以和磺胺嘧啶合用而提高疗效。

本章小结

本章主要讲述了抗菌药物有关的概念及常用术语。抗菌药物通过抑制细菌细胞壁合成、影响胞浆膜的通透性、抑制蛋白质合成和抑制叶酸及核酸代谢产生抑菌或杀菌作用。细菌长期接触抗菌药物自身通过降低外膜的通透性、产生灭活酶（水解酶和钝化酶）、菌体内靶位结构的改变、使药物主动外排系统活性增强和改变代谢途径等而产生耐药性。临床上要合理使用或配合使用抗菌药物，避免细菌耐药性的产生。

本章关键词：抗菌谱；抗生素；抗菌活性；抑菌药和杀菌药；耐药性；后效应；抗菌作用机制；耐药机制；合理用药。

课后思考

1. 解释抗菌谱、抗生素、抑菌药和杀菌药、后效应等概念。
2. 简述抗菌药物抑菌或杀菌的作用机制和细菌产生耐药的机制。
3. 讨论下列抗菌药物配伍使用是否合理，并说明其原因。①青霉素G＋链霉素；②青霉素G＋头孢菌素类；③青霉素G＋四环素；④头孢菌素类＋大环内酯类；⑤链霉素＋庆大霉素。

（崔海鞠）

第三十四章

β-内酰胺类抗生素

案例

张某,男,35岁。慢性咳嗽、咳痰、咯血近1年。近日出现发热、乏力、消瘦而入院。体检:体温38.5℃,神清,贫血貌,双下胸、背部可闻及湿性啰音。胸片提示双侧下肺纹理增粗,可见卷发样阴影。痰液检查铜绿假单胞菌阳性。诊断:支气管扩张症并感染。给予解痉、祛痰以及头孢哌酮舒巴坦钠抗感染治疗,病人症状逐渐好转,6天后康复出院。

问题:
1. 第一、二、三、四代头孢菌素的作用各有何特点?
2. 头孢哌酮抗感染时为什么要合用舒巴坦?

本章学习目标

1. 掌握青霉素类和头孢菌素类抗生素的作用、临床应用、不良反应和用药护理。
2. 熟悉半合成青霉素类的特点、分类和代表药物。
3. 了解非典型 β-内酰胺类抗生素的特点、分类和代表药物。
4. 学会关爱病人,培养严谨、负责的工作态度。

β-内酰胺类抗生素(β-lactams)系指化学结构中具有 β-内酰胺环的一大类抗生素,包括青霉素类、头孢菌素类和非典型 β-内酰胺类抗生素(头霉素类、氧头孢烯类、碳青霉烯类和单环 β-内酰胺类等)。

第一节 青霉素类

青霉素类(penicillins)抗生素包括天然青霉素类和人工半合成青霉素两类,具有共同的基本化学结构(图34-1)。

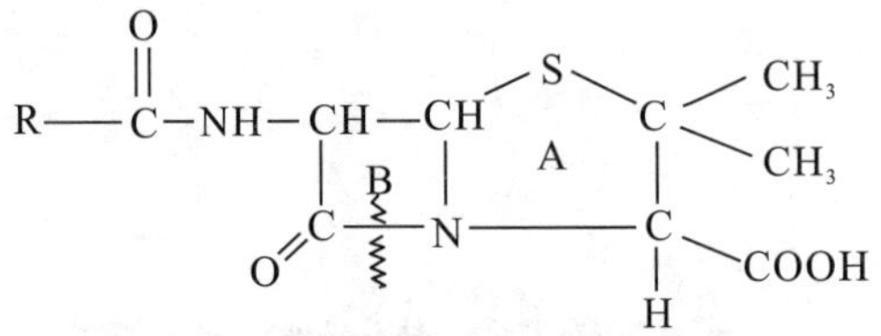

图 34-1 青霉素类抗生素的基本化学结构

一、天然青霉素

青霉素 G

天然青霉素(benzyl penicillin)是从青霉菌培养液中提取的,其中青霉素 G 性质相对稳定,抗菌作用强,来源多,故常用。青霉素为有机酸,常用其钠盐或钾盐,其粉末在室温中稳定,易溶于水,水溶液在室温中不稳定,20℃放置 24 小时,抗菌活性迅速下降,且可生成有抗原性的降解产物。由于具有杀菌力强、毒性低、价格低廉、使用方便等优点,迄今仍是治疗敏感菌所致各种感染的首选药物。但是同时具有不耐酸、不耐青霉素酶、抗菌谱窄和容易引起过敏反应等缺点,在临床应用受到一定限制。

【抗菌作用】 抗菌作用很强,属繁殖期杀菌剂。对下列细菌有高度抗菌活性:①大多数 G^+ 球菌,如溶血性链球菌、肺炎链球菌、草绿色链球菌、不耐药的金黄色葡萄球菌等;② G^+ 杆菌,如白喉棒状杆菌、炭疽芽孢杆菌、产气荚膜梭菌、破伤风梭菌、乳酸杆菌等;③ G^- 球菌如脑膜炎奈瑟菌、不耐药的淋病奈瑟菌等;④少数 G^- 杆菌如流感嗜血杆菌、百日咳鲍特菌等;⑤螺旋体、放线菌如梅毒螺旋体、钩端螺旋体、回归热螺旋体等。

对大多数 G^- 杆菌作用较弱,对肠球菌不敏感,对真菌、原虫、立克次体、病毒等无作用。金黄色葡萄球菌、淋病奈瑟菌、肺炎链球菌、脑膜炎奈瑟菌等对本青霉素易产生耐药性。

【临床应用】 临床用于治疗敏感的 G^+ 球菌和杆菌、G^- 球菌及螺旋体等所致感染的首选药。如溶血性链球菌引起的蜂窝织炎、丹毒、猩红热、咽炎、扁桃体炎、心内膜炎等;肺炎链球菌引起的大叶性肺炎、脓胸、支气管肺炎等;草绿色链球菌引起的心内膜炎,由于病灶部位形成赘生物,药物难透入,常需较大剂量静脉滴注才能奏效;淋病奈瑟菌所致的生殖道淋病;敏感的金黄色葡萄球菌所致的疖、痈、败血症等;脑膜炎奈瑟菌引起的流行性脑脊髓膜炎;也可用于治疗放线菌病、钩端螺旋体病和梅毒。青霉素用于治疗破伤风、白喉病人时应与抗毒素合用。

【不良反应和用药护理】

1. 过敏反应　为最常见的不良反应。各种过敏反应均可发生。轻者主要是皮肤过敏(药疹、荨麻疹等)和血清病型反应;严重者可发生过敏性休克,病人表现为呼吸困难、出冷汗、面色苍白、发绀、脉细弱、血压下降、烦躁不安、昏迷等。如不及时抢救,可出现呼吸和循环衰竭而危及生命。为了避免引起过敏性休克,应采取以下措施:①用药前仔细询问病人有无过敏史,有过敏史者禁用;②做青霉素皮试,20 分钟后若注射局部红肿,发痒,皮丘直径>10mm,为阳性,禁用青霉素;③更换青霉素批号、剂型和不同厂家生产的药物,间隔一天未用药必须重做皮试;④注射器专用,注射液须现配现用;⑤避免空腹使用青霉素;⑥避免青霉素的局部外用;⑦一旦发生过敏性休克,立即皮下注射肾上腺素 0.5～1.0mg,重者可稀释后缓慢静脉注射或滴注。

2. 青霉素脑病　静脉滴注大剂量青霉素，可引起肌肉痉挛、抽搐、昏迷等反应，称青霉素脑病。偶可引起精神失常，应加以注意。

3. 赫氏反应　在青霉素治疗梅毒或钩端螺旋体病时可有症状加剧现象，称为赫氏反应。表现为全身不适、寒战、发热、咽痛、胸痛、心跳加快等，严重者甚至危及生命。此反应可能由大量螺旋体被杀灭，裂解后释放的物质所引起，一般发生于青霉素开始治疗后 6~8 小时，于 12~24 小时内消失。

4. 其他　肌内注射可出现局部红肿、疼痛、硬结等局部刺激症状。当病人肾功能不全或心功能不全时，可引起高钠、高钾血症，易导致心律失常，故心、肾功能不全时慎用。

二、半合成青霉素

本类药具有耐酸、耐酶、广谱、抗铜绿假单胞菌、抗革兰阴性菌等不同特点，与青霉素之间具有交叉过敏反应。常用半合成青霉素按抗菌谱及其他特性可分五类（表34-1）。

表 34-1　半合成青霉素的分类及作用特点

常用	药物	作用特点
耐酸青霉素	青霉素 V(penicillin V)	①抗菌谱与青霉素相同，抗菌活性比青霉素弱；②耐酸、可口服、不耐酶（β-内酰胺酶）；③用于敏感菌引起的轻度感染。
耐酶青霉素	苯唑西林(oxacillin) 氯唑西林(cloxacillin) 双氯西林(dicloxacillin) 氟氯西林(flucloxacillin)	①耐酸、可口服；②耐酶，用于耐药金葡菌引起的感染；③对革兰阳性菌作用不及青霉素 G。
广谱青霉素	氨苄西林(ampicillin) 阿莫西林(amoxycillin)	①抗菌谱广，对 G^+ 菌的抗菌作用<青霉素，对 G^- 杆菌的抗菌作用强；②耐酸、可口服、不耐酶，对耐药金葡菌无效；③用于各种敏感菌所致的全身感染；④口服阿莫西林，吸收迅速完全，生物利用度大。
抗铜绿假单胞菌青霉素	羧苄西林(carbenicillin) 替卡西林(ticarcillin) 呋苄西林(furbenicillin) 美洛西林(mezlocillin) 哌拉西林(piperacillin)	①对铜绿假单胞菌有效；②对变形杆菌有较强的活性；③对厌氧菌有一定作用。
主要用于革兰阴性菌的青霉素	美西林(mecillinam) 匹美西林(pivmecillinam) 替莫西林(temocillin)	①对 G^- 杆菌作用好，对 G^+ 球菌效差；②对流感嗜血杆菌作用一般；③沙门菌和铜绿假单胞菌对其耐药。 ①对大多数 β-内酰胺酶稳定；②对产酶或耐庆大霉素的肠杆菌效强；③对 G^+ 菌、铜绿假单胞菌、厌氧菌效差，组织分布广。

第二节 头孢菌素类

头孢菌素类(cephalosporins)抗生素是在头孢菌素的母核 7-氨基头孢烷酸(7-ACA)接上不同侧链而制成的半合成抗生素。具有抗菌谱广、杀菌力强、对胃酸及对 β-内酰胺酶稳定、过敏反应少(与青霉素仅有部分交叉过敏现象)等优点。

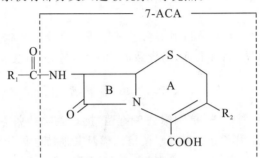

图 34-2 头孢菌素类抗生素基本化学结构

【抗菌作用和临床应用】

根据其抗菌作用特点及临床应用不同,将头孢菌素分为四代。

第一代头孢菌素对革兰阳性菌(包括对青霉素敏感或耐药的金葡菌)的抗菌作用较第二、三代强,对革兰阴性菌的作用较差;对青霉素酶稳定,但对革兰阴性菌产生的 β-内酰胺酶不稳定;对肾脏有一定毒性。在脑脊液中达不到有效治疗浓度。常用药物有头孢氨苄(cefalexin)、头孢噻吩(cefalothin)、头孢拉定(cefadroxil)及头孢唑啉(cefazolin)。口服头孢菌素主要用于轻、中度呼吸道和尿路感染,注射给药用于耐药金葡菌感染等。

第二代头孢菌素对革兰阳性菌作用较第一代头孢菌素略差,对多数革兰阴性菌作用明显增强;部分对厌氧菌有较高疗效,但对铜绿假单胞菌无效;对多种 β-内酰胺酶比较稳定;对肾脏的毒性较第一代有所降低。常用药物有头孢呋辛(cefuroxine)、头孢孟多(cefamandole)、头孢克洛(cefaclor)。主要用以治疗大肠埃希菌、克雷伯菌、肠杆菌、变形杆菌等敏感菌所致的肺炎、胆道感染、菌血症、尿路感染和其他组织器官感染。

第三代头孢菌素对革兰阳性菌抗菌活性不及第一、二代头孢菌素,对革兰阴性菌包括肠杆菌属和铜绿假单胞菌及厌氧菌如脆弱类杆菌均有较强的作用;血浆 $t_{1/2}$ 较长,体内分布广,组织穿透力强;对 β-内酰胺酶有较高稳定性;对肾脏基本无毒性。常用药物有头孢哌酮(cefoperazone)、头孢曲松(ceftriaxone)、头孢噻肟(cefotaxime)、头孢他啶(ceftazidime)。主要治疗尿路感染以及危及生命的败血症、脑膜炎、肺炎等严重感染。头孢他定为目前临床应用的抗铜绿假单胞菌最强的抗生素。新生儿脑膜炎和肠杆菌科细菌所致的成人脑膜炎须选用第三代头孢菌素。

第四代头孢菌素包括头孢匹罗(cefpirome)、头孢吡肟(cefepime)。对革兰阳性菌、革兰阴性菌均有高效,对 β-内酰胺酶高度稳定,可用于治疗对第三代头孢菌素耐药的细菌感染。

【不良反应和用药护理】

1.过敏反应 过敏反应发生率较青霉素类低,常见为皮疹、发热、严重者也可发生休克。

青霉素过敏者有5%~10%对头孢菌素有交叉过敏反应,如青霉素皮试呈阳性的病人,不宜选用头孢菌素类药物。

2. **肾毒性** 第一代的头孢噻吩、头孢噻啶和头孢氨苄大剂量时可出现肾脏毒性,与高效利尿剂或氨基苷类抗生素合用肾损害显著增强。

3. **二重感染** 长期或大剂量使用头孢菌素类抗生素可致二重感染,尤其是耐药菌株感染,如白色念珠菌、肠球菌感染。一旦发生伪膜性肠炎应立即停药、卧床休息,轻者可以很快改善,重者应给予补液、万古霉素和激素等治疗。

4. **凝血功能障碍** 主要表现为低凝血酶原血症,凝血时间延长,部分病人有比较明显的出血倾向,多发生在治疗的1周内。因为大剂量头孢哌酮大量从胆道排泄,对肠道内合成维生素K的细菌产生明显的抑制或杀灭作用,使机体缺乏维生素K。停药及补充维生素K可恢复。

5. **双硫仑样反应** 用头孢菌素期间,饮少量酒可发生双硫仑样反应,主要表现为面红、血压下降、胸闷、心跳加快、呼吸困难、失神、头痛、恶心、呕吐、恍惚及痉挛等。用药期间及停药后的3天内应避免饮酒或用含乙醇的食品或药品。

第三节 非典型β-内酰胺类

一、头霉素类

头孢西丁

头孢西丁(cefoxitin)是临床广泛使用的头霉素类药,抗菌谱与抗菌活性与第二代头孢菌素相同,对各种厌氧菌包括脆弱类杆菌的抗菌作用比第三代头孢菌素强。临床用于腹腔、盆腔、妇科的需氧菌和厌氧菌混合感染。

同类药物还有头孢美唑(cefmetazole)、头孢替坦(cefotetan)、头孢拉宗(cefbuperazone)和头孢米诺(cefminox)。

二、氧头孢烯类

拉氧头孢

拉氧头孢(latamoxef)可广泛分布到内脏组织,脑脊液中含量高,痰中浓度高,血药浓度维持时间长,原型药物主要经肾脏和胆汁排泄。抗菌谱和抗菌活性与第三代头孢相似。对各种厌氧菌有强大的抗菌活性,对β-内酰胺酶稳定。主要用于治疗敏感菌所致的脑膜炎、呼吸道感染及败血症等。

不良反应主要是引起凝血酶原减少、血小板功能障碍而致出血。

同类药物还有氟氧头孢(flomoxef),血药浓度是拉氧头孢的1.5倍,无凝血功能异常,故临床使用氧头孢烯类常选氟氧头孢。

三、碳青霉烯类

碳青霉烯类(carbapenems)对细胞壁有强大的穿透力,能与多种PBPs结合,对革兰阳性菌、革兰阴性菌、需氧菌、厌氧菌都具有很强的抗菌活性。对 β-内酰胺酶极度稳定,对产酶菌、多重耐药菌,特别对耐药革兰阴性需氧菌的作用优于其他 β-内酰胺类抗生素,并具有持久的抗菌后效应。由于其高效、超广谱抗菌及高度耐酶的特性,成为当前治疗院内严重感染,特别是重症监护病房感染的有效药物。

亚胺培南

亚胺培南(imipenem)具有高效、抗菌谱广、耐酶等特点。在体内易被去氢肽酶水解失活,为避免水解,须与肽酶抑制剂西司他丁(cilastatin)组成合剂(泰能 tienam)使用,稳定性好,可供静脉滴注。临床用于肠杆菌科细菌和铜绿假单胞菌引起的多重耐药菌感染、院内获得性肺炎伴免疫缺陷者、需氧菌和厌氧菌的混合感染等。

大剂量或静脉滴注过快可引起中枢神经毒性,故不宜用于中枢神经系统感染。

同类药物还有帕尼培南(panipenem)、美罗培南(meropenem)、厄他培南(ertapenem)、多尼培南(doripenem)等。

四、单环 β-内酰胺类

氨曲南

氨曲南(aztreonam)是第一个成功用于临床的单酰胺环类(monobactams)的 β-内酰胺类抗生素。对革兰阴性需氧菌具有强大杀菌作用,并具有耐酶、低毒、与青霉素 G 等无交叉过敏等优点。临床用于敏感的革兰阴性菌所致的感染,包括肺炎、胸膜炎、腹腔炎、胆道感染、骨和关节感染、皮肤软组织感染等,尤其适用于尿路感染。本药具有较好的耐酶性能,当细菌对青霉素类、头孢菌素类、氨基苷类等药物不敏感时,可试用本药进行治疗。

不良反应主要有过敏反应,如皮疹、紫癜、瘙痒等;消化道反应有腹泻、恶心、呕吐、味觉改变等。

五、β-内酰胺酶抑制剂

克拉维酸

克拉维酸(clavulanic acid),又名棒酸,为氧青霉烷类 β-内酰胺酶抑制剂,抗菌谱广,但抗菌活性低。与多种 β-内酰胺类抗菌素合用时,抗菌作用明显增强。临床使用奥格门汀(augmentin,氨菌灵)与泰门汀(timentin),分别为克拉维酸和阿莫西林、替卡西林配伍的复方制剂。

舒巴坦和他唑巴坦

舒巴坦(sulbactam)和他唑巴坦(tazobactam)为半合成 β-内酰胺酶抑制剂,对金葡菌与革兰阴性杆菌产生的 β-内酰胺酶有很强且不可逆抑制作用,与其他 β-内酰胺类抗生素合用,有明显抗菌协同作用。优立新(unasyn)为舒巴坦和氨苄西林(1∶2)的混合物,可供肌肉或静脉注射。舒普深(sulperazone)为舒巴坦和头孢哌酮(1∶1)混合物,可供静脉滴注。他唑西林(tazocillin)是他唑巴坦与哌拉西林的混合物。

【制剂和用法】

青霉素钠盐或钾盐　注射剂:40 万 U,80 万 U,100 万 U。临用前配成溶液,一般一次 40 万~80 万 U,1 日 2 次,肌内注射;小儿 1 日 2.5 万~5 万 U/kg,分 2~4 次,肌内注射。

严重感染 1 日 4 次,肌内注射或静脉给药,静脉滴注时,1 日 160 万~400 万 U。小儿,1 日 5 万~20 万 U/kg。

普鲁卡因青霉素 注射剂:40 万 U,80 万 U(每 40 万 U 含普鲁卡因青霉素 30 万 U 及青霉素钠或青霉素钾 10 万 U)。一次 40 万~80 万 U,1 日 1~2 次,肌内注射,可产生长效作用。

苄星青霉素 注射剂:60 万 U,120 万 U,300 万 U。一次 60 万~120 万 U,肌内注射,每月 1 次。

青霉素 V 片剂:0.25g(相当于 40 万 U)。成人,一次 0.5g,1 日 3 次。小儿,一次 0.25g,1 日 3~4 次。

苯唑西林 胶囊剂:0.25g。一次 0.5~1g,1 日 4~6 次;小儿,1 日 50~100mg/kg,分 4~6 次服。宜在饭前 1 小时或饭后 2 小时服用,以免食物影响其吸收。注射剂:0.5g,1g。一次 1g,1 日 3~4 次肌内注射,或一次 1~2g 溶于 100ml 输液内静脉滴注(持续时间 0.5~1 小时),1 日 3~4 次;小儿,1 日 50~100mg/kg,分 3~4 次静脉滴注。

氯唑西林 胶囊剂:0.25g。一次 0.25~0.5g,1 日 2~3 次;小儿,1 日 30~60mg/kg,分 2~4 次服。注射剂:0.25g,0.5g。一次 0.5~1g,1 日 3~4 次,肌内注射或静脉滴注。

双氯西林 片剂:0.25g。一次 0.25~0.5g,1 日 4 次;小儿,1 日 30~50mg/kg,分 4~6 次服。

氟氯西林 胶囊剂:0.125g,0.25g。一次 0.125g,1 日 4 次;或一次 0.5~1g,1 日 3 次。

氨苄西林 片剂:0.25g。一次 0.25~0.5g,1 日 4 次;小儿,1 日 50~80mg/kg,分 4 次服。注射剂:0.5g,1g。一次 0.5~1g,1 日 4 次肌内注射;或一次 1~2g,溶于 100ml 输液中滴注,1 日 3~4 次,必要时每 4 小时 1 次。小儿,1 日 100~150mg/kg,分次给予。

阿莫西林 胶囊剂:0.25g。一次 0.5~1g,1 日 3~4 次。小儿,1 日 50~100mg/kg,分 3~4 次服。片剂的剂量用法同胶囊剂。

匹氨西林 胶囊剂:0.25g。轻度感染 1 日 1.5~2g,严重感染 1 日 3~4g。小儿,1 日 40~80mg/kg,分 3~4 次服。

羧苄西林 注射剂:0.5g,1g。一次 1g,1 日 4 次,肌内注射。严重铜绿假单胞菌感染时,1 日 10~20g,静脉注射。小儿,1 日 100mg/kg,分 4 次肌内注射,或 1 日 100~400mg/kg 静脉注射。

替卡西林 注射剂:0.5g,1g。肌内注射或静脉注射,剂量同羧苄西林。

磺苄西林 注射剂:1g,2g。1 日 4~8g,分 4 次肌内注射或静脉注射,亦可静脉滴注。肌内注射时需加利多卡因 3ml 以减轻疼痛。小儿,1 日 40~160mg/kg,分 4 次注射。

呋苄西林 注射剂:0.5g。1 日 4~8g,小儿,1 日 50~150mg/kg,分 4 次静脉注射或静脉滴注。

哌拉西林 注射剂:1g,2g。1 日 4~5g,小儿,1 日 80~100mg/kg,分 3~4 次肌内注射。1 日 8~16g,小儿 1 日 100~300mg/kg,分 3~4 次静脉注射或静脉滴注。

美西林 注射剂:0.5g,1g。成人,1 日 1.6~2.4g。小儿,1 日 30~50mg/kg,分 4 次静脉注射或肌内注射。

匹美西林 片剂或胶囊剂:0.25g。轻症:一次 0.25g,1 日 2 次,必要时可用 4 次,重症用量加倍。

替莫西林 注射剂:0.5g,1g。成人,一次0.5~2g。1日2次,肌内注射。为减轻疼痛,可用0.25%~5%利多卡因注射液作溶剂。

头孢噻吩 注射剂:0.5g,1g。一次0.5~1g,1日4次,肌内注射或静脉注射。严重感染时,1日2~6g,分2~3次稀释后静脉滴注。

头孢噻啶 注射剂:0.5g,1g。成人,1日1~3g,分2~3次肌内注射。1日2~4g静脉缓慢注射或静脉滴注。

头孢氨苄 片剂或胶囊剂:0.125g,0.25g。成人,1日1~2g,分3~4次服;小儿1日25~50mg/kg,分3~4次服。

头孢唑啉 注射剂:0.5g,1g。成人,一次0.5~1g,1日3~4次,肌内注射或静脉注射。小儿,1日20~40mg/kg,分3~4次给药。

头孢拉定 胶囊剂:0.25g,0.5g。成人,1日1~2g,分4次服。小儿,1日25~50mg/kg,分3~4次服。注射剂:0.5g,1g。1日2~4g,分4次肌内注射,静脉注射或静脉滴注;小儿,1日50~100mg/kg,分4次注射。

头孢羟氨苄 胶囊剂:0.125g,0.25g。一次1g,1日2次;小儿,1日30~60mg/kg,分2~3次服。

头孢孟多 注射剂:0.5g,1g,2g。1日2~6g,小儿,1日50~100mg/kg,分3~4次肌内注射。严重感染时1日8~12g,小儿1日100~200mg/kg,分2~4次静脉注射或静脉滴注。

头孢呋辛 注射剂:0.25g,0.5g,0.75g,1.5g。一次0.75g,1日3次,肌内注射。小儿1日30~60mg/kg,分3~4次肌内注射。严重感染时1日4.5~6g,小儿,1日50~100mg/kg,分2~4次,静脉注射。

头孢克洛 胶囊剂:0.25g。1日2~4g,分4次服;小儿,1日20mg/kg,分3次服。

头孢噻肟 注射剂:0.5g,1g。1日2~6g,小儿1日50~100mg/kg,分3~4次,肌内注射。1日2~8g,小儿1日50~150mg/kg,分2~4次静脉注射。

头孢曲松 注射剂:0.5g,1g。一次1g,1日1次,溶于1%利多卡因3.5ml中深部肌内注射,或1日0.5~2g溶于0.9%氯化钠注射液或5%葡萄糖注射液中静脉滴注,30分钟内滴完。

头孢他定 注射剂:0.5g,1g,2g。一次0.5~2g,1日2~3次,小儿一次25~50mg/kg,1日2次,静脉注射或肌内注射。静脉滴注时以0.9%氯化钠注射液500ml稀释后30分钟滴完,肌内注射一般溶于1%利多卡因0.5ml,深部注射。

头孢哌酮 注射剂:0.5g,1g,2g。1日2~4g,小儿1日50~150mg/kg,肌内注射,静脉注射或静脉滴注。严重感染时,1日6~8g,分2~3次肌内注射。

头孢吡肟 注射剂:0.5g,1g,2g。一次1~2g,1日2次,肌内注射或静脉滴注。

头孢匹罗 注射剂:0.5g,1g,2g。一次1~2g,1日1~2次,肌内注射或静脉滴注。

头孢利定 注射剂:0.5g,1g。一次1g,1日2次,静脉滴注。

头孢西丁 注射剂:1g。一次1~2g,1日3~4次,肌内注射或静脉注射。

亚胺培南/西司他丁 注射剂:0.25g,0.5g,1g(以亚胺培南计量,其中含有等量的西拉司丁)。一次0.25~1g,1日2~4次肌内注射或静脉滴注。

拉氧头孢 注射剂:0.25g,0.5g,1g。成人,一次0.5~1g,1日2次,肌内注射,静脉注射或静脉滴注,重症加倍。小儿,1日40～80mg/kg,分2～4次,静脉注射或静脉滴注。

氟氧头孢 注射剂:0.5g,1g,2g。1日1～2g,小儿1日60～80mg/kg,分2次静脉注射或静脉滴注;重症1日4g,小儿1日150mg/kg,分2～4次静脉注射或静脉滴注。

氨曲南 注射剂:0.5g,1g。1日1.5～6g,分3次肌内注射,静脉注射或静脉滴注,静脉滴注时加入0.9%氯化钠注射液100ml中,于30分钟内滴完。

舒他西林 片剂:0.375g。一次0.375g,1日2～4次,饭前1小时或饭后2小时服。注射剂:0.75g,1.5g。一次0.75g,1日2～4次,肌内注射。一次1.5g,1日2～4次静脉注射或静脉滴注。

奥格门汀 片剂:0.375g,0.625g。一次0.375～0.625g,1日3～4次。

哌拉西林/三唑巴坦 粉针剂:2.25g(含哌拉西林2g,三唑巴坦0.25g),4.5g(含哌拉西林4g,三唑巴坦0.5g)。成人和12岁以上儿童每次4.5g,每日3次,静脉滴注(滴注30分钟),也可静脉注射。

本章小结

青霉素G对G^+球菌、G^+杆菌、G^-球菌、少数G^-杆菌、螺旋体和放线杆菌有强大的杀灭作用,并用于上述敏感菌引起的感染。抗菌谱相对较窄,金葡菌易产生耐药,且过敏性休克发生率高。为克服青霉素G的缺点,人工半合成了耐酸(青霉素V)、耐酶(苯唑西林、氯唑西林)、广谱(氨苄西林、阿莫西林)、抗铜绿假单胞菌(羧苄西林、哌拉西林)和抗革兰阴性菌(美西林、匹美西林)的青霉素类药物。

头孢菌素类具有抗菌谱广、杀菌力强、对胃酸及对β-内酰胺酶稳定、过敏反应少等优点。从第一代到第四代的趋势是:对G^+菌的作用逐渐减弱,对G^-菌的作用逐渐增强,对肾脏的毒性逐渐减小,对β-内酰胺酶更加稳定。

非典型β-内酰胺类抗生素包括头霉素类、氧头孢烯类、碳青霉烯类、β-内酰胺酶抑制剂和单环β-内酰胺类。β-内酰胺酶抑制剂常与青霉素类、头孢菌素类组成复方制剂,提高抗菌作用。

本章关键词: 青霉素G;半合成青霉素;头孢菌素类;非典型β-内酰胺类;作用;临床应用;不良反应;用药护理。

课后思考

1. 青霉素过敏性休克有何表现?怎样预防和处理?
2. 论述各代头孢菌素类药物的特点并各举一代表药。
3. 沈某,男,40岁。因淋雨后受凉,有轻微咳嗽,没有进行治疗。随后几天咳嗽加重,有大量脓痰,并出现寒战高热,胸痛、气急发绀,到医院就诊。查:肺内有湿啰音和胸膜摩擦音,T 39.5℃,WBC $3.6×10^9$/L,中性粒细胞95%,痰检有G^+球菌。诊断:葡萄球菌肺炎。请问:①本病例是否可以用青霉素G治疗?②如何预防青霉素G产生过敏性休克?③一旦产生过敏性休克应如何进行抢救?

(崔海鞠)

第三十五章

大环内酯类、林可霉素类和万古霉素类

案例

林某,男,15岁。出现全身不适,乏力、头痛、咽痛和肌肉酸痛等症状,来院就诊。查:T 39℃。诊断:支原体肺炎。

问题:
1. 该疾病首选何药治疗?
2. 用药护理应注意什么?

本章学习目标

1. 熟悉大环内酯类、林可霉素类药物的抗菌特点和临床应用。
2. 了解万古霉素类药物的抗菌特点和临床应用。
3. 培养认真、仔细的工作态度,做好用药护理工作。

第一节 大环内酯类

一、大环内酯类的共性

大环内酯类(macrolides)抗生素是一类含有14元、15元或16元大内酯环的抗生素,均具有相似的化学结构和抗菌作用。红霉素为第一代的代表药,20世纪50年代开始使用,但存在对酸不稳定、口服剂量过大、对消化道刺激症状明显、抗菌谱窄、不良反应大、耐药菌株逐渐增多等问题。20世纪70年代,第二代半合成大环内酯类抗生素如罗红霉素、阿奇霉素、克拉霉素等开始使用,具有抗菌活性增强、不良反应较少、半衰期延长、对胃酸稳定等特点,并具有良好的抗生素后效应。根据化学结构,常用的大环内酯类抗生素分为:①14元环大环内酯类,如红霉素(erythromycin)、克拉霉素(clarithromycin)、罗红霉素(roxithromycin)、地红霉素(dirithromycin)等;②15元环大环内酯类,如阿奇霉素(azithromycin)等;③16元环大环内酯类,如螺旋霉素(spiramycin)、乙酰螺旋霉素(acetyl-spiramycin)、麦迪霉素(medecamycin)、交沙霉素(josamycin)、罗他霉素(rokitamycin)等。

二、常用大环内酯类药

红霉素

红霉素(erythromycin)是从链霉菌的培养液中提取获得。在酸性条件下容易被破坏,在中性水溶液中稳定,碱性条件下抗菌作用增强。为避免口服时被胃酸破坏,临床上一般服用肠溶片或酯类制剂,主要有红霉素肠溶片、硬脂酸红霉素、琥乙红霉素。

【抗菌作用】 通过抑制细菌蛋白质合成,产生快速的抑菌作用。对革兰阳性菌如金黄色葡萄球菌(包括耐药菌)、表皮葡萄球菌、肺炎链球菌、白喉杆菌、梭状芽孢杆菌等有抗菌作用;部分革兰阴性菌如军团菌、脑膜炎奈瑟菌、淋病奈瑟菌、流感嗜血杆菌、百日咳鲍特菌、布鲁菌等对其高度敏感;对除去脆弱类杆菌和梭状菌属以外的各种厌氧菌亦具较好的抗菌作用;对某些螺旋体、肺炎支原体、立克次体、衣原体属及螺杆菌也有抗菌作用。

【临床应用】 主要用于治疗耐青霉素的金黄色葡萄球菌感染及对青霉素过敏的病人。但其作用不及青霉素,且容易产生耐药性,在停药数月后,可恢复敏感性。红霉素是治疗军团菌肺炎、支原体肺炎、百日咳、弯曲肠杆菌肺炎、白喉带菌者、沙眼衣原体所致的婴儿肺炎及结肠炎的首选药,也可用于厌氧菌引起的口腔感染和肺炎支原体、衣原体等非典型病原体所致的呼吸道、泌尿生殖道感染。

【不良反应和用药护理】

1. 胃肠道反应　口服后由于局部刺激及胃肠蠕动加强,常出现厌食、恶心、呕吐、腹痛等胃肠道反应,许多病人因无法耐受而停药。长期用药可引起二重感染、伪膜性肠炎。

2. 肝损害　大剂量或长期应用尤其是酯化红霉素,可引起肝损害,如胆汁淤积、肝肿大、转氨酶升高等。孕妇及肝脏疾病者不宜应用,婴幼儿慎用。

3. 耳毒性　常在用药后1～2周出现。以耳蜗损害为主,症状以耳聋多见,前庭功能也可受损害。

4. 心脏损害　主要表现为心电图复极异常、QT间期延长、恶性心律失常及尖端扭转性室性心动过速,可出现晕厥或猝死。静脉滴注时速度过快容易发生。

乙酰螺旋霉素

乙酰螺旋霉素(acetyl-spiramycin)为螺旋霉素的乙酰化衍生物。在体内脱乙酰基转为螺旋霉素发挥作用。抗菌作用与红霉素相似,但其抗菌活性较弱。具有耐酸、口服易吸收、分布范围较广、组织浓度高、能够渗入细胞内和维持时间长等特点。主要用于防治革兰阳性细菌引起的呼吸道、软组织、泌尿道感染,以及某些耐青霉素菌感染、衣原体感染和弓形虫病等。不良反应与红霉素相似而较轻。

阿奇霉素

阿奇霉素(azithromycin),又称阿奇红霉素,为第二代大环内酯类药物。口服吸收快、组织分布广、细胞内浓度高,$t_{1/2}$为35～48小时,为大环内酯类中最长的。

【抗菌作用和临床应用】 其抗菌作用与红霉素相近,对革兰阴性菌的抗菌活性较强,对流感嗜血杆菌、淋球菌的作用比红霉素强4倍,对军团菌强2倍,对肺炎支原体的作用是大环内酯类中最强的,对螺旋体作用也较红霉素强。但对金黄色葡萄球菌、肺炎链球菌的作用比红霉素弱。

临床主要用于治疗敏感菌所致的扁桃体炎、链球菌咽炎、急性中耳炎、急性鼻窦炎、泌尿生殖系统感染及其他性传播疾病。

【不良反应和用药护理】 不良反应发生率低,有轻微或中度的胃肠道反应。少数病人出现皮疹、肝功能改变及粒细胞减少。对大环内酯类药物过敏者、肝功能不全者、孕妇及哺乳期妇女慎用。

克拉霉素

克拉霉素(clarithromycin),又称甲红霉素,为14元环半合成大环内酯类抗生素。其抗菌谱与红霉素相近,但抗菌活性强于红霉素,口服吸收快而完全,组织浓度高,体内代谢物14羟化甲红霉素仍有抗菌活性,是目前大环内酯类中对革兰阳性菌、嗜肺军团菌、肺炎衣原体的抗菌活性最强者,对金黄色葡萄球菌、化脓性链球菌后效应比红霉素长3倍。临床用于化脓性链球菌所致的咽炎、扁桃体炎,肺炎链球菌所致的急性中耳炎、肺炎和支气管炎,流感嗜血杆菌、卡他球菌所致的支气管炎、支原体肺炎,葡萄球菌、链球菌所致的皮肤和软组织感染等。

不良反应发生率较红霉素低,主要是胃肠道反应,偶可发生皮疹、皮肤瘙痒及头痛、心脏毒性等。

第二节 林可霉素类

临床常用的林可霉素类药物有林可霉素和克林霉素。

林可霉素和克林霉素

林可霉素(lincomycin),又名洁霉素;克林霉素(clindamycin),又名氯林可霉素或氯洁霉素。林可霉素口服吸收差,生物利用度为20%~35%,且易受食物因素影响,肌内注射后血药浓度较高。克林霉素是林可霉素的半合成品,口服吸收迅速完全,其血浆浓度为口服等量林可霉素的2倍。两药分布较广,在大多数组织中可达有效浓度,骨组织中可达到更高浓度,在胆汁和乳汁中浓度也较高。主要在肝中代谢,代谢物经胆汁和粪便排泄,小部分由肾排泄。

【抗菌作用】 两药的抗菌谱与红霉素类似,对革兰阳性菌具有较高的抗菌活性,如金黄色葡萄球菌、溶血性链球菌、草绿色链球菌、肺炎链球菌和白喉杆菌等。对各种厌氧菌包括脆弱类杆菌,人型支原体、沙眼衣原体等有良好的抗菌作用。对部分革兰阴性菌也有抑制作用。作用机制与大环内酯类相同,均能与核糖体50S亚基结合,抑制细菌蛋白质的合成。两药能与红霉素、氯霉素相互竞争结合部位,故不能合用。

【临床应用】 主要用于敏感菌引起的急、慢性骨髓炎、关节、呼吸和泌尿系统感染。可作为青霉素类或头孢菌素类等耐药感染、金黄色葡萄球菌引起的骨髓炎的首选药。亦可用于各种厌氧菌、或厌氧菌与需氧菌引起的混合感染。

【不良反应和用药护理】 口服或注射均可引起胃肠道反应,表现为恶心、呕吐、腹泻等。少数病人由于长期用药,使部分正常肠道菌被抑制,而不敏感细菌(主要是难辨梭状芽孢杆菌)过度繁殖,产生大量的坏死性毒素,导致潜在致死性伪膜性肠炎,表现为发热、腹泻、腹痛等,以林可霉素多见。少数病人可有过敏反应,大多为轻度皮疹、瘙痒或药热等。也可出现一过性粒细胞减少和血小板减少。

第三节 万古霉素类

万古霉素类抗生素包括万古霉素(vancomycin)、去甲万古霉素(norvancomycin)和替考拉宁(teicoplanin),均属糖肽类抗生素。

万古霉素、去甲万古霉素和替考拉宁

三药抗菌作用、作用机制和排泄途径均相似。万古霉素类口服难吸收,肌内注射可使注射局部剧烈疼痛和组织坏死,故临床上多用静脉给药。体内分布广,各组织及体液中均可达有效浓度,但胆汁中浓度较低。可通过胎盘,但难透过血-脑脊液屏障,在脑膜发炎时则可通过血-脑屏障,进入脑脊液并达有效浓度。约90%以上由肾排泄,其余少量经胆汁排泄。万古霉素和去甲万古霉素的$t_{1/2}$约6小时,肾功不全时可延长为7天左右。替考拉宁的$t_{1/2}$则更长,在肾功正常者中可长达47~100小时。

【抗菌作用】 本类药物对革兰阳性菌作用强,尤其是对革兰阳性球菌有强大的杀菌作用,包括敏感的葡萄球菌、耐甲氧西林的金黄色葡萄球菌(MRSA)、耐甲氧西林的表皮葡萄球菌(MRSE)、草绿色链球菌、肺炎链球菌及肠球菌等;与氨基苷类抗生素合用对肠球菌等具有协同杀菌作用;对厌氧菌、难辨梭状芽孢杆菌亦有良好作用;对炭疽芽孢杆菌、白喉杆菌、破伤风杆菌等亦敏感。多数革兰阴性菌对万古霉素类则具耐药性。

通过与细菌细胞壁上肽聚糖末端的 D-丙氨酰-D-丙氨酸紧密结合,抑制肽聚糖的交叉连接,从而抑制细胞壁的合成,造成细胞壁缺损而呈杀菌作用,尤其对正在分裂的细菌呈快速杀菌作用。

【临床应用】 仅用于严重的革兰阳性菌感染,如对其他抗生素耐药和疗效差的金黄色葡萄球菌引起的感染,特别是对 MRSA、MRSE 感染和耐青霉素类的肺炎链球菌感染效果佳。

【不良反应和用药护理】

1.耳毒性 主要表现为听力减退、耳鸣、甚至耳聋,及早停药可恢复。发生率较少,在肾功能不全者或用药剂量过大时可发生,一般在血药浓度超过 0.06~0.1mg/ml 时发生,老年病人使用万古霉素时易引起耳毒性,应调整剂量。用药期间应定期检查听力,且避免与氨基苷类抗生素合用。孕妇、哺乳期妇女慎用。

2.肾毒性 常在与氨基苷类抗生素合用时出现,通常表现为蛋白尿、管型尿等,严重时可出现少尿、血尿、甚至肾功能衰竭。老年病人易引起肾毒性,需使用万古霉素时应调整剂量,用药期间应定期检查尿常规。

3.过敏反应 偶可致皮疹甚至过敏性休克。快速大量静脉注射万古霉素时可出现"红人综合征"(或"红颈综合征"),症状有颈根部、上肢及上身等处皮肤发红、皮疹,心跳加速和低血压等,可能与静脉注射过快引起组胺释放有关,可用抗组胺药和肾上腺皮质激素治疗。

【制剂和用法】

红霉素 片剂:0.1g,0.125g,0.25g。成人,口服,一次 0.2~0.5g,1 日 4 次。小儿,1 日 30~50mg/kg,分 3~4 次。注射剂:0.25g,0.3g。用其乳糖酸盐一次 0.3~0.6g,1 日 3~

4次,一般用5%葡萄糖液稀释后静脉滴注。

乙酰螺旋霉素 片剂:0.1g,0.2g。成人,口服,1日0.8~1.2g,分3~4次服用。小儿,1日15~30mg/kg,分3~4次口服。

吉他霉素 片剂:0.1g。成人,口服,1日0.8~1.2g,分4~6次用。注射剂:0.2g。静脉注射1日0.4~0.8g,分2次,将一次用量溶入0.9%氯化钠液或5%葡萄糖液中,缓慢滴入。

麦迪霉素 片剂:0.1g。成人,口服,1日0.8~1.2g,分3~4次服用。小儿,1日30mg/kg,分3~4次口服。

交沙霉素 片剂:0.1g。成人,口服,1日0.8~1.2g,分3~4次口服。小儿,1日量为30mg/kg,分3~4次。

阿齐霉素 片剂:0.25g,0.5g。成人,口服,1日1次服用0.5g,连续3日,或第1日0.5g,第2~5日,每日0.25g。儿童,每次10mg/kg,1日1次,连用3日。注射剂:0.5g。1日1次,每日0.5g,用注射用水5ml溶解后,加入0.9%氯化钠液或5%葡萄糖液中,使成1~2mg/ml浓度,静脉滴注1~2小时,症状控制后可改为口服治疗。

罗红霉素 片剂:0.15g,0.25g,0.3g。成人,口服,每次0.15g,1日2次,餐前服用。儿童,每次2.5~5mg/kg,1日2次。严重肝硬化者,每日0.15g。

林可霉素 片剂:0.25g,0.5g。成人,口服,1次0.25~0.5g,1日3~4次。儿童,1日30~50mg/kg,分3~4次。注射剂:0.2g/2ml,0.6g/2ml。肌内注射或静脉注射,成人,1次0.6g,1日2~3次。小儿,1日10~20mg/kg,分2~3次。静脉滴注,成人,1次0.6g,溶于100~200ml输液内,滴注1~2小时,每8~12小时1次。

克林霉素 胶囊剂:0.075g,0.15g。成人,口服,1日0.6~1.2g,分3~4次服用;小儿,1日量为10~20mg/kg,分3~4次服。注射剂:0.15g,0.3g,0.6g。成人,肌内注射或静脉注射,1日0.6~1.8g,1日2~4次。严重感染可用到1日4.8g。

万古霉素片剂:0.25g。口服,成人,1日2.0g,分4次服。注射剂:0.5g。静脉滴注,成人,1日1~2g,儿童,1日20~40mg/kg,分2~4次用,一般稀释后缓慢滴注。

去甲万古霉素注射剂:0.4g。成人,1日0.8~1.6g,分2次静脉滴注。小儿,1日16~24mg/kg,一次或分次静脉滴注。滴注速度应缓慢。

本章小结

大环内酯类分为一代和二代大环内酯类抗生素。红霉素对革兰阳性菌、白喉杆菌、革兰阴性菌如军团菌、脑膜炎奈瑟菌、淋病奈瑟菌、流感杆菌、百日咳鲍特菌、布鲁菌等高度敏感,对某些螺旋体、肺炎支原体、立克次体、衣原体及螺杆菌也有抗菌作用。临床用于治疗以上敏感菌引起的感染。阿奇霉素除与红霉素有相似的应用外,还用于治疗泌尿生殖系统感染。

林可霉素类抗菌谱与红霉素相似,抗菌作用机制与红霉素相同,主要用于敏感菌引起的急、慢性骨髓炎、关节、呼吸和泌尿系统感染,是治疗金黄色葡萄球菌引起的骨髓炎的首选药。

万古霉素类抗生素因严重的不良反应,仅用于耐青霉素类和耐头孢菌素类的革兰阳性菌感染,特别是MRSA和MRSE所致感染。

本章关键词:红霉素;阿奇霉素;罗红霉素;林可霉素;抗菌作用;临床应用;不良反应;用药护理。

课后思考

1. 简述大环内酯类和林可霉素类抗生素的作用特点和临床应用。
2. 简述万古霉素类抗生素的临床应用和主要不良反应。
3. 尚某,男,12岁。在玩耍时不慎摔倒,造成开放性胫骨骨折。手术后第15天,患儿出现高热、寒战、烦躁不安,患肢持续疼痛。经X线摄片检查,诊断:化脓性骨髓炎。请问:①选用何类药物治疗较好?说明原因。②用药护理应注意什么?

(文继月)

第三十六章

氨基苷类和多黏菌素类

案例

吴某,男,16岁。因患有肺结核,给予硫酸链霉素肌内注射治疗,1日1次,一次0.5g,并配合使用其他抗结核药物。用药20天以后,病人出现眩晕、恶心、耳鸣等症状,但没有引起重视。1个月后病人两耳听力严重减退。

问题:
1. 造成听力严重减退的最可能的原因是什么?
2. 为避免不良反应的发生,用药护理应注意什么?

本章学习目标

1. 掌握氨基苷类抗生素的共性。
2. 熟悉链霉素、庆大霉素和阿米卡星的作用、临床应用、不良反应和用药护理。
3. 了解多黏菌素类药物的作用特点和临床应用。
4. 树立高度责任心,指导病人合理用药,防止氨基苷类药物毒性作用的产生。

第一节 氨基苷类

氨基苷类(aminoglycosides)抗生素是由氨基糖分子与氨基环醇以苷键连接而成的药物。包括两大类:一类是天然药品,由链霉菌和小单胞菌产生,如链霉素、卡那霉素、妥布霉素、大观霉素、新霉素、庆大霉素、西索米星、小诺米星、阿司米星等;另一类为半合成药品,如阿米卡星、奈替米星、依替米星等。

一、氨基苷类的共性

1. 本类药物均为碱性化合物,临床常应用其硫酸盐,易溶于水,性质稳定。在碱性环境中抗菌活性增强,故治疗泌尿道感染时可加服碳酸氢钠。

2. 本类药物口服难吸收,仅用于肠道感染。全身感染必须注射给药,肌内注射吸收迅速而完全,30~90分钟即可达高峰浓度。主要分布在细胞外液,在体内不被代谢灭活,约90%

以原形经肾排泄,治疗泌尿系统感染效果较好。

3. 抗菌谱较广,对革兰阴性杆菌作用强于革兰阳性菌,部分药物对金黄色葡萄球菌、铜绿假单胞菌和结核分枝杆菌有作用。抗菌机制主要是抑制细菌蛋白质合成的整个过程,属于静止期杀菌剂。

4. 细菌对本类药物产生耐药性主要的机制是其产生了钝化酶,包括乙酰转移酶、核苷转移酶和磷酸转移酶,分别作用于相关碳原子上的 NH_2 和 OH 基团,使之生成无效物。本类药物之间有部分或完全交叉耐药性。

5. 共同的不良反应

(1)耳毒性　包括前庭神经和耳蜗神经损害。其中前庭神经损害出现较早,表现为眩晕、恶心、呕吐、共济失调、眼球震颤等。耳蜗神经损害出现较迟,表现为耳鸣、听力减退,严重者可致耳聋。氨基苷类药物在内耳淋巴液中较高的药物浓度影响了内耳柯蒂器内、外毛细胞的能量产生和利用,引起细胞膜上 Na^+-K^+-ATP 酶功能障碍,造成毛细胞损害,从而引起耳毒性。为防止和减少耳毒性的发生,应用本类药物期间,应注意询问病人有无眩晕、耳鸣等早期症状,并进行听力监测。一旦出现早期症状,应立即停药。避免与有耳毒性的药物如高效利尿药、甘露醇、万古霉素等合用。避免与能掩盖耳毒性的药物如苯海拉明等抗组胺药合用。不宜用于原有听力减退病人。孕妇注射本类药物可致新生儿听觉受损,应禁用。

(2)肾毒性　氨基苷类抗生素是诱发药源性肾损害的最常见因素。此类药物主要以原形经肾排泄,尿中药物浓度高,可在肾皮质大量积聚,导致肾小管尤其是近曲小管上皮细胞溶酶体破裂,线粒体损害,钙调节转运过程受损,轻则引起肾小管肿胀,重则产生急性坏死。通常表现为蛋白尿、管型尿、血尿等,严重时可导致无尿、氮质血症和肾衰竭。为减少肾毒性的发生,用药期间应定期进行肾功能检查,一旦出现肾功能损害,应调整用量或停药。避免与有肾损害的药物如磺胺药、呋塞米等合用。老年人及肾功能不全者禁用。

(3)过敏反应　可引起嗜酸性粒细胞增多、皮疹、发热等症状,也可发生过敏性休克。故注射前应询问药物过敏史,并做皮试,备好抢救药物。其抢救措施与抢救青霉素过敏相同,并静脉注射钙剂。

(4)神经肌肉麻痹　常见于大剂量腹膜内或胸膜内应用或静脉滴注过快,偶见于肌内注射。表现为心肌抑制、血压下降、四肢无力、呼吸困难、甚至呼吸停止。可能是由于药物与突触前膜钙结合部位结合,抑制神经末梢乙酰胆碱释放,造成神经肌肉接头处传导阻滞而出现上述症状。此毒性反应临床上常被误诊为过敏性休克。抢救时应立即静脉注射新斯的明和钙剂,其他措施同抢救休克。临床用药时,避免合用肌肉松弛药、全麻药等。血钙过低、重症肌无力等病人禁用或慎用本类药物。

二、常用氨基苷类药

链霉素

链霉素(streptomycin)是 1944 年从链丝菌培养液中分离获得并用于临床的第一个氨基苷类抗生素,也是第一个用于治疗结核病的药物。链霉素口服吸收极少,肌内注射吸收快,达峰时间为 30～45 分钟,血浆蛋白结合率为 35%。90% 可经肾小球滤过而排出体外,$t_{1/2}$ 为 5～6 小时。

【抗菌作用和临床应用】 对结核分枝杆菌作用最强,对革兰阴性杆菌如鼠疫耶尔森菌、布鲁菌、大肠埃希菌、克雷伯菌属、肺炎杆菌等有较强的抗菌作用;除少数金黄色葡萄球菌外,对其余的革兰阳性菌抗菌活性低;对铜绿假单胞菌和其他革兰阴性杆菌的抗菌活性最低。

临床上是治疗兔热病和鼠疫的首选药,特别是与四环素联合用药,是治疗鼠疫最有效的手段。也用于治疗多重耐药的结核病。与青霉素合用可治疗溶血性链球菌、草绿色链球菌及肠球菌等引起的心内膜炎。

【不良反应和用药护理】 易引起过敏反应,多表现为皮疹、发热、血管神经性水肿等,也可引起过敏性休克,通常于注射后10分钟内出现,虽然发生率较青霉素低,但死亡率较青霉素高。常见耳毒性,且前庭反应较耳蜗反应出现早,发生率亦高;其次为神经肌肉麻痹。肾毒性少见,其发生率较其他氨基苷类抗生素低。毒性反应与用药剂量大小和疗程长短有关,如果每日剂量不超过1g,疗程不超过1个月,一般是安全的。

庆大霉素

庆大霉素(gentamicin)是从小单胞菌的培养液中分离获得的,水溶液稳定,口服吸收极少,主要通过肌内注射或静脉滴注给药。不易透过血-脑屏障,主要以原形经肾排泄,$t_{1/2}$为2~3小时,肾功能不全时可明显延长。

【抗菌作用】 抗菌谱较广,对革兰阴性菌有良好的抗菌作用,如大肠埃希杆菌、产气荚膜梭菌、克雷伯杆菌、奇异变形菌、沙门杆菌和志贺菌等。革兰阳性菌中金黄色葡萄球菌有一定敏感性。

【临床应用】 庆大霉素是治疗革兰阴性杆菌感染的主要抗菌药,如敏感菌引起的败血症、骨髓炎、肺炎、腹腔感染、脑膜炎等。与羧苄西林等广谱半合成青霉素或头孢菌素联合应用,可治疗铜绿假单胞菌感染。

【不良反应和用药护理】 肾毒性最严重且较多见,耳毒性以损害前庭功能多见,偶见过敏反应和休克。

阿米卡星

阿米卡星(amikacin),又称丁胺卡那霉素,为卡那霉素(kanamycin)的半合成衍生物。肌内注射经45~90分钟血药浓度达峰值,静脉滴注经15~30分钟血药浓度达峰值。在体内不被代谢,主要以原形经肾排泄,$t_{1/2}$为2~2.5小时。

【抗菌作用和临床应用】 阿米卡星是氨基苷类中抗菌谱最广的一种抗生素,对革兰阴性杆菌中的铜绿假单胞菌、变形杆菌、沙门菌属、大肠埃希菌、克雷伯菌属、不动杆菌属以及金黄色葡萄球菌、结核分枝杆菌等均有较强的抗菌活性,但作用比庆大霉素弱。该类药物与β-内酰胺类抗生素联合可获得协同作用。

临床主要用于治疗革兰阴性杆菌感染,如菌血症、心内膜炎、急性支气管炎、肺炎、胸膜炎、复发性尿路感染及妇科感染等,亦可用于对庆大霉素耐药的革兰阴性杆菌所致感染。

【不良反应和用药护理】 耳毒性主要表现为耳蜗神经损害,发生率为13.9%,比庆大霉素略明显。肾毒性与庆大霉素相似。

奈替米星

奈替米星(netilmicin)，又名乙基西索霉素，为半合成衍生物，属新的氨基苷类抗生素。

【抗菌作用和临床应用】 奈替米星具有广谱抗菌作用，对铜绿假单胞菌、大肠埃希菌、克雷伯菌属、沙门菌属、变形杆菌等均具有强大的抗菌活性，对葡萄球菌和其他革兰阳性球菌的作用强于其他氨基苷类。其显著特点是对多种氨基苷类钝化酶稳定，因而对耐其他氨基苷类药物的革兰阴性杆菌及耐青霉素类的金黄色葡萄球菌感染有较好抗菌活性。与β-内酰胺类抗生素合用对金黄色葡萄球菌、铜绿假单胞菌、肺炎杆菌和肠球菌属等均有协同作用。

主要用于治疗各种敏感菌引起的尿路、肠道、呼吸道及创口等部位的严重感染。与β-内酰胺类抗生素合用可用于儿童及成人粒细胞减少伴发热病人。

【不良反应和用药护理】 耳、肾毒性发生率较低，损伤程度较轻，在常用氨基苷类中最低，但仍应注意。孕妇禁用，哺乳期妇女用药期间应停止哺乳。

妥布霉素

妥布霉素(tobramycin)，又名艾诺。

【抗菌作用和临床应用】 抗菌谱与庆大霉素相近，对革兰阴性杆菌中的铜绿假单胞菌、沙门菌属、大肠埃希菌、克雷伯菌、吲哚阴性和阳性变形杆菌等作用较强，对铜绿假单胞菌的抗菌作用比庆大霉素强3～5倍，对其他革兰阴性杆菌则弱于庆大霉素。

临床主要用于铜绿假单胞菌引起的感染，如烧伤、败血症等。

【不良反应和用药护理】 可致肾功能损害，对肾功能不全者，应进行血药浓度监测。一个疗程不超过7～10天。对氨基苷类过敏者禁用。

第二节 多黏菌素类

多黏菌素类(polymyxins)是一组从多黏杆菌培养液中提取获得的多肽类抗生素，含有多黏菌素A、B、C、D、E、M几种成分，临床应用的是多黏菌素B(polymyxin B)、多黏菌素E(polymyxin E，colistin，抗敌素)和多黏菌素M(polymyxin M)，多用硫酸盐制剂。

多黏菌素类

本类药物口服不易吸收，应肌内注射给药。肌内注射后2小时血药浓度达峰值，有效血药浓度可维持8～12小时，$t_{1/2}$约为6小时。肾功能不全者消除减慢，$t_{1/2}$可达2～3天。广泛分布于全身组织，其中肝、肾的浓度最高，并可保持较长时间。不易扩散到胸腔、腹腔、关节腔，也不易进入脑内，胆汁中的浓度较低，主要经肾排泄。

【抗菌作用】 抗菌范围窄，仅对某些革兰阴性杆菌具有强大抗菌活性，如大肠埃希菌、肠杆菌属、克雷伯菌属及铜绿假单胞菌属等呈高度敏感。志贺菌属、沙门菌属、真杆菌属、流感嗜血杆菌、百日咳鲍特菌及除脆弱类杆菌外的其他类杆菌等也较敏感。但对变形杆菌、脆弱杆菌、革兰阴性球菌、革兰阳性菌和真菌等无抗菌作用。与利福平、磺胺类和TMP合用具有协同抗菌作用。多黏菌素B的抗菌活性高于多黏菌素E。

多黏菌素类抗生素结构中带阳性电荷的游离氨基，能与革兰阴性杆菌细胞膜磷脂中带阴性电荷的磷酸根结合，形成复合物，而亲脂链插入膜内脂肪酸链之间，解聚细胞膜结构，增加细菌细胞膜通透性,从而使细胞内磷酸盐、核苷酸等成分外漏,导致细菌死亡。

【临床应用】 主要用于敏感细菌和耐药菌引起的严重感染。如耐药铜绿假单胞菌引起的严重感染,以及败血症、腹膜炎、呼吸道、胆道、尿道和烧伤后感染。

【不良反应和用药护理】 常用量即可出现明显不良反应,总发生率高达25%,主要表现在肾脏和神经系统两个方面,其中多黏菌素B比多黏菌素E多见。

1. 肾毒性 常见且突出,主要损伤肾小管上皮细胞,表现为蛋白尿、血尿、管型尿、氮质血症,严重时出现急性肾小管坏死、肾衰。多发生于用药后4天,及时停药后部分可恢复,部分可持续1~2周。腹腔透析不能消除药物,血液透析可以消除部分药物。

2. 神经毒性 损害程度不同,轻者表现为头晕、面部麻木和周围神经炎,重者出现意识混乱、昏迷、共济失调、可逆性神经肌肉麻痹等,停药后可消失。

3. 其他 过敏反应包括瘙痒、皮疹、药热等,吸入给药可引起哮喘,肌内注射可致局部疼痛,静脉给药可引起静脉炎。偶可诱发粒细胞减少和肝毒性。

【制剂和用法】

链霉素 片剂:0.1g,0.5g。口服,成人,1日1~3g,1日3~4次。儿童,1日60~80mg/kg,分4次服。注射剂:0.5g,0.75g。成人,1日0.5~0.75g,1日1~2次。儿童,1日15~30mg/kg,分1~2次肌内注射。

庆大霉素 片剂:2万U,4万U。成人,口服,1日16万~24万U;儿童,1日1万~1.5万U/kg,分4次服。注射剂:2万U,4万U,8万U。成人,1日16万~24万U,儿童,1日3000~5000U/kg,分3~4次肌内注射。滴眼剂:4万U/8ml,每次1~2滴,1日3~4次滴眼。

卡那霉素 成人1日1.0~1.5g,儿童1日20~30mg/kg,分2~3次肌内注射。静脉滴注用,剂量同肌内注射。疗程一般不超过10~14天。

妥布霉素 注射剂:40mg,80mg。成人或儿童,每次1.5mg/kg,每8小时1次,肌内或静脉注射,1日总量不超过5mg/kg,疗程一般不超过10~14天。

阿米卡星 注射剂:0.1mg,0.2mg。成人,1日1.0~1.5g,小儿,1日4~8mg/kg,分1~2次肌内注射。静脉滴注剂量同肌内注射,不可静脉注射。

西索米星 注射剂:75mg,100mg。成人,全身性感染1日用3mg/kg,分3次肌内注射。尿道感染可按1日2mg/kg,分2次肌内注射。疗程不超过7~10天。

奈替米星 注射剂:150mg。成人,1日用4~6mg/kg,严重感染7.5mg/kg,分2~3次肌内注射;儿童1日按6~7.5mg/kg,分3次给予。

新霉素 片剂:0.1g,0.25g。口服,成人,1次0.25~0.5g,1日3~4次。儿童1日25~50mg/kg,分4次口服。滴眼剂:4万U/8ml,每次1~2滴,1日3~4次滴眼。

大观霉素 注射剂:2g。成人,1次2g溶于3.2ml特殊稀释液(0.9%苯甲醇溶液)深部肌内注射,每日1~2次,每日总量不超过4g。

多黏菌素B 注射剂:50万U,100万U(含丁卡因者供肌内注射,不含丁卡因者供静脉滴注)。成人,1日100万~150万U,儿童,1日1.5万~2.5万U,分2~3次肌内注射。静脉滴注:成人,1次100万~150万U,儿童,1日1.5万~2.5万U/kg,分1~2次静脉滴注。

多黏菌素E 注射剂:50万U,100万U,300万U。成人,1日50万~100万U,儿童,1日1.0~2.0万U,分2~3次肌内注射或静脉滴注,疗程一般不超过7~14天。鞘内注射,成人,1次1万U,儿童,1次5000U。

本章小结

　　氨基苷类抗生素分为天然药品和半合成药品。他们具有共同的不良反应,即耳毒性、肾毒性、过敏反应和神经肌肉麻痹。氨基苷类通过抑制细菌蛋白质的合成而产生抗菌作用,抗菌谱广,对 G^- 杆菌的作用强于 G^+ 菌,为静止期杀菌剂。阿米卡星和庆大霉素常用于治疗 G^- 杆菌包括铜绿假单胞菌引起的感染。

　　多黏菌素类药物抗菌范围窄,且不良反应严重,仅用于对其他抗生素耐药而对本药敏感的铜绿假单胞菌引起的严重感染。

　　本章关键词:氨基苷类共性;链霉素;庆大霉素;阿米卡星;多黏菌素;抗菌作用;临床应用;不良反应;用药护理。

课后思考

1. 氨基苷类抗生素的共性是什么?
2. 氨基苷类抗生素的临床应用有哪些?
3. 陶某,男,36岁。近日发热、畏寒、头痛、全身酸痛,并伴有尿急、尿频、尿痛等膀胱刺激症状,到医院就诊。查:T 39℃,肾区叩痛,有压痛。尿外观米汤样混浊,镜下 WBC>10个(正常尿液 WBC≤5个/HP),尿蛋白++(正常尿蛋白定性为阴性)。诊断:急性肾盂肾炎。请问:①可选择哪些药物给予治疗?②药物会引起哪些不良反应?③用药护理应注意什么?

(文继月)

第三十七章

四环素类和氯霉素

案例

朱某,男,7岁。近2周有鼻咽炎、低热、肌酸痛和头痛等症状,并有顽固持久性剧咳,伴少量黏痰。X线摄片有明显肺炎性阴影。诊断:支原体肺炎。医生给予四环素治疗。

问题:
1. 本案例选用四环素治疗是否合理?
2. 使用四环素时用药护理应注意什么?

本章学习目标

1. 熟悉四环素、氯霉素的作用特点、临床应用、不良反应和用药护理。
2. 了解四环素类其他抗生素的作用特点和临床应用。
3. 培养认真、仔细的工作态度,具有指导病人合理用药的能力。

第一节 四环素类

四环素类(tetracyclines)抗生素分为天然品和半合成品两类。天然品有四环素(tetracycline)和土霉素(oxytetracycline)等;半合成品有多西环素(doxycycline)和米诺环素(minocycline)等。

一、天然四环素类

四环素和土霉素

【体内过程】 口服可吸收,但不完全,食物如牛奶、奶制品等会影响吸收,易与Mg^{2+}、Ca^{2+}、Fe^{2+}、Al^{3+}等多价阳离子形成络合物,使吸收减少。酸性药物如维生素C可促进四环素吸收。碱性药、H_2受体阻断药或抗酸药可降低药物溶解度而影响吸收。吸收后广泛分布于各组织和体液中,易透入胸腔、腹腔、胎儿循环及乳汁中,也可沉积于骨及牙组织内,不易透过血-脑屏障。四环素口服后 2~4 小时血药浓度可达峰值,半衰期约为 8.5 小时。土霉素半衰期稍长,约为 9.6 小时。口服均为 1 日 4 次,每次 0.5g。增加剂量并不增高血药浓度,仅增加粪便内的排泄量。口服给药时约 60% 以原形经肾排泄,有利于治疗泌尿系统感染。肾功能损害者因可加重氮质血症而不宜应用。口服及注射给药均可形成肝肠循环,使作用时间延长。胆汁中浓度为血药浓度的 10~20 倍,有益于治疗胆道感染。

【抗菌作用】 抗菌谱广,对革兰阳性菌、革兰阴性菌、立克次体、支原体、衣原体、螺旋体、放线菌及阿米巴原虫等均有抑制作用。但对革兰阳性菌作用不如青霉素类及头孢菌素类,对革兰阴性菌作用不如氨基苷类、氯霉素和喹诺酮类。抗菌作用的强弱依次为:米诺环素>多西环素>四环素>土霉素。

其抗菌作用的主要机制是与敏感菌核糖体 30S 亚基结合,抑制蛋白质合成。属于速效抑菌药,高浓度时也有杀菌作用。

【临床应用】 临床应用较少,主要用于:①立克次体感染(斑疹伤寒、恙虫病等),首选四环素;②支原体感染(支原体肺炎和泌尿生殖系统感染等),首选四环素类;③衣原体感染(鹦鹉热、沙眼和性病淋巴肉芽肿等)及某些螺旋体感染(回归热),可选四环素类;④敏感的革兰阳性球菌或革兰阴性杆菌引起的轻症感染;⑤土霉素可用于治疗急性肠内阿米巴病,金霉素外用制剂可用于治疗结膜炎和沙眼等。

【不良反应和用药护理】

1. 胃肠道刺激 可引起恶心、呕吐、上腹部不适、食管烧灼感及腹泻等症状。饭后服或与食物同服可减轻,但影响药物吸收。不宜与牛奶、奶制品或含有 Mg^{2+}、Ca^{2+}、Fe^{2+}、Al^{3+} 等多价阳离子食物同服。与抗酸药同服,应至少间隔 2~3 小时。

2. 二重感染 长期应用四环素类广谱抗生素,敏感菌被抑制,不敏感菌乘机大量繁殖,破坏了菌群共生的平衡状态,形成新的感染,称为"二重感染"或"菌群交替症"。常见的有两种:①真菌感染:多为白色念珠菌引起,表现为鹅口疮、肠炎,一旦出现,应立即停药,并同时用抗真菌药物治疗;②假膜性肠炎:与肠道难辨梭菌产生的毒素有关,表现为肠壁坏死、体液渗出、剧烈腹泻甚至脱水或休克等,一旦发生,应立即停药,并选用万古霉素或甲硝唑治疗。为避免二重感染,年老、体弱、免疫功能低下、合用糖皮质激素者慎用。

3. 影响骨、牙生长 四环素类药物能与新形成的骨骼和牙齿中的钙离子结合,造成恒齿永久性棕色色素沉着(俗称牙齿黄染)、牙釉质发育不全,还可抑制婴儿骨骼发育。孕妇、哺乳期妇女及 8 岁以下儿童禁用四环素和其他四环素类药物。

4. 其他 长期大量使用四环素可引起严重肝损害或加重原有的肾损害,肝、肾功能不全者禁用;偶见皮疹、药热、血管神经性水肿等过敏反应。肌内注射刺激性大,可致局部红肿、硬结、甚至坏死。静脉滴注易引起静脉炎。

二、半合成四环素类

多西环素

多西环素(doxycycline),又名强力霉素。口服吸收迅速而完全,吸收受食物影响较小,但仍受金属离子的干扰,需分开服用。分布广泛,脑脊液中浓度也较高。大部分随胆汁进入肠腔排泄,少量药物经肾排泄,肾功能减退时粪便中药物的排泄量增多,故肾衰竭时也可使用。经胆汁排入胆道时有肠肝循环,经肾排泄时又可被重吸收,故半衰期长达20h,有效血药浓度可维持24小时,一般细菌感染每日服药一次即可。

【抗菌作用和临床应用】 抗菌谱和四环素基本相同,但抗菌作用强于四环素2～10倍,具有强效、速效、长效的特点,对土霉素或四环素耐药的金黄色葡萄球菌对本药仍敏感。

临床主要用于敏感菌感染的治疗,也用于酒糟鼻、痤疮、前列腺炎、慢性气管炎和肺炎等疾病的治疗。本药是四环素类药物中的首选药。

【不良反应和用药护理】 常见胃肠道刺激症状,除恶心、呕吐、腹泻外,尚有舌炎、口腔炎和肛门炎等,应饭后服用。口服药物时,应以大量水送服,并保持直立体位30分钟以上,以避免引起食管炎。也可引起皮疹,二重感染较少见。

米诺环素

米诺环素(minocycline),又名二甲胺四环素。脂溶性高,口服吸收迅速而完全,组织穿透力强,分布广泛,在脑脊液的浓度高于其他四环素类,主要通过肝代谢,尿中及粪便中的排泄量显著低于其他四环素类。可长时间滞留于脂肪组织,半衰期约16～18小时,肾功能不全者,半衰期略延长。

【抗菌作用和临床应用】 抗菌谱与四环素相似,抗菌作用在四环素类中最强,具有高效和长效的特点。

临床主要用于敏感菌、衣原体、支原体、螺旋体、立克次体等引起的泌尿道、呼吸道、胆道、乳腺及皮肤软组织感染。

【不良反应和用药护理】 易引起光感性皮炎,还可产生独特的前庭反应,表现为恶心、呕吐、眩晕、共济失调等症状,首剂服药可迅速出现,女性多于男性。停药24～48小时后症状可消失。用药期间不宜从事高空作业、驾驶和机器操作。由于有其他更安全有效的药物,故一般不推荐作首选药用。

第二节 氯霉素

氯霉素

氯霉素(chloramphenicol)口服吸收快而完全,肌内注射吸收仅是口服量的50%～70%,一般常采用口服给药,静脉给药一旦病情好转,应立即改为口服。广泛分布至各组织和体液中,脑脊液中分布浓度较其他抗生素高,主要在肝内与葡萄糖醛酸结合,代谢产物和10%的原形药物由尿中排出,在泌尿系统可达到有效抗菌浓度。半衰期约为3小时,肾功能受损、严重肝功能不全者半衰期延长。

【抗菌作用和临床应用】 氯霉素属广谱抗生素,对革兰阳性和革兰阴性菌均有抑制作用,对后者作用较强,尤其对伤寒沙门菌、流感嗜血杆菌作用最强,在高浓度时有杀菌作用;对厌氧菌(脆弱类杆菌)、百日咳杆菌、布鲁杆菌也有较强作用;对革兰阳性球菌作用不如青霉素和四环素;对立克次体、沙眼衣原体、肺炎支原体等也有较好的作用。其抗菌机制是通过与敏感菌核糖体50S亚基结合,抑制菌体蛋白质合成。

临床主要用于:①沙门菌所致伤寒、副伤寒;②对多西环素过敏、肾功能不全、妊娠期妇女和8岁以下儿童或须注射用药的立克次体感染;③不能使用青霉素类药物或对其他药物耐药而疗效不佳的脑膜炎；④对多药耐药的流感嗜血杆菌感染；⑤局部滴眼用于各种敏感菌所致的眼内感染、全眼球感染、沙眼和结膜炎等。

【不良反应和用药护理】

1. 抑制骨髓造血功能　是应用受到限制的主要原因，临床主要表现为：一是与剂量和疗程有关的可逆性骨髓抑制，出现为白细胞和血小板减少，并可伴贫血，一旦发生及时停药，可逐渐恢复；二是不可逆的再生障碍性贫血，与剂量和疗程无直接关系，可能是由药物变态反应所致或药物抑制骨髓细胞线粒体内蛋白质的合成所致，可有数周至数月潜伏期，不易早期发现。表现为皮肤瘀点、瘀斑、鼻出血等出血倾向及高热、咽痛等感染症状。发生率低，但一旦发生，常难逆转，病死率高，少数存活者可发展为粒细胞性白血病，妇女、儿童及肝、肾功能不全者发生率偏高。因此，使用本药时应注意：①严格选择适应证；②用药期间定期检查血象，发生异常立即停药；③剂量每日不超过1g，疗程一般不超过5~7天；④避免反复用药。

2. 灰婴综合征　早产儿、新生儿日用量超过25mg/kg时，因肝葡萄糖醛酸转移酶活性不足及肾排泄能力低下所致的蓄积中毒，称为"灰婴综合征"，表现为腹胀、呕吐、呼吸不规则、进行性血压下降、面色灰紫、甚至循环衰竭而死亡。大龄儿童、成人、尤其是老年人应用过量(每日超过100mg/kg)时，也可发生类似症状。

3. 其他　可有胃肠道反应，表现为舌炎、口腔炎及恶心、呕吐等；长期或大量用药可致二重感染、视神经炎、周围神经炎和中毒性精神病等，老年及孕妇发生率较高；少数人可见皮疹、药热和血管神经性水肿等过敏反应，停药后多可消失。

【制剂和用法】

四环素　片剂或胶囊剂：0.25g。一次0.5g，1日3~4次。粉针剂：0.125g，0.25g，0.5g。1日1g，分1~2次，加入到5%~10%葡萄糖注射液中，浓度约0.1%，静脉滴注。现已少用。软膏剂：5g。眼膏剂：2.5g，10g。外用。

土霉素　片剂：口服，一次0.5g，一日3~4次。8岁以下小儿1日30~40mg/kg，分3~4次服用。

多西环素　片剂或胶囊剂：0.1g。首次0.2g，以后1日0.1~0.2g，分1~2次服。8岁以上儿童，首剂4mg/kg，以后一次2~4mg/kg，1日1~2次。

米诺环素　片剂：0.1g。一次0.1g，1日2次，首剂加倍。

氯霉素　片剂或胶囊剂：0.25g。一次0.25~0.5g，1日3~4次。小儿1日25~50mg/kg，分3~4次服。注射剂：0.125g，0.25g，0.5g。1日1~2g，分2次，静脉滴注；儿童1日25~50mg/kg，分2次静脉滴注。眼膏剂：1%，3%。滴眼液：8ml(20mg)。滴耳液：10ml(0.25g)。局部外用。

本章小结

四环素类抗生素分为天然品(四环素和土霉素)和半合成品两类(多西环素和米诺环素)，属广谱抗生素，但作用较弱，易产生胃肠道反应、二重感染、影响骨和牙齿的生长等不良反应。临床主要用于立克次体、支原体、衣原体和某些螺旋体等感染的治疗。

氯霉素也是广谱抗生素，因具有抑制的骨髓造血功能的严重不良反应，限制了其使用。临床主要用于局部滴眼，或用于对其他抗生素耐药的敏感菌感染。

两类药物都是通过抑制细菌蛋白合成而产生抗菌作用,属于快速抑菌药。

本章关键词:四环素;土霉素;多西环素;米诺环素;氯霉素;抗菌作用;临床应用;不良反应;用药护理。

课后思考

1. 四环素类药物的抗菌特点、临床应用、不良反应和用药护理分别是什么?
2. 简述氯霉素的抗菌特点、临床应用、不良反应和用药护理。
3. 闫某,男,33岁。居住在伤寒流行疫情区。近2周来出现高热、纳差伴腹胀、腹泻等症状,到医院就诊。查:神志清楚,表情冷漠。T 39℃,P 75次/分钟,胸部见淡红色斑丘疹,直径约3mm,压之褪色。WBC $4.0×10^9$/L,N 72%,L 28%。肥达反应"O"1:320,"H"1:320。诊断:伤寒。请问:①可选用何药进行治疗?②该药物产生的最严重的不良反应是什么?有何表现?③用药护理应注意什么?

(文继月)

第三十八章

人工合成抗菌药

案例

魏某,女,50岁。2天前出现尿频、尿急和尿痛,尿道有灼热感,到医院就诊。查:膀胱区压痛,尿道有脓性分泌物,T 38.2℃。尿常规检查白细胞增多,并有少许红细胞。诊断:急性细菌性膀胱炎。

问题:
1. 该病可选用哪些药物进行治疗?
2. 用药护理应注意什么?

本章学习目标

1. 掌握喹诺酮类药物共同的作用、作用机制、不良反应和用药护理。
2. 了解磺胺类药和甲氧苄啶的作用特点、临床应用和用药护理。
3. 具备人工合成抗菌药的基本知识,具有指导用药和做好用药护理的能力。

第一节 喹诺酮类药

喹诺酮类(quinolones)是人工合成的含 4-喹诺酮基本结构的药物(图 38-1)。

一、喹诺酮类药物的共性

喹诺酮类按发现时间的先后及其抗菌效能的不同,分为四代(表 38-1)。萘啶酸(nalidixic acid)是 1962 年临床应用的第一代喹诺酮类药,现已不用。第二代为 1973 年研制的吡哌酸(pipemidic acid),其抗菌活性强于萘啶酸,用于敏感菌导致的尿路感染与肠道感染,现已少用。第三代为 20 世纪 80 年代研制出的系列药物,主要特点是在 4-喹诺酮的主环 6 位引入氟原子(见图 38-1),包括氟哌酸(norfloxacin)、氧氟沙星(ofloxacin)、左氧氟沙星(levofloxacin)、环丙沙星(ciprofloxacin)等,也称氟喹诺酮类(fluoroquinolones)。第四代为 20 世纪 90 年代以后研制的新氟喹诺酮类药物,有莫西沙星(moxifloxacin)、司帕沙星(sparfloxacin)等。第三代和第四代药物具有口服吸收好、组织浓度高、抗菌谱广、抗菌作用强、不良反应少和与其他抗菌药无交叉耐药性等特点。

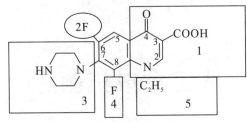

图 38-1 喹诺酮类构效关系示意图

1 处为喹诺酮类抗菌作用必需基本结构；2 处 C_6 位引入氟，抗菌作用明显增强；3 处 C_7 位引入哌嗪基，与抗铜绿假单胞菌有关；4 处 C_8 引入-F 或-Cl，口服吸收增加，使体内抗菌活性提高；5 处引入苯环或环状等基团，抗菌作用提高

表 38-1 喹诺酮类药物的分类

分代	代表药物	抗菌谱	临床应用
第一代	萘啶酸(nalidixic acid)	只对大肠埃希杆菌、痢疾杆菌、克雷伯杆菌和少部分变形杆菌有抗菌作用。	用于肠道感染，现已不用。
第二代	吡哌酸(pipemidic acid)	抗菌谱有所扩大，对肠杆菌属、枸橼酸杆菌、铜绿假单胞菌、沙门杆菌也有一定的抗菌作用。	用于敏感菌导致的尿路感染与肠道感染。现已少用。
第三代	氧氟沙星(ofloxacin)、左氧氟沙星(levofloxacin)、环丙沙星(ciprofloxacin)	抗菌谱进一步扩大，对葡萄球菌等革兰阳性菌也有抗菌作用，对革兰阴性菌的作用则进一步增强。	用于敏感菌导致的呼吸、泌尿、五官、胆囊、皮肤软组织等感染。现临床常用。
第四代	莫西沙星(moxifloxacin)、司帕沙星(sparfloxacin)	对革兰阳性菌抗菌活性增强，对厌氧菌包括脆弱拟杆菌作用增强，对典型病原体如肺炎支原体、肺炎衣原体、军团菌、结核分枝杆菌作用增强。保持抗革兰阴性菌的作用，不良反应更小。	用于敏感菌导致的呼吸、泌尿、生殖系统和胆囊、皮肤软组织等感染。

【抗菌作用和临床应用】 喹诺酮类属广谱杀菌药，尤其对革兰阴性菌具有强大的杀菌作用，其敏感菌有大肠埃希菌、流感嗜血杆菌、克雷伯菌属、沙门菌属、志贺菌属、变形杆菌属等；对革兰阳性菌如金黄色葡萄球菌、溶血性链球菌、肠球菌等也有良好抗菌作用；某些药物对铜绿假单胞菌、军团菌、结核分枝杆菌、衣原体、支原体及厌氧菌也有作用。临床用于以上敏感菌的感染。

喹诺酮类药物的抗菌机制主要是抑制 DNA 回旋酶和拓扑异构酶Ⅳ（图 38-2）。

1. DNA 回旋酶 是喹诺酮类抗革兰阴性菌的重要靶点。DNA 在复制和转录过程中，形成过多的正超螺旋，此时需要 DNA 回旋酶使其恢复负超螺旋结构。喹诺酮类药物作用于 DNA 回旋酶，抑制其切口功能和封口功能，阻碍细菌 DNA 合成，最终导致细菌死亡。

2. 拓扑异构酶Ⅳ 是喹诺酮类抗革兰阳性菌的重要靶点。DNA 复制后期，姐妹染色体的分离过程中,拓扑异构酶Ⅳ负责将环连的子代 DNA 解环连。喹诺酮类药物通过抑制拓扑异构酶Ⅳ,干扰细菌 DNA 复制。

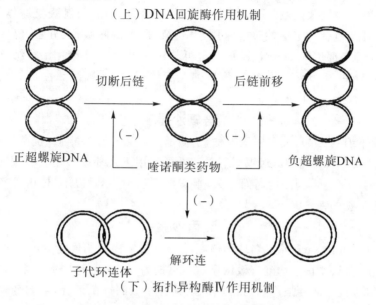

图 38-2　喹诺酮类药物的抗菌机制示意图

【不良反应和用药护理】　不良反应轻微,发生率较低,多数病人可以耐受。

1. 胃肠道反应　与剂量相关,常见食欲不振、恶心、呕吐、腹痛、腹泻等。
2. 神经系统反应　少数病人出现中枢兴奋症状,表现为烦躁、失眠、头痛、眩晕,甚至抽搐、惊厥、精神错乱等,但极罕见。精神病、癫痫病人禁用。
3. 过敏反应　可出现药疹、皮肤瘙痒和血管神经性水肿等。少数病人服用洛美沙星、氟罗沙星时,可诱发光敏性皮炎,表现为光照部位出现瘙痒性红斑,严重者皮肤糜烂、脱落。用药期间应避免日照。
4. 骨、关节损伤　对多种幼年动物负重关节的软骨有损伤作用,极少数青春期前病例出现可逆性关节痛。故孕妇及 14 岁以下儿童不宜使用。

二、常用喹诺酮类药

诺氟沙星

诺氟沙星(norfloxacin),又名氟哌酸,是第一个用于临床的氟喹诺酮类药。口服吸收率为 35%～45%,易受食物影响,空腹比饭后服药的血浓度高 2～3 倍,血浆蛋白结合率为 14%。体内分布广,组织浓度高,药物消除半衰期为 3～4 小时。

抗菌谱广,抗菌作用强,对革兰阳性和阴性菌均有良好抗菌活性,特别是对革兰阴性菌包括铜绿假单胞菌、大肠埃希杆菌、克雷伯杆菌、产气杆菌、淋病奈瑟菌等有强大的抗菌作用。主要用于泌尿系统、肠道、五官、妇科、外科和皮肤等感染。

氧氟沙星和左氧氟沙星

氧氟沙星(ofloxacin),又名氟嗪酸,口服吸收快而完全,生物利用度可达 89%,血药浓度高而持久,消除半衰期为 5～7 小时,药物体内分布广,尤以痰中浓度较高,70%～90% 药物经肾排泄,48小时尿中药物浓度仍可达到对敏感菌的杀菌水平,胆汁中药物浓度约为血药浓度的7倍左右。氧氟沙星为高效广谱抗菌药,对革兰阳性菌(包括对甲氧西林耐药的金黄色葡萄球菌)、革兰阴性菌(包括铜绿假单胞菌)均有较强作用,对肺炎支原体、淋病奈瑟菌、厌氧菌和结核杆菌也有一定活性。临床用于敏感菌所致的呼吸道、五官、泌尿道、皮肤和软组织、胆囊及胆管等部位的急、慢性感染。也可与异烟肼、利福平合用治疗结核病。

左氧氟沙星(levofloxacin)是氧氟沙星的左旋体,其体外抗菌活性是氧氟沙星的2倍。临床应用同氧氟沙星。

培氟沙星

培氟沙星(pefloxacin),又名甲氟哌酸,抗菌谱广与诺氟沙星相似,抗菌活性略逊于诺氟沙星,对军团菌及MRSA有效,对铜绿假单胞菌的作用不及环丙沙星。口服吸收好,生物利用度为90%～100%。血药浓度高而持久,半衰期可达10小时以上,体内分布广泛,尚可通过炎症脑膜进入脑脊液。

环丙沙星

环丙沙星(ciprofloxacin),又名环丙氟哌酸。口服生物利用度为38%～60%,血浓度较低,静脉滴注在组织、器官中达到有效浓度。半衰期为3.3～5.8小时,药物吸收后体内分布广泛。抗菌谱广,抗菌活性强。除与诺氟沙星具有相似的抗菌谱外,对耐药铜绿假单胞菌、MRSA、产青霉素酶淋球菌、产酶流感嗜血杆菌等均有良效,对肺炎军团菌及弯曲菌亦有效,对氨基苷类、第三代头孢菌素等耐药的革兰阴性和阳性菌对本药仍然敏感。临床用于呼吸道、尿道、胆道、皮肤和软组织、盆腔、五官等部位的感染。

氟罗沙星

氟罗沙星(fleroxacin),又名多氟沙星。口服吸收好,生物利用度达99%。口服同剂量(400mg)的血药浓度比环丙沙星高2～3倍,半衰期为9小时。体内分布广,给药量的50%～60%经肾排泄。抗菌谱广,对革兰阴性菌和革兰阳性菌均有作用,如淋病奈瑟菌、大肠埃希杆菌、沙门菌、金黄色葡萄球菌等,高浓度对铜绿假单胞菌有抗菌作用。临床用于呼吸系统、泌尿系统、消化系统感染,以及皮肤和软组织、骨、关节、腹腔等感染。

莫西沙星

莫西沙星(moxifloxacin)为第四代喹诺酮类广谱抗菌药物,对革兰阳性菌和厌氧菌的抗菌作用增强。口服吸收迅速良好,半衰期11～15小时,体内分布广,药物经肾排泄。临床用于呼吸道感染、获得性肺炎和急性鼻窦炎等。

第二节 磺胺类药与甲氧苄啶

一、磺胺类药

磺胺类药是最早用于治疗全身性感染的人工合成抗菌药。近年来,由于抗生素和喹诺酮类药物的快速发展,在临床上已取代了磺胺类药用于治疗各种感染。

(一)磺胺类药的共性

磺胺类药具有共同的基本母核,即对氨基苯磺酰胺(图 38-3)。

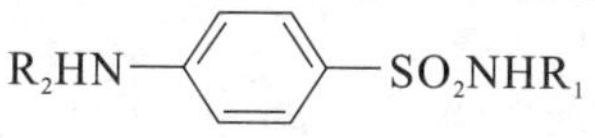

$$R_2HN-\!\!\!\!\bigcirc\!\!\!\!-SO_2NHR_1$$

图 38-3　磺胺类药物的基本结构

【体内过程】　口服后主要在小肠上段吸收,分布于全身组织及体液中,血浆蛋白结合率为 25%～95%,易透过胎盘屏障进入胎儿体内。磺胺嘧啶较易通过血-脑脊液屏障,脑脊液中浓度高达血药浓度的 70% 左右。药物原形及其乙酰化代谢产物经肾脏排出,尿液中药物浓度高,有利于治疗尿路感染。磺胺类药及其乙酰化物在酸性尿液中易析出结晶,在碱性尿液中溶解度较高。

【抗菌作用】　抗菌谱广,对大多数革兰阳性菌和阴性菌有良好的抗菌活性,如金黄色葡萄球菌、溶血性链球菌、脑膜炎球菌、志贺菌属、大肠埃希菌、伤寒杆菌、产气荚膜梭菌及变形杆菌等有良好抗菌活性。有些药物对真菌、衣原体、原虫(疟原虫和弓形体)也有效。细菌对各种磺胺药间有交叉耐药性。

【作用机制】　对磺胺药敏感的细菌不能利用周围环境中的叶酸,必须以对氨基苯甲酸(PABA)和二氢蝶啶为原料,在细菌体内二氢叶酸合成酶的作用下合成二氢叶酸,再经二氢叶酸还原酶的作用形成四氢叶酸。四氢叶酸活化后,可作为一碳单位的转运体,在嘌呤和嘧啶核苷酸形成的过程中起着重要的传递作用。磺胺药的结构和 PABA 相似,因而可与 PABA 竞争二氢叶酸合成酶,阻碍二氢叶酸的合成,从而影响核酸的生成,抑制细菌生长繁殖(图 38-4)。

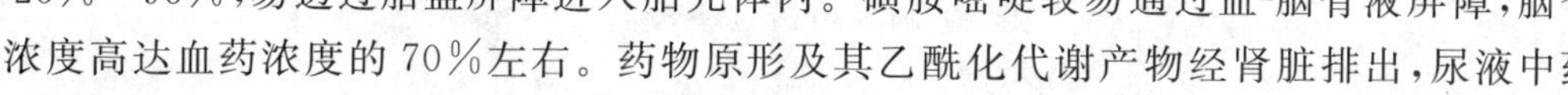

$$PABA+二氢蝶啶 \xrightarrow[磺胺类药(-)]{二氢叶酸合成酶} 二氢叶酸 \xrightarrow[甲氧苄啶(-)]{二氢叶酸还原酶} 四氢叶酸 \xrightarrow{提供一碳基团} 嘌呤、嘧啶$$

图 38-4　磺胺药和 TMP 抗菌作用机制示意图

【不良反应和用药护理】

1.肾损害　在肝内经乙酰化生成的乙酰化磺胺,在酸性尿中溶解度低,易结晶析出,可出现结晶尿、血尿、尿痛、尿路阻塞和尿闭等而损伤肾脏。可采取以下防治措施:①同服等量碳酸氢钠以碱化尿液,增加磺胺药及乙酰化物的溶解度;②多喝水,降低药物浓度,加速排泄;③定期检查尿液,发现结晶尿应及时停药。

2.抑制骨髓　可引起白细胞减少,再生障碍性贫血及血小板减少症。

3.过敏反应　较多见,有皮疹、药热等,严重者可出现剥脱性皮炎、多形性红斑。

4.其他　恶心、呕吐、眩晕、头痛、精神不振、全身乏力等。

(二)常用磺胺类药

表 38-1 常用磺胺类药物

类别	药物	作用及特点	临床应用	不良反应及用药护理
全身感染用药	磺胺嘧啶(sulfadiazine,SD)	$t_{1/2}$ 为 17 小时,属中效磺胺。口服易吸收,是磺胺药中血浆蛋白结合率最低、血-脑屏障透过率最高的药物。	防治流行性脑脊髓膜炎,SD 常作为首选药。	易形成结晶尿,宜嘱病人多饮水。
全身感染用药	磺胺甲噁唑(sulfamethoxazole,sinomin,SMZ)	$t_{1/2}$ 为 11 小时,属中效磺胺。口服易吸收,常与 TMP 合用,产生协同作用。	适用于敏感菌所致的泌尿道、呼吸道、皮肤化脓性感染等。	易形成结晶尿,宜嘱病人多饮水,大量长期应用时,宜同服等量碳酸氢钠。
肠道感染用药	柳氮磺吡啶(sulfasalazine,salicyl-azosulfapyridine,SASP)	口服进入远端小肠和结肠后,在肠道微生物作用下,分解成磺胺吡啶和 5-氨基水杨酸,前者可发挥微弱的抗菌作用,后者有抗炎、抗免疫作用。	适用于溃疡性结肠炎。	长期应用可引起恶心、呕吐、皮疹、发热等不良反应。
局部外用药	磺胺米隆(sulfamylon,SML)	抗菌谱广,对铜绿假单胞菌作用较强,不受脓液、坏死组织中 PABA 的影响,能迅速渗入创面及焦痂。	适用于烧伤或大面积创伤后的创面感染。	局部用药有疼痛及烧灼感,有时有过敏反应。
局部外用药	磺胺嘧啶银(sulfadiazine silver,SD-Ag)	兼有 SD 的抗菌作用和银盐的收敛作用。抗菌谱广,对铜绿假单胞菌作用显著强于磺胺米隆,且不受脓液、坏死组织中 PABA 的影响。	适用于烧伤创面感染,可促进创面干燥、结痂、愈合。	局部应用有一过性疼痛。
局部外用药	磺胺醋酰(sulfacetamide,SA)	对引起眼部感染的细菌及沙眼衣原体有较强的抗菌活性,且穿透力强,无刺激性。	适用于沙眼、结膜炎、角膜炎等。	

二、甲氧苄啶

甲氧苄啶(trimethoprim,TMP)可与多种磺胺类药合用,以增强后者抗菌效应,又名磺胺增效剂,也可与四环素、庆大霉素等药物合用以增强其疗效。口服吸收迅速而完全,在服药后 1~2 小时内达到血浆浓度高峰。迅速分布全身组织及体液、肺、肾和痰液中。大部分以原形由肾排泄,尿中浓度约高出血浆浓度 100 倍,血浆 $t_{1/2}$ 约为 10 小时,和 SMZ 相近。

【抗菌作用】 抗菌谱和磺胺药相似,但抗菌作用较强,对多种革兰阳性和阴性细菌有效。单用易引起细菌耐药性。通过抑制细菌二氢叶酸还原酶,使二氢叶酸不能还原成四氢叶酸,最终阻止细菌核酸的合成。它与磺胺药合用,可使细菌的叶酸代谢遭到双重阻断,增强磺胺药的抗菌作用达数倍至数十倍,甚至出现杀菌作用,而且可减少耐药菌株的产生。

【临床应用】 TMP常与SMZ或SD合用,治疗呼吸道感染、尿路感染、肠道感染和脑膜炎、败血症等;也可与长效磺胺药合用用于耐药恶性疟的防治;或用于伤寒、副伤寒的治疗。

【不良反应和用药护理】 毒性较小,不引起叶酸缺乏症。大剂量(0.5g/d以上)长期用药可致轻度可逆性血象变化,如白细胞减少、巨幼红细胞性贫血,必要时可注射四氢叶酸治疗。

【制剂和用法】

诺氟沙星 片剂或胶囊剂:100mg。口服,一次100～200mg,1日3～4次。空腹服药效果较好。一般疗程3～8天。对于慢性泌尿道感染病例,可先用一般量2周,再减量为200mg/d,睡前服用,持续数月。注射剂:200mg/100ml。每次200～400mg,每12小时1次。

环丙沙星 片剂:250mg,500mg。口服,一次250～500mg,1日2次,1日最高量不可超过1500mg。注射剂:100mg/50ml,200mg/100ml。静脉滴注,一次100～200mg,1日2次。

氧氟沙星 片剂:100mg。口服,一次100～300mg,1日2次。注射剂:400mg/100ml。静脉滴注,一次200～400mg,每12小时1次。控制伤寒反复感染,每日50mg,连续服用3～6月。抗结核,每日300mg,顿服。

左氧氟沙星 片剂:100mg,200mg,500mg。口服,一次200～300mg,1日2次。严重感染可增加剂量,最多每次200mg,1日3次。注射剂:200mg/100ml,300mg/100ml,500mg/100ml。静脉滴注,1日200～600mg,分1～2次静脉滴注。

洛美沙星 薄膜衣片:400mg。口服,一次400mg,1日1次。注射剂:200mg/100ml,400mg/250ml。静脉滴注一次200mg,1日2次,或一次400mg,1日1次。

司氟沙星 胶囊剂:100mg。口服,一次100～300mg,1日1次。

氟罗沙星 胶囊剂:200mg,400mg。口服,一次400mg,1日1次。注射剂:200mg/100ml。静脉滴注,一次200～400mg,1日1次。

磺胺嘧啶 片剂:0.5g。口服,一次1g,1日2次,首剂加倍。治疗流脑时,一次1g,1日4g。注射剂:0.4g/2ml,1g/5ml。缓慢静脉注射或静脉滴注,成人一次1.0～1.5g,1日3.0～4.5g。

复方磺胺甲噁唑 片剂:每片含TMP 0.08g、SMZ 0.4g。口服,一次2片,1日2次,首剂加倍。注射剂:每2ml含TMP 0.08g、SMZ 0.4g,肌内注射,1日2次,每次2ml。

柳氮磺吡啶 片剂:0.25g。治疗溃疡性结肠炎,口服,一次1.0～1.5g,1日2～4次,根据病情需要可逐渐增量至1日4～6g,症状好转后减为1日1.5g,直到症状消失。栓剂:0.5g。直肠给药,重症病人,一次0.5g,1日3次。轻、中度病人,一次0.5g,1日2次(早、晚各1次)。

磺胺米隆 以5%～10%溶液湿敷,或5%～10%软膏涂敷,或用其散剂撒布。

磺胺嘧啶银 对1、2度烧烫伤:用1%～2%乳膏涂敷创面,1～2天换药1次;对3度烧烫伤:用1%～2%软膏涂敷创面。

磺胺醋酰 滴眼液:15%。滴入眼睑内,一次1～2滴,1日3～5次。

甲氧苄啶 片剂:0.1g。成人,口服,一次0.1～0.2g,1日2次,小儿,5～10mg/(kg·d),

分 2 次服用。

本章小结

第三代和第四代喹诺酮类药物具有口服吸收好、组织浓度高、抗菌谱广、抗菌作用强、不良反应少和与其他抗菌药无交叉耐药性等特点,临床广泛用于治疗各类敏感菌引起的组织器官感染,如尿道、肠道、呼吸道、泌尿生殖道、骨、关节、皮肤和软组织、盆腔等。其中,氧氟沙星可与异烟肼、利福平配合使用治疗结核病。

磺胺类药物和甲氧苄啶因其抗菌作用较弱,现临床应用较少。

本章关键词:诺氟沙星;氧氟沙星;环丙沙星;抗菌作用;临床应用;不良反应;用药护理。

课后思考

1. 简述喹诺酮类药的抗菌作用、临床应用、不良反应和用药护理。

2. 葛某,男,26 岁。生活不拘小节,餐前便后没有洗手习惯。在小食店进餐后,出现腹泻 10 余次,到医院就诊。查:T 39.5℃,P 106 次/分钟,R 24 次/分钟,BP 110/75mmHg。左下腹压痛,肠鸣音亢进。诊断:细菌性痢疾。医生给予口服复方磺胺甲噁唑片治疗。请问:①口服复方磺胺甲噁唑片是否可以治疗菌痢?为什么?②简述 SMZ 与 TMP 配伍应用的合理性。③用药护理应注意什么?

(文继月)

第三十九章

抗结核病药

案例

高某,女,36岁。1年前因低热、乏力、纳差、盗汗,并出现咳嗽、咯血而就诊。查:T 37.9℃,X线摄片检查肺部有浸润性病灶,实验室痰涂片抗酸杆菌阳性。诊断:肺结核。医生给予异烟肼和利福平口服治疗。用药1个月后,自觉症状好转,自行停药。现在肺结核复发。

问题:
1. 复发的最可能原因是什么?
2. 抗结核病药物临床用药原则是什么?
3. 结核病的复发会带来哪些严重后果?

本章学习目标

1. 掌握一线抗结核病药的作用特点、临床应用、不良反应和用药护理。
2. 熟悉抗结核病药的应用原则。
3. 了解其他抗结核病药的特点。
4. 树立法制观念,具备指导结核病病人合理用药的能力和做好传染性疾病防控的能力。

第一节 常用抗结核病药

结核病是由结核分枝杆菌感染引起的一种慢性传染病,可累及多个脏器,以肺结核最常见,其次如结核性胸膜炎、结核性脑膜炎、肾结核、骨结核和肠结核等。

目前,应用于临床的一线抗结核病药疗效好、作用强、毒性低、病人较易耐受,如异烟肼、利福平、链霉素、吡嗪酰胺、乙胺丁醇等。二线抗结核病药物一般疗效较差、毒性较大或价格较贵,仅在结核分枝杆菌对一线药物产生耐药性时使用,如对氨基水杨酸钠、氨硫脲、丙硫异烟胺等。近年来,一些新的氨基苷类抗生素、氟喹诺酮类药物也开始用于结核病的治疗,如阿米卡星和氧氟沙星等。

异烟肼

异烟肼(isoniazid,INH),又名雷米封。易溶于水,性质稳定,具有疗效高、毒性低、服用方便、价廉等优点,是目前治疗结核病最常用的药物之一。口服或注射均易吸收,口服后1～2小时血药浓度达高峰,可迅速分布全身组织和体液中,脑膜炎时脑脊液中的浓度与血浆浓度相近。大部分在肝中代谢成无活性的乙酰异烟肼和异烟酸。代谢产物及少量原形药物由肾脏排出。

【抗菌作用】 对结核分枝杆菌有高度选择性,抗菌作用强,对其他细菌无效。对静止期结核分枝杆菌有抑制作用,对繁殖期结核分枝杆菌有杀菌作用。穿透力强,能渗入细胞内、干酪样病灶、胸水、腹水和脑组织中对结核分枝杆菌产生很强的杀灭作用。单用易产生耐药性,宜与其他抗结核药合用,以增强疗效、延缓耐药性的发生。

结核分枝杆菌细胞壁富含脂质,其中分枝菌酸是其特有的重要成分,异烟肼通过抑制分枝菌酸的合成,使结核分枝杆菌丧失耐酸性、疏水性和繁殖力而死亡。

【临床应用】 异烟肼是目前治疗各种类型结核病的首选药,如急性粟粒性结核、浸润性肺结核、结核性胸膜炎、脑膜炎、腹膜炎和心包炎等。除早期轻症肺结核或预防可单独用药外,均应与其他抗结核药联合应用。对急性粟粒性结核和结核性脑膜炎应增大剂量,必要时可静脉滴注。

【不良反应和用药护理】

1. 神经系统 多由用药剂量大、时间长所引起,常出现周围神经炎,表现为四肢麻木、烧灼感、反应迟钝、肌肉轻瘫等。严重时导致中枢神经症状,引起中枢兴奋,表现为烦躁不安、失眠、甚至惊厥或昏迷。为减少神经系统毒性,长期较大剂量应用异烟肼时应加服维生素B_6。有精神病、癫痫病病史者慎用。

2. 肝脏毒性 一般剂量可有暂时性转氨酶升高,较大剂量或长期用药可致肝损害。与利福平合用时,可加重肝损害。用药期间应定期检查肝功能,肝病病人慎用。

3. 其他 可发生胃肠反应,偶见过敏反应,如皮疹、发热、粒细胞减少等。用药期间不宜饮酒,因会增加异烟肼的肝损害。

利福平

利福平(rifampicin,RFP),又名甲哌利福霉素,橘红色结晶粉末。属半合成广谱抗菌药,具有高效、低毒、口服方便等优点。口服吸收迅速且完全,生物利用度90%,食物可减少其吸收,故应空腹服药。吸收后,广泛分布于全身各组织,24小时血浆药物浓度达峰值。主要在肝内代谢为去乙酰基利福平,代谢产物也有一定的抑菌作用。药物可经胆汁排泄,存在肝肠循环,延长抗菌作用时间。

【抗菌作用】 具有广谱抗菌作用,对静止期和繁殖期的细菌均有作用,对繁殖期结核分枝杆菌杀菌作用强,对静止期作用弱。穿透力强,能杀灭巨噬细胞、纤维空洞、干酪样病灶中的结核分枝杆菌。对其他抗结核药产生耐药性菌株亦有效。对革兰阳性球菌(特别是耐药金黄色葡萄球菌)、革兰阴性菌、沙眼衣原体及某些病毒有抑制作用。单独应用于抗结核易产生耐药性,需与其他抗结核药合用以延缓耐药性的产生,并能产生协同作用。

利福平特异性地抑制细菌DNA依赖性的RNA多聚酶,阻碍mRNA合成而产生杀菌作用,对动物及人体细胞 RNA 多聚酶则无影响。

【临床应用】 常与其他抗结核药合用治疗各种类型的结核病,包括初始及复发病人。也用于耐药性金黄色葡萄球菌及其他敏感菌所致的感染。滴眼液可用于沙眼及敏感菌引起的眼部感染。

【不良反应和用药护理】

1. 肝损害 少数人可有肝损害,出现肝肿大、黄疸等症状,老年人、儿童、有肝病史、酗酒或合用异烟肼等更易发生。用药期间应定期检查肝功能,注意观察肝损害的表现,严重肝病、胆道阻塞禁用。

2. 胃肠反应 如恶心、呕吐、腹痛、腹泻等。食物和对氨基水杨酸影响其吸收,宜空腹服用,避免与对氨基水杨酸同时服用。

3. 过敏反应 可出现药热、皮疹等过敏反应。

利福定和利福喷丁

利福定(rifandine)和利福喷丁(rifapentine)均为利福平的衍生物,抗菌谱与利福平相同且作用更强,抗菌效力分别比利福平强 3 倍和 8 倍,与其他抗结核药合用有协同抗菌作用。利福定的治疗剂量仅为利福平的 1/3～1/2,利福喷丁治疗剂量与利福平相同,每周用药 1～2 次。临床主要用于结核病、麻风病的治疗。不良反应同利福平。

乙胺丁醇

【抗菌作用和临床应用】 乙胺丁醇(ethambutol)对繁殖期结核分枝杆菌有较强的作用,对异烟肼或链霉素耐药的结核分枝杆菌也有效,对其他细菌无效。抗菌机制为干扰菌体 RNA 的合成。单用可产生耐药性,但较缓慢,与其他抗结核病药物无交叉耐药性。

主要与异烟肼或利福平合用治疗各种类型结核病。

【不良反应和用药护理】 在治疗剂量时,一般较安全,但连续大量使用 2～6 个月可产生严重的毒性反应,可致球后视神经炎,表现为视力模糊、视力减退、视野缩小、红绿色盲等,如及时停药,多数可在停药数周至数月内恢复。用药期间定期进行眼科检查。此外,可见胃肠反应及肝损害,与利福平、异烟肼合用时更应注意。

吡嗪酰胺

吡嗪酰胺(pyrazinamide,PZA)口服易吸收,分布广,细胞内和脑脊液中浓度较高,酸性环境中抗菌作用增强。单用易产生耐药性,与其他抗结核药无交叉耐药性。与异烟肼、利福平合用有显著的协同作用。主要用于对其他抗结核病药产生耐药性或不能耐受的复治病人,常作为短程化疗中三联或四联给药方案的基本药物之一。

常见的毒性反应是肝损害,用药剂量大、疗程长,肝毒性发生率高。可出现肝肿大、转氨酶升高、黄疸、肝区压痛,甚至肝坏死,应立即停药。治疗中应定期查肝功能,肝功能不良者禁用。本药可促进肾小管对尿酸的重吸收,引起高尿酸血症,导致痛风,故痛风病人禁用。

链霉素

链霉素(streptomycin)为最早的有效抗结核病药物,作用次于异烟肼和利福平。穿透力弱,不易渗入细胞、纤维化、干酪化及厚壁空洞病灶。临床主要与其他抗结核病药合用于结核急性期,对渗出性病灶疗效较好。长期应用极易产生耐药性并可导致严重的耳毒性。

对氨基水杨酸

对氨基水杨酸(paraaminosalicylic acid,PAS)口服吸收良好,2 小时左右血浆浓度达峰值。作用较弱,但耐药性产生较慢,与其他抗结核病药合用,可延缓耐药性的产生。现主要与其他抗结核病药配伍使用治疗结核病。

常见不良反应主要有胃肠反应,如恶心、胃部不适、腹泻等,甚至引起胃溃疡和出血,饭后服可减轻症状,必要时可用抗酸药。长期大量使用可引起肝损害。偶见皮疹、发热、剥脱性皮炎等。

丙硫异烟胺

丙硫异烟胺(protionamide)为异烟酸的衍生物,仅对结核分枝杆菌有作用,抗菌作用较异烟肼、链霉素弱,但组织穿透力较强,可分布于全身各组织和体液中,易到达结核病灶内,对其他抗结核病药耐药的菌株仍有效。临床主要与其他抗结核病药合用,用于一线药物治疗无效的病人。

不良反应以胃肠反应多见,也可致周围神经炎及肝损害,应定期检查肝功能。

氧氟沙星

氧氟沙星(ofloxacin),又名氟嗪酸,为氟喹诺酮类抗菌药。抗菌谱广,抗菌作用强。由于对结核分枝杆菌有较好的抗菌作用,对已耐链霉素、异烟肼、对氨基水杨酸的结核分枝杆菌仍有效,可作为治疗结核病的二线药物。与其他抗结核病药合用时对结核分枝杆菌作用增强。

抗结核病药的复方制剂见表 39-1。

表 39-1 抗结核病药的复方制剂

药名	组成	用法
帕司烟肼 (pasiniazid)	每片 100mg,含对氨基水杨酸约 53%,含异烟肼约 47%。	成人,每日 4~6 片(10mg/kg),分 3 次服用,疗程不少于 3 个月。
卫非宁 (rifinah)	卫非宁 150:含利福平 150mg、异烟肼 70mg;卫非宁 300:含利福平 300mg、异烟肼 150mg。	成人,服用卫非宁 300,每日 2 片。体重<50kg 者:服用卫非宁 150,每日 3 片。
卫非特 (rifater)	含利福平 120mg、异烟肼 80mg、吡嗪酰胺 250mg。	体重>50kg 者,每日 5 片;体重 40~49kg 者,每日 4 片;体重 30~39kg 者,每日 3 片。连服 2 个月。

第二节 临床用药原则

我国不仅是全球 22 个结核病高疫情国家之一,还被 WHO 列为"耐药结核病需引起警示"的国家,因此,预防、治疗、控制结核病已刻不容缓。为防止耐药结核病(drug-resistant tuberculosis),特别是多耐药结核病(multidrug-resistant tuberculosis)和广泛耐药结核病(extensively drug-resistant tuberculosis)的出现,必须严格按照临床用药原则,规范用药。

1. 早期用药 一旦确诊为结核病后立即用药。因早期病灶内结核分枝杆菌生长旺盛,对抗结核病药物敏感,易被抑制或杀灭;病灶部位血液供应丰富,药物易渗入病灶内;病人在早期抵抗力较强,早期用药病情易控制,并获良好疗效。

2. **联合用药** 根据不同病情和抗结核药的作用特点将两种或两种以上抗结核病药合用。联合用药可增强疗效,降低毒性,延缓耐药性的产生。可在应用异烟肼基础上,联合应用利福平、乙胺丁醇等药物。

3. **全程有规律用药** 为充分发挥药物作用,避免复发,应按病情需要,确定用药的剂量、用法和疗程,有规律地用药,不能随便改变药物剂量和品种。目前多采用6个月的短期强化疗法,将利福平和异烟肼联合,用于结核病的初始治疗;对病情严重、病灶较广泛的,常采用最初2个月强化治疗,用异烟肼、利福平和吡嗪酰胺,以后4个月巩固期口服异烟肼和利福平。药物在清晨空腹一次性服用。

4. **全程督导治疗** WHO提出督导治疗,即病人的病情、用药、复查等都应在医务人员的监督下,是当今控制结核病的首要策略。因此,结核病在全程化疗期间,需在医务人员指导下进行,确保病人得到规范治疗。

【制剂和用法】

异烟肼 片剂:0.1g,0.3g。口服,一次0.3g,顿服。急性粟粒性肺结核或结核性脑膜炎,一次0.2~0.3g,1日3次。注射剂:0.1g/2ml。静脉注射或静脉滴注,对较重度浸润结核、肺外活动结核等,一次0.3~0.6g,用5%葡萄糖溶液或等渗氯化钠注射液20~40ml稀释后缓慢推注,或加入输液250~500ml中静脉滴注。

利福平 片(胶囊)剂:0.15g,0.3g,0.45g,0.6g。口服,一次0.45~0.6g,清晨空腹顿服。

利福喷丁 片(胶囊)剂:150mg,300mg。口服,一次600mg,1周1~2次,空腹顿服。

乙胺丁醇 片剂:0.25g。结核初治:一次15mg/kg,顿服或一次25~30mg/kg(不超过2.5g),每周3次或一次50mg/kg(不超过2.5g),每周2次。结核复治:一次25mg/kg,顿服,2个月后减量为15mg/kg。

链霉素 注射剂:0.75g,1.0g。结核重症,1日0.75~1.0g,分2次肌内注射;轻症:一次1.0g,每周2~3次。小儿1日20~40mg/kg,不应超过1日1.0g。疗程3~6个月。

吡嗪酰胺 片剂:0.25g,0.5g。口服,1日35mg/kg,分3~4次服用。

对氨基水杨酸钠 片剂:0.5g。口服,一次2~3g,1日4次,饭后服。注射剂:2g,4g,6g。静脉滴注,1日4~12g,新鲜配置,避光条件下2小时内滴完。

乙硫异烟胺 肠溶片:0.1g。口服,1日0.5~0.8g,一次服用或分次服。

氧氟沙星 片剂:0.1g,0.15g。口服,1日0.2~0.3g,1日1~2次。

吡嗪酰胺 片剂:0.25g,0.5g。成人,口服,一次0.5g,1日3次,最高剂量每日3g。治疗异烟肼耐药菌感染时可增加至每日60mg/kg。

本章小结

临床应用的一线抗结核病药有异烟肼、利福平、链霉素、吡嗪酰胺和乙胺丁醇。异烟肼分布广,作用强,穿透力好,是治疗各种类型结核的首选药;利福平为广谱抗菌药,除用于抗结核外,还用于治疗 G⁺菌(如耐药金葡菌等)、G⁻菌(如大肠埃希菌、变形杆菌等)、沙眼衣原体等所致感染。两药单用于抗结核均易产生耐药性,且都有肝损害。链霉素、吡嗪酰胺和乙胺丁醇等抗结核作用较弱,不单独用药,常与异烟肼、利福平合用治疗各种类型结核。抗结核病药的临床用药原则是:早期用药、联合用药、全程有规律用药和全程督导治疗。

本章关键词:异烟肼;利福平;链霉素;吡嗪酰胺;乙胺丁醇;抗菌作用;临床应用;用药护理;临床用药原则。

课后思考

1. 异烟肼和利福平的抗结核杆菌作用特点是什么?
2. 抗结核病药的应用原则有哪些?
3. 杨某,女,32岁。近日出现咳嗽、胸闷,午后有低热、乏力等症状,到医院就诊。查:WBC 5.5×10^9/L、中性粒细胞 68%,血沉 55mm/L,结核菌素试验阳性。诊断:结核性胸膜炎。请问:①选择什么药物进行治疗?②该药物常见的不良反应有哪些?③用药护理应注意什么?

(文继月)

第四十章

抗真菌药和抗病毒药

案例

赵某,男,60岁。患糖尿病10余年,因皮肤溃烂而感染,服用环丙沙星已1个月余。现咽部出现白色假膜,且消化不良伴腹泻,来院就诊。经检查后诊断:白色念珠菌感染。

问题:
1. 出现白色念珠菌感染的主要原因是什么?
2. 可选用何种药物进行治疗?
3. 治疗过程中应如何做好用药护理?

本章学习目标

1. 熟悉两性霉素B、酮康唑、阿昔洛韦等药物的作用、临床应用、不良反应和用药护理。
2. 了解其他常用抗真菌药和抗病毒药的作用特点、不良反应和用药护理。
3. 树立预防观念,积极做好传染性疾病的防治工作。

第一节 抗真菌药

真菌感染按侵害部位不同分为浅部和深部感染。前者是由各种癣菌引起,主要侵犯皮肤、毛发、指(趾)甲等,引起各种癣症,发病率高,危害性小;后者常由白色念珠菌和新型隐球菌引起,主要侵犯内脏器官和深部组织,发病率低,但危害性大,重可危及生命,要积极地进行有效治疗。抗真菌药按结构可分为多烯类(两性霉素B)、三唑类(氟康唑、伊曲康唑)、嘧啶类(氟胞嘧啶)和棘白菌素类(卡泊芬净、米卡芬净)等;按作用范围可分为抗浅部真菌药、抗深部真菌药和抗浅部、深部真菌药。

一、抗浅部真菌药

特比萘芬

特比萘芬(terbinafine,TBF),又名兰美舒(lamisil),为烯丙胺类抗真菌药。口服吸收良好,广泛分布全身组织,并很快弥散和聚集在皮肤、毛发及指(趾)甲等处,使皮肤角质和指甲内有较高浓度,且维持时间长。

【作用和临床应用】 特比萘芬对各种浅部真菌如表皮癣菌属、小孢子菌属和毛癣菌属等均有明显的抗菌活性,对白色念珠菌、酵母菌也有抑制作用。其作用机制是抑制真菌细胞壁主要成分麦角固醇的合成,从而发挥抑菌或杀菌效应。具有显效快、疗效高、疗程短、复发少、毒性低等特点。

主要用于治疗浅部真菌感染,如体癣、股癣、手足癣、甲癣及皮肤白色念珠菌等感染。

【不良反应和用药护理】 不良反应轻微,主要为胃肠道反应,也可出现荨麻疹及转氨酶升高。用药过程中应定期查肝功能,出现异常应及时停药。

克霉唑

克霉唑(clotrimazole)口服吸收少,毒性大。临床主要用于治疗皮肤癣菌引起的体癣、手足癣和外耳道真菌病,栓剂用于治疗念珠菌引起的阴道炎。

局部用药不良反应较轻,仅少数病人可发生皮肤瘙痒等过敏反应。

二、抗深部真菌药

两性霉素 B

两性霉素 B(amphotericin B)口服和肌内注射吸收差,且刺激性大,常采用缓慢静脉滴注给药。脑脊液中浓度低,脑膜炎时需鞘内注射。

【作用和临床应用】 可选择性与真菌细胞壁中的麦角固醇结合,使膜的通透性增加,从而使细胞内重要物质如钾离子、核苷酸、氨基酸等外漏,导致真菌死亡。对多种深部真菌如白色念珠菌、新型隐球菌、组织胞浆菌、球孢子菌、孢子丝菌等有较强的抑制作用,高浓度有杀菌作用。

临床主要用于真菌性肺炎、心内膜炎、脑膜炎及泌尿道感染等。治疗真菌性脑膜炎时,除静脉滴注外,还需加用小剂量鞘内注射。口服仅用于肠道真菌感染。为抗深部真菌感染的首选药,为避免其直接损害器官,临床多用两性霉素 B 脂质复合体等。

【不良反应和用药护理】 不良反应多见且严重,静脉滴注时可出现寒战、高热、头痛、恶心、呕吐等,静脉滴注过快可引起惊厥、心律失常。可引起肾损害,表现为蛋白尿、管型尿、血尿素氮升高等,亦可出现肝损害、听力损害、低血钾、贫血等。为减少不良反应,静脉滴注前可给予解热镇痛药、H_1受体阻断药及糖皮质激素。静脉给药时,将两性霉素 B 溶于5%的葡萄糖液中,忌用0.9%氯化钠溶解,以免沉淀。静脉滴注浓度应稀释到0.1mg/ml以下,滴速不超过 30 滴/分钟。用药期间应定期作血钾、血常规、尿常规、肾功能和心电图等检查,及时调整剂量。

氟胞嘧啶

氟胞嘧啶(flucytosine,5-FC)口服吸收快而完全,体内分布广泛,易透过血-脑屏障,也可进入感染的腹腔、关节腔和房水中,以原形经尿排泄。

【作用和临床应用】 抗菌谱窄,仅对隐球菌、白色念珠菌和地丝菌有良好的抗菌活性,对部分曲菌和分枝孢子菌、瓶真菌等也有作用,对其他真菌无效。通过阻断真菌 DNA 合成产生抗真菌作用。

临床主要用于白色念珠菌、新型隐球菌感染。单用疗效不如两性霉素 B,且易产生耐药性。也可与两性霉素 B 合用以增加疗效。

【不良反应和用药护理】 主要有胃肠道反应、过敏反应等。可引起白细胞、血小板减少等骨髓抑制作用。有肝、肾功能损害等毒性,用药期间应注意检查血常规及肝肾功能。孕妇禁用。

三、抗浅部、深部真菌药

酮康唑

酮康唑(miconazole)为咪唑类抗真菌药。口服易吸收,广泛分布于各主要脏器和体表黏膜,并可被转运至皮肤、头发及指甲的角质层,但不易透过血-脑屏障,经肝代谢,主要由胆汁排泄。

【作用和临床应用】 酮康唑是第一个广谱口服抗真菌药,对各种浅部和深部真菌均有抗菌活性。其作用机制是影响麦角甾醇的合成,增加细胞膜通透性,抑制真菌生长而致真菌死亡。

临床主要用于白色念珠菌感染,也可治疗皮肤癣菌感染。

【不良反应和用药护理】 口服常见恶心、呕吐、厌食等胃肠道反应。可见血清转氨酶升高,偶见肝炎甚至肝坏死,故用药期间应监测肝功能,有肝病者禁用。可出现内分泌紊乱,表现为月经紊乱、男性乳房发育等。

氟康唑

氟康唑(fluconazole)为三唑类广谱抗真菌药,体内抗真菌作用比酮康唑强 10~20 倍,脑脊液中浓度高。

【作用和临床应用】 氟康唑对白色念珠菌、新型隐球菌、黄曲菌、烟曲菌、皮炎芽生菌、粗球孢子菌和荚膜组织胞浆菌等均有抑制作用。

临床用于敏感菌所致的各种真菌感染,如隐球菌性脑膜炎、复发性口腔念珠菌病等。

【不良反应和用药护理】 毒性较低,病人一般都能耐受,最常见有恶心、腹痛、腹泻等胃肠道反应,肝毒性比咪唑类抗真菌药小。哺乳期妇女及儿童禁用,孕妇慎用。

伊曲康唑

伊曲康唑(itraconazole)为三唑类广谱抗真菌药。脂溶性高,餐后服有利于吸收。组织中浓度高于血浆中浓度,可分布到皮肤、指甲部位,但在脑脊液中浓度低。

抗真菌谱广,对浅部和深部真菌都有抗菌作用。临床用于治疗多种浅部真菌感染,尤适用于指(趾)甲真菌病。对深部真菌感染如孢子菌病、芽生菌病、组织胞浆菌和隐球菌病等疗效好。

不良反应主要为胃肠道反应及过敏反应,偶见短暂性肝功能异常、白细胞减少等。

卡泊芬净和米卡芬净

卡泊芬净(caspofungin)和米卡芬净(micarfungin)属于棘白菌素类,能特异性抑制真菌细胞壁的成分β-1,3-D-葡萄糖的合成,破坏真菌结构,使之溶解、死亡。对多种念珠菌如白色念珠菌、热带念珠菌、光滑念珠菌、克柔念珠菌和近平滑念珠菌等有较好的抑制作用,对曲菌也有良好的抗菌活性。临床用于念珠菌和曲菌导致的感染,如食管念珠菌感染、预防造血干细胞移植病人念珠菌感染等。

不良反应主要有过敏反应,如皮疹、瘙痒、面部肿胀等。可引起肝、肾功能损害,白细胞、血小板减少等。配制后应立即使用。

第二节 抗病毒药

病毒是病原微生物中最小的一种,体积微小,结构简单,不具有细胞结构,核心是核酸(核糖核酸 RNA 或脱氧核糖核酸 DNA),外壳是蛋白质,分为 DNA 病毒和 RNA 病毒。大多数病毒必须寄生在活的细胞内,依靠宿主细胞的代谢系统进行复制、增殖。有效的抗病毒药应能深入宿主细胞,在抑制病毒复制的同时并不损害宿主细胞的功能。目前,治疗病毒感染性疾病主要依赖于疫苗、抗体、干扰素等免疫学手段,以增强宿主细胞抗病毒能力。

一、抗一般病毒药

阿昔洛韦

阿昔洛韦(aciclovir),又名无环鸟苷,为人工合成的嘌呤核苷类衍生物。口服吸收差,生物利用度低,血浆蛋白结合率很低,易透过生物膜,可分布到全身各组织,包括皮肤、脑、眼、胎盘和乳汁等。局部应用后可在疱疹损伤区达到较高浓度。主要以原形经肾排泄。

【作用】 阿昔洛韦为核苷类抗 DNA 病毒药,在被感染细胞内转变为三磷酸无环鸟苷,对病毒 DNA 多聚酶有强大选择性抑制作用,产生较强的抗疱疹病毒作用。对单纯疱疹病毒、水痘带状疱疹病毒选择性较高,对乙型肝炎病毒也有一定作用。对宿主细胞几乎无影响,对 RNA 病毒和牛痘病毒无效。

【临床应用】 阿昔洛韦为疱疹病毒感染的首选药。临床主要用于治疗单纯疱疹脑炎、生殖器疱疹、免疫缺陷病人单纯疱疹病毒感染等;局部应用治疗疱疹病毒性角膜炎、单纯疱疹和带状疱疹;与免疫调节剂(α-干扰素)联合治疗乙型肝炎有效。

【不良反应和用药护理】 不良反应少,可见胃肠反应及刺激症状,不宜肌内注射,静脉滴注可引起静脉炎。孕妇禁用,肾功能减退者慎用。

伐昔洛韦

伐昔洛韦(valaciclovir)在体内水解为阿昔洛韦发挥作用,口服吸收完全,体内持续时间较长。作用和临床应用同阿昔洛韦。

阿糖腺苷

阿糖腺苷(vidarabine, Ara-A)为嘌呤核苷,静脉滴注后,在体内迅速去氨生成次黄嘌呤,产生抗病毒作用。临床用于单纯疱疹病毒、带状疱疹病毒和水痘等感染。

不良反应常见眩晕和消化道症状。剂量过大偶见骨髓抑制、白细胞和血小板减少等。

孕妇禁用。本药水溶性差,易沉淀,静脉滴注时需给大量液体溶解,输液时要定时振摇输液瓶,防止结晶。

碘苷

碘苷(idoxuridine),又名疱疹净,是抗 DNA 病毒药,可抑制单纯疱疹病毒和水痘病毒,对 RNA 病毒无效。由于亦能影响宿主细胞 DNA,故全身应用毒性较大。目前仅限于局部给药,主要用于单纯疱疹病毒所导致的急性疱疹性角膜炎、结膜炎。

局部反应有眼部刺痛、痒、眼睑的轻度水肿等。偶见过敏反应。

利巴韦林

利巴韦林(ribavirin),又名病毒唑,为广谱抗病毒药,可抑制多种 DNA 和 RNA 病毒的复制,也可抑制病毒 mRNA 的合成。敏感的 DNA 病毒为疱疹病毒、腺病毒和痘病毒,敏感的 RNA 病毒为甲、乙型流感病毒、呼吸道合胞病毒、麻疹病毒等。临床用于防治甲、乙型流感、流行性出血热、疱疹、麻疹、小儿腺病毒肺炎及甲型肝炎等。

气雾吸入易耐受。口服或静脉给药时,部分病人可出现头痛、腹泻、乏力等。大剂量使用可导致白细胞减少及可逆性贫血等。致畸性较强,孕妇禁用。

金刚烷胺

金刚烷胺(amantadine)能阻止甲型流感病毒进入宿主细胞并抑制其复制。主要用于甲型流感病毒的预防,可使 50% 用药者免于此病感染,已发病者可改善症状。亦可用于帕金森病的治疗。

不良反应少,可引起恶心、腹痛等消化道反应及头痛、失眠、共济失调等中枢症状。剂量过大可引起惊厥。孕妇、儿童、癫痫病病人禁用。

干扰素

干扰素(interferon)是机体细胞在病毒感染或其他诱导剂刺激下,产生的一类具有多种生物活性的糖蛋白。目前临床常用的是利用基因重组技术生产的 α-干扰素。口服无效,需注射给药。

干扰素具有广谱抗病毒作用,作用于正常细胞产生抗病毒蛋白,阻止病毒复制和增殖,对 DNA 和 RNA 病毒均有效。此外尚具有免疫调节作用和抗肿瘤作用。临床主要用于防治呼吸道病毒感染、疱疹性角膜炎、带状疱疹、单纯疱疹、乙型肝炎、巨细胞病毒感染、恶性肿瘤等。

不良反应少,注射部位可出现硬结,偶见可逆性骨髓抑制。

聚肌胞

聚肌胞(polyinosinic)为高效干扰素诱导剂,具有诱导产生内源性干扰素而发挥抗病毒和免疫调节作用的能力。局部用于疱疹性角膜炎、带状疱疹;肌内注射用于乙型脑炎、肝炎等。

具抗原性,可致过敏。孕妇禁用。

奥司他韦

奥司他韦(oseltamivir),又名达菲。进入体内后转化为对流感病毒神经氨酸酶具有抑制作用的代谢物,有效抑制病毒颗粒的释放,阻抑甲、乙型流感病毒的传播。用于成人、1 岁及

1岁上以上儿童的甲型、乙型流感的治疗。用于成人、13岁及13岁上以上青少年的甲型、乙型流感的预防。

不良反应主要有呕吐、恶心、失眠、头晕、头痛、腹痛、腹泻、鼻塞等,偶见血尿、嗜酸性粒细胞增多、白细胞减少、皮炎、皮疹、血管性水肿等。

二、抗人类免疫缺陷病毒药

由人类免疫缺陷病毒(HIV)感染导致的传染病称为获得性免疫缺陷综合征,即艾滋病(AIDS)。自从1981年发现首例艾滋病以来,全球已有数以千万计的HIV感染者。

齐多夫定

齐多夫定(zidovudine,AZT)是1987年获准的第一个用于治疗艾滋病的药物,口服吸收迅速,生物利用度好,可透过血-脑屏障,体内分布广,主要经肾脏排泄。

【作用和临床应用】 齐多夫定可竞争性抑制艾滋病病毒逆转录酶的活性,终止DNA链的延长,抑制病毒的复制。抗艾滋病的短期效果最好,可减轻艾滋病相关症候群。

临床主要联合应用治疗艾滋病,是治疗艾滋病的首选药。单独使用时,仅限于短程服用防止艾滋病的母婴传播。

【不良反应和用药护理】 主要为骨髓抑制,可出现贫血,中性粒细胞和血小板减少症;治疗初期可出现胃肠道不适、头痛、味觉改变、肌痛等,继续用药可自行消退。用药期间要定期检查血象。

拉米夫定

拉米夫定(lamivudine,3TC)进入肝脏后,可转化为有活性的拉米夫定三磷脂,竞争性抑制乙型肝炎病毒脱氧核糖核酸(HBV-DNA)聚合酶,终止DNA链的延长,从而抑制病毒DNA的复制。临床主要用于乙型肝炎病毒所致的慢性乙型肝炎,或与齐多夫定合用治疗艾滋病。

常见不良反应为头痛、疲劳和腹泻等。

司他夫定

司他夫定(stavudine,D_4T)常用于不能耐受齐多夫定或齐多夫定治疗无效的艾滋病病人。主要不良反应为外周神经炎,也可见胰腺炎、关节痛和血清转氨酶升高。

去羟肌苷

去羟肌苷(didanosine)为HIV反转录酶抑制药,在体内生成三磷酸双脱氧腺苷而起作用,掺入病毒DNA,终止其延长。可作为严重艾滋病病毒感染的首选药物,特别适合于不能耐受齐多夫定或齐多夫定治疗无效者。

不良反应发生率较高,常见有恶心、呕吐、腹泻、腹痛、药疹等。严重毒性是胰腺炎,在治疗剂量时发生率约9%。其他还有忧郁、疼痛、味觉改变、视网膜病变、视神经炎和肝酶异常等。服药期间应定期检查视网膜及肝功能。

【制剂和用法】

特比萘芬 片剂:125mg,250mg。口服,一次250mg,1日1次;或一次125mg,1日2次。疗程,足癣、体癣、股癣服用1周;皮肤念珠菌病服用1~2周;指甲癣,4~6周;趾甲癣,12周。霜剂:1%。每日涂抹1~2次,疗程1~2周。

克霉唑 软膏:1%,3%。外用。口腔药膜:4mg。一次4mg,1日3次,贴于口腔。栓剂:0.15g。一次0.15g,1日1次,阴道给药。溶液剂:1.5%。涂患处,1日2~3次。

两性霉素B 粉针剂:5mg,25mg,50mg。用10ml注射用水溶解,再用5%葡萄糖注射液稀释为0.1mg/ml,静脉滴注,必要时可在滴注液中加入地塞米松,从1日0.1mg/kg开始,逐渐增至1日1mg/kg,每日或隔日给药1次。疗程总量:白色念珠菌感染约为1g,隐球菌脑膜炎约为3g。药液宜避光缓慢滴入。鞘内注射:首次0.05~0.1mg,渐增至每次0.5~1mg,浓度为0.1~0.25mg/ml,共约30次,应与地塞米松合用。

两性霉素B脂质复合体 成人及小儿推荐剂量为1日5mg/kg,静脉滴注液浓度为1mg/1ml。小儿和心血管感染病人要为2mg/1ml,每日1次。

氟胞嘧啶 片剂:250mg,500mg。口服,1日4~6g,分4次服,疗程数周至数月。注射剂:2.5g/250ml。静脉滴注,1日总量50~150mg/kg,分2~3次给药。

酮康唑 片剂:0.2g。口服,一次0.2~0.4g,1日1次。深部真菌感染,连服1~6天;浅部真菌感染,连服1~6周。栓剂:0.1g,0.2g,阴道用。

氟康唑 胶囊剂(或片剂)50mg,100mg,150mg,200mg。口服,一次50~100mg,1日1次,必要时1日150~300mg。注射剂:100mg/5ml,200mg/10ml。静脉滴注速度约为200mg/h,可加入到葡萄糖液、等渗氯化钠注射液和乳酸钠林格液中滴注。

伊曲康唑 片剂:100mg,200mg。一般为1日100~200mg,顿服,疗程3个月,个别可延长至6个月。短程间歇疗法:口服,一次200mg,1日2次,连服7日为一疗程,停药21日,开始第二疗程。指甲癣服2个疗程,趾甲癣服3个疗程。

卡泊芬净 注射用干粉:50mg,70mg。第1天给予单次70mg负荷量,随后每天给予50mg。经静脉缓慢给药,约1小时滴完。对于治疗过程中无临床反应而对药物耐受性良好者,可以考虑将每日剂量加大到70mg。疗程取决于病人疾病的严重程度、被抑制的免疫功能恢复情况和对治疗的临床反应等。

阿昔洛韦 胶囊剂:200mg。口服,一次200mg,每4小时1次,或1日1g,分次给予。注射剂:500mg。静脉滴注,一次5mg/kg,加入输液中,1小时内滴完,1日3次,疗程7日。另有滴眼液、眼膏、霜膏剂可供外用。

阿糖腺苷 注射剂(混悬液):200mg/1ml,1000mg/5ml。一日量10~15mg/kg,按200mg药物、500ml输液(预热35~40℃)的比率配液,恒速静脉滴注,疗程5~10日。

碘苷 眼膏:0.5%。滴眼液:0.1%。滴眼,白天1小时1次,夜间2小时1次。症状改善后,滴眼次数减半。

利巴韦林 片剂:20mg。口服,1日0.8~1.0g,分3~4次服用,注射剂:1g/1ml。1日10~15mg/kg,分2次肌内注射或缓慢静脉滴注。另有滴鼻液、滴眼液可供外用。

金刚烷胺 片(胶囊)剂:0.1g。口服,一次0.1g,1日2次。

干扰素 注射液及冻干粉针剂:100万U,300万U,500万U。皮下或肌内注射,成人一次100万U~300万U,每周2~4次。

聚肌胞 注射剂:1mg/2ml,2mg/2ml。肌内注射,一次1~2mg,隔日1次。结膜内注射,一次0.2~0.5mg,隔3日1次。患带状疱疹者可配合局部外用,1日数次。

奥司他韦 胶囊剂:75mg。口服,成人,一次75mg,1日2次,共5日。1岁以下儿童使用风险较大,流感大流行期间,推荐使用剂量为 2~3mg/kg。

齐多夫定 胶囊剂:100mg。口服,一次 200mg,每 4 小时 1 次。有贫血的病人,可按一次 100mg 给药。

拉米夫定 片剂:100mg,150mg。空腹服用,一次 100~150mg,1 日 2 次。

司他夫定 胶囊剂:25mg,40mg。口服,体重超过 60kg 成人一次 40mg,1 日 2 次;体重低于 60kg 成人一次 30mg,1 日 2 次,两次服药间隔 12 小时。

去羟肌苷 片剂:100mg,25mg。口服,成人体重 60kg 以上者一次 200mg,1 日 2 次;体重低于 60kg 者一次 125mg,1 日 2 次。药片必须先嚼碎后吞服。

本章小结

抗真菌药按结构可分为多烯类(两性霉素 B)、三唑类(氟康唑、伊曲康唑)、嘧啶类(氟胞嘧啶)和棘白菌素类(卡泊芬净、米卡芬净)等;按作用范围可分为抗浅部真菌药、抗深部真菌药和抗浅部、深部真菌药。

特比萘芬为抗浅部真菌药,用于治疗体癣、股癣、手足癣、甲癣及皮肤白色念珠菌等感染。两性霉素 B 静脉滴注是治疗深部真菌感染的首选药。酮康唑抗真菌谱广,用于治疗白色念珠菌感染和皮肤癣菌感染。

阿昔洛韦抗疱疹病毒作用强,是治疗单纯疱疹病毒感染的首选药;利巴韦林对多种 DNA 和 RNA 病毒均有抑制作用,临床主要用于防治流感、疱疹、麻疹、小儿腺病毒肺炎及甲型肝炎等。齐多夫定是临床治疗艾滋病的首选药,可减轻艾滋病相关症候群。拉米夫定临床主要与齐多夫定合用治疗艾滋病。

本章关键词:特比萘芬;两性霉素 B;酮康唑;阿昔洛韦;利巴韦林;齐多夫定;临床应用;不良反应;用药护理。

课后思考

1. 简述抗真菌药的分类、各类代表药及其作用特点、临床应用、不良反应及用药护理。
2. 简述抗人类免疫缺陷病毒感染的常用药物及其特点。
3. 安某,男,35 岁。2002 年 8 月因上消化道出血而输血,2010 年 5 月开始出现持续低热、体重下降,并伴有咳嗽、憋气等症状,到医院就诊。查:T 38.6℃,P 128 次/分钟,R 44 次/分钟,BP 110/70mmHg,多处表浅淋巴结可触及肿大。血清 HIV 抗体阳性,胸片显示两肺散在斑片状阴影。诊断:艾滋病。请问:①安某患艾滋病的最可能原因是什么?②艾滋病的传播途径有哪些?③可选用哪些药物进行治疗?④用药护理应注意什么?

(张会爱)

第四十一章

消毒防腐药

案例

李某,男,30岁。在装饰房屋窗子时,由于玻璃安装不牢,突然脱落,将其右上肢皮肤划一长约3cm、深约1cm的伤口,到医院就诊。医生检查后欲行清创缝合治疗。

问题:
1. 对该病人进行清创缝合治疗前可选用哪些消毒药?
2. 使用这些消毒药须注意什么?

本章学习目标

1. 熟悉常用消毒防腐药的作用特点、临床应用和注意事项。
2. 了解消毒防腐药的杀菌或抗菌机制及影响其作用的因素。
3. 培养严谨负责的态度,做好手术室、注射室和护理用具等消毒防腐工作。

第一节 概 述

消毒药是指能杀灭病原微生物的药物,防腐药是指具有抑制病原微生物生长繁殖的药物。二者之间没有严格界限,低浓度消毒药仅有防腐作用,防腐药在较高浓度时也可能有杀菌作用,故统称为消毒防腐药。这类药物大多数是利用本身的理化特性,使蛋白质变性、凝固而使酶的活性降低或消失,或使胞浆膜通透性改变而发挥作用。它们对各种生活机体(包括微生物、病原微生物和人体组织)无明显选择性,往往具有强烈毒性,故不能作全身用药,主要用于体表(皮肤、黏膜、伤口)、器械、病人排泄物和周围环境的消毒,在预防感染性疾病方面有着重要意义。

第二节 常用消毒防腐药

临床常用的消毒防腐药见表41-1。

表 41-1 临床常用的消毒防腐药

类别	药物	作用特点和临床应用	注意事项
醇类	乙醇 (alcohol,酒精)	可使蛋白质脱水、变性、凝固,对多数微生物有杀灭作用,但对芽孢、病毒、真菌无效。浓度为75%(v/v)时杀菌力最强,主要用于皮肤以及医疗器械等消毒。20%～30%乙醇可用于涂擦皮肤,降低高热病人体温;50%乙醇涂擦受压部位,可促进血液循环,防止压疮。无水乙醇注射于神经干,可缓解神经痛。	乙醇有较强刺激性,不适宜伤口内和黏膜消毒。大面积涂擦,可引起血管扩张,热量散失,导致老年人体温下降。
醛类	甲醛溶液 (formaldehyde solution,formalin)	甲醛溶液可使蛋白质沉淀、变性而发挥强大的广谱杀菌作用,对细菌、芽孢、真菌及病毒均有效。40%甲醛水溶液称为福尔马林,10%福尔马林溶液用于固定标本及保存疫苗和血清(即4%甲醛溶液)、器械消毒(2%福尔马林溶液浸泡1～2小时)、房屋空气消毒(每立方米取甲醛1～2ml加等量水,加热蒸发)等。口腔科常用甲醛配制干髓剂,充填髓洞,使牙髓失活。	甲醛气体对皮肤、黏膜和呼吸道有强烈刺激性,可引起接触性皮炎、流泪、咳嗽等症状,误服可腐蚀消化道,大剂量可引起死亡。
酚类	苯酚 (phenol,石炭酸)	使菌体蛋白变性、凝固而杀菌。对细菌和真菌有效,对芽孢和病毒无效。用于手术器械和房屋的消毒(3%～5%);外用于皮肤止痒(0.5%～1%水溶液或2%软膏);中耳炎(1%～2%甘油溶液)。	5%以上高浓度苯酚对皮肤、组织有较强腐蚀作用,误服可导致组织广泛腐蚀,严重者致肝肾功能衰竭而死亡。
	甲酚 (cresol)	甲酚皂溶液(来苏儿)抗菌作用与苯酚相似而较强,但腐蚀性及毒性较苯酚小。主要用于手、皮肤、橡胶手套消毒(2%);医疗器械消毒(3%～5%溶液浸泡30分钟);排泄物、厕所及用具消毒(5%～15%)。	因甲酚有臭味,不宜用做食具及厨房消毒。由于腐蚀作用不宜用于伤口消毒。
酸类	苯甲酸 (benzoic acid,安息香酸)	能抑制多种细菌和真菌的生长繁殖,毒性小,常与水杨酸制成复方溶液,外用于体癣、手足癣等。0.05%～0.1%浓度的苯甲酸用于食品和药品的防腐。	酸性环境中抗菌作用较强,忌与铁盐、重金属盐配伍。
	水杨酸 (salicylic acid)	对细菌和真菌有杀灭作用,有刺激性,10%～25%溶液可溶解角质层,治疗鸡眼;3%～6%醇溶液或5%软膏用于表皮癣病。	易溶于醇,微溶于水。

续表

类别	药物	作用特点和临床应用	注意事项
卤素类	聚维酮碘（povidone iodine，碘伏）	是碘与表面活性剂形成的不定型络合物。为广谱、长效杀菌剂，对细菌、芽孢、真菌、病毒、支原体、衣原体等均有效。杀菌力强大、毒性低、对黏膜无刺激性。在酸性环境中聚维酮碘更稳定，作用更强。0.5%溶液用于手术部位皮肤消毒；5%~10%溶液用于治疗烫伤、滴虫性阴道炎、化脓性皮肤炎症及皮肤真菌感染；0.05%溶液用于餐具和食具的消毒。	应避光密闭保存。碘过敏者慎用。烧伤面积大于20%者不宜用。
	碘酊（碘酒）	即含2%碘及1.5%碘化钾的乙醇溶液。常用于皮肤消毒（2%）；手术野皮肤消毒（3%~5%）；高浓度溶液（5%~10%）可用于毛囊炎、甲癣、传染性软疣的治疗。皮肤消毒后常用酒精脱碘（待药液稍干后用75%乙醇溶液擦去），以减少对皮肤的刺激性。2%碘甘油则作用缓和、持久、刺激性小，可用于牙龈感染和咽炎时涂擦咽部。	刺激性大，眼、黏膜及皮肤破损处不宜应用。禁与红汞同时涂用，以免产生碘化汞腐蚀皮肤。碘过敏者禁用。
	含氯石灰（chlorinated lime 漂白粉）	是一种含有效氯25%~35%的灰白色粉末，在水中溶解生成次氯酸，对细菌、病毒、真菌、芽孢具有快而强的杀菌作用，酸性环境中作用增强。应用广泛，如非金属用具和无色衣物的消毒（0.5%溶液）；粪便消毒（1:5 干粉放置2小时）；饮水消毒（每1000ml水中加入含氯石灰 16~32mg，30分钟后饮用）；化脓性创面、脓疡冲洗及湿敷（漂白粉硼酸溶液）。	受潮易分解失效，注意密闭、干燥保存，临用时配制。有漂白作用，对皮肤有刺激性，对金属有腐蚀作用。
氧化剂类	过氧乙酸（peracetic acid，过醋酸）	为强氧化消毒药，具有高效、速效、强效的特点。对细菌、芽孢、真菌、病毒均有较强的杀灭作用。常用于洗手消毒（0.1%~0.2%溶液浸泡1分钟）；医疗器械消毒（0.3%~0.5%溶液浸泡15分钟）；食具、空气、地面、墙壁、家具及垃圾物消毒（0.04%溶液喷雾或熏蒸）；衣服、被单消毒（1%溶液浸泡2小时）。	高浓度有腐蚀性，配制时应采取防护措施；其稀释液易分解，宜随配随用；对纺织品、衣物等有漂白作用，金属物品、天然纤维纺织品经浸泡消毒后，须尽快用水冲洗干净。

续表

类别	药物	作用特点和临床应用	注意事项
氧化剂类	高锰酸钾 (potassium permangangate)	是强氧化剂,有较强杀菌作用,同时还有收敛、止血、除臭等功效。常用于蔬菜、水果消毒(0.1%,浸泡5分钟);膀胱、创面洗涤(0.1%~0.5%);某些药物、毒物中毒时洗胃(0.01%~0.02%);阴道冲洗或坐浴(0.0125%);足癣浸泡(0.01%);口腔科冲洗感染的拔牙窝、脓腔(0.02%)等。	本药遇热失效,宜用凉开水随配随用;高浓度有刺激和腐蚀作用;密闭保存、防潮,不宜与甘油、乙醇、糖、碘等放在一起,以防爆炸。
	过氧化氢溶液 (hydrogen peroxide solution,双氧水)	抗菌力弱,作用时间短,遇有机物释放氧分子产生气泡,可机械消除脓块、血块及坏死组织,除臭。主要用于冲洗创面、溃疡(3%),尤其是厌氧菌感染的伤口;化脓性中耳炎冲洗、口腔炎、坏死性牙龈炎含漱(1%)。	遇光、热易分解变质;高浓度对皮肤、黏膜产生刺激性灼伤,形成疼痛性"白痂";连续漱口可引起可逆性舌乳头肥厚。
表面活性剂	苯扎溴铵 (benzalkonium bromide 新洁尔灭)	杀菌及去污作用快而强、毒性低、渗透力强、无刺激性、应用方便。临床用于外科手术前洗手(0.05%~0.1%溶液浸泡5分钟)、餐具或器械消毒(0.1%溶液浸泡30分钟,金属器械需加0.5%亚硝酸钠以防锈)、黏膜和创面消毒(0.01%~0.05%)。	不宜用于合成橡胶、膀胱镜、眼科器械的消毒以及痰、排泄物、呕吐物及污水的消毒;忌与肥皂、洗衣粉等合用。
	氯已定 (chlorhexidine,洗必泰)	抗菌谱广、作用快而强、毒性低、无刺激性。临床用于术前洗手消毒(0.02%);冲洗伤口及牙根炎、牙周炎(0.05%);器械消毒(0.1%,加0.5%亚硝酸钠以防锈);手术前皮肤消毒(0.5%醇溶液);烧伤、烫伤表面消毒(醋酸氯已定软膏涂患处,1日1次或隔日1次)。	不可与碘酊、高锰酸钾、红汞配伍以免沉淀;忌与肥皂、合成洗涤剂等合用;高温时易分解。
染料类	甲紫 (methylrosanilinium chloride,龙胆紫)	对革兰阳性菌作用强,对多种真菌如念珠菌、表皮癣菌有杀灭作用;对铜绿假单胞菌亦有效。本药无刺激性,尚有收敛作用。用于皮肤、黏膜感染及溃疡(1%~2%水溶液或乙醇溶液);烧伤、烫伤(0.1%~1%水溶液)。	不宜在黏膜或开放创面上使用;脓血、坏死组织可降低其效力。
重金属类	红汞 (mercurochrome,汞溴红)	有较弱的抗菌作用,有机物及碱性环境均能减弱其抗菌作用。穿透力差,但水溶液刺激性小。临床常采用2%水溶液(红药水),用于小伤口、黏膜及皮肤消毒	不宜与碘酊合用,因可产生碘化高汞而腐蚀皮肤。

续表

类　别	药　　物	作用特点和临床应用	注意事项
	硝酸银 (silver nitrate)	杀菌力强,腐蚀性强。常用棒剂腐蚀黏膜溃疡、出血点、肉芽组织过度增生及疣;10%水溶液可用于重症坏死性牙龈炎和牙本质脱敏;0.25%~0.5%水溶液点眼用于结膜炎、沙眼、睑缘炎。	稀释和配制需用蒸馏水,并避光保存;用后即用生理盐水冲洗以免损伤周围组织。
其他	环氧乙烷 (ethylene oxide)	是一种广谱、高效的气体杀菌消毒剂。对消毒物品的穿透力强,可达到物品深部,可以杀灭大多数病原微生物,包括细菌繁殖体、芽孢、真菌和病毒。常用于器械、仪器、被服、装备、敷料、塑料及橡胶制品、书籍、包装材料的消毒及工业产品如烟草、皮革等的灭菌。物品置于消毒袋或灭菌室,用量为每立方米300~700g,在38~54℃以下消毒6~24小时。	易爆易燃,在空气中浓度超过3%可引起燃烧爆炸,储存及应用均需严密防火,消毒后放通风处1小时后方可使用;本药对眼、呼吸道有刺激性;在常温下容易挥发,宜密闭于阴凉处保存。

本章小结

消毒防腐药主要用于体表、器械、病人排泄物和周围环境的消毒,用药时应根据药物作用特点及消毒防腐对象加以选择:皮肤消毒宜选择作用快而强、刺激性较小的药物,如乙醇、聚维酮碘、碘酊、表面活性剂等;黏膜、创面感染宜选用刺激性很小、吸收少、不受脓液和分泌物影响的药物,如甲紫、红汞、表面活性剂、高锰酸钾、过氧化氢等;环境消毒应用消毒能力强、便于喷洒、熏蒸的药物,如甲醛、酚类、氯已定等;金属器械消毒应用消毒力强、对金属无腐蚀性的药物,如酚类、醇类、苯扎溴铵等;排泄物消毒要求价廉、不受有机物影响,如漂白粉、石灰等。

本章关键词:消毒防腐药;乙醇;甲醛溶液;聚维酮碘;碘酊;苯扎溴铵;氯已定;高锰酸钾;过氧乙酸;临床应用;注意事项。

课后思考

1. 请分别列举用于环境、用具及皮肤、黏膜的消毒防腐药,并简述用法。
2. 常用消毒防腐药应用时应注意些什么?
3. 在手术、注射、穿刺、插管和换药等过程中,微生物可通过直接接触、空气和飞沫等进入伤口,引起感染。无菌术就是针对以上感染来源采取的一种预防措施。无菌术的方法中有药液浸泡和气体熏蒸两种抗菌法。请说出酒精、碘酒、聚维酮碘和甲醛等溶液在无菌术中的应用。

(张会爱)

第四十二章

抗寄生虫药

案例

赵某,男,40岁。近日出现隔日发热、寒战、出汗等症状,到医院就诊。查:T 40℃。化验室检查:检出疟原虫。诊断:间日疟。

问题:
1. 可选用哪些药物进行治疗?用药护理应注意什么?
2. 选用哪些药物配伍使用可根治疟疾病?说明其作用机制。

本章学习目标

1. 熟悉氯喹、伯氨喹、乙氨嘧啶、甲硝唑、阿苯达唑的作用、临床应用、不良反应和用药护理。
2. 了解其他抗寄生虫药的作用特点和临床应用。
3. 树立预防观念,宣传卫生知识,积极防治寄生虫感染。

第一节 抗疟药

抗疟药是指预防或治疗疟疾的药物。疟疾(malaria)是由雌按蚊传播使人感染疟原虫而引起的一种传染病,流行于热带、亚热带。临床特点是周期性寒战、高热、出汗,可有脾肿大、贫血等体征。要合理使用抗疟药,需了解疟原虫生活史和抗疟药的作用环节,才能根据不同用药目的正确选择药物。

一、疟原虫生活史及抗疟药作用环节

寄生于人体的疟原虫主要有恶性疟、间日疟和三日疟,后两者又称良性疟。疟原虫的生活史可分为有性生殖阶段和无性生殖阶段。前者在雌性按蚊体内进行,后者在人体内进行。疟原虫的生活史和抗疟药的作用环节见图42-1。

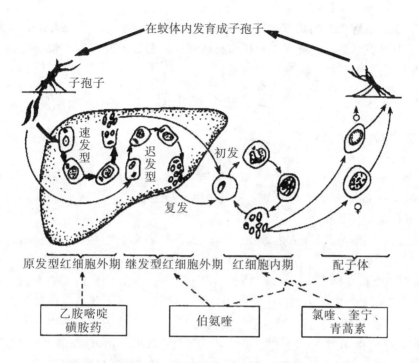

图 42-1 疟原虫的生活史和抗疟药的作用环节

(一)人体内的无性生殖阶段

1. 原发性红细胞外期　感染的雌性按蚊叮咬人体时,蚊体内的子孢子随唾液进入人体血液,约经过 30 分钟侵入肝脏。经过 6~12 天,在肝细胞内发育成大量裂殖子后释放入血液。此期无临床症状,为疟疾的潜伏期。乙胺嘧啶对此期有杀灭作用,可发挥病因预防作用。

2. 继发性红细胞外期　间日疟原虫的子孢子有两种遗传类型:速发型子孢子和迟发型子孢子。按蚊叮咬人体时两种子孢子同时进入肝细胞后,速发型子孢子首先完成原发性红外期的裂体发育过程,转入红细胞内期导致疟疾的临床发作;而迟发型子孢子在肝细胞中处于休眠状态(称休眠子),经过 4~6 个月后陆续增殖分裂,并向血液释放裂殖子,引起间日疟复发。伯氨喹可清除迟发型子孢子而用于根治间日疟,防止复发。恶性疟和三日疟无此期,故无复发性。

3. 红细胞内期　逸出肝细胞的裂殖子进入血液后,侵入红细胞,生长发育为滋养体、裂殖体。裂殖体成熟后释放大量裂殖子,再侵入其他红细胞重复其裂殖增殖。裂殖体释放的裂殖子及其代谢物,以及红细胞破裂产生的大量变性蛋白,刺激机体引起寒战、高热等症状,即疟疾发作。各种疟原虫的裂殖体增殖周期时间不同,恶性疟不规则,为 36~48 小时,间日疟为 48 小时,三日疟为 72 小时。疟疾临床发作的周期与疟原虫在红内期裂体增殖周期一致。氯喹、奎宁、青蒿素对此期疟原虫有杀灭作用,能控制临床症状发作。

(二)雌按蚊体内的有性生殖阶段

红细胞内期疟原虫进行 3~5 代裂体增殖后,部分裂殖子分化为雌、雄配子体。当按蚊叮咬疟疾病人时,雌、雄配子体随血液进入蚊体,二者结合为合子,进一步发育成有感染力的子孢子,移行至唾液腺内。当按蚊再次叮咬人体时,子孢子随唾液进入人体。因此,按蚊是疟疾的传播媒介,其体内的子孢子是疟疾流行传播的根源。人群服用乙胺嘧啶后,可随血液进入蚊体内抑制子孢子的发育,防止疟疾的传播。

二、常用抗疟药

(一)主要用于控制症状的药物

氯喹

氯喹(chloroquine)是人工合成的 4-氨基喹啉类衍生物。

【作用和临床应用】

1. 抗疟原虫作用　通过插入疟原虫 DNA 的双螺旋链之间,阻止 DNA 的复制与 RNA 的转录,从而杀灭各种疟原虫的红内期裂殖体,具有作用快、效力强、作用久的特点。口服 1～2 小时血药浓度达高峰,$t_{1/2}$ 为 2.5～10 天。用药 1～2 天后,疟疾病人的发热、寒战症状大多消退,3～4 天后血中疟原虫消失。对红细胞外期疟原虫无效,既不能作病因性预防,也不能根治间日疟。临床用于治疗疟疾急性发作,是控制疟疾症状的首选药物。

2. 抗阿米巴原虫作用　对阿米巴滋养体有强大的杀灭作用,口服后肝脏内药物浓度比血浆药物浓度高数百倍,而肠壁分布少。用于治疗肠道外阿米巴病,对肠内阿米巴病无效。

3. 抗免疫作用　大剂量氯喹具有免疫抑制作用,对自身免疫性疾病如类风湿性关节炎、红斑狼疮、肾病综合征等有一定疗效。

【不良反应和用药护理】

1. 不良反应较少且轻微,一般可能出现的反应有轻度头晕、头痛、耳鸣、胃肠道不适、皮肤瘙痒、皮疹等,停药后可自行消失。

2. 大剂量、长疗程可出现视力和听力障碍、粒细胞减少、肝肾功能损害等。故长期大量应用时,应定期检查视力、听力、肝肾功能和血象等,发现异常立即停药。大剂量或与某些药物合用时可出现缓慢型心律失常,甚至心跳停止,故禁止静脉推注或与奎尼丁等具有心脏抑制作用的药物合用。

奎宁

奎宁(quinine)是奎尼丁的左旋体,是从金鸡纳树皮中提取的一种生物碱,是最早应用于控制症状的抗疟药。

【作用和临床应用】　对疟原虫的作用和氯喹相似,抑制或杀灭良性疟(间日疟、三日疟)及恶性疟原虫的红内期,控制疟疾临床症状,并具有解热作用。

临床用于耐氯喹或耐多药的恶性疟和脑型疟的治疗。对脑型疟不能口服药物时,可用奎宁静脉滴注,作用快,疗效显著,待病人清醒后改为口服氯喹。

【不良反应和用药护理】　毒性大,不良反应严重,一次剂量超过 3g 即可中毒,致死量约为 8g。

1. 金鸡纳反应　表现为耳鸣、头痛、恶心、呕吐、头痛和视力、听力下降等,停药后可恢复。

2. 心脏抑制作用　与其右旋体奎尼丁有类似的心脏毒性,静脉滴注时需密切观察病人的血压和呼吸,禁止静脉推注。

3.特异质反应　少数先天性葡萄糖-6-磷酸脱氢酶(G-6-PD)缺乏的病人和恶性疟病人即使应用小剂量也可诱发严重的急性溶血。对有药物溶血史者禁用。用药期间发现酱油尿、严重贫血时立即停药。

4.其他　有收缩子宫的作用,可诱发早产、流产,故孕妇禁用。

青蒿素

青蒿素(artemisinin)是由我国医药工作者从黄花蒿(artemisia annua)中提取的倍半萜内酯过氧化物,是一种高效、速效、低毒、维持时间较短的新型抗疟药。口服吸收迅速,0.5~1小时血药浓度达高峰,$t_{1/2}$为4小时,分布于组织内,以肠、肝、肾中含量较多,脂溶性高,易透过血-脑屏障。经肾和肠道排泄,72小时后血中仅含微量。

【作用和临床应用】　通过作用于疟原虫超微结构中的食物泡膜、表膜、线粒体、核膜、内质网和染色体等,产生快速、有效地杀灭红细胞内期疟原虫的作用,对红细胞外期无效。作用快,退热时间和疟原虫转阴时间都较氯喹短。与氯喹交叉耐药不明显,但复发率较高(20%~30%)。

临床主要用于对氯喹有耐药性的疟原虫感染和脑型疟的抢救。

【不良反应和用药护理】　不良反应少,偶见恶心、呕吐、腹痛、腹泻、四肢麻木及血清氨基转移酶轻度升高等。大剂量可使动物致畸,故孕妇慎用。

其他青蒿素类药的作用特点和临床应用见表42-1。

表42-1　其他青蒿素类药的作用特点和临床应用

药名	作用特点	临床应用
双氢青蒿素 (dihydroarteannuin)	对红细胞内期疟原虫有强烈的杀灭作用,能迅速控制症状。对耐氯喹和哌喹的恶性疟同样有效。	用于治疗各类疟疾。特别适用于抗氯喹和哌喹的恶性疟和危险型脑型疟疾的救治。
双氢青蒿素哌喹 (dihydroartemisinin and piperaquine)	每片含双氢青蒿素40mg、哌喹320mg。两药合用,具有增效作用,并可延缓疟原虫耐药性的产生。	用于治疗恶性疟疾和间日疟疾。
青蒿素哌喹 (artemisinin and piperaquine)	每片含青蒿素6.25mg、哌喹375mg。作用特点同上。	同上。
蒿甲醚 (artemether)	对红细胞内期疟原虫有杀灭作用,能迅速控制症状。对耐氯喹的恶性疟同样有效。近期疗效可达100%。对恶性疟配子体无效。	用于恶性疟包括抗氯喹的恶性疟和危险型脑型疟的治疗。
复方蒿甲醚 (artemether compound)	每片含蒿甲醚0.02mg、木芴醇0.12mg。作用特点同上。	同上。
青蒿琥酯 (artesunate)	对红细胞内期疟原虫有较强的杀灭作用,起效快,能迅速控制疟疾症状。对恶性疟配子体无效。	用于脑型疟和各种危重疟疾的抢救。症状控制后,再用其他抗疟药根治。

(二)主要用于控制复发及传播的药物

伯氨喹

伯氨喹(primaquine)是人工合成的 8-氨基喹啉的衍生物。

【作用和临床应用】 伯氨喹在体内代谢后生成喹啉醌衍生物,具有较强的氧化性,能将红细胞内还原型谷胱甘肽转变为氧化型谷胱甘肽,影响疟原虫的能量代谢和呼吸而导致死亡。对间日疟红细胞外期迟发型子孢子和各种疟原虫的配子体均有较强的杀灭作用,对红内期疟原虫无效。

伯氨喹是临床预防复发、根治良性疟和控制疟疾传播的首选药物,常需与氯喹、乙胺嘧啶合用。

【不良反应和用药护理】

1. 毒性反应 常用量即可引起头晕、恶心、呕吐、腹痛、发绀等不良反应,停药后可逐渐消失。

2. 特异质反应 少数先天性 6-磷酸葡萄糖脱氢酶(G-6-PD)缺乏的特异质病人服用后,可发生急性溶血性贫血和高铁血红蛋白血症,表现为紫绀、胸闷、缺氧等,故 G-6-PD 缺乏者禁用。

(三)主要用于病因性预防的药物

乙胺嘧啶

乙胺嘧啶(pyrimethamine)属人工合成的非喹啉类抗疟药。

【作用和临床应用】 乙胺嘧啶的抗疟作用和应用具有以下特点:①对各型疟原虫的原发性红细胞外期子孢子有抑制作用,是目前用于病因性预防疟疾的首选药;②对红细胞内期未成熟的裂殖体有抑制作用,对已成熟的裂殖体无效,故不适用于疟疾急性发作;③对疟原虫的配子体无直接杀灭作用,但血液中的药物随蚊虫叮咬进入蚊体后,可在数小时内使疟原虫配子体对蚊子丧失感染能力,并维持数周,当人群普遍预防性服用时,可起到切断疟疾传播的作用;④半衰期长达 3.5 天,作用持久,服药一次可持续 1 周以上。

本药是二氢叶酸还原酶的抑制药,使二氢叶酸不能被还原为四氢叶酸,导致核酸合成减少,使疟原虫的生长繁殖受到抑制;与磺胺类药物配伍应用,对疟原虫的叶酸代谢发挥双重阻断作用,从而产生协同效应,并能减少耐药性的产生。

临床主要用于预防疟疾病,与伯氨喹合用可以抗复发。

【不良反应和用药护理】 治疗剂量时毒性较小,长期大剂量应用时可干扰人体的叶酸代谢,引起巨幼红细胞性贫血或白细胞减少,停药或应用甲酰四氢叶酸可逐渐恢复。药物带有甜味,易被儿童误作为糖果大量服用而中毒,表现为恶心、呕吐、发热、发绀、惊厥甚至死亡,故应妥善保管。

常用抗疟药的分类、作用环节及临床应用见表 42-2。

表 42-2　常用抗疟药的分类、作用环节及临床应用

分类	药物	作用环节				
		红外期		红内期		蚊体内
		速发型	迟发型	裂殖体	配子体	
主要用于控制症状	氯喹、奎宁、青蒿素			+++		
主要控制复发和传播	伯氨喹		+++	+	+++	
主要用于病因性预防	乙胺嘧啶	+++		++		+++

注:"+"表示作用强度。

第二节　抗阿米巴病药和抗滴虫病药

一、抗阿米巴病药

阿米巴病是由溶组织阿米巴原虫感染肠壁、肝、脑等器官所致,引起肠内阿米巴病和肠外阿米巴病。溶组织阿米巴原虫的发育过程包括包囊、小滋养体和大滋养体三种生活形态。包囊无致病性,是传播疾病的根源。当包囊被人吞食后,在肠内发育成小滋养体,与结肠内菌群共生,一般不产生症状。在机体抵抗力低下时,小滋养体侵入肠壁,形成大滋养体,损伤肠壁组织,引起急、慢性阿米巴痢疾,即肠内阿米巴病。当肠壁的大滋养体侵入血管时,随血液循环进入肝、肺、脑、心包等组织形成脓肿或溃疡,称肠外阿米巴病。当机体免疫力增强时,肠内的大滋养体又转变成小滋养体,进而转变为包囊,随粪便排出体外,病人成为无症状排包囊者,是传播阿米巴病的根源。

抗阿米巴病药主要是杀灭大、小滋养体,对包囊无效。在临床治疗过程中,要合理选择药物,彻底消灭大、小滋养体,杜绝包囊的来源,达到根治和防治传播的目的。按作用部位不同可将药物分为抗肠内、外阿米巴病药、抗肠内阿米巴病药和抗肠外阿米巴病药三类。

(一)抗肠内、肠外阿米巴病药

甲硝唑

甲硝唑(metronidazole),又名灭滴灵,为人工合成的硝基咪唑类化合物。口服吸收良好,能迅速分布于全身,包括脑脊液。药物在肝内代谢,原形药和代谢产物主要由肾排泄,小部分经阴道、乳汁、唾液及粪便排泄。

【作用和临床应用】

1.抗阿米巴原虫作用　对肠内、肠外阿米巴滋养体均有强大的杀灭作用,是治疗肠内、肠外阿米巴病高效、低毒的首选药。甲硝唑在肠腔内浓度偏低,单用治疗阿米巴痢疾时,复发率高,须用甲硝唑控制症状后,再用抗肠内阿米巴病药继续治疗,以减少复发。对无症状排包囊者治疗无效。

2.抗滴虫作用　对阴道毛滴虫有强大的杀灭作用,是治疗阴道毛滴虫病的首选药。口服后可分布于阴道分泌物、精液及尿液中,故对滴虫性阴道炎、尿道炎和前列腺炎等有良好

疗效。因滴虫主要是通过性生活传播,应夫妇同时服药,达到根治目的。

3. 抗厌氧菌作用　对革兰阴性和革兰阳性厌氧杆菌、所有厌氧球菌均有较强的抗菌作用,脆弱类杆菌尤为敏感。具有疗效高、毒性小、应用方便的特点。临床用于厌氧菌引起的败血症、菌血症、坏死性肠炎、产后脓毒症、中耳炎、盆腔炎、腹膜炎、骨髓炎、牙周炎及口腔感染等。

4. 抗贾第鞭毛虫作用　贾第鞭毛虫寄生于人体小肠、胆管和胆囊内,引起以腹泻为主的贾第虫病。甲硝唑对贾第虫滋养体有强大杀灭作用,是目前治疗贾第虫病的最有效药物。

【不良反应及用药护理】

1. 胃肠反应　可出现食欲不振、恶心、呕吐、腹痛、腹泻、舌炎、口腔金属味等,一般不影响治疗。

2. 神经系统反应　表现为头痛、头晕、肢体麻木及感觉异常等,一旦出现应停药。

3. 过敏反应　少数人可发生皮疹、白细胞轻度减少等,停药后可自行恢复。

4. 干扰乙醛代谢　服药期间饮酒易导致急性乙醛中毒,出现恶心、呕吐、腹痛和腹泻等症状,故服药期间和停药1周内禁饮酒和含乙醇饮料。

孕妇、哺乳期妇女、器质性中枢神经系统疾病和血液病病人禁用。

替硝唑

替硝唑(tinidazole)与甲硝唑相似,但半衰期较长,$t_{1/2}$为12～14小时,口服一次,有效血药浓度可维持72小时。对阿米巴痢疾和肠外阿米巴病的疗效与甲硝唑相似而毒性略低。临床也用于治疗阴道滴虫病、厌氧菌感染等。

(二)抗肠内阿米巴病药

卤化喹啉类

包括喹碘方(chiniofon)、双碘喹啉(diiodohydroxyquinoline)和氯碘羟喹(clioquinol)等,为含碘的喹啉类衍生物。

本类药物口服吸收少,肠腔内浓度高,组织中达不到有效治疗浓度,故仅用于肠内阿米巴感染的治疗。临床用于轻症、慢性阿米巴痢疾及无症状带包囊者,可起到根治和切断传染源的效果。对急性阿米巴痢疾疗效差,须与甲硝唑合用。

不良反应较少,主要是腹泻。长期大剂量使用可致亚急性脊髓-视神经炎。对碘过敏者禁用。

二氯尼特

二氯尼特(diloxanide)是目前杀灭阿米巴包囊最有效的药物。口服后未吸收的药物可直接杀灭结肠内小滋养体的囊前期,对无症状或仅有轻微症状的排包囊者有良好疗效。对于急性阿米巴痢疾,单用二氯尼特疗效不佳;但在甲硝唑控制症状后再用二氯尼特清除肠腔内的小滋养体,可有效预防复发。对肠外阿米巴病无效。

本药不良反应轻微,偶见肠道症状和皮疹等。

(三)抗肠外阿米巴病药

氯喹

氯喹(chloroquine)为抗疟药,也具有杀灭阿米巴滋养体作用。口服吸收完全,分布于肝、脾、肺、肾等组织,肝脏中药物浓度高于血浆 200~700 倍,但肠道内浓度低。临床主要用于甲硝唑无效或禁忌的阿米巴肝脓肿病人,对阿米巴肺脓肿亦有效。对阿米巴痢疾无效,应同时与抗肠内阿米巴病药合用,以防复发。

二、抗滴虫病药

滴虫病主要是指滴虫性阴道病,由阴道毛滴虫所引起,也可寄生于男性泌尿生殖道内,引起感染。抗滴虫病药有甲硝唑、乙酰胂胺等。

甲硝唑

甲硝唑(metronidazole)为治疗滴虫病的首选药,对耐甲硝唑虫株感染时,可改用乙酰胂胺局部给药。详见本章第二节。

乙酰胂胺

乙酰胂胺(acetarsol),又名滴维净,为五价胂剂,因毒性较大,仅外用治疗阴道滴虫病。将其片剂置于阴道穹窿部,有直接杀滴虫作用。有轻度局部刺激作用,使阴道分泌物增多。

第三节 抗血吸虫病药和抗丝虫病药

一、抗血吸虫病药

流行于我国的血吸虫病主要由日本血吸虫所致。血吸虫寄生在门静脉及肠系膜静脉血管内,卵随病人大便排出,在水中孵出毛蚴,毛蚴侵入钉螺内繁殖,最后形成尾蚴,尾蚴入水,碰到人体皮肤钻入其内,进入血管,随血流到达门静脉,发育成为成虫,以后产卵。血吸虫病的病理变化主要由虫卵引起。

吡喹酮

吡喹酮(praziquantel)为人工合成的吡嗪异喹啉衍生物。

【作用和临床应用】 通过增加虫体表膜对 Ca^{2+} 通透性,干扰虫体内的 Ca^{2+} 平衡,致使虫体发生痉挛性麻痹,不能附着于血管壁,随血流进入肝脏而被消灭。较高治疗浓度时,使虫体糖原明显减少并消失,迅速而明显地损害虫体皮层,并使其体表抗原暴露,容易受宿主免疫攻击,促进虫体死亡。吡喹酮为广谱抗吸虫药和驱绦虫药,对日本血吸虫、肺吸虫、华支睾吸虫、姜片虫及绦虫均有作用。具有疗效高、不良反应少、疗程短和口服方便等优点,为目前抗血吸虫病的首选药。

临床用于治疗各型血吸虫病,适用于急性、慢性、晚期及有合并症的血吸虫病病人。也可用于华支睾吸虫病、肠吸虫病、肺吸虫病及绦虫病的治疗。

【不良反应和用药护理】 不良反应轻微、短暂。主要有胃肠道反应(如恶心、腹痛等)和神经肌肉反应(如头昏、头痛、乏力、肌肉酸痛、肌束颤动等);个别病人可出现步态不稳,共济失调。驾驶员、高空作业者禁用。少数病人有心电图异常,偶见低血钾及过敏反应。

二、抗丝虫病药

丝虫病系由丝状线虫所引起的一种流行性寄生虫病。我国流行的丝虫有班氏丝虫和马来丝虫。丝虫的发育分为两阶段:幼虫在蚊体内发育为丝状蚴;丝状蚴进入人体后在淋巴管或淋巴结内寄生发育为成虫,对人体产生危害,主要症状表现为淋巴管炎、乳糜尿和象皮肿。雌、雄虫交配后,雌虫产微丝蚴存在于周围末梢血液和淋巴液中,是传播疾病的根源。

乙胺嗪

乙胺嗪(diethylcarbamazine),其枸橼酸盐又称海群生(hetrazan)。

【作用和临床应用】 乙胺嗪对班氏丝虫、马来丝虫的微丝蚴及成虫均有杀灭作用,是临床抗丝虫病的首选药。用药后能使微丝蚴虫体肌肉痉挛而脱离寄生部位,从周围血液迅速聚集到肝微血管中,使其被吞噬细胞所消灭。对成虫作用较弱,需连续数年反复治疗才能彻底消灭成虫。

【不良反应和用药护理】 本身无明显毒性,可引起食欲减退、恶心、呕吐、头痛、无力等。但因微丝蚴和丝虫成虫死亡后释放出大量异体蛋白导致的过敏反应则较明显,表现为寒战、高热、皮疹、淋巴结肿大、哮喘、肌肉酸痛等,需用抗过敏药物防治。

第四节 抗肠蠕虫药

肠道蠕虫包括蛔虫、钩虫、蛲虫、鞭虫、姜片虫及绦虫等。抗肠蠕虫药是驱除或杀灭肠道蠕虫类药物。不同蠕虫对不同药物敏感性不同,因此,必须针对不同的蠕虫感染正确选药。

一、抗肠线虫药

阿苯达唑

阿苯达唑(albendazole),又名肠虫清,为苯并咪唑类衍生物。

【作用和临床应用】 阿苯达唑为广谱、高效、低毒的抗肠线虫药。可选择性抑制虫体的糖代谢过程,减少ATP生成,最终导致虫体能量耗竭而死亡。对寄生在肠道内的钩虫、蛔虫、蛲虫、鞭虫等多种线虫和绦虫有强大的杀灭作用,对囊虫病、华支睾吸虫病、旋毛虫病、包虫病、肺吸虫病等肠道外寄生虫病也有很好的疗效。

临床用于驱除钩虫、蛔虫、蛲虫、鞭虫。对各型囊虫病(脑型、皮肌型)、旋毛虫病也有很好疗效。

【不良反应和用药护理】 不良反应较少,有轻微的消化道症状和头晕、头痛、嗜睡和皮肤瘙痒等,多在数小时内缓解。大剂量偶见白细胞减少和肝功能异常,停药后可逐渐恢复。动物实验有胚胎毒性和致畸作用,孕妇禁用。

甲苯达唑

甲苯达唑(mebendazole)是广谱驱肠虫药,对蛔虫、钩虫、蛲虫、鞭虫、绦虫和粪类圆线虫等肠道蠕虫均有效。甲苯达唑杀虫机制、疗效和不良反应同阿苯达唑。临床用于钩虫、蛔虫、蛲虫、鞭虫和绦虫等感染,有效率在90%以上,尤其适用于上述蠕虫的混合感染。

噻嘧啶

噻嘧啶(pyrantel)为广谱驱肠虫药,有胆碱样作用,可选择性兴奋虫肌体,使之神经-肌肉去极化,导致虫体痉挛性麻痹而丧失附着力后随粪便排出。临床用于驱除蛔虫、钩虫、蛲虫和多种肠线虫的混合感染。对鞭虫和绦虫无效。

不良反应短暂而轻微,主要表现为呕吐、眩晕、胸痛、皮疹等。心脏病及严重溃疡病者慎用,严重肝功能不良者、孕妇禁用。因与哌嗪有拮抗作用,不宜合用。

左旋咪唑

左旋咪唑(levamizole)为广谱驱肠虫药,对多种线虫如蛔虫、钩虫、蛲虫均有杀灭作用,以驱蛔虫作用最强。其抗虫作用机制为抑制虫体琥珀酸脱氢酶活性,阻止延胡索酸还原为琥珀酸,减少能量生成,使虫体肌肉麻痹,失去附着能力而排出体外。临床用于驱除蛔虫、钩虫、蛲虫及蛔虫所致不完全性肠梗阻。

治疗量不良反应短暂而轻微,偶见恶心、呕吐、腹痛、乏力、及皮疹等。大剂量或长期应用则可出现流感样症状(发热、关节肌肉疼痛)、白细胞和血小板减少、视神经炎、光敏性皮炎、血清氨基转移酶升高等。孕妇和活动性肝炎病人禁用。

哌嗪

哌嗪(piperazine)是一种高效驱蛔虫、蛲虫药物,对其他寄生虫无效。通过选择性阻断虫体肌肉的胆碱受体,使肌肉产生弛缓性麻痹,不能附着于宿主肠壁而随肠蠕动排出体外。临床主要用于驱除蛔虫。由于虫体麻痹前无兴奋现象,故溃疡病人、蛔虫不完全性肠梗阻及早期胆道蛔虫病人均可应用。

不良反应轻,偶见流泪、流涕、皮疹、支气管痉挛等过敏反应和恶心、呕吐、上腹不适等消化道反应。中毒剂量时可见眩晕、肌颤、共济失调、癫痫小发作等神经系统反应,有癫痫病史者禁用。动物实验有致畸作用,孕妇禁用。

二、抗绦虫药

在我国,寄生于人体的绦虫有猪肉绦虫、牛肉绦虫、包生绦虫等多种。成虫寄生于小肠引起腹痛、腹泻、恶心、乏力和体重减轻等症状。猪囊尾蚴还可寄生于脑、肝、眼等重要器官,在寄生部位造成占位性病变。

抗绦虫病的主要药物有吡喹酮、甲苯达唑和氯硝柳胺,其中吡喹酮是治疗线绦虫病的首选药(见本章第三节)。

氯硝柳胺

氯硝柳胺(niclosamide),又名灭绦灵,为水杨酰胺类衍生物。

口服不易吸收,在肠道内药物浓度高,对各种绦虫均有杀灭作用,尤以牛肉绦虫最敏感,对猪绦虫也有效。其机制是抑制虫体线粒体的氧化磷酸化反应,使绦虫头节和近颈节死亡,虫体从肠壁脱落随粪便排出,同时被肠蛋白酶分解消化。由于对虫卵无效,为防猪肉绦虫死亡节片被消化后,释放出虫卵逆流入胃继发囊虫病的危险,服药1～3小时内应服用硫酸镁导泻。

不良反应少,常见有轻微乏力、头晕、胸闷、胃及腹部不适、腹痛、瘙痒等。

【制剂和用法】

氯喹　片剂:0.25g。口服,治疗疟疾:第1日先服1g,8小时后再服0.5g,第2、3日各服

0.5g。预防：一次0.5g,1周1次。治疗阿米巴病：一次0.25g,1日3~4次,3~4周为疗程。极量：一次1g,1日2g。

奎宁　片剂：0.3g。口服,一次0.3~0.6g,1日3次,连服5~7日。注射剂：0.25g、0.5g。一次0.25~0.5g,用葡萄糖注射液稀释成每毫升含0.5~1mg后静脉缓慢滴注。

伯氨喹　片剂：13.2mg。口服,4日疗法：1日4片,连服4日。8日疗法：1日3片,连服8日;14日疗法：1日2片,连服14日。

乙氨嘧啶　片剂：6.25mg、25mg。口服,预防疟疾：1日25mg,1周1次。

青蒿素　片剂：100mg。口服,首剂1000mg,6~8h后再服500mg,第2、3日各服500mg,疗程3日,总量2500mg。

蒿甲醚　肌内注射油剂：0.1g。深部肌内注射,第1、2日各200mg,第3、4日各100mg,总剂量为600mg。

甲硝唑　片剂：0.2g。口服,阿米巴病：一次0.4~0.8g,1日3次,5~7日为一疗程。滴虫病：一次0.2g,1日3次,7日为一疗程。厌氧菌感染：一次0.2~0.4g,1日3次。注射剂：50mg/10ml,100mg/20ml,500mg/100ml,1.25g/250ml,500mg/250ml。厌氧菌感染：静脉滴注,一次500mg,于20~30分钟滴完,8小时1次,7日为一疗程。小儿一次7.5mg/kg。

替硝唑　片剂：0.5g。口服,阿米巴病：1日2g,服2~3日;小儿1日50~60mg/kg,连用5日。滴虫病：一次2g,必要时重复一次;或一次0.15g,1日3次,连用5日,需男女同治以防再次感染;儿童一次50~75mg/kg,必要时重复一次。厌氧菌感染：1日2g,1日1次。非特异性阴道炎：1日2g,连服用2日。梨形鞭毛虫病：1日2g。注射剂：400mg/200ml,800mg/400ml(含葡萄糖5.5%)。重症厌氧菌感染：一日1.6g,分1~2次静脉滴注,于20~30分钟滴完。

喹碘方　片剂：0.25g。口服,一次0.25~0.5g,1日3次,共用10日。

双碘喹啉　片剂：0.2g、0.6g。口服,一次0.6g,1日3次,共14~21日。

氯碘羟喹　片剂：0.25g。口服,一次0.25~0.5g,1日3次,共10日。

二氯尼特　片剂：0.25g、0.5g。口服,一次0.5g,1日3次,共10日。

巴龙霉素　片剂：0.1g、0.25g。口服,一次0.5g,1日4次,共5~10日。

复方乙酰胂胺片剂：每片含乙酰胂胺0.25g,硼酸0.03g。一次1~2片,塞入阴道穹隆部,1日1~3次,10~14日为一疗程。

吡喹酮　片剂：0.25g。口服,治疗血吸虫病：一次10mg/kg,1日3次。急性血吸虫病连服4日,慢性血吸虫病连服2日。肺吸虫、华支睾吸虫或其他肝吸虫病：总量120mg/kg,4天疗法。脑型囊虫症：总量180mg/kg,9天疗法;间隔3~4月进行下一疗程,共3个疗程。姜片虫：5~15mg/kg顿服。包虫的术前准备：25~30mg/kg,共6~10日。

乙胺嗪　片剂：50mg、100mg。口服,1日疗法：1.5g,1次或分2次服。7日疗法：一次0.2g,1日3次,连服7日。

阿苯达唑　片剂：0.1g、0.2g。口服,蛔虫、钩虫、蛲虫感染：0.4g,顿服。绦虫感染：1日0.8g,共3日。囊虫病：一次0.2~0.3g,1日3次,10日为一疗程,间隔15~21日,共2~3个疗程。包虫病：一次5~7mg/kg,1日2次,30日为一疗程,重复数疗程,间隔2周。华支睾吸虫病：一日8mg/kg,共7日。旋毛虫病：1日24~32mg/kg,共5日。

甲苯达唑 片剂：0.1g。口服，蛔虫、钩虫、鞭虫感染：1日0.1g，早晚各一次，共3日。蛲虫感染：0.1g顿服。绦虫病：一次0.3g，1日3次，共3日。

左旋咪唑 片剂：25mg、50mg。口服，蛔虫感染：0.1~0.2g顿服。钩虫感染：1日0.2g，连服3日。丝虫病：1日0.2~0.3g，分2~3次服用，连服2~3日。

噻嘧啶 片剂：0.3g。口服，蛔虫、钩虫、蛲虫感染：一次1.2~1.5g，1日1次睡前顿服。小儿1日30mg/kg，睡前顿服。

哌嗪 片剂：0.25g、0.5g。口服，蛔虫感染：1日75mg/kg，极量4g；儿童1日75~150mg/kg，极量3g；睡前顿服，连服2日。蛲虫感染：一次1.0~1.2g，1日2次；儿童1日60mg/kg，分2次服；连服7日。

氯硝柳胺 片剂：0.5g。猪肉、牛肉绦虫病：1g，晨空腹顿服，1小时后再服1g，1~2小时后服硫酸镁导泻。短膜壳绦虫病：清晨空腹嚼服2g，1小时后再服2g，连服7~8天。

本章小结

抗疟药物有氯喹、奎宁、青蒿素、伯氨喹、乙氨嘧啶。其中氯喹因具有显效快、疗效高、作用持久的特点，是临床控制疟疾症状的首选药；伯氨喹是用于预防复发、根治良性疟和控制疟疾传播的首选药；乙氨嘧啶是用于病因性预防的首选药。

甲硝唑对肠内、肠外阿米巴滋养体都具有强大的杀灭作用，是治疗肠内、肠外阿米巴的首选药，并且是治疗滴虫病、厌氧菌感染和贾第鞭毛虫病的首选药物。

吡喹酮对日本血吸虫、肺吸虫、华支睾吸虫、姜片虫及绦虫都具有作用，是治疗血吸虫病的首选药，也用于肝脏华支睾吸虫病、肠吸虫病、肺吸虫病及绦虫病的治疗；乙胺嗪是临床用于抗丝虫病的首选药；阿苯达唑主要驱除钩虫、蛔虫、蛲虫、鞭虫药物；氯硝柳胺用于驱除牛绦虫和猪绦虫。

本章关键词：氯喹；伯氨喹；乙氨嘧啶；甲硝唑；吡喹酮；乙胺嗪；甲苯达唑；阿苯达唑；临床应用；不良反应；用药护理。

课后思考

1. 比较氯喹、伯氨喹、乙氨嘧啶抗疟作用的特点和临床应用。
2. 简述甲硝唑的作用、临床应用和不良反应。
3. 薛某，女，26岁。生活在江南血吸虫疫区。1年前在无任何诱因下反复出现鼻出血，1日1~2次。近日，鼻出血已经停止，但自觉腹部逐渐膨隆，并伴有头晕、乏力、反复腹泻、腹胀等症状，到医院就诊。查：B超显示肝脾肿大、门静脉增宽、腹水。血常规 Hb 65g/L（正常成年男性120~160g/L，成年女性110~150g/L），RBC $1.3×10^{12}$/L[正常成年男性$(4.0~5.5)×10^{12}$/L，成年女性$(3.5~5.0)×10^{12}$/L]；血吸虫环卵沉淀试验阳性。诊断：晚期血吸虫病。请问：①目前抗血吸虫病的首选药物是什么？②不良反应有哪些？③如何做好用药护理？

（张会爱）

第四十三章

抗恶性肿瘤药

案例

王某,男,25岁。1周前出现皮肤瘀点、瘀斑而到医院就诊。查体:腹背部及四肢皮肤出现多处瘀点、瘀斑,胸骨压痛,肝脾肿大,腹股沟淋巴结肿大。实验室检查:WBC $80×10^9$/L[正常成人$(4～10)×10^9$/L],骨髓象增生极度活跃,出现大量白血病性原始和幼稚细胞。诊断:急性粒细胞性白血病。

问题:
1. 可选用哪些药进行治疗? 用药护理应注意什么?
2. 化疗药物常引起的不良反应有哪些?
3. 化疗期间如何与病人沟通,做好用药的心理护理?

本章学习目标

1. 熟悉抗恶性肿瘤药物的分类;常用抗恶性肿瘤药物的作用、临床应用、不良反应和用药护理。
2. 了解细胞增殖周期;周期非特异性药和周期特异性药物的概念。
3. 树立辩证观点,培养高度负责、关爱、乐观的态度,做好肿瘤病人化疗用药的护理工作。

恶性肿瘤是严重危害人类健康的常见病、多发病。目前,主要采用化学药物治疗(简称化疗)、手术治疗、放射治疗、免疫治疗、基因治疗和中医中药治疗等综合治疗措施。抗恶性肿瘤药可明显改善癌症病人的生存时间和生活质量,在临床治疗中占重要地位。

第一节 抗恶性肿瘤药的分类

一、细胞增殖周期

细胞从一次分裂结束到下一次分裂完成,称为细胞增殖周期。根据细胞生长增殖特点将肿瘤细胞群分为两类(图43-1)。

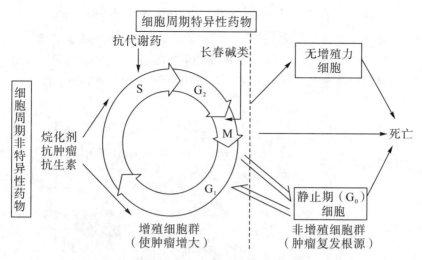

图 43-1 细胞增殖周期与抗恶性肿瘤药作用机制示意图

1. 增殖细胞群 指正处于不断按指数分裂增殖的细胞,它们对肿瘤的生长、复发、播散和转移起决定性作用。增殖细胞群与全部肿瘤细胞之比称为肿瘤的生长比率(GF)。GF 值大,肿瘤生长快,对药物较敏感如急性白血病、霍奇金病;GF 值小,肿瘤生长较慢,对药物敏感性低如慢性白血病和多数实体瘤。按细胞内 DNA 含量变化,细胞增殖周期可分为四期:DNA 合成前期(G_1 期)、DNA 合成期(S 期)、DNA 合成后期(G_2 期)、有丝分裂期(M 期)。

2. 非增殖细胞群 有增殖能力但暂不分裂,处于静止期(G_0),对药物不敏感,当增殖细胞群被大量被杀灭后,处于 G_0 期的非增殖细胞即可进入增殖期,是肿瘤复发的根源。另外,非增殖细胞群中尚有一部分无增殖能力的细胞群,不能进行分裂增殖,通过老化而死亡,在肿瘤化疗中无意义。

二、抗恶性肿瘤药的分类

(一)根据细胞增殖周期分类

1. 细胞周期非特异性药 对增殖细胞群的各期细胞均有杀伤作用,对非增殖细胞群的作用较弱或几乎无作用。如白消安、环磷酰胺、塞替派、亚硝基脲类、放线菌类 D、阿霉素、柔红霉素、丝裂霉素、博莱霉素、铂类、三尖杉生物碱类等。

2. 细胞周期特异性药 仅对某一增殖周期细胞有杀伤作用。如甲氨蝶呤作用于 S 期、长春碱类作用于 M 期。

(二)根据作用机制分类

根据作用机制可将抗恶性肿瘤药分为以下五类,主要抗肿瘤药作用环节见图 43-2。

1. 干扰核酸合成的药 如甲氨蝶呤、氟尿嘧啶、巯嘌呤、羟基脲和阿糖胞苷等。

2. 干扰蛋白质合成的药 如长春碱类、紫杉类、鬼臼毒素、高三尖杉酯碱和 L-门冬酰胺酶等。

3. 破坏 DNA 结构与功能的药 如氮芥、环磷酰胺、塞替派、亚硝基脲类、顺铂、丝裂霉素等。

4. 嵌入 DNA 阻止 RNA 合成的药 如柔红霉素、阿霉素、放线菌素 D 等。
5. 影响体内激素平衡的药 如肾上腺皮质激素、性激素及其拮抗药等。

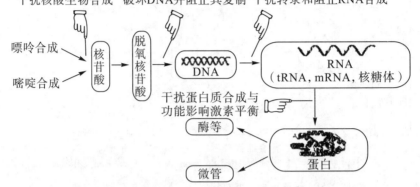

图 43-2 抗恶性肿瘤药的主要作用机制

(三)根据药物化学结构和来源分类

1. 烷化剂 如氮芥、环磷酰胺、塞替派、亚硝脲类等。
2. 抗代谢药 如甲氨蝶呤、氟尿嘧啶、巯嘌呤、羟基脲和阿糖胞苷等。
3. 抗生素 如柔红霉素、丝裂霉素、博来霉素、放线菌素 D 等。
4. 植物药 如长春碱类、喜树碱类、紫杉醇类、三尖杉生物碱类等。
5. 激素类药 如肾上腺皮质激素、雌激素、雄激素及其拮抗药等。
6. 其他类 如顺铂、卡铂和 L-门冬酰胺酶等。

第二节 抗恶性肿瘤药常见不良反应和用药护理

常用抗恶性肿瘤药大多数选择性不高,在抑制或杀伤肿瘤细胞的同时,对体内正常组织尤其是增殖旺盛的组织细胞如骨髓、胃肠道黏膜、淋巴组织、生殖细胞、肝、肾、毛发等产生不同程度的损害。不良反应主要表现为:

1. 抑制骨髓造血功能 是抗恶性肿瘤药最严重的不良反应,主要表现为白细胞、血小板和红细胞减小,甚至发生再生障碍性贫血,并进一步引起严重感染和出血等并发症,因此,预防感染和出血是化疗期间骨髓抑制的用药护理重点。

2. 消化道反应 由于消化道上皮细胞增殖旺盛,对抗恶性肿瘤药极为敏感,化疗时会对消化道黏膜细胞产生不同程度损伤,出现食欲减退、恶心、呕吐、腹泻、腹痛等消化道症状,严重时发生肠黏膜坏死、出血甚至穿孔。

3. 局部刺激 大多数化疗药有较强的刺激性,如不慎误入血管外,可致难愈性组织坏死和局部硬结;同一处血管反复给药常引起静脉炎,导致血管变硬,血流不畅,甚至闭塞。

4. 口腔黏膜、皮肤损害和脱发 化疗药可引起严重的口腔黏膜损害,表现为充血、水肿、炎症和溃疡。化疗前应及时治疗口腔感染,治疗期间除餐后正常刷牙外,还要采用消毒液含漱的方法保持口腔清洁。脱发病人应做好思想疏导,说明脱发的可逆性,解除其精神压力。化疗时用止血带捆扎于发际或戴冰帽,对脱发有显著的预防效果。

5. 泌尿系统损害　肾脏是化疗药物的主要排泄场所,由于肾脏对尿液的浓缩效应,造成化疗药在泌尿系统的浓度明显增高,局部的毒性加重,加之化疗时肿瘤组织崩解产生高尿酸血症,在肾小管内形成尿酸盐结晶堵塞肾小管,如果监护不当,很可能引发出血性膀胱炎和肾衰竭。化疗期间应鼓励病人大量饮水,每日摄入量保持在3000ml以上,并给予别嘌呤醇抑制尿酸生成。每日准确记录水出入量,对摄入量足够、尿量少者,按医嘱给予利尿剂,以便及时排出药物。

6. 肝脏损害　多数抗肿瘤药在肝代谢,长期大量用药可引起肝肿大、黄疸、肝区疼痛、肝功能减退,严重的会引起肝硬化、凝血功能障碍等。用药期间应观察病人有无黄疸、肝肿大、肝区疼痛等临床表现。用药前及用药过程中要检查肝功能。

7. 其他　长期大剂量应用时,可抑制机体免疫功能,使机体免疫力下降,易诱发感染。某些药物还可引起肺纤维化,心脏毒性及听力损害,亦可引起畸胎,致癌等。应预防控制感染,注意观察有无咳嗽、呼吸困难、心悸等临床症状,定期做肺功能及心电图监测,做好避孕等。

第三节　常用抗恶性肿瘤药

一、干扰核酸合成的药

干扰核酸合成的药物又称抗代谢药,能干扰核酸尤其是DNA的生物合成,阻止肿瘤细胞的分裂增殖,是细胞周期特异性药物,主要作用于S期。

甲氨蝶呤

【作用和临床应用】　甲氨蝶呤(methotrexate,MTX)结构与二氢叶酸类似,与其竞争二氢叶酸还原酶,干扰叶酸的代谢,抑制脱氧胸苷酸合成,继而影响S期的DNA合成代谢,也可干扰RNA和蛋白质的合成。

主要用于儿童急性白血病,疗效显著;对绒毛膜上皮癌、恶性葡萄胎、乳腺癌、头颈部及消化道肿瘤等均有疗效;也可作为免疫抑制剂用于器官移植和自身免疫性疾病的治疗。

【不良反应及用药护理】　不良反应较多,主要是骨髓抑制,表现为白细胞、血小板减少;胃肠道反应,表现为胃炎、腹泻和便血;长期应用可致肝肾损害、脱发、致畸等。用药前后应密切监测骨髓及肝、肾功能,如出现严重黏膜溃疡、腹泻(每日5次以上)、血便及白细胞、血小板明显减少等严重反应,应立即停药。

氟尿嘧啶

氟尿嘧啶(fluorouracil,5-FU)在细胞内抑制脱氧胸苷酸合成酶,阻止脱氧尿苷酸甲基化为脱氧胸苷酸,影响S期的DNA合成,也能干扰蛋白质合成。对消化道癌及乳腺癌疗效好;对卵巢癌、绒毛膜上皮癌、头颈部癌、膀胱癌、宫颈癌等也有效。

不良反应主要为胃肠道反应,重者出现血性腹泻。亦可产生骨髓抑制、脱发、共济失调等。

巯嘌呤

巯嘌呤(mercaptopurine,6-MP) 在体内转变为硫代肌苷酸,阻止肌苷酸转变为腺苷酸和鸟苷酸,干扰嘌呤代谢,从而影响 DNA 的合成。对 S 期作用最显著,对 G_1 期有延缓作用。临床主要用于急性白血病,对儿童急性淋巴细胞性白血病疗效较好,常用于缓解期的维持治疗。大剂量可治疗绒毛膜上皮癌和恶性葡萄胎。

主要不良反应是骨髓抑制和胃肠道反应,少数可出现黄疸和肝功能障碍。

阿糖胞苷

阿糖胞苷(cytarabine,Ara-C)在体内抑制 DNA 多聚酶的活性,影响 DNA 的合成;也可直接掺入 DNA 干扰其复制,使细胞死亡。临床主要用于成人急性粒细胞性白血病或单核细胞性白血病。

不良反应主要为骨髓抑制和胃肠道反应,静脉注射可致静脉炎。

羟基脲

羟基脲(hydroxycarbamide,HU)是核苷酸还原酶抑制剂。通过阻止胞苷酸还原为脱氧胞苷酸从而抑制 DNA 的合成,杀伤 S 期细胞。主要用于慢性粒细胞白血病,疗效显著,对黑色素瘤有暂时缓解作用。

不良反应主要为骨髓抑制,并有轻微胃肠道反应。可致畸,孕妇禁用。

二、干扰蛋白质合成的药

药物可干扰微管蛋白聚合功能、干扰核蛋白体的功能或影响氨基酸供应,从而抑制蛋白质合成与功能。

长春碱类

临床应用长春碱类药物有长春碱(vinblastine,VLB)及长春新碱(vincristine,VCR)。

【作用和临床应用】 主要作用于肿瘤的 M 期细胞,抑制微管聚合和纺锤丝的形成,致使细胞有丝分裂停止于中期,长春碱的作用比长春新碱强。长春碱主要对恶性淋巴瘤疗效显著,也可用于治疗急性白血病及绒毛膜上皮癌等。长春新碱主要对小儿急性淋巴细胞白血病疗效好、起效快,常与泼尼松合用作诱导缓解药。

【不良反应及用药护理】 可引起骨髓抑制、脱发、恶心等。偶有外周神经症状。静脉注射可导致血栓性静脉炎。与长春碱相比,长春新碱对骨髓抑制不明显,主要引起外周神经系统症状。

紫杉醇类

紫杉醇(paclitaxel taxol)是从紫杉和红豆杉植物中分离出来的有效成分,也可半合成。通过促进微管蛋白的聚合,抑制微管的解聚,影响纺锤体的功能,从而使细胞有丝分裂终止。该药对卵巢癌和乳腺癌有独特的疗效,对肺癌、食管癌、大肠癌、黑色素瘤、头颈部癌、淋巴瘤、脑瘤等也都有一定的疗效。

不良反应主要包括骨髓抑制、神经毒性、心脏毒性和过敏反应。

三尖杉生物碱类

三尖杉酯碱(cephalotaxin)和高三尖杉酯碱(homoharringtonine)是三尖杉属植物提取的生物碱。可抑制蛋白合成的起始阶段,并使核糖体分解,蛋白质合成及有丝分裂停止,属细胞周期非特异性药物。对急性粒细胞白血病疗效较好,也可用于急性单核细胞白血病及慢性粒细胞白血病等的治疗。

不良反应包括骨髓抑制、胃肠道反应、脱发等,偶见心脏毒性。

L-门冬酰胺酶

L-门冬酰胺酶(L-asparaginase)可使血液内门冬酰胺水解,造成缺乏。正常细胞可自行合成门冬酰胺,几乎不受影响,不能自己合成、需从细胞外摄取门冬酰胺的肿瘤细胞生长却受到严重抑制。主要用于急性淋巴细胞白血病。

常见的不良反应有消化道反应及精神症状等,偶见过敏反应,应作皮试。

三、破坏 DNA 结构与功能的药

环磷酰胺

环磷酰胺(cyclophosphamide,CTX)为氮芥的衍生物。口服易吸收,也可静脉注射,但不易透过血-脑脊液屏障。

【作用和临床应用】 在体外无抗癌活性,进入机体后,在肝药酶催化下生成醛磷酰胺,最终在组织或肿瘤细胞内分解出有活性的磷酰胺氮芥与 DNA 发生烷化,从而抑制肿瘤细胞的生长繁殖。属细胞周期非特异性药。较其他烷化剂选择性高、抗瘤谱广、毒性较低,故为临床常用的烷化剂。

对恶性淋巴瘤疗效较好,对急性淋巴细胞白血病、神经母细胞瘤、多发性骨髓瘤、肺癌、乳腺癌、卵巢癌等均有一定疗效。亦可用作免疫抑制剂以缓解某些自身免疫性疾病及器官移植的排异反应。

【不良反应及用药护理】 主要不良反应有骨髓抑制、胃肠道反应、脱发,其代谢产物丙烯醛有较强的泌尿道毒性,还可致出血性膀胱炎,应鼓励病人多饮水。偶见肝功能损害,为强致畸剂,孕妇禁用。

白消安

白消安(busulfan)又名马利兰。在体内解离后起烷化作用,对粒细胞的生成有明显抑制作用,对淋巴细胞影响小。主要用于慢性粒细胞白血病,疗效显著,但对急性粒细胞白血病无效。

主要不良反应为骨髓抑制,长期应用可引起肺纤维化、闭经及睾丸萎缩等。

塞替派

塞替派(thiotepa,TSPA)结构中有三个性质活泼乙撑亚胺基,可与 DNA 交叉起烷化作用,抑制瘤细胞分裂。其选择性高、抗瘤谱广、局部刺激性小。主要用于乳腺癌、卵巢癌、肝癌、膀胱癌和恶性黑色素瘤等。

主要不良反应为骨髓抑制,胃肠道反应较轻。

顺铂和卡铂

顺铂(cisplatin,DPP),又名顺氯氨铂,为二价铂同一个氯离子和两个氨基组成的金属络合物,在氯离子浓度高的环境下稳定,进入癌细胞后在低氯离子环境下水解为具有烷化功能的阳离子水化物,主要与DNA碱基对形成交叉联结,破坏DNA结构和功能。属细胞周期非特异性药。抗瘤谱广,对非精原细胞性睾丸瘤最有效,对卵巢癌、膀胱癌、头颈部癌、前列腺癌、淋巴肉瘤及肺癌有较好疗效,为联合化疗常用药。主要不良反应有胃肠道反应、骨髓抑制、肾损害及听力下降等。

卡铂(carboplatin,CBP)是第二代铂类药物,在疗效和不良反应方面均有改善。

奥沙利铂

奥沙利铂(oxaliplatin)是第三代铂类抗癌药,铂原子与DNA形成交叉联结,拮抗其复制和转录。临床主要用于大肠癌、卵巢癌有较好疗效,特别适用于经氟尿嘧啶治疗失败后的结肠、直肠癌病人。也用于胃癌、非小细胞肺癌和头颈部肿瘤的治疗。

主要不良反应有恶心、呕吐、腹泻等胃肠道反应;可引起神经毒性,表现为感觉异常、感觉迟钝等,偶见可逆性急性咽喉感觉异常等。

丝裂霉素

丝裂霉素(mitomycinC,MMC)化学结构中烷化基团可与DNA双链交叉连接,阻止其复制并使其断裂,属细胞周期非特异性药。抗瘤谱广,可用于胃癌、肺癌、乳腺癌、慢性粒细胞性白血病、恶性淋巴瘤等。

不良反应主要是明显而持久的骨髓抑制,其次为消化道反应,偶有心、肝、肾损伤及间质性肺炎发生。局部刺激大,用药时不可漏于血管外。

博莱霉素

博莱霉素(bleomycin,BLM),又名争光霉素。可与铜或铁离子络合,使氧分子大量转化为氧自由基,破坏DNA。临床主要用于各种鳞状上皮细胞癌(头颈部癌、口腔癌、食道癌、阴茎癌、宫颈癌)的治疗。

不良反应有发热、脱发、骨髓抑制等;肺毒性最为严重,可引起间质性肺炎和肺纤维化。

喜树碱类

喜树碱(camptothecin,CPT)是从我国特有的植物喜树中提取的一种生物碱。其衍生物有羟喜树碱(OPT)、拓扑特肯(TPT)和依林特肯(CPT-Ⅱ)。该类药物能特异性抑制DNA拓扑异构酶,从而干扰DNA的复制、转录和修复功能,为细胞周期特异性药物。对胃癌、绒毛膜上皮癌、恶性葡萄胎、急性及慢性粒细胞白血病等有一定疗效,对膀胱癌、大肠癌及肝癌等亦有一定疗效。喜树碱毒性较大,有泌尿道刺激症状、消化道反应、骨髓抑制等,其衍生物毒性反应则较轻。

鬼臼毒素类衍生物

鬼臼毒素是植物西藏鬼臼的有效成分,经改造半合成又得衍生物依托泊苷(etoposide,VP-16)和替尼泊苷(teniposide,VM-26)。鬼臼毒素能与微管蛋白结合而破坏纺锤体的形成。但VP-16和VM-26则不同,它能干扰DNA拓扑异构酶,阻止DNA复制。VP-16和VM-26常与顺铂联用于治疗肺癌及睾丸肿瘤,有良好效果。也用于淋巴瘤的治疗。VM-26的作用为VP-16的5~10倍,对儿童白血病和脑瘤有较好疗效。

不良反应有骨髓抑制及胃肠道反应等。

四、嵌入 DNA 阻止 RNA 合成的药

放线菌素 D

放线菌素 D(dactinomycin, DACT)，又名更生霉素。

【作用和临床应用】 放线菌素 D 能嵌入到 DNA 双螺旋中相邻的鸟嘌呤和胞嘧啶(G—C)碱基之间，通过与 DNA 结合成复合体，干扰转录过程，阻止 RNA 的合成。属细胞周期非特异性药。抗瘤谱较窄，常用于恶性葡萄胎、绒毛膜上皮癌、霍奇金病和恶性淋巴瘤、肾母细胞瘤、骨骼肌肉瘤及神经母细胞瘤的治疗。

【不良反应和用药护理】 主要是口腔黏膜损害，多见消化道反应，骨髓抑制较明显。

阿霉素

阿霉素(adriamycin, ADM)又名多柔比星。能嵌入 DNA 碱基对之间，并紧密结合到 DNA 上，阻止 RNA 转录过程，也能阻止 DNA 的复制。属细胞周期非特异性药物，S 期细胞对它更为敏感。阿霉素抗瘤谱广，疗效高，主要用于对常用抗恶性肿瘤药耐药的急性淋巴细胞白血病或粒细胞白血病、恶性淋巴瘤、乳腺癌、卵巢癌、小细胞肺癌、胃癌、肝癌及膀胱癌等。

不良反应主要为心脏毒性、骨髓抑制、消化道反应等。

柔红霉素

柔红霉素(daunorubicin, DNR)，又名正定霉素，抗恶性肿瘤作用机制与多柔比星相似。主要用于治疗急性淋巴细胞性白血病和急性粒细胞性白血病，但缓解期短。

不良反应类似多柔比星，但心脏毒性较多见。

五、影响体内激素平衡的药

具有激素依赖性的肿瘤如乳腺癌、前列腺癌、甲状腺癌、宫颈癌、卵巢癌和睾丸瘤的生长均与相应的激素失调有关。应用某些激素或其拮抗药可以抑制这些肿瘤生长，且无骨髓抑制等不良反应。

糖皮质激素类

临床用于治疗恶性肿瘤的糖皮质激素类药主要有泼尼松(prednisone)和泼尼松龙(prednisolone)等，属细胞周期非特异性药物，能抑制淋巴组织，使淋巴细胞溶解。主要用于治疗急性淋巴细胞性白血病和恶性淋巴瘤，疗效较好，缓解快，但不持久，易产生耐药性；也可用于慢性淋巴细胞性白血病，对其他恶性肿瘤无效；还可少量短期应用于缓解恶性肿瘤引起的发热不退及毒血症状。但因其有免疫抑制作用，易引起感染和肿瘤扩散，应合用有效的抗菌药和抗肿瘤药。

雌激素类

雌激素常用药物有己烯雌酚(diethylstilbestrol)，用于治疗前列腺癌等。前列腺癌与雄激素分泌过多有关，雌激素可抑制下丘脑和垂体，降低促间质细胞激素的分泌，使睾丸间质细胞和肾上腺皮质分泌雄激素减少，也可直接对抗雄激素促进前列腺癌组织生长发育作用。雌激素还可用于治疗绝经期乳腺癌。

雄激素类

雄激素常用药物有丙酸睾酮(testosterone propionate)、二甲基睾酮(methyltestosterone)。本类药物不仅可直接对抗雌激素,也可抑制垂体促卵泡素的分泌,减少雌激素的分泌,还可对抗催乳素对肿瘤细胞的促进作用,引起肿瘤退化。主要用于治疗晚期乳腺癌,尤其是骨转移者疗效较佳。雄激素还能促进蛋白质合成,可使晚期病人一般症状改善。

他莫昔芬

他莫昔芬(tamoxifen,TAM),又名三苯氧胺。为人工合成的抗雌激素药,为雌激素部分激动剂,能与雌二醇竞争雌激素受体,抑制雌激素依赖性肿瘤的生长。主要用于治疗晚期乳腺癌和卵巢癌,对雌激素受体阳性及绝经后病人疗效好。

不良反应为恶心、呕吐、腹泻等胃肠道反应,此外还可引起颜面潮红,阴道出血,停经等症状;长期大量应用可出现视力障碍等。

【常用制剂和用法】

环磷酰胺　片剂:50mg。口服,一次50~100mg,1日2~3次,一疗程总量10~15g。粉针剂:100mg、200mg,临用药前加0.9%氯化钠注射液溶解后立即静脉注射,一次0.2g,1日或隔日1次,一疗程8~10g。大剂量冲击疗法为一次0.6~0.8g,1周1次,8g为一疗程。

塞替哌　注射剂10mg/1ml。一次10mg,1日1次,肌内或静脉注射,5日后改为每周3次,总量约200~400mg。一次20~40mg,1周1~2次,腔内注射,一疗程3~4周。

白消安　片剂:0.5mg,2mg。口服,1日2~8mg。分3次空腹服用,有效后用维持量1日0.5~2mg,1日1次。

甲氨蝶呤　片剂:2.5mg。注射剂:5mg。白血病:口服,一次5~10mg,1周2次,总量为50~150mg。绒毛膜上皮癌:1日10~20mg静脉滴注,5~10次为一疗程。

氟尿嘧啶　注射剂:0.25g/10ml。一次0.25~0.5g,1日或隔日1次,静脉注射,一疗程总量5~10g;或一次0.25~0.75g,1日或隔日1次,静脉滴注,一疗程总量8~10g。

巯嘌呤　片剂:25mg,50mg,100mg。白血病:口服,1日1.5~2.5mg/kg,分2~3次服,病情缓解后用原量1/3~1/2维持。绒癌:口服,1日6.0~6.5mg/kg,10天一疗程。

羟基脲　片剂:500mg。胶囊剂:400mg。口服,一次0.5g,1日2~3次,4~6周为一疗程。

盐酸阿糖胞苷　注射剂:50mg/1ml。一次1~2mg/kg,1日1次,静脉注射或静脉滴注,一疗程10~14天;或一次25mg,一周2~3次,鞘内注射,连用3次,6周后重复。

丝裂霉素　片剂:1mg。口服,1日2~6mg,一疗程总量100~150mg。粉针剂:2mg、4mg。静脉注射,一次2mg,1日1次;或一次10mg,一周1次,总量为60mg。

博莱霉素　粉针剂:15mg,30mg。一次15~33mg,1日或隔日1次,缓慢静脉注射,总量450mg。

放线菌素D　注射剂:0.2mg。一次0.2~0.4mg,1日或隔日1次,静脉注射或静脉滴注,一疗程4~6mg。

多柔比星　粉针剂:10mg,50mg。1日30mg/ml,连用2日,静脉注射,间隔3周后可重复应用;或一次60~75mg/ml,每3周1次。累积总量不超过550mg/ml。

柔红霉素　粉针剂:10mg、50mg。开始1日0.2mg/kg,静脉注射或静脉滴注,渐增至

1日0.4mg/kg,1日或隔日1次,3～5次为一疗程,间隔5～7日再给下一疗程,最大总量600mg/ml。

长春碱　粉针剂:10mg。一次10mg,1周1次,静脉注射,一疗程总量60～80mg。

长春新碱　粉针剂:1mg。一次1～2mg,1周1次,静脉注射,一疗程总量6～10mg。

紫杉醇　注射剂:30mg/5ml。一次150～750mg/ml,静脉滴注时间3小时,3～4周1次。

高三尖杉脂碱　注射剂:1mg/1ml、2mg/2ml。一次1～4mg,1日1次,静脉滴注,4～6天为一疗程,隔1～2周重复用药。

L-门冬酰胺酶　粉针剂:1000U,2000U。一次20～200U/kg,用0.9%氯化钠注射液稀释,1日或隔日1次,静脉注射,10～20次为一疗程。

顺铂　粉针剂:10mg,20mg,30mg。一次20mg,1日或隔日1次,静脉注射或静脉滴注,一疗程总量100mg。

卡铂　粉针剂:100mg。一次0.1～0.4g/ml,用5%葡萄糖注射液稀释后静脉滴注,连用5日为一疗程,4周后重复给药。

本章小结

抗恶性肿瘤药在临床治疗恶性肿瘤中占重要地位,通过杀伤肿瘤细胞,而阻止其分裂增殖。根据细胞增殖周期把抗肿瘤药分为细胞周期非特异性药(白消安、环磷酰胺、塞替派、亚硝基脲类、放线菌类D、阿霉素、柔红霉素、丝裂霉素、博莱霉素、铂类、三尖杉生物碱类等)和细胞周期特异性药(甲氨蝶呤、长春碱类)。根据作用机制分为干扰核酸合成的药、干扰蛋白质合成的药、破坏DNA结构与功能的药、嵌入DNA阻止RNA合成的药和影响体内激素平衡的药。根据药物化学结构和来源可分为烷化剂、抗代谢药、抗生素、植物药和激素类药等。

抗恶性肿瘤药的主要不良反应有骨髓抑制、消化道反应、局部刺激、脱发、肝肾损害等。

本章关键词:甲氨蝶呤;氟尿嘧啶;环磷酰胺;巯嘌呤;博来霉素;长春新碱;顺铂;临床应用;不良反应;用药护理。

课后思考

1. 按细胞增殖周期抗恶性肿瘤药物可分为几类?
2. 抗恶性肿瘤药物的主要不良反应有哪些?如何进行用药护理?
3. 胡某,男,65岁。进行性吞咽困难半年。体格检查:生命体征平稳,左锁骨上一蚕豆大小淋巴结,质硬。胃镜见:食管下段有一3cm×4cm溃疡浸润型病变,侵及胃底,活检示:鳞状细胞癌。诊断:食管癌。请问:①化疗前必须进行血常规、心电图、肝肾功能检查,说出其中的道理。②该病人化疗方案中使用紫杉醇+顺铂+氟尿嘧啶三种药物,指出其分别属于哪一类抗肿瘤药物。③化疗过程中病人出现恶心、呕吐、食欲下降等症状,护理该病人时如何进行饮食指导?

(张会爱)

第四十四章

调节免疫功能药

案例

韩某,女,58岁。某鞋厂工人,病人膝关节变形、肿大、大小便时只能稍微下蹲,并且要靠器械帮助才能站立,伴有轻度贫血、心脏病。去医院就诊,血清检查:白蛋白降低,球蛋白增高,免疫蛋白电泳显示 IgG、IgA、IgM 增高,类风湿因子阳性占80%。X线摄片显示:病人关节部位骨质疏松、关节间隙减小、骨性强直。诊断:类风湿性关节炎。

问题:
1. 该病人可使用哪些药物治疗?
2. 如何指导病人正确用药?

本章学习目标

1. 了解临床常用的免疫抑制药和免疫增强药的作用特点和临床应用。
2. 学会调节免疫药物的基本知识,具备为病人提供用药咨询服务的能力。

人体的免疫系统是人体抵御病原菌侵犯最重要的保卫系统。免疫系统包括参与免疫反应的组织器官(胸腺、淋巴结、脾、扁桃体等)、免疫细胞(淋巴细胞、单核巨噬细胞、中性粒细胞、肥大细胞等)以及免疫分子。这些免疫器官和细胞功能正常是机体免疫系统功能正常的保证(图 44-1)。

调节免疫功能药物依据其作用方式的不同可分为免疫抑制药(immunosuppressive drugs)和免疫增强药(immunopotentiating drugs)。

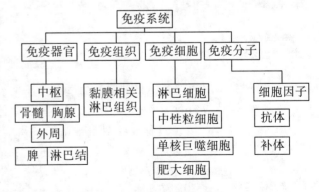

图 44-1 人体免疫系统的构成

第一节 免疫抑制药

凡能抑制有关免疫细胞的增殖和功能，降低机体免疫反应的药物称为免疫抑制药。临床主要用于防治免疫性病理反应、器官移植时的排异反应和某些自身免疫系统疾病。分为非选择性的免疫抑制药（如糖皮质激素、抗代谢药、烷化剂等）和选择性免疫抑制药（如环孢素）。

环孢素

环孢素（cyclosporin，CsA），又名环孢素 A，是由真菌代谢产物中分离的中性环状多肽的混合物。1972 年发现本药具有免疫抑制作用。1984 年环孢素 A 进入我国，形成了"环孢素 A＋硫唑嘌呤＋激素"的三联免疫抑制方案，大大提高了移植存活率，同时也使移植术后急性排斥反应的发生率大幅下降。

【作用和临床应用】 可选择性的抑制 T 淋巴细胞活化，作用于 T 细胞活化的早期，可使 Th 细胞明显减少；抑制巨噬细胞产生白介素-1（IL-1），并抑制 Th 细胞表达 IL-1；此外还抑制 T 细胞产生干扰素（IFN-γ）。本药对巨噬细胞功能几乎无影响，故一般不影响机体的防御功能。

主要用于肝、肾、心、肺和骨髓移植的抗排异反应。也可用于其他药物治疗无效的自身免疫性疾病如系统性红斑狼疮、银屑病、类风湿性关节炎、自身免疫性溶血性贫血等。

【不良反应和用药护理】

1. 肝、肾毒性　最常见的不良反应是肾毒性，发生率约为 70% 左右，可致血清肌酐和尿素氮水平升高，但为可逆性，同服利尿药可预防。剂量过大可导致一过性肝损害。用药期间应定期检测肝、肾功能。

2. 高血压　发生率大约为 40% 左右。故在用药期间护士应注意每日检测血压，必要时要合用降压药。

3. 其他　久用会出现多毛、齿龈增生、嗜睡以及厌食、恶心、呕吐等胃肠道反应。

他克莫司

他克莫司（tacrolimus）是一种强效的大环内酯类免疫抑制药。对 T 细胞有选择性抑制作用，能特异性抑制 Th 细胞释放 IL-2、IL-3、IFN-γ 并抑制 IL-2 受体表达，从而发挥强大的免疫抑制作用。

临床上主要用于防治肝、肾、骨髓等器官移植时的抗排异反应，作为肝、肾移植的一线用药。同时对治疗特应性皮炎、系统性红斑狼疮等自身免疫性疾病也有较好的效果。

抗淋巴细胞球蛋白

抗淋巴细胞球蛋白（antilymphocyte globulin，ALG）是将人的胸腺细胞、胸导管淋巴细胞、周围血淋巴细胞或培养的淋巴母细胞免疫牛、羊等动物，获得抗淋巴细胞血清后提纯的 IgG 制剂。

【作用和临床应用】 ALG 选择性的与 T 淋巴细胞结合，在血清补体的参与下，使外周血液淋巴细胞裂解，从而非特异性地抑制细胞免疫（如迟发性超敏反应、移植排斥反应）和淋巴细胞对抗原的识别能力。显著抑制各种抗原引起的初次免疫应答，但对再次免疫应答几乎无影响。

临床主要用于防治器官移植的排斥反应。可单独使用，也可与其他免疫抑制剂合用。

本药亦可用于白血病、重症肌无力、类风湿性关节炎、全身性红斑狼疮的治疗。

【不良反应和用药护理】 本药静脉注射可引起血清病及过敏性休克,故在注射前需做皮肤过敏试验,发生变态反应或过敏体质者禁用。

第二节 免疫增强药

免疫增强药是指能激活一种或多种免疫活性细胞,增强机体免疫功能的药物。临床常用药物有卡介苗、左旋咪唑、干扰素和白细胞介素-2等,主要用于治疗某些免疫缺陷病、某些感染和恶性肿瘤的辅助治疗。

卡介苗

卡介苗(bacillus Cakmette-Guerin,BCG),又名结核菌苗,是牛结核杆菌的减毒活菌苗。

【作用和临床应用】 卡介苗具有活化 T、B 淋巴细胞、K 细胞和 NK 细胞,提高机体细胞免疫和体液免疫的功能,还可以提高巨噬细胞的吞噬能力,促进 IL-1 的产生,促进 T 细胞增殖,从而增强机体的非特异性免疫水平,是非特异性免疫增强药。

主要用于结核病的预防,也常用于恶性黑色素瘤、白血病、乳腺癌和消化道肿瘤等的辅助治疗。

【不良反应和用药护理】 常见的不良反应有注射局部出现红斑、硬结和溃疡;也可见寒战、高热等不良反应。严重免疫功能低下的病人,可导致播散性 BCG 感染,剂量过大可降低免疫功能甚至促进肿瘤生长,临床使用应注意。

左旋咪唑

左旋咪唑(levamisole,LMS)原是广谱驱虫药,1971年发现其可增强布氏菌苗感染小鼠的预防作用,并发现 LMS 在治疗线虫感染的动物时,可同时治愈其他无关的感染。LMS 是第一个化学结构明确的免疫增强药。

【作用和临床应用】 LMS 是一种口服有效的免疫增强药,对抗体产生双向调节作用,对正常人几乎不影响抗体的产生,但对免疫功能低下的病人,能促进抗体生成,可使低下的细胞免疫功能恢复正常,同时可增强巨噬细胞的趋化和吞噬功能。

主要用于免疫功能低下病人,提高机体的抗病能力,恢复免疫功能。临床上广泛与抗癌药合用治疗恶性肿瘤,可降低肿瘤复发或转移率。对多种自身免疫性疾病如系统性红斑狼疮、类风湿性关节炎也有改善作用。

【不良反应和用药护理】 主要有恶心、呕吐、腹痛等消化系统反应;少数会出现发热、头痛、乏力等现象;偶见肝功能异常、血小板减少等。

干扰素

干扰素(interferon,IFN)是一族可诱导的分泌性糖蛋白,是免疫系统产生的细胞因子,主要分为 INF-α、INF-β、INF-γ 三类。现已可采用 DNA 重组技术生产重组人干扰素。

【作用和临床应用】 干扰素具有抗病毒、抑制肿瘤细胞增殖和免疫调节作用。主要用于病毒性感染如感冒、乙肝、带状疱疹、腺病毒性角膜炎等的预防和治疗。辅助治疗多发性骨髓瘤、肝癌、肺癌等恶性肿瘤。

【不良反应和用药护理】 不良反应主要有发热、流感样症状、皮疹、肝功能损害等,大剂量可导致可逆性白细胞和血小板减少。少部分病人用本药后会产生 INF 抗体,原因尚不明确。

白细胞介素-2

白细胞介素-2(interleukin-2,IL-2),又称 T 细胞生长因子。临床上常使用重组白细胞介素-2。

【作用和临床应用】 IL-2 能诱导 Th 细胞和 Tc 细胞增殖、激活 B 细胞产生抗体、活化巨噬细胞、NK 细胞和杀伤细胞(LAK),诱导干扰素产生,具有广泛的免疫增强和调节作用。临床主要用于治疗恶性黑色素瘤、肾细胞癌、直肠癌等恶性肿瘤,疗效较好。也可用于先天或后天的免疫缺陷症,细菌、真菌和病毒感染等,如艾滋病、慢性活动性乙型肝炎、肺结核等。

【不良反应和用药护理】 不良反应有寒战、高热、乏力、厌食、恶心、呕吐、腹泻和皮疹等。大剂量可致低血压、肺水肿、肾损伤和骨髓抑制等。

【制剂和用法】

环孢素 口服液:5g/50ml,1 日 10～15mg/kg,于移植器官前 3 个小时开始使用,并持续 1～2 周,然后逐渐减量至 5～10mg/kg。注射剂:50mg/ml,250mg/ml。可将 50mg 以注射用的生理盐水或 5%葡萄糖注射液 200ml 稀释后于 2～6 小时缓慢滴注,剂量为口服剂量的 1/3。

他克莫司 胶囊剂:0.5mg,1mg。注射剂:5mg/ml。成人,口服,每天 250～350μg/kg,儿童每天 200～300μg/kg,分 3 次服用。注射剂以 5%葡萄糖注射液或 0.9%氯化钠注射液稀释后应用。肝移植者为每日 0.1～0.2mg/kg,于手术后 6 小时开始应用。肾移植为每日 0.15～0.3mg/kg,手术后 24 小时内开始用药。

抗淋巴细胞球蛋白 注射剂:肌内注射兔抗淋巴细胞球蛋白一次 0.5～1mg/kg,马抗淋巴细胞球蛋白一次 4～20mg/kg,1 日 1 次或隔 1 次,14 日为 1 个疗程。静脉注射马抗淋巴细胞球蛋白一次 7～20mg/kg,稀释于 50～100ml 生理盐水中,5 小时左右滴完,1 日 1 次。

冻干卡介苗注射剂:1ml/支,2ml/支(0.5～0.75mg/ml)。皮内注射:每次 0.1ml;划痕接种:稀释成每毫升含 50～75mg(苗体),每次 0.05ml。

左旋咪唑 片剂:25mg,50mg。肿瘤的辅助治疗,口服,1 日服用 150～200mg,1 日 3 次,连服 3 日,休息 1 周,然后再进行下一疗程。自身免疫性疾病,1 日 2～3 次,每次 50mg,连续用药。

干扰素 注射剂:100 万 U,300 万 U。每次 100 万～300 万 U,1 日 1 次,肌内注射,5～10 日为 1 个疗程。

重组人白细胞介素-2 注射剂(冻干粉剂):2.5 万 U,5 万 U,10 万 U,20 万 U,50 万 U,100 万 U。皮下注射,每日 20 万～40 万 U/m^2,1 日 1 次,每周连用 4 日,4 周为 1 个疗程。静脉注射滴注,20 万～40 万 U/m^2,加入注射用生理盐水 500ml 中,1 日 1 次,连续用药 4 周为 1 个疗程。腔内注射,癌性胸、腹水时先抽去腔内积液,再将本药,40 万～50 万 U/m^2 加入生理盐水 20ml 注入,每周 1～2 次,3～4 周为 1 个疗程。

本章小结

影响免疫功能药物分为免疫抑制药和免疫增强药两类。临床上常用环孢素、他克莫司和抗淋巴细胞球蛋白等治疗自身免疫性疾病、器官移植排斥反应等。临床常用卡介苗、左旋咪唑、干扰素和白细胞介素-2等以增强机体特异性免疫功能,用于治疗免疫缺陷症、慢性感染性疾病,或用于肿瘤的辅助治疗。

本章关键词:免疫抑制药;免疫增强药;环孢素;卡介苗;左旋咪唑;干扰素;作用;临床应用。

课后思考

1. 免疫抑制药代表药有哪些?分别用于哪些疾病?
2. 免疫增强药代表药有哪些?分别用于哪些疾病?
3. 柏某,男,49岁。因多囊肾进展到慢性肾衰竭尿毒症期而行肾移植手术。术后第5天,病人出现寒战、高热伴血压升高、尿少、血肌酐升高、移植肾区闷胀及压痛,诊断:急性排斥反应。请问:①为控制急性排异反应,临床常选用的药物有哪些?②如何做好用药护理?③它与免疫增强剂的应用有何不同?

(杜先春)

第四十五章

解毒药

案例

王某,女,39岁。在炎热天气给水稻喷洒有机磷杀虫剂对硫磷,导致急性中毒,表现为瞳孔缩小、肌肉震颤、烦躁不安等,立即送入医院抢救。诊断:急性有机磷中毒(中重度)。

问题:
1. 应如何对该病人进行急救?
2. 可选择哪些药物?
3. 用药护理应注意什么?

本章学习目标

1. 掌握有机磷酸酯类中毒的机制、临床表现;阿托品和胆碱酯酶复活药的作用及应用。
2. 熟悉重金属中毒的解毒药物、氰化物中毒的解毒药物的作用和应用。
3. 了解有机氟灭鼠药中毒解毒药的作用和应用。
4. 具备为不同中毒的病人合理选药的能力,并做好用药护理。

解毒药是指能排除或中和毒物,解除或减轻中毒症状的一类药物,分为特异性解毒药和非特异性解毒药。特异性解毒药对某一类中毒有特效的解毒作用,专属性高,疗效稳定,例如胆碱酯酶复活药治疗有机磷中毒。非特异性解毒药一般无特效解毒作用,疗效较弱,多用于辅助治疗,如高锰酸钾等。本章重点阐述特异性解毒药。

第一节 有机磷酸酯类中毒及解毒药

有机磷酸酯类属于难逆性抗胆碱酯酶药,常作为农业和环境杀虫剂。常用的有对硫磷(1605)、内吸磷(1059)、甲拌磷(3911)、马拉硫磷(4049)、乐果、敌敌畏(DDVP)、敌百虫等。毒性更大的有塔崩(tabun)、沙林(sarin)、梭曼(soman)等。有机磷酸酯类药物如果在使用和管理过程中防护不当,可经消化道、呼吸道、皮肤黏膜吸收,引起中毒。

一、有机磷酸酯类中毒机制和临床表现

(一)有机磷酸酯类中毒机制

有机磷酸酯类可通过皮肤黏膜、消化道、呼吸道吸收进入体内,与体内胆碱酯酶(AChE)结合,生成难以水解的磷酰化胆碱酯酶,使得 AChE 失去活性。从而使 ACh 不能被水解而在胆碱能神经的突触间隙内大量蓄积,激动胆碱能受体,引起一系列胆碱能神经功能亢进的中毒症状。

若抢救不及时,磷酰化胆碱酯酶中一个烷氧基断裂,形成更加稳定的单烷基磷酰化胆碱酯酶,导致磷酰化胆碱酯酶不可"复活",此时即使应用胆碱酯酶复活药也不能恢复胆碱酯酶的活性,称为磷酰化胆碱酯酶的"老化"。故胆碱酯酶复活药对中毒 36 小时以上的病人疗效较差。

(二)有机磷酸酯类中毒的临床表现

有机磷酸酯类中毒包括急性中毒和慢性中毒。

1. **急性中毒** 轻度中毒以 M 样症状为主,中度中毒可同时出现 M 样和 N 样症状,重度中毒除了 M、N 样的外周症状外,还有显著的中枢神经系统症状(图 45-1)。

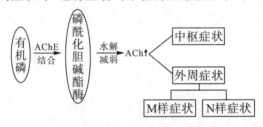

图 45-1 有机磷酸酯类药物中毒机制及表现

(1)M 样中毒症状:表现为恶心、呕吐、腹痛、腹泻、大小便失禁、瞳孔缩小、视物模糊、心动过缓、血压下降、出汗、流涎、呼吸道分泌物增加、呼吸困难、发绀、肺部湿啰音等。

(2)N 样中毒症状:表现为骨骼肌震颤、抽搐、肌无力,严重者可导致血压升高、心动过速、呼吸肌麻痹等。

(3)中枢中毒症状(先兴奋后抑制):表现为躁动不安、谵语、失眠后可转为抑制,出现意识模糊、反射消失、昏迷甚至呼吸衰竭。

2. **慢性中毒** 一般发生在长期接触有机磷酸酯类农药的人群中,主要表现为血中的 AChE 活性持续下降。主要症状有头痛、头晕、视力模糊、记忆力下降、失眠、乏力等,偶见瞳孔缩小和肌肉颤动。

二、常用解毒药

对于有机磷酸酯类急性中毒,主要的解毒药有 M 受体阻断药和胆碱酯酶复活药。对于慢性中毒则应以预防为主。

阿托品

阿托品(atropine)是有机磷中毒的首选解救药物。通过竞争性阻断 M 受体,迅速缓解支气管痉挛和呼吸困难等一系列 M 样症状。大剂量对呼吸中枢有兴奋作用,能对抗有机磷酸酯类中毒引起的呼吸抑制。可单独用于轻度中毒,对于中、重度中毒必须联合应用胆碱酯酶复活药。这是因为阿托品不能阻断 N 受体,对骨骼肌震颤等 N 样症状无效,也不能使被抑制的胆碱酯酶复活。

用药的基本原则是早期、足量(达到阿托品化)、持续用药(持续阿托品化)。阿托品化的指针是:瞳孔扩大、颜面潮红、皮肤干燥、腺体分泌减少、四肢转暖、呼吸困难缓解、出现轻度躁动不安和心率加快。用药期间要密切观察,防止出现阿托品中毒。

氯解磷定

氯解磷定(pralidoxime chloride,PAM-CL),又名氯化派姆,是胆碱酯酶复活药。

【作用和临床应用】 本药先与磷酰化胆碱酯酶结合成复合物,再裂解形成磷酰化氯解磷定,使 AChE 游离恢复活性;也可直接与体内游离的有机磷酸酯类结合,形成无毒的磷酰化氯解磷定从尿中排出,从而阻止游离的毒物继续抑制 AChE 活性,防止中毒进一步加深。能明显减轻 N 样症状,有效抑制肌肉颤动。对中枢神经系统中毒症状也有一定疗效。但对 M 样症状几乎无作用,故在解救有机磷中毒时应与阿托品合用。

【不良反应和用药护理】 治疗剂量时毒性较小,肌内注射局部有轻微疼痛;静脉注射过快可出现头痛、眩晕、乏力、视力模糊、恶心呕吐甚至出现心动过速。剂量过大可抑制 AChE,使神经肌肉传导阻滞,病人出现抽搐等癫痫样发作,甚至出现呼吸抑制。

碘解磷定

碘解磷定(pralidoxime iodide,PAM)是最早用于临床的 AChE 复活药。作用和临床应用与氯解磷定相似,但作用较氯解磷定弱,不良反应比氯解磷定多。本药对不同的有机磷酸酯类中毒疗效存在差异。如对内吸磷、马拉硫磷和对硫磷中毒疗效较好,对敌百虫、敌敌畏中毒疗效较差、对乐果中毒无效。

本药不良反应多,作用较弱,而且只能静脉注射给药,目前临床已较少使用。

第二节 金属、类金属中毒解毒药

铜、铅、锑、汞、铬、铋、磷、砷等金属和类金属能与机体内功能酶、辅酶以及细胞膜上的功能基团结合,干扰和破坏酶的活性和生理功能,导致机体中毒。常用的金属和类金属解毒药分子中含－SH、－COOH 等活性基团,能与金属离子或类金属离子形成可溶性无毒络合物,从体内排出以达到解毒功效。金属和类金属解毒药主要分为含巯基解毒药和金属络合物两大类。

一、含巯基解毒药

二巯丙醇

二巯丙醇(dimercaprol)是含巯基的解毒药,为无色透明液体,其水溶液不稳定,临床使用时需配成油溶液肌内注射。

【作用和临床应用】 分子中含有 2 个巯基(－SH),与金属亲和力大,能与金属或类金属结合,生成不易解离的无毒络合物而由尿液排出,使已与金属络合的酶恢复活性,是一种竞争性解毒剂。主要用于解救砷、汞、铂、铬、铜等中毒。对砷中毒效果最好。对慢性中毒的细胞酶无复活作用，故对慢性汞中毒效果差。对铋、锑无效。

【不良反应和用药护理】 有特殊的蒜臭味。常见不良反应有恶心、呕吐、腹痛等消化系统反应。部分病人会出现口、唇烧灼感、心动过速和血压升高等。对肝、肾有损害，肝肾功能不良者应慎用。

二巯丙磺钠

【作用和临床应用】 二巯丙磺钠与二巯丙醇药理作用相似，但药效比二巯丙醇强，是解救汞、砷中毒的首选药物，对铋、锑中毒也有一定效果。

【不良反应和用药护理】 静脉注射速度过快可引起恶心、呕吐、头晕、面色苍白、口唇发麻、心跳加快等不良反应。临床一般采用肌内注射。偶见皮疹、寒战、发热等过敏反应。

青霉胺

【作用和临床应用】 青霉胺（penicillamine）是含巯基的氨基酸，是青霉素的降解产物，能与铜、汞、铅等金属离子络合生成可溶性的络合物由尿液排出，作用比二巯丙醇强。临床主要用于铜、汞、铅等中毒，对铜中毒效果最好，是治疗肝豆状核变性病的首选药。也用于某些免疫性疾病，如类风湿关节炎、慢性活动性肝炎的治疗。

【不良反应和用药护理】 不良反应发生率高，常见有厌食、恶心、呕吐等消化系统反应以及过敏反应。本药与青霉素有交叉过敏反应，用药前应做皮试。用药期间应定时检查肝肾功能，长期服药需同服维生素 B_6。

二、金属络合物

依地酸钙钠

依地酸钙钠（calcium disodium edetate），又名解铅乐，是依地酸钠与钙的络合物。

【作用和临床应用】 能与多种金属离子（铅、锰、铜等）络合，形成稳定的可溶性络合物，由尿液排出而达到解毒的功能。对铅中毒最有效，临床主要用于治疗铅中毒，也可用于铬、锰、钴、铜中毒的治疗。

【不良反应和用药护理】 不良反应较少，常见不良反应有头晕、头痛、恶心、食欲不振、发热等症状。剂量过大可引起肾小管上皮细胞损害，导致急性肾衰竭，使用时应注意剂量的控制。

去铁胺

【作用和临床应用】 去铁胺（deferoxamine）是铁中毒的特效解毒药，对三价铁的亲和力极强，可与体内三价铁离子络合，生成无毒的稳定的可溶性络合物，由尿液和粪便排出。临床主要用于治疗急性铁中毒、慢性铁负荷过量所致疾病。口服吸收差，必须肌内注射或静脉给药。

【不良反应和用药护理】 不良反应主要有眩晕、惊厥、腹痛、腹泻、心动过速、血小板减少等。长期应用可发生视力减退、视野缩小、视网膜色素异常等。对本药过敏、严重肾功能不全、孕妇及 3 岁以下小儿禁用。

第三节　氰化物中毒解毒药

一、氰化物中毒和解毒机制

氰化物是剧毒物质，主要用于工业原料。在日常生活中的桃仁、杏仁、枇杷核仁中也含有氰化物。

氰化物进入体内后释放出氢离子（CN^-），阻止三价铁离子还原成二价铁离子，抑制线粒体内细胞色素氧化酶的活性，使得组织细胞缺氧，引起细胞内窒息而中毒，如不及时抢救可危及生命。

氰化物中毒治疗关键是迅速恢复细胞色素氧化酶的活性，加速氰化物转化为无毒物质。解毒的药物有以下两类：高铁血红蛋白形成剂（如亚甲蓝、亚硝酸钠）和供硫剂（如硫代硫酸钠）。应先给予高铁血红蛋白形成剂，将体内部分血红蛋白氧化成高铁血红蛋白，竞争已经与细胞色素氧化酶结合的氰离子，形成氰化高铁血红蛋白，使得细胞色素酶恢复活性；后用硫代硫酸钠等供硫剂，与体内游离的或已经结合的氰离子相结合，形成稳定的无毒的硫氰酸盐，由尿液排出而达到解毒的目的。

二、常用解毒药

亚甲蓝

亚甲蓝（methylene blue）是碱性染料，临床上主要使用其氯化物。

【作用和临床应用】　亚甲蓝系氧化还原剂，低剂量的亚甲蓝能使高铁血红蛋白还原为正常血红蛋白，可治疗亚硝酸盐、苯胺、非那西丁等中毒引起的高铁血红蛋白症；高剂量的亚甲蓝能起到氧化作用，将正常血红蛋白氧化为高铁血红蛋白。高铁血红蛋白易与氰离子结合形成氰化高铁血红蛋白，故能暂时解除氰离子对细胞色素氧化酶的抑制作用，使细胞色素氧化酶恢复活性，细胞功能得以暂时恢复。若要将氰化物彻底从体内清除，则需要与硫代硫酸钠合用。

【不良反应和用药护理】　静脉注射过快可引起头晕、恶心、呕吐、胸闷等症状。剂量过大还可出现血压降低、心律失常、大汗淋漓、意识障碍等症状。用药后尿液会呈现蓝色，护士应在用药前告知病人。禁止皮下和肌内注射，以免引起组织坏死。

硫代硫酸钠

硫代硫酸钠（sodium thiosulfate），又名大苏打，是一种供硫剂。能与已经和高铁血红蛋白结合的氰离子及游离氰离子结合，生成稳定无毒的硫氰酸盐，然后由尿液排出。主要与亚甲蓝或亚硝酸钠配合用于氰化物的解毒。本药也是钡盐中毒的特效解毒药。

常见不良反应为头痛、头晕、乏力等。应缓慢静脉注射，以防止出现血压骤降。

第四节　蛇毒中毒解毒药

毒蛇所分泌的有毒物质，其成分复杂，主要是多肽类。目前已知有神经毒素、心脏毒素、凝血毒素、出血毒素及酶类等。眼镜蛇科的蛇毒以神经毒为主,中毒后可导致肌肉瘫痪、呼吸麻痹等;蝰亚蛇科的蛇毒以心脏毒素和凝血毒素为主。免疫抗毒血清是蛇毒唯一的特异性解毒药。我国有抗蝮蛇、眼镜蛇、银环蛇、金环蛇、尖吻蝮蛇等抗毒血清应用于临床。

精制抗蛇毒血清

精制蛇毒血清(purified antivenins)是以蛇毒作为抗原,给马等动物反复注射,使其体内产生抗体后,采集含有抗体的血清或血浆精制而成。由于毒蛇种类较多,其抗原性不同,抗毒蛇血清也各不相同。精制抗毒蛇血清包括精制抗腹蛇毒血清、精制抗眼镜蛇毒血清、精制抗银环蛇毒血清、精制抗五步蛇毒血清等。被毒蛇咬伤后病人应早期足量使用。一般采用静脉注射给药。

第五节 有机氟灭鼠药中毒解毒药

常用的有机氟灭鼠药有氟乙酸钠、氟乙酰胺和甘氟等。中毒约半个小时潜伏期后出现症状,表现为头痛、恶心、呕吐,严重中毒者出现烦躁不安、全身肌肉强直性痉挛、抽搐、血压下降、昏迷,可于2～4小时内死亡,多死于心力衰竭。乙酰胺是有机氟灭鼠药中毒的特效解毒药。

乙酰胺

乙酰胺(acetamide),又名解氟灵。

【作用和临床应用】 由于化学结构和氟乙酰胺相似,可与氟乙酰胺竞争酰胺酶,使氟乙酰胺不产生氟乙酸,消除氟乙酸对三羧酸循环的毒性作用,达到解毒目的。乙酰胺是治疗氟乙酰胺中毒的特效解毒药,应早期足量使用。

【不良反应和用药护理】 毒性较低,注射局部有疼痛,剂量过大或长期使用,可引起血尿。

【制剂和用法】

阿托品 注射剂:0.5mg/1ml,1mg/2ml。轻度中毒:每次0.5～1mg,每日3～4次,口服或皮下注射。中度中毒:每次2～4mg,每12小时1次,肌内注射或静脉注射。重度中毒:每次3～5mg,每30分钟1次,静脉注射。

氯解磷定 注射剂:0.5g/2ml。轻度中毒:每次0.25～0.5g,肌内注射。中度中毒:首次0.5～1g肌内注射或静脉注射,两小时后0.5g肌内注射。重度中毒:首次静脉注射1g,30～60分钟后可再静脉注射1g,以后每60分钟静脉滴注0.5g,视病情5小时后停药。

二巯丙醇 注射剂:0.1g/1ml,0.2g/2ml。肌内注射,每次2.5～5mg/kg,开始2天每4～6小时1次,第3天每6～8小时1次,以后每日1～2次,7～14日为一疗程,小儿剂量同成人。治疗儿童急性铅脑病,肌内注射,4mg/kg,每4～6小时1次,每日2次,疗程为3～5天。

依地酸钙钠 片剂:0.5g。注射剂:1g/5ml。铅中毒,成人,1日0.5～1g,加入5%葡萄糖200ml静脉滴注,1日2次,连用3～4日为一疗程。儿童每日25mg/kg,用法同成人。最大剂量70mg/kg,分2次给药。

青霉胺 片剂:0.1g,0.25g。治疗肝豆状核变性,成人,每日0.125～0.25g,1日3～4次,最大量不超过1.5g/d,需长期服药。解救铅、汞等重金属中毒,成人,口服,1日0.5～1.5g,分4次服用,5～7天为一疗程。

去铁胺 注射剂:0.5g。治疗急性铁中毒,肌内注射,首次1g,以后每4小时给予0.5g,给药2次,根据临床情况可继续每4~12小时给予0.5g,但24小时内总量不超过6g。治疗铁负荷过度,1日20~40mg/kg。

亚甲蓝 注射剂:20mg/2ml,50mg/5ml,100mg/10ml。治疗高铁血红蛋白血症,一次1~2mg/kg,稀释后静脉注射。治疗氰化物中毒,一次5~10mg/kg,静脉注射。

硫代硫酸钠 注射剂:0.3g/10ml。成人,静脉注射,每次用3%溶液10~15ml,注射速度宜慢。小儿,按体重用3%溶液0.15~0.3mg/kg。

乙酰胺 注射剂:2.5g/5ml。肌内注射:一次2.5~5g,1日3~4次;或1日0.1~0.3g/kg,分2~4次注射,一般连续注射5~7日。

本章小结

临床上常见各种毒物中毒的病人。有机磷酸酯类抑制AChE活性,使ACh堆积,产生M、N样症状和中枢症状。阿托品通过阻断M受体,可对抗M症状和部分中枢症状,需早期、足量、反复给药。氯解磷啶能使被磷酰化的胆碱酯酶复活,恢复其水解ACh的能力,可对抗N样症状和中枢症状,与阿托品配伍使用,疗效增强。二巯丙醇、二巯丙磺酸钠、依地酸钙钠和青霉胺等用于金属、类金属中毒的解毒。亚甲蓝和硫代硫酸钠用于氰化物中毒的解毒。乙酰胺用于有机氟中毒的解毒。

本章关键词:有机磷中毒;胆碱酯酶复活药;碘解磷定;阿托品化;二巯丙醇;亚甲蓝;硫代硫酸钠;配伍用药。

课后思考

1.有机磷酸酯类引起中毒的机制是什么?急性中毒的症状有哪些?
2.有机磷酸酯类中毒应如何解救?简述阿托品与碘解磷啶配合使用的合理性。
3.重金属中毒常用解毒药有哪些?
4.黄某,男性,72岁。因"突发头晕、呼吸困难、全身发紫"入院。病人自诉,在今日中午进餐腌制食品和米饭后约15分钟出现上述症状,曾在当地医院给予氧疗等治疗后上述症状不缓解。查体:BP 140/80mmHg,R 32次/分钟,神志清楚,张口呼吸,全身皮肤黏膜重度紫绀,双肺呼吸音粗,无干湿性啰音,心律121次/分钟,律齐。诊断:亚硝酸盐中毒。请问:①黄某亚硝酸盐中毒的主要原因是什么?②如何选择药物进行抢救?③用药护理应注意什么?
5.李某,男性,30岁,印刷厂职工,因"头晕、失眠、记忆力减退半年"入院。病人自诉,除上述症状外伴有全身乏力、便秘、腹部隐痛、四肢发麻等。其同事有多人有上述症状。查体:BP 130/80mmHg,R 16次/分钟,HR 78次/分钟,血铅浓度246mg/L(正常值<100μg/L)。神志清楚,轻度贫血貌,口唇稍苍白,齿龈黏膜可见蓝灰色线,脐周轻压痛,双下肢无明显浮肿,四肢皮肤浅感觉稍减退,肌力、肌张力无明显改变。诊断:铅中毒。请问:①李某铅中毒的主要原因是什么?②可选择哪些药物加速铅的排出?③用药护理应注意什么?

(冯正平)

参考文献

1. 国家药典委员会.《中华人民共和国药典》2010版.北京:中国医药科技出版社,2010.
2. 姚宏.《药物应用护理》.北京:人民卫生出版社,2008.
3. 王开贞.《护理药理学》.北京:人民卫生出版社,2004.
4. 刘玮.《药理学》.合肥:安徽科学技术出版社,2009.
5. 洪梅.《药物应用护理》.北京:中国科学技术出版社,2008.
6. 方士英.《药物学》.南京:东南大学出版社,2004.
7. 杨世杰.《药理学》(第2版).北京:人民卫生出版社,2010.
8. 王开珍,于肯明.《药理学》(第6版).北京:人民卫生出版社,2010.
9. 符秀华.《药物应用护理》.南京:东南大学出版社,2009.
10. 吴铁.《药理学》.北京:科学出版社,2010.
11. 张小来.《传染病及医院感染护理技术》.合肥:安徽科学技术出版社,2009.
12. 陈新谦,金有豫,汤光.《新编药物学》.北京:人民卫生出版社,2011.
13. 杜冠华.《药理学大原理》(第2版).北京,人民卫生出版社,2009.
14. 林志彬.《朗-戴尔药理学》(第6版).北京,北京大学医学出版社,2010.

中英文名词对照索引

A

阿苯达唑(albendazole),300,302
阿夫唑嗪(alfuzosin),132
阿卡波糖(acarbose),222,223,224
阿拉明(aramine),57
阿霉素(adriamycin),305,311,313
阿米卡星(amikacin),254,256,273
阿米三嗪/萝巴新(almitrine/raubasine),117,118,119
阿米替林(amitriptyline),20,93,94,95
阿莫沙平(amoxapine),94,96
阿莫西林(amoxicillin),185,241
阿普唑仑(alprazolam),74,77
阿奇利特(azimilide),153
阿奇霉素(azithromycin),248,249,252,253
阿司咪唑(astemizole),176,177
阿司匹林(aspirin),167,173
阿糖胞苷,305,306,308,312
阿糖腺苷(vidarabine,Ara-A),282,285
阿替洛尔,62,64,129,133
阿替普酶(alteplase),167
阿托伐他汀(atorvastatin),158,160
阿托品(atropine),320,324
阿西莫司(acipimox),160,161
阿昔洛韦(aciclovir),279,282
艾司唑仑(eatazolam),73,77
安定,74,89
安坦,86
安体舒通(antisterone),19,123
安息香酸,288
安易醒,74

氨苯蝶啶(triamterene),124
氨苄西林(ampicillin),241
氨茶碱(aminophylline),197
氨基苷类(aminoglycosides),254
氨甲苯酸(aminomethylbenzoic acid,PAMBA),164
氨甲环酸(tranexamic acid,AMCHA),164,166,172
氨力农(amrinone),138,140
氨氯地平(amlodipine),130,131,133
氨曲南(aztreonam),244,247
氨肽素(ampeptide elemente),171
氨溴索(ambroxol),196
胺碘酮(amiodarone),153
昂丹司琼(ondansetron),187,191
奥格门汀(augmentin),244,247
奥美拉唑(omeprazole),183
奥沙西泮,73,74,77
奥沙利铂(oxaliplatin),310
奥司他韦(oseltamivir),283,285

B

白细胞介素-2(interleukin-2,IL-2),317
白消安,309,312,313
胞二磷胆碱(cytidine diphosphate choline),118
贝胆碱(bethanechol),39,40,43
贝那替嗪(benactyzine),47,50
倍氯米松(beclomethasone),199,200
倍他米松(betamethasone),206,211
本可松,50
苯巴比妥(phenobarbital),75,78
苯苄胺,62
苯丙哌林(benproperine),194
苯酚,288
苯海拉明(diphenhydramine),176
苯海索(benzhexol),86
苯甲酸,288
苯那普利(benazepril),130
苯妥英钠(phenytoin sodium),151,154
苯溴马隆(benzbromarone),112,113,114

苯乙派啶,188
苯乙双胍(phenformine),221,222
苯乙酸睾酮(testosterone phenylacetate),228,232
苯扎溴铵,290,291
苯佐那酯(benzonatate),194,200
苯唑西林(oxacillin),241,245,247
比沙可啶(bisacodyl),188,191
比索洛尔(bisoprolol),140
吡格列酮(pioglitazone),222
吡喹酮(praziquantel),299
吡哌酸(pipemidic acid),265,266
吡嗪酰胺(pyrazinamide,PZA),273,275
必嗽平,195
苄胺唑啉,61
苄丝肼(benserazide),85,88
表飞鸣,185
丙谷胺(proglumide),180,184
丙硫氧嘧啶(propylthiouracil),214,217
丙硫异烟胺(protionamide),273,276
丙三醇,188
丙酸睾酮(testosterone propionate),228,232
丙戊酸钠(sodium valproate),80
伯氨喹(primaquine),296
博莱霉素,310,312
布比卡因(bupivacaine),68,70
布那唑嗪(bunazosin),132
布地奈德(budesonide),199,200
布新洛尔(bucindolol),140
布托啡诺(butorphanol),101,103

C

茶碱(theophylline),197
长春碱,305,308
长春新碱,308,313
肠虫清,300
喘息定,57
垂体后叶素(pituitrin),164
雌二醇(estradiol),226

雌激素(estrogens),226
雌三醇(estriol),226
雌酮(estrone),226
促皮质素(corticotrophin),210,211
醋硝香豆素(acenocoumarol),165,166,172
催产素,99,201

D

达那唑(danazol),228
胆茶碱(choline theophylline),197
敌百虫,87,319,321
地菲林葡萄糖苷(diphyllin glycoside),171
地芬诺酯(diphenoxylate),188,189,191
地高辛(digoxin),28,136
地红霉素(dirithromycin),248
地诺前列素(dinoprost,PGF_2),202
地诺前列酮(dinoprostone),202,203
地塞米松(dexamethasone),199,285
地维烯胺(divistyramine),158
地西泮(diazepam),73
地昔帕明(desipramine),94,95
地尔硫卓(diltiazem),144,145,146
碘酊,6,289
碘苷(idoxuridine),283,285
碘解磷定(pralidoxime iodide,PAM),37,321,325
碘酒,289,291
丁卡因(tetracaine),68
东莨菪碱(scopolamine),46
毒扁豆碱(physostigmine),42
对氨基水杨酸(paraaminosalicylic acid,PAS),276,277
多巴胺(dopamine,DA),34
多巴酚丁胺(dobutamine),59,138
多非利特(dofetilide),153
多氟沙星,268
多奈哌齐(donepezil),86,88
多尼培南(doripenem),244
多潘立酮(domperidone),186
多柔比星,311,312

多沙普仑(doxapram),117,118
多沙唑嗪(doxazosin),62,128,132
多黏菌素 B(polymyxin B),257
多黏菌素 E(polymyxin E),257
多黏菌素 M(polymyxin M),257

E

厄贝沙坦(irbesartan),128,139
厄他培南(ertapenem),244
恩氟烷(enflurane),68,69,70
恩格列酮(englitazone),222
恩卡尼(encainide),152,154
二甲基睾酮,312
二甲双胍(metformin),221
二氯尼特,298,302
二巯丙醇(dimercaprol),321

F

伐昔洛韦(valaciclovir),282
法莫替丁(famotidine),177,178,180
放线菌素 D,306,311,312
非诺贝特,159,160,161
非索非那定(fexofenadine),176,177
酚苄明(phenoxybenzamine),62,64
酚磺乙胺(etamylate),164,172
酚酞(phenolphthalein),20,188,191
酚妥拉明(phentolamine),60,61
奋乃静(perphenazine),92,95,187
呋苄西林(furbenicillin),241,245
呋喃苯胺酸,122
呋塞米(furosemide),122,125
氟胞嘧啶(flucytosine,5-FC),237,280
氟伐他汀,158
氟奋乃静(fluphenazine),92,95
氟卡尼(flecainide),152,154
氟康唑(fluconazole),279,281,285
氟喹诺酮类(fluoroquinolones),265,267,273
氟氯西林(flucloxacillin),241,245

氟罗沙星(fleroxacin),267,268,271

氟马西尼(flumazenil),73,74

氟尿嘧啶(fluorouracil,5-FU),305,307

氟哌啶醇(haloperidol),92,95

氟哌噻吨(flupentixol),92,95

氟哌酸,265,267,268

氟嗪酸,267,276

氟烷(fluothane),68,69,70

氟西泮,74,76

氟西汀(fluoxetine),94,96

氟氧头孢(flomoxef),243,247

氟替卡松(fluticasone),199

福辛普利(fosinopril),130

富马酸亚铁(ferrous fumarate),168,173

复方碘溶液(iodine solution Co.),215,217

复方蒿甲醚(artemether compound),295

复方己酸孕酮,230

复方甲地孕酮,230

复方炔诺酮,230

复方炔诺孕酮,230

呋喃唑酮(furazolidone),20,180,185

伏格列波糖(voglibose),222

G

干扰素(interferon,IFN),315,316,317

甘露醇(mannitol),124

甘油(glycerol),188,191

肝素(heparin),162,165

高锰酸钾,290,291

高三尖杉酯碱,309

睾酮(testos-terone),228

格拉司琼(granisetron),187,191

格雷西龙,187

格列苯脲(glibenclamide,glyburide),220

格列吡嗪(glipizide),220,221

格列喹酮(gliquidone),220,221

格列美脲(glimepiride),220,221

格列齐特(gliclazide,diamicron),30,220,221

更生霉素,311
汞溴红,290
枸橼酸铋钾,184,190
枸橼酸钠(sodium citrate),162,166
果导,188
过醋酸,289
过氧化氢溶液,290
过氧乙酸,289,291

H

海群生,300
含氯石灰,289
蒿甲醚(artemether),295,302
红霉素(erythromycin),248,251
红细胞生成素(erythropoietin,EPO),169,173,228
后马托品(homatropine),46,47,50
琥珀胆碱(suxamethonium,succinylcholine),48
华法林(warfarin),165
环孢素(cyclosporin,CsA),13,315,317
环丙贝特,159,160
环丙氟哌酸,268
环丙沙星(ciprofloxacin),265,266
环丙孕酮(cyproterone),229,232
环格列酮(ciglitazone),222
环磷酰胺,9,18,309
环氧司坦(epostane),228
环氧乙烷,291
磺胺醋酰(sulfacetamide,SA),270,271
磺胺甲噁唑,40,270
磺胺米隆(sulfamylon,SML),270,271
磺胺嘧啶(sulfadiazine,SD),270
磺胺嘧啶银(sulfadiazine silver,SD-Ag),270

J

肌苷(inosine),171,173
吉非贝齐,159
吉非贝特(gemfibrate),159,160
己烯雌酚(diethylstilbestrol),226

加兰他敏（galantamine）,86

甲氨蝶呤,305,306

甲苯达唑,300,301,303

甲苯磺丁脲（tolbutamide,D860）,19,220,221

甲地孕酮,227,230,231

甲酚,288

甲酚皂溶液,365

甲氟哌酸,268

甲睾酮（methyltestosterone）,228,231,232

甲基吗啡,99,194

甲硫氧嘧啶（methylthiouracil）,214

甲泼尼龙（methylprednisolone）,206,211

甲羟孕酮（medroxyprogesterone acetate）,227,231

甲氰咪胍,181

甲巯咪唑（thiamazole）,214,217

甲醛溶液,288,291

甲硝唑,9,180,185

甲氧苄啶（trimethoprim,TMP）,270

甲氧氯普胺（metoclopramide）,30,186,187

甲氧明（methoxamine）,52,57,59

甲状腺激素（thyroid hormone）,212,213,214

甲状腺素（thyroxin,T_4）,13,212,214

甲紫,290,291

间羟胺（metaraminol）,37,52,57

交沙霉素（josamycin）,248,252

胶体次枸橼酸铋（colloidal bismuth subcitrate）,180,184,185

结核菌苗,316

解氟灵,324

解铅乐,322

金刚烷胺（amantadine）,85,86,111,283

精制蛇毒血清（purified antivenins）,324

酒精（alcohol）,117,288

枸橼酸铁胺（ferric ammonium citrate）,168,173

聚肌胞（polyinosinic）,283,285

聚维酮碘,289,291

K

卡巴胆碱（carbachol）,37,39,43

卡比多巴（carbidopa），83，87

卡比马唑（carbimazole，甲亢平），214，217

卡泊芬净（caspofungin），279，282，285

卡铂，306，309，310

卡介苗（bacillus Cakmette-Guerin，BCG），7，316，317

卡马西平（carbamazepine），78，80

卡前列素（carboprost），202

卡托普利（captopril），6，128，129，130

卡维地洛（carvedilol），64，128，140

坎替沙坦（candesartan），130

抗淋巴细胞球蛋白（antilymphocyte globulin，ALG），315，317，318

考来烯胺（colestyramine），158，160，161

咳必清，194，199

可待因（codeine），98，111，193

可的松（cortisone），207，208

可乐定（clonidine），37，128，131

克喘素，197

克拉霉素（clarithromycin），180，185，248

克拉维酸（clavulanic acid），244

克林霉素，237，250，252

克仑特罗（clenbuterol），58，197，199

克霉唑（clotrimazole），280，285

奎尼丁（quinidine），154

奎宁，294，297

喹碘方，298，302

喹诺酮类（quinolones），265

L

拉贝洛尔（labetalol），37，62，128

拉呋替丁（lafutidine），182

拉米夫定（lamivudine，3TC），284，286

拉氧头孢（latamoxef），243，246

赖诺普利（lisinopril），139

兰索拉唑（lansoprazole），180，182，190

劳拉西泮，74

雷贝拉唑（rabeprazole），182，183

雷洛昔芬（raloxifene），87，227

雷尼替丁（ranitidine），177，178

雷米普利(ramipril),128,139
利巴韦林(ribavirin),283,285,286
利贝特(lifibrate),159,160
利多卡因(lidocaine),54,150,151
利福定(rifandine),275
利福喷丁(rifapentine),275,277
利福平(rifampicin,RFP),274,275
利培酮(risperidone),93,95
利斯的明(rivastigmine),86,88
利托君(ritodrine),203
利血平(reserpine),37,128,133
利血生(leucogen),171,173
链激酶(streptokinase,SK),166
链霉素(streptomycin),259,273
两性霉素 B(amphotericin B),237,279,285
林可霉素,237,248,250,252
硫代硫酸钠(sodium thiosulfate),132,323,325
硫利拉嗪(thioridazine),92
硫喷妥钠(sodium pentothal),69,70,71,75
硫前列酮(sulprostone),202
硫酸镁(magnesium sulfate),76,187
硫酸亚铁(ferrous sulate),168,173
硫糖铝(sucralfate),180,184,190
柳氮磺吡啶(sulfasalazine),271
龙胆紫,290
鲁米那,80
氯胺酮,69,70,71
氯贝丁酯,159
氯苯那敏(chlorpheniramine),111,176,177
氯丙嗪(chlorpromazine),90,91
氯氮平(clozapine),93,95
氯地孕酮(chlormadinone),227,230
氯碘羟喹,298,302
氯化铵(ammonium chloride),195,200
氯化派姆,321
氯磺丙脲(chlorpropamide),220,221
氯解磷定(pralidoxime chloride,PAM-CL),321,324
氯卡尼(lorcainide),152,154

氯喹(chloroquine),293,295
氯霉素(chloramphenicol),262,263
氯米芬(clomiphene),227,232
氯普噻吨,92,95
氯沙坦(losartan),128,130,133,139
氯硝柳胺,301,303
氯硝西泮,74,80,81,82
氯压定,131
氯己定,290,291
氯唑西林(cloxacillin),241,245,247
罗格列酮(rosiglitazone),222,223,224
罗红霉素(roxithromycin),248,252,253
罗哌卡因(ropivacaine),68
罗沙替丁(roxatidine),182
罗他霉素(rokitamycin),248
螺内酯(spironolactone),123
螺旋霉素(spiramycin),248,252,337
洛伐他汀(lovastatin),157,158
洛哌丁胺(loperamide),189,191
洛赛克(losec),183

M

麻黄碱(ephedrine),56,58
麻黄素,7,55
麻卡因,68
马利兰,309
马普替林(maprotiline),94,96
吗丁林(motihium),186
麦迪霉素(medecamycin),248,252
麦角胺(ergotamine),116,203
麦角毒(ergotoxine),203
麦角新碱(ergometrine),201,203
脉宁平,132
慢心律,151
毛果芸香碱(pilocarpine),40,41
美加明(mecamylamine),37,48,128
美罗培南(meropenem),244
美洛昔康(meloxicam),110,113

美洛西林(mezlocillin),241
美曲膦酯(metrifonate),87
美替拉酮(metyrapone),210,211
美托洛尔,64,128,129
美西林(mecillinam),241,245,247
美西律,151,154
蒙脱石(dioctahedral smectite),189,191
咪噻吩(trimetaphan),48,51
米力农(milrinone),138,140
米非司酮(mifepristone),228,232
米格列醇(miglitol),222
米诺环素(minocycline),261,262
米索前列醇(misoprostol),180,184,190
米托坦(mitotane),210
米卡芬净(micarfungin),279,282,286
棉酚(gossypol),231
灭滴灵,297
灭绦灵,301
莫西沙星(moxifloxacin),265,266,268
莫索尼定(moxonidine),128,131

N

奈替米星(netilmicin),257
萘啶酸(nalidixic acid),265,266
萘普生(naproxen),110,113
尼群地平(nitrendipine),128,130,131
尼扎替丁(nizatidine),177,178,181
尿激酶(urokinase,UK),162,164,166,173
奴佛卡因,68
诺氟沙星(norfloxacin),267,268,271,272

P

帕金宁(sinemet),85
帕罗西汀(paroxetine),94,96
帕尼培南(panipenem),244
帕司烟肼(pasiniazid),276
哌拉西林(piperacillin),241,244,245,247
哌仑西平(pirenzepine),37,180,183,190

哌嗪,266,301,339

哌唑嗪(prazosin),37,62,128,132

泮库溴铵(pancuronium bromide),44,50,51

泮托拉唑(pantoprazole),180,182,183

培氟沙星(pefloxacin),268

培高利特(pergolide),85,87,88

培哚普利(perindopril),139

喷托维林(pentoxyverine),194,199,200

匹罗卡品,40

匹美西林(pivmecillinam),241,245,247

漂白粉,289,291

泼尼松,199,205,206

泼尼松龙(prednisolone),199,206,207,311

葡萄糖溶液(glucose solution),118,125

普伐他汀,157,158

普鲁本辛,47

普鲁卡因(procaine),68

普鲁卡因胺,150

普罗帕酮,150,152,154

普萘洛尔(propranolol),181,216

Q

齐多夫定,284,286

前列腺素(prostaglandins),180

强心苷(cardiac glycosides),136,137

羟丁酸钠,69

羟基脲,305,306,308,312

羟甲香豆素(hymecromone),190,191

青蒿琥酯(artesunate),295

青蒿素(artemisinin),293,295,297,302

青霉胺(penicillamine),322,325

青霉素(benzyl penicillin),240,241

氢化可的松(hydrocortisone),199

氢氯噻嗪(hydrochlorothiazide),123,125

氢氧化铝,6,179,180,190

氢氧化镁,180

庆大霉素(gentamicin),180,185

巯甲丙脯酸,129

巯嘌呤,308
曲安西龙(triamcinolone),206,211
去甲肾上腺素(noradrenaline,NA;norepinephrine,NE),33,34,35
去羟肌苷(didanosine),284,286
去氢胆酸(dehydrocholic acid),189,191
去铁胺(deferoxamine),168,322,325
去氧肾上腺素(phenylephrine),37,52,57,59
去乙酰毛花苷(deslanoside),136
去氧皮质酮(desoxycorticosterone),205,209,210
曲安奈德(triamcinolone acetonide),199
醛固酮(aldosterone),122
炔雌醇(ethinylestradiol),226,230,231
炔雌醚(quinestrol),226,230
炔诺酮,227,228
炔诺孕酮,227,230

R

壬苯醇醚(nonoxinol),230
绒促性素(chorionic gonadotrophin,HCG),229
柔红霉素,305,306,311
鞣酸蛋白(tannalbin),189,191
乳酶生(lactasin),185
瑞格列奈(repaglinide),222,223,224
瑞舒伐他汀(rosuvastatin),158

S

塞替派,305,306,309,313
噻氯匹定(ticlopidine),167,173
噻吗洛尔(timolol),62,64
噻嘧啶,301,303
赛罗卡因,68
三碘甲状腺原氨酸(triiodothyronine,T_3),212,217
三氟拉嗪(trifluoperazine),92,95,187
三硅酸镁,179,180,190
三钾二枸橼酸铋,184
三尖杉酯碱,309
三唑仑(triazolam),74,77
色甘酸钠(sodium cromoglicate),193,198

沙丁胺醇(salbutamol),37,58,196,197
鲨肝醇(batiol),171,173
山莨菪碱(anisodamine),44,46,50
山梨醇(sorbitol),124,125
山梨醇铁(iron sorbitex),168
肾上腺皮质激素(adrenocortical hormones),210
肾上腺素(adrenaline,AD),36
石杉碱甲(huperzine A),87
石炭酸,288
舒巴坦(sulbactam),239,244
舒必利(sulpiride),93,95
舒普深(sulperazone),244
双醋炔诺醇(etynodiol diacetate),227
双碘喹啉,298,302
双氯西林(dicloxacillin),241,245
双嘧达莫(dipyridamole),167,173
双氢青蒿素(dihydroarteannuin),295
双炔失碳酯(anorethidrane dipropionate),231
双香豆素(dicoumarol),19,165,166,172
顺铂,187,305,309
丝裂霉素,9,305,310,312
司可巴比妥(secobarbital),75
司可林(Scoline),48
司他夫定(stavudine,D_4T),284,286
司帕沙星(sparfloxacin),265,266
四环素(tetracycline),234,237
羧苄西林(carbenicillin),237,241,245
缩宫素(oxytocin),164,201

T

他克林(tacrine),86,87,88
他克莫司(tacrolimus),315,317,318
他莫昔芬(tamoxifen),227,312
他唑巴坦(tazobactam),244
他唑西林(tazocillin),244
泰门汀(timentin),244
泰能(tienam),244
碳酸钙,180

碳酸锂(lithium carbonate),94,96
碳酸氢钠,185,190
糖皮质激素(glucocorticoids),198,199
特比萘芬(terbinafine,TBF),280,284,286
特布他林(terbutaline),196,197,199
特非那定(terfenadine),176,177
特拉唑嗪(terazosin),62,128,132
替莫西林(temocillin),241,246
替硝唑,298,302
替卡西林(ticarcillin),241,244,245
酮康唑(miconazole),237,279,281,285
酮洛芬(ketoprofen),109
酮替芬(ketotifen),198
筒箭毒碱(tubocurarine),37,42,44,49,70
头孢氨苄(cefalexin),242,246
头孢吡肟(cefepime),242,246
头孢呋辛(cefuroxine),242,246
头孢克洛(cefclor),242,246
头孢拉定(cefadroxil),242,246
头孢拉宗(ceftuperazone),243
头孢美唑(cefmetazole),243
头孢孟多(cefemandole),242,246
头孢米诺(cefminox),243
头孢哌酮(cefoperazone),239,242,244,246
头孢匹罗(cefpirone),242,246
头孢曲松(ceftriaxone),242,246
头孢噻吩(cefalothin),242,246
头孢噻肟(cefotaxine),242,246
头孢他啶(ceftazidime),242
头孢替坦(cefotetan),243
头孢西丁(cefoxitin),243,246
头孢唑啉(cefazolin),8,242,246
托吡卡胺(tropicamide),47,50
土霉素(oxytetracycline),260,261,262

W

万古霉素(vancomycin)248,251,255
维拉帕米,130,144,145

维生素 B_{12}(vitamin B_{12}),169
维生素 B_4(vitamin B_4),171
维生素 K(vitamin K),163
伪麻黄碱(pseudoephedrine),56,58,111
卫非宁(rifinah),276
卫非特(rifater),276
胃蛋白酶(pepsin),183,184
五氟利多(penfluridol),92
戊酸雌二醇(estradiol valerate),226

X

西咪替丁(cimetidine),176,177,178
西沙必利(cisapride),186,187,191
西司他丁(cilastatin),244,246
洗必泰,290
喜树碱,306,310
酰胺咪嗪,80
香豆素类(coumarines),163,165,166
消心痛,144
消炎痛,20,109
硝苯地平(nifedipine),128,130,133
硝普钠(sodium nitroprusside),128,131,133,139
硝酸甘油(nitroglycerin),14,139,142
硝酸异山梨酯(isosorbide dinitrate),139,143,144
硝酸银,291
硝西泮,74,76,80
缬沙坦(valsartan),128,130,139
泻盐,76,187
心得安,64,128,152
心痛定,130
辛伐他汀,157,158
新洁尔灭,290
新斯的明(neostigmine),37,43,46
性激素(sex hormones),225,226
熊去氧胆酸(ursodeoxycholic acid),189
溴丙胺太林(propantheline bromide),47,50,186
溴己新(bromhexine),195,196,200
溴隐亭(bromocriptine),85,87,88

Y

亚胺培南(imipenem),244,246
亚甲蓝(methylene blue),323,325
烟酸,157,159,160
盐皮质激素(mineralocorticoids,MCS),209,211
氧氟沙星(ofloxacin),265,266
氧化亚氮(nitrous oxide),68,69,70,4
叶酸(folic acid),167,168
伊布利特(ibutilide),147,153,155
伊曲康唑(itraconazole),279,281,285
依贝沙坦(irbesartan),130
依地酸钙钠(calcium disodium edetate),322,324,325
依那普利(enalapril),128,130,139
依色林(eserine),42
依托泊苷,310
胰岛素(insulin),218,219
胰酶(pancreatin),185,190
乙胺碘呋酮,153
乙胺丁醇(ethambutol),273,275,277
乙胺嘧啶,168,293,294
乙胺嗪,300,302,303
乙醇,15,30,70
乙琥胺(ethosuximide),78,80,81,82
乙醚(ether),68,69,70
乙酰胺(acetamide),324,325
乙酰半胱氨酸(acetylcysteine),195,200
乙酰胆碱(acetylcholine,ACh),19,33
乙酰螺旋霉素(acetyl-spiramycin),248,249,252
乙酰肼胺,299,302
乙酰水杨酸(acetylsalicylic acid),25,107
乙酰唑胺(acetazolamide),121
异丙基阿托品,198
异丙嗪(promethazine),176,177
异丙肾上腺素(isoprenaline),59,197
异丙托溴铵(ipratropium bromide),198,199
异氟烷(isoflurane),68,69,70
异戊巴比妥(amobarbital),75

异烟肼(isoniazid,INH),273,274
易蒙停,189
吲达帕胺(indapamide),128,131,133
优立新(unasyn),244
尤卡托品(eucatropine),47,50
右美沙芬(dextromethorphan),111,193,194,199
右旋糖酐(dextran),162,168,171
愈创甘油醚(guaiphenesin),195
孕激素(progestogens),228,229
孕三烯酮(gestrinone),228,232

Z

占诺美林(xanomeline),87,88
重组粒细胞巨噬细胞集落刺激因(rhGM-CSF),170
重组人粒细胞集落刺激因子(rhG-CSF),170,173
紫杉醇(paclitaxel),306,308,313
组胺(histamine),175,176
左氨氯地平,130
左旋多巴(levodopa,L-dopa),83,84
左旋咪唑(levamisole,LMS),29,303,316
左氧氟沙星(levofloxacin),265,266
左西替利嗪(levocetirizine),176,177,178